现代国内外内科诊疗标准丛书

心血管病
诊疗标准

XINXUEGUANBING
ZHENLIAOBIAOZHUN

顾　　　问　陈灏珠
主　　　编　贝政平　沈卫峰　汤如勇
副　主　编　邱建平　张懋贞
丛书总策划　贝政平

上海科学普及出版社

图书在版编目(CIP)数据

心血管病诊疗标准/贝政平,沈卫峰,汤如勇主编.
--上海:上海科学普及出版社,2013.1
(现代国内外内科诊疗标准丛书)
ISBN 978 - 7 - 5427 - 5507 - 0

Ⅰ.①心⋯　Ⅱ.①贝⋯②沈⋯③汤⋯　Ⅲ.①心
脏血管疾病-诊疗-标准　Ⅳ.①R54-65

中国版本图书馆 CIP 数据核字(2012)第 209799 号

责任编辑　林晓峰　史炎均
助理编辑　钦　盈
特邀编辑　蔡　婷
美术编辑　赵　斌
技术编辑　葛乃文

心血管病诊疗标准
顾　问　陈灏珠　**主　编**　贝政平　沈卫峰　汤如勇
副主编　邱建平　张懋贞　**丛书总策划**　贝政平
上海科学普及出版社出版发行
(上海中山北路 832 号　邮政编码 200070)
http://www.pspsh.com

各地新华书店经销　上海中华印刷有限公司印刷
开本 787×1092　1/16　印张 37.5　字数 707 000
2013 年 1 月第 1 版　2013 年 1 月第 1 次印刷

ISBN 978 - 7 - 5427 - 5507 - 0　定价:90.00 元
本书如有缺页、错装或坏损等严重质量问题
请向出版社联系调换

出版说明

科学技术是第一生产力。21 世纪,科学技术和生产力必将发生新的革命性突破。

为贯彻落实"科教兴国"和"科教兴市"战略,上海市科学技术委员会和上海市新闻出版局于 2000 年设立"上海科技专著出版资金",资助优秀科技著作在上海出版。

本书出版受"上海科技专著出版资金"资助。

上海科技专著出版资金管理委员会

内 容 提 要

　　本书全面而系统地介绍了现代国内外心血管疾病的诊疗标准，共计有 873 个，包括各种心血管疾病的分型、分类、分期，还包括实验室诊断标准和疗效标准。在本书中，国外的诊疗标准主要包括世界卫生组织（WHO），国际各专业协会、专题会议，以及数十个国家的医学学术组织及其专家、教授提出的诊疗标准，这些标准在本书中约占半数以上。而国内的诊疗标准主要包括中华人民共和国卫生部，中华医学会各专业学会、专题会议，中国中医学会，中国中西医结合学会，以及各医科大学及其附属医院的专家、教授提出的诊疗标准。本书既有诊断标准，又有疗效标准；既有临床诊断标准，又有实验室诊断标准；既有西医诊疗标准、又有中西医结合诊疗标准。

　　本书具有权威性、全面性、实用性，是各级医院心血管科医师、全科医生必备的良书，还可以提供实习医生、进修医生、医学院的研究生以及各级医务人员作为工具书、参考书使用。

丛书编委会

编 辑 委 员 会

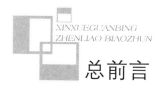

总前言

　　《现代国内外内科诊疗标准丛书》(以下简称丛书)是一套汇集世界各国的内科诊断标准、疗效标准、分型(类)(期)之精华,融汇中西医诊疗标准之精髓的丛书。丛书结合国内外临床内科医学的发展,全面而又系统地介绍了世界卫生组织(WHO)、国内外各大学术组织、学术会议及各国的诊疗标准。

　　本丛书具有以下特点:

　　权威性:本丛书的诊疗标准,国外的是以世界卫生组织(WHO),国际各专业协会、专题会议,以及数十个国家的医学学术组织制订的诊疗指南和专家共识为准;国内的则是以中华人民共和国卫生部,中华医学会各专业学会、专题会议,中国中医学会,中国中西医结合学会制订的诊疗指南和专家共识为准。因此,本丛书不仅在组织上而且在内容上都具有权威性,是临床内科各专科医生诊疗时必不可少的规范和指南。

　　新颖性:本丛书不仅在内容上力求新颖,将近年来最新的诊疗标准收录于内,而且突破了原来大内科的分类方法,将其分为心血管疾病、消化道疾病、呼吸道疾病、肾脏病、内分泌代谢病、血液病、神经疾病、感染性疾病、精神疾病、风湿免疫性疾病共 10 个分册,便于各专科医生购买和阅读。在本丛书中,还附有中医、中西医结合诊疗标准,以及老年人心血管疾病诊疗标准,便于读者学习和了解。

　　全面性:本丛书的内容,不仅包括了历年来的诊疗标准,而且加入了近年来新的诊疗标准;不仅具有临床内科的诊疗标准,而且加入了近年来开始普及的 CT、超声等实验室的诊断标准;不仅具有诊断标准,而且具有疗效标准。

　　实用性:本丛书有国内外、中西医诊疗标准数千条。突破了原来大内科的分类方法，以各专科分 10 分册出版，因此，各科医生只要手持相关的专科分册，即可在最短的时间内便捷地查找到最新的诊疗标准，减少了跑图书馆、上网查阅的时间。

本丛书中的诊疗标准是从数以万计的国内外医学资料中查阅、精选出来的。本丛书的出版得到了国家卫生部、中华医学会各专业学会、复旦大学上海医学院及其附属医院、上海交通大学医学院及其附属医院、上海中医药大学及其附属医院的各级领导及院士、教授的大力支持，在此致以衷心的感谢。

丛书总策划

2012 年 11 月

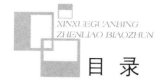

目 录

— 5 —

第四章　冠状动脉粥样硬化性心脏病（冠心病）·········· 135

第七章 心肌病 ·· 322

第十一章　心脏疾病综合征 ……………………………… 478

第一章　心　力　衰　竭

心力衰竭的定义和阶段划分

关于心力衰竭的定义

2008 年欧洲心脏病学会(ESC)公布的心力衰竭(心衰)指南将心衰定义为具有以下特点的一种临床综合征：①典型的心衰症状；②典型的心衰体征；③在静息状态下有心脏结构或功能异常的客观检查证据。

很显然，ESC 指南着眼于临床实践，即若患者被诊断为心衰，则必须具有或曾经有相应的临床表现(包括基础心脏病变)。该定义既明确又实用。

2009 年美国心脏病学会(ACC)和美国心脏学会(AHA)发表了《成人心力衰竭诊断治疗指南更新》(简称更新指南)，更新指南期待与 ESC 指南有所不同，故在心衰新定义中增添了病理生理学方面的内容。然而，心衰的病理生理学十分复杂，仅用"心室充盈和(或)射血能力受损"一句话是难以概括的。至于心衰的临床特征，更非"一种复杂的临床综合征"所能讲清楚的。因此，更新指南中的新定义并未覆盖心衰基础病变、病理生理学改变和临床表现的主要内容。

更新指南虽题为"成人心衰指南"，但实际上包括了慢性心衰和急性心衰、左心衰竭和右心衰竭以及一些交叉类型心衰。

粗略地说，心衰至少有以下 4 种类型：①既往无心衰病史患者发生急性左心衰竭(如急性心肌梗死或急性重症心肌炎等所致)；②急性右心衰竭(如右心室心肌梗死或急性大面积肺栓塞所致)；③慢性心衰急性失代偿；④慢性心衰竭(包括慢性左心衰竭、慢性右心衰竭及慢性全心衰)。

若根据左心室收缩功能来划分，心衰又可分为收缩性心衰和舒张性心衰。

提到心衰的病理生理学机制，我们常常用"体循环或肺循环充血"、"重要脏器灌注不足"、"外周或末梢循环障碍"、"左心室或右心室舒张末压增高"及"心排血量降低"等来描述。这显示了不同类型心衰的病理生理学变化各不相同,故给心衰下一个既贴切又简略的定义是一项十分困难的工作。

2008年版 ESC 指南的心衰定义着重于心衰的临床特征,故该定义是可取的,且受到了临床医生的欢迎。更新指南作为一种尝试,其给予的心衰定义也是可接受的,但未必能得到观念或理念创新的美誉。

部分国内外教科书及专著给予了心衰很长的定义。由于此类定义更清晰地勾画了心衰的病理生理及临床特征,故可以被继续采用。

如果说心肌重构是心衰基础研究领域的一项重大突破,那么令人遗憾的是,更新指南及 ESC 指南作者均未将其写入,尽管心肌重塑在慢性心衰发生和发展过程中的作用机制及其与急性心衰间的关系尚须进一步研究证实。

关于心力衰竭阶段的划分

心衰是一种严重的疾病,出现症状的患者预后恶劣,病死率与恶性肿瘤(如乳腺癌、肺癌)大体相当。从另一角度看,心衰又是可预防的,其进展可被大大延缓。

因此,对心衰的长期发展过程(下文简称心衰事件链)进行明确的阶段划分十分必要,有助于对患者进行早期识别及早期干预。

心衰阶段的划分不仅体现了心血管事件链这一崭新理念,也体现了心衰临床工作正在实现的两项重大转变,即从重治疗转变为重预防(尤其是早期干预),从应用改善血流动力学的药物转变为优先采用神经内分泌抑制剂。

据2007年我国心血管疾病报告,我国高血压、糖尿病和高脂血症患者数量超过3亿人。因此,临床医生通过积极控制上述危险因素就可能预防心衰的发生。这将增加患者获益,且具有巨大的社会效益及经济效益。

关于"阶段"(stage)这一名词的中文译名,国内还不统一(译为"阶段"或"期")。译为阶段,既符合"stage"英文原意又可与纽约心脏学会(NYHA)心功能分级(class)相区别,似乎更为恰当。

此外,在临床实践中,医生是否应该在诊断栏内写出心衰患者的阶段划分?目前国内专家的看法还存在分歧。

赞成者认为很有必要,认为此法可使医师和患者对病情一目了然,有助于早期积极干预。持审慎态度者则认为,这一观念虽然正确,但实际应用十分不易。大量患者按目前心衰定义划分尚不属于心衰患者,但心衰诊断可能会给患者及家属带来巨大的精神压力,也可能误导临床医生,造成"过度医疗"。这两种意见均有道理,尚需进一步论证。

来源:《中国医学论坛报》作者:南京医科大学第一附属医院　黄峻

急性心力衰竭的临床分类与诊断

（中华医学会心血管病学分会、《中华心血管病杂志》编辑委员会）

一、临床分类

国际上尚无统一的急性心力衰竭(心衰)临床分类。根据急性心衰的病因、诱因、血流动力学与临床特征作出的分类便于理解,也有利于诊断和治疗。

1. 急性左心衰竭:(1)慢性心衰急性失代偿;(2)急性冠状动脉综合征;(3)高血压急症;(4)急性心瓣膜功能障碍;(5)急性重症心肌炎和围生期心肌病;(6)严重心律失常。

2. 急性右心衰竭

3. 非心原性急性心衰:(1)高心输出量综合征;(2)严重肾脏疾病(心肾综合征);(3)严重肺动脉高压;(4)大块肺栓塞等。

二、急性左心衰竭的实验室和辅助检查

1. 心电图:能提供许多重要信息,包括心率、心脏节律、传导,以及某些病因依据如心肌缺血性改变,ST 段抬高或非 ST 段抬高心肌梗死以及陈旧性心肌梗死的病理性 Q 波等。还可检测出心肌肥厚、心房或心室扩大、束支传导阻滞、心律失常的类型及其严重程度如各种房性或室性心律失常(心房颤动、心房扑动伴快速性心室率、室性心动过速)、QT 间期延长等。

2. 胸部 X 线检查:可显示肺淤血的程度和肺水肿,如出现肺门血管模糊、蝶形肺门,甚至弥漫性肺内大片阴影等。还可根据心影增大及其形态改变,评估基础的或伴发的心脏和(或)肺部疾病以及气胸等。

3. 超声心动图:可用以了解心脏的结构和功能、心瓣膜状况、是否存在心包病变、急性心肌梗死的机械并发症以及室壁运动失调;可测定左心室射血分数(LVEF)、检测急性心衰时的心脏收缩/舒张功能相关的数据。超声多普勒成像可间接测量肺动脉压、左右心室充盈压等。此法为无创性,应用方便,有助于快速诊断和评价急性心衰,还可用来监测患者病情的动态变化,对于急性心衰是不可或缺的监测方法。一般采用经胸超声心动图,如患者疑为感染性心内膜炎,尤为人工瓣膜心内膜炎,在心衰病情稳定后还可采用经食管超声心动图,能够更清楚地显示赘生物和瓣膜周围的脓肿等。

4. 动脉血气分析：急性左心衰竭常伴低氧血症。肺淤血明显者可影响肺泡氧气交换。应检测动脉氧分压（PaO_2）、二氧化碳分压（$PaCO_2$）和氧饱和度，以评价氧含量（氧合）和肺通气功能。还应检测酸碱平衡状况，本症患者常有酸中毒，与组织灌注不足、二氧化碳潴留有关，且可能与预后相关，及时处理纠正很重要。无创测定血氧饱和度可用作长时间、持续和动态监测，由于使用简便，一定程度上可以代替动脉血气分析而得到广泛应用，但不能提供 $PaCO_2$ 和酸碱平衡状态的信息。

5. 常规实验室检查：包括血常规和血生化检查，如电解质（钠、钾、氯等）、肝功能、血糖、白蛋白及高敏 C 反应蛋白（bs - CRP）。研究表明，bs - CRP 对评价急性心衰患者的严重程度和预后有一定的价值。

6. 心衰标志物：B 型利钠肽（BNP）及其 N 末端 B 型利钠肽原（NT - proBNP）的浓度增高已成为公认诊断心衰的客观指标，也是心衰临床诊断上近几年的一个重大进展。其临床意义如下：（1）心衰的诊断和鉴别诊断：如 BNP＜100 mg/L 或 NT - proBNP＜400 mg/L，心衰可能性很小，其阴性预测值为 90％；如 BNP＞400 mg/L 或 NT - proBNP＞1 500 mg/L，心衰可能性很大，其阳性预测值为 90％。急诊就医的明显气急患者，如 BNP/NT - proBNP 水平正常或偏低，几乎可以除外急性心衰的可能性。（2）心衰的危险分层：有心衰临床表现、BNP/NT - proBNP 水平又显著增高者属高危人群。（3）评估心衰的预后：临床过程中这一标志物持续走高，提示预后不良。

7. 心肌坏死标志物：旨在评价是否存在心肌损伤或坏死及其严重程度。（1）心肌肌钙蛋白 T 或 l（cTnT 或 cTnI）：其检测心肌受损的特异性和敏感性均较高。急性心肌梗死时可升高 3～5 倍以上，不稳定性心绞痛和急性心肌炎也会显著升高；慢性心衰可出现低水平升高；重症有症状心衰存在心肌细胞坏死、肌原纤维不断崩解，血清中 cTn 水平可持续升高。（2）肌酸磷酸激酶同工酶（CK - MB）：一般在发病后 3～8 h 升高，9～30 h 达高峰，48～72 h 恢复正常；其动态升高可列为急性心肌梗死的确诊指标之一，高峰出现时间与预后有关，出现早者预后较好。（3）肌红蛋白：其相对分子质量小，心肌损伤后即释出，故在急性心肌梗死后 0.5～2 h 便明显升高，5～12 h 达高峰，18～30 h 恢复。作为早期诊断的指标优于 CK - MB，但特异性较差。伴急性或慢性肾功能损伤者肌红蛋白可持续升高，此时血肌酐水平也会明显增高。

三、急性左心衰竭严重程度分级

主要有 Killip 法（表 1 - 1）、Ferrester 法（表 1 - 2）和临床程度分级（表 1 - 3）。Killip 法主要用于急性心肌梗死患者，根据临床和血流动力学状态来分级。Forrester 法可用于急性心肌梗死或其他原因所致的急性心衰，其分级的依据为血流动力学指标,如肺毛细血管楔压(PCWP)、心脏排血指数(CI)以及外周组织低灌注状态,故适用于心脏监护室、重症监护室和有血流动力学监测条件的病房、手术室内。临床程度分级根据 Forrester 法修改而来,其各个级别可以与 Forrester 一一对应,由此可以推测患者的血流动力学状态;由于分级的标准主要根据末梢循环的望诊观察和肺部听诊,无需特殊的监测条件,适合用于一般的门诊和住院患者。这 3 种分级法均以 I 级病情最轻,逐级加重,IV 级为最重。以 Forrester 法和临床程度分级为例,由 I 级至 IV 级的病死率分别为 2.2%、10.1%、22.4% 和 55.5%。

表 1-1　急性心肌梗死的 Killip 法分级

分级	症状与体征
I 级	无心衰
II 级	有心衰,两肺中下部有湿罗音,占肺中、下 1/2,可闻及奔马律,X 线胸片有肺淤血
III 级	严重心衰,有肺水肿,细湿罗音遍布两肺(超过肺野下 1/2)
IV 级	心源性休克、低血压(收缩压≤90 mmHg*)、发绀、出汗、少尿

* 1 mmHg=0.133 kPa,下同。

表 1-2　急性左心衰竭的 Forrester 法分级

分级	PCWP(mmHg)	Cl(ml·s⁻¹·m⁻²)*	组织灌注状态
I 级	≤18	>36.7	无肺淤血,无组织灌注不良
II 级	>18	>36.7	有肺淤血
III 级	<18	≤36.7	无肺淤血,有组织灌注不良
IV 级	>18	≤36.7	有肺淤血,有组织灌注不良

* Cl 的法定单位 ml·s⁻¹·m⁻² 与旧制单位 L·ml·s⁻¹·m⁻² 的换算因数为 16.67。

表 1-3　急性左心衰竭的临床程度分级

分级	皮肤	肺部啰音
I 级	干、暖	无
II 级	湿、暖	有
III 级	干、冷	无/有
IV 级	湿、冷	有

慢性心力衰竭

（中华医学会心血管病学分会、《中华心血管病杂志》编辑委员会）

前　　言

采用国际通用的方法，对每种诊疗措施均标明了推荐类别和证据水平的分级，以利于在临床实践中正确应用。

推荐类别：Ⅰ类：已证实和（或）一致认为某诊疗措施有益、有用和有效。Ⅱ类：关于某诊疗措施有用性和有效性的证据尚不一致或存在不同观点。其中Ⅱa类指有关证据和（或）观点倾向于有用和（或）有效；Ⅱb类指有关证据和（或）观点尚不能充分说明有用和有效。Ⅲ类：已证实或一致认为某诊疗措施无用和无效，在有些病例中可能有害，不推荐使用。

证据水平的分级：A级为证据来自多项随机对照临床试验或多项荟萃分析，B级为证据来自单项随机对照临床试验或非随机研究，C级为专家共识和（或）证据来自小型研究。

心力衰竭各阶段的分级

根据心力衰竭（心衰）发生发展的过程，从心衰的高发危险人群进展成器质性心脏病，出现心衰症状直至难治性终末期心衰，可分成 A、B、C、D 4 个阶段，从而提供了从"防"到"治"的全面概念。这 4 个阶段不同于纽约心脏学会（NYHA）的心功能分级，是两种不同的概念。

一、阶段 A

为"前心衰阶段"（pre-heart failure），包括心衰的高发危险人群，但目前尚无心脏的结构或功能异常，也无心衰的症状和（或）体征。这一人群主要指高血压病、冠心病、糖尿病等，也包括肥胖、代谢综合征等最终可累及心脏的近年流行病。此外，还有应用心脏毒性药物的病史、酗酒史、风湿热史或心肌病家族史等患者。

二、阶段 B

属"前临床心衰阶段"（pre-clinical heart failure）。患者从无心衰的症状和（或）体征，但已发展成结构性心脏病。例如，左心室肥厚、无症状瓣膜性心脏病、以往有心肌梗死史等。这一阶段相当于无症状性心衰，或 NYHA 心功能 I 级。由于心衰是一种进行性的病变，心肌重构可自身不断地发展。因此，这一阶段患者的积极治疗极其重要，而治疗的关键是阻断或延缓心肌重构。

三、阶段 C

为临床心衰阶段。患者已有基础的结构性心脏病，以往或目前有心衰的症状和（或）体征；或目前虽无心衰的症状和（或）体征，但以往曾因此治疗过。这一阶段包括 NYHA II、III 级和部分 IV 级心功能患者。

四、阶段 D

为难治性终末期心衰阶段。患者有进行性结构性心脏病，虽经积极的内科治疗，休息时仍有症状，且需要特殊干预（例如，因心衰需反复住院且不能安全出院、需长期在家静脉用药、等待心脏移植、应用心脏机械辅助装置者，也包括部分 NYHA IV 级）的患者。这一阶段患者预后极差，平均生存时间仅 3～4 个月。

心力衰竭患者的临床评估

一、心脏病性质及程度判断

收缩性心衰的临床表现为：（1）左心室增大、左心室收缩末期容量增加及 LVEF＜40％；（2）有基础心脏病的病史、症状及体征；（3）有或无呼吸困难、乏力和液体潴留（水肿）等。

1. 病史及体格检查：可提供各种心脏病的病因线索，如冠心病、瓣膜性心脏病、高血压、心肌病和先天性心脏病。应询问吸烟、血脂异常、睡眠呼吸障碍、胸部放射史、接触心脏毒性药物（包括抗肿瘤药物，例如蒽环类抗生素或大剂量环磷酰胺等）病史。询问有关违禁药物使用史和酒精摄入量。应特别关注非心脏疾病，例如结缔组织病、细菌性或寄生虫感染、肥胖、甲状腺功能亢进或减退、淀粉样变以及嗜铬细胞瘤等病史。根据临床症状及体征可判断左心衰竭、右心衰竭或全心衰竭。

2. 二维超声心动图及多普勒超声：可用于：（1）诊断心包、心肌或瓣膜疾病；（2）定量或定性房室内径、心脏几何形状、室壁厚度、室壁运动以及心包、瓣膜和血管结构，定量瓣膜狭窄、关闭不全程度，测量 LVEF、左心室舒张末期和收缩末期容量;(3)区别舒张功能不全和收缩功能不全;(4)估测肺动脉压;(5)为评价治疗效果提供客观指标。

推荐采用二维超声心动图的改良 Simpson 法测量左心室容量及 LVEF,与造影或尸检比较其相关性较好。由于超声检查简便、价廉、便于床旁检查及重复检查,故左心室功能的测定还是以此法最为普遍。

3. 核素心室造影及核素心肌灌注显像:前者可准确测定左心室容量、LVEF 及室壁运动。后者可诊断心肌缺血和心肌梗死,并对鉴别扩张型心肌病或缺血性心肌病有一定帮助。

4. X 线胸片:提供心脏增大、肺淤血、肺水肿及原有肺部疾病的信息。

5. 心电图:提供既往心肌梗死、左心室肥厚、广泛心肌损害及心律失常信息。有心律失常时应作 24 h 动态心电图记录。

6. 冠状动脉造影:适用于有心绞痛或心肌梗死、需血管重建或临床怀疑冠心病的患者,也可鉴别缺血性或非缺血性心肌病,但不能用来判断是否有存活心肌。

7. 心肌活检:对不明原因的心肌病诊断价值有限,但有助于明确心肌炎症性或浸润性病变的诊断。

二、心功能不全的程度判断

1. NYHA 心功能分级:Ⅰ级,日常活动无心衰症状;Ⅱ级,日常活动出现心衰症状(呼吸困难、乏力);Ⅲ级,低于日常活动出现心衰症状;Ⅳ级,在休息时出现心衰症状。反映左心室收缩功能的 LVEF 与心功能分级症状并非完全一致。

2. 6 分钟步行试验:此方法安全、简便、易行,已逐渐在临床应用,不但能评定患者的运动耐力,而且可预测患者预后。SOLVD 试验亚组分析,6 分钟步行距离短和长的患者在 8 个月的随诊期间,病死率分别为 10.23% 和 2.99%($P=0.01$);心衰的住院率分别为 22.16% 和 1.99%($P<0.000\,1$)。6 分钟步行距离<300 m,提示预后不良。根据美国的卡维地洛研究设定的标准:6 分钟步行距离<150 m 为重度心衰;150~450 m 为中重度心衰;>450 m 为轻度心衰,可作为参考。

三、液体潴留及其严重程度判断

液体潴留对决定利尿剂治疗十分重要。短时间内体重增加是液体潴留的可靠指标。每次随诊应记录体重,注意颈静脉充盈程度、肝颈静脉回流征、肺和肝充血的程度(有无肺部啰音、肝脏肿大),检查下肢和骶部水肿、腹部移动性浊音,以发现腹水。

四、其他生理功能评价

1. 有创性血流动力学检查：主要用于严重威胁生命并对治疗无反应的泵衰竭患者，或需对呼吸困难和低血压休克作鉴别诊断的患者。

2. 血浆脑利钠肽(BNP)测定：BNP 测定有助于心衰诊断和预后判断。慢性心衰包括症状性和无症状性左心室功能障碍患者血浆 BNP 水平均升高。伦敦一项心衰研究证实，BNP 诊断心衰的敏感性、特异性、阴性预测值和阳性预测值分别为 97%、84%、97% 和 70%。血浆 BNP 可用于鉴别心源性和肺源性呼吸困难，BNP 正常的呼吸困难基本可除外心源性。血浆高水平 BNP 预示严重心血管事件，包括死亡的发生。心衰经治疗，血浆 BNP 水平下降提示预后改善。大多数心衰导致呼吸困难患者的 BNP 在 400 ng/L 以上。BNP<100 ng/L 时不支持心衰的诊断；BNP 在 100～400 ng/L 之间还应考虑其他原因，如肺栓塞、慢性阻塞性肺部疾病、心衰代偿期等。

NT - proBNP 是 BNP 激素原分裂后没有活性的 N-末端片段，比 BNP 半衰期更长、更稳定，其浓度可反映短暂时间内新合成的而不是储存的 BNP 释放，因此更能反映 BNP 通路的激活。正常人血浆 BNP 和 NT - proBNP 的浓度相似。在左心室功能障碍时，血浆 NT - proBNP 的水平超过 BNP 水平可达 4 倍。血浆 NT - proBNP 水平与年龄、性别和体重有关，老龄和女性升高，肥胖者降低，肾功能不全时升高。血浆 NT - proBNP 水平也随心衰程度加重而升高，在伴急性冠状动脉综合征、慢性肺部疾病、肺动脉高压、高血压、心房颤动(房颤)时也会升高。BNP 亦有类似改变。50 岁以下的成人血浆 NT - proBNP，浓度 450 ng/L 诊断急性心衰的敏感性和特异性分别为 93% 和 95%；50 岁以上者的血浆浓度 900 ng/L 诊断心衰的敏感性和特异性分别为 91% 和 80%。NT - proBNP<300 ng/L 为正常，可排除心衰，其阴性预测值为 99%。心衰治疗后 NT - proBNP<200 ng/L 提示预后良好。肾功能不全、肾小球滤过率<60 ml/min 时，NT - proBNP 1 200 ng/L 诊断心衰的敏感性和特异性分别为 85% 和 88%。

3. 心脏不同步：心衰常合并传导异常，导致房室、室间和(或)室内运动不同步。房室不同步表现为心电图中 PR 间期延长，使左心室充盈减少；左右心室间不同步表现为左束支传导阻滞，使右心室收缩早于左心室；室内传导阻滞在心电图上表现为 QRS 时限延长(>120 ms)。以上不同步现象均严重影响左心室收缩功能。

成人慢性心力衰竭

（最新 NICE 指南概要）

在英国有 90 万人患有心力衰竭（心衰）。由于缺血性心肌病（心衰患者的主要病因）预后改善和人口老龄化导致了心衰患病率的增加。心衰的两种主要类型为：左心室收缩功能（LVEF）异常和 LVEF 正常的心衰。虽然目前拥有的治疗能有效使因左心室收缩功能不全造成的心衰病死率下降（1995 年 6 个月病死率为 26％，而 2005 年降为 14％），但这两种类型的心衰预后均较差。在心衰患者的诊断、治疗、康复和监测方面已有了新的证据，应用这些新的证据指导诊断和治疗有可能会进一步改善预后并提高治疗的成本效益。以下为英国国家卫生与临床优选研究所（NICE）在慢性心力衰竭诊断和治疗的最新推荐建议（即对 2003 年慢性心力衰竭指南的部分更新）。

推　　荐

NICE 推荐是基于系统综述最佳证据和兼顾有效费用支付两方面。当有效证据偏少时，推荐就以指南进展专家组经过实践总结出的经验和意见为依据。更新的内容用圆括号标注。指南中的证据依据用方括号标注。

除了药物治疗，所用的推荐均适用于 LVEF 异常和 LVEF 正常的心衰患者的诊断及治疗。

诊　　断

可疑心衰合并陈旧心肌梗死的患者应尽快行经胸二维超声心动图检查并进行专科医师评估（两者均应在两个星期内完成）。（更新内容）

可疑心衰但无陈旧心肌梗死的患者，应测量血清脑钠肽（BNP）和氨基末端-脑钠肽前体（NT－proBNP）水平。（更新内容）

如果 BNP＞400 pg/ml（116 pmol/L）或 NT－proBNP＞2 000 pg/ml（236 pmol/L），应尽快行经胸二维超声心动图检查并进行专科医师评估（两者均应在两个星期内完成），因为血清利钠肽水平越高预后越差。（更新内容）

如果 BNP 在 100～400 pg/ml（29～116 pmol/L）或 NT－proBNP 在 400～2 000 pg/ml（47～236 pmol/L），应行经胸二维超声心动图检查并进行专科医师评估（两者均应在 6 个星期内完成）。（更新内容）

如果 BNP＜100 pg/ml(29 pmoVL)或 NT‐proBNP＜400 pg/ml(47 pmol/L)，对于一个未经治疗的患者来说诊断为心衰的可能性不大。（更新内容）

【以上均是依据中‐高质量的观察研究和成本效益证据】

心 力 衰 竭

［美国心脏病学会/美国心脏学会（ACC/AHA） 2001 年］

2001 年 12 月，美国心脏病学会/美国心脏学会（ACC/AHA）制定的成人慢性心力衰竭（心衰）的治疗指南中，首次提出了一种新的心衰分期法，即按疾病的发生发展过程，将心衰分为 A、B、C、D 共 4 个阶段。A 期：患者仅存在心衰发生高度危险因素而心脏的结构尚属正常；B 期：出现了心脏结构的异常但尚无功能异常；C 期：现在和曾经发生了心衰的症状；D 期：心衰发展到了终末期，需加强药物治疗（如常需持续静脉输液），甚至非药物治疗，如心脏移植、起搏器等。

这种新分期方法是对心衰传统的纽约心脏学会（NYHA）心功能分级的补充，而不是替代。NYHA 分级主要是对上述 C、D 期患者症状程度的分级，有较大的主观性，而且可在较短的时间内因病情的变化而随之改变。医生需要一种稳定的分级系统来评价病情的进展，针对不同级别的病情作相应的治疗。这种新的分级方法将给特定患者一个特定的分级，而不是根据病情的急缓变化而上下变化，据此分期法患者一般只能向更高一级发展或缓慢/停止发展。更重要的是，新分期法将没有任何心脏结构和功能改变而仅存在危险因素的阶段单独提出来，冠以"A"阶段，这是一个理念的改变与上升，提醒医生和患者应高度重视高血压、冠状动脉疾病、糖尿病、有使用心脏毒性药物治疗史或酗酒史、风湿热病史或心肌病家族史等这些心衰的危险因素。这与 2 000 多年前《黄帝内经》提出的观念一致，即"上医治未病之病，中医治将病之病，下医治已病之病"，如此深奥精辟的阐述，足以说明"预防为首"的理念早已包含在我国传统医学的经典理论中，的确是强调心衰预防的重要一步，也是目前在心血管事件链中非常关键的环节。

新的分期中，"A"是 4 个阶段中最应强调受到重视的。一般来说，心脏结构及功能已有改变通常是患者和临床医生所关注的，这部分人群病情重、生活质量差、医疗费用高。但随着人口老龄化和各种先进治疗手段使各种心脏病患者寿命增加，全球各地的心衰发生率日益增高，现代医学的发展不能仅限于此，更应着眼于疾病的最早期，更应着重于阻断 A 至 B 阶段及 B 至 C 阶段的发展，不仅要延年益寿，而且更应提高生活质量，更体现出以人为本。

心 力 衰 竭

（MI Res Unite）

国际心肺研究中心的 MI Res Unite 曾提出了下列诊断心力衰竭的标准。

1. 主要条件

（1）可闻及罗音；

（2）胸部 X 线有心力衰竭表现；

（3）肺动脉嵌入压或肺动脉舒张压或左心室舒张末压超过 14 mmHg[*1]。

2. 次要条件

（1）可闻及第三心音；

（2）心排血指数 2.2 L/(min·m²) 以下，A－V 氧压差 5.5Vol％ 以上或中心静脉血氧饱和度 55％ 以下；

（3）无测定左心室舒张压资料时，中心静脉压 10 cmH₂O[*1] 以上；

（4）动脉血氧分压 55 mmHg 以下。

诊断：如果满足一个主要条件和任何一个次要条件或满足 3 个次要条件，即可诊断为心力衰竭。

心 力 衰 竭

（Carlson et al 1985 年）

1985 年，Carlson 等以肺毛细血管嵌顿压大于 12 mmHg 作为心力衰竭的诊断依据，提出了心力衰竭的 BOSTON 诊断标准。这一标准采用积分的方法，综合了病史、体格检查及胸部 X 线结果。

一、病史

静息状态下呼吸困难	4 分
端坐呼吸	4 分
夜间阵发性呼吸困难	3 分
平地走路时呼吸困难	2 分

---

* 1 mmHg＝0.133 3 kPa

* 1 cmH₂O＝0.098 kPa

爬坡时呼吸困难   1分

二、体格检查

心率异常
    90～110 次/分   1分
    ＞110 次/分   2分
颈静脉压升高
    ＞6 cmH$_2$O   2分
    ＞6 cmH$_2$O 并有肝肿大或水肿   3分
肺罗音
    肺底部   1分
    超过肺底部   2分
    哮鸣音   3分
第三心音   3分

三、胸部 X 线检查

肺泡性肺水肿   4分
间质性肺水肿   3分
双侧胸腔积液   3分
心胸比例＞0.50(后前位)   3分
肺尖部血流重分布   2分
诊断：
(1) 总积分达 8 分以上,可以诊断为心力衰竭。
(2) 总积分为 5～7 分时为可疑心力衰竭。
(3) 总积分少于 4 分无心力衰竭。

心 力 衰 竭

1. 主要标准
(1) 阵发性夜间呼吸困难；
(2) 颈静脉怒张；
(3) 肺罗音；
(4) 心脏扩大；
(5) 急性肺水肿；

（6）第三心音呈奔马律及静脉压增高（>16 cmH_2O）。

2. 次要标准

（1）踝部水肿；

（2）夜间咳嗽；

（3）活动后呼吸困难；

（4）肝肿大；

（5）胸腔积液；

（6）肺活量降低至最大肺活量的 1/3；

（7）心动过速：≥120 次/分。

主要或次要标准包括：治疗 5 d 后体重减轻≥4.5 kg。

诊断：符合两项主要标准或一项主要标准及两项次要标准者定为心力衰竭。

心力衰竭（疗效判断标准）

1. 治愈标准：心功能恢复到一级。

2. 好转标准：心功能改善，但未达到一级。

3. 无效标准：心功能未改善。

左 心 衰 竭

（中华人民共和国卫生部医政司　2009 年）

1. 呼吸困难：是左心衰竭的一个主要表现。根据其程度的逐步加重依次表现为：（1）运动性呼吸困难；（2）端坐呼吸；（3）阵发性夜间呼吸困难；（4）休息时呼吸困难；（5）急性肺水肿。

正常人运动后也会发生呼吸困难，与心力衰竭（心衰）性呼吸困难的鉴别在于诱发症状所需的活动量，重要的是患者的自我对比，是否有运动耐受量进行性减低的现象。也有些确有左心竭衰的患者不出现运动性呼吸困难，多发生在因其他原因活动受限，经常静坐。故症状不明显。

端坐呼吸是指患者平卧时呼吸困难，必须高枕卧位或坐位才能缓解。卧位时下肢和腹腔内的血液回入胸腔的多。左心室不能接受更多回心血量并将之泵出，于是肺静脉及毛细血管内压力升高，引起间质水肿，肺的顺应性减低，气道阻力增加，呼吸困难加重。但这一症状并不特异，任何原因的肺活量减小，卧位时横膈上抬，或有腹水引起卧位时横膈上抬均可出现这类症状。

阵发性呼吸困难的发作往往在夜间,患者可突然憋醒,严重不安,有窒息感,坐直后大口喘气。支气管黏膜的充血和间质肺水肿压迫小气管造成的支气管痉挛更增加了通气困难。伴发哮鸣音者称为心脏性哮喘,坐起后不能立刻缓解,有时需坐30分钟以上才能缓解。除和上面端坐呼吸发生的相同机制之外,还有睡眠中左心室功能的肾上腺能支持减少和呼吸中枢受抑制所起的作用。

急性肺水肿是最严重的呼吸困难。

2. 疲乏无力:伴有肢体的沉重感,是心排血量降低后骨骼肌灌注不良的表现。特异性不强,非心脏病和神经性因素也可引起。有的心脏病患者因限制食欲、大量利尿等治疗措施过度也可引起。

3. 夜尿多和少尿:心衰患者在日间因体位和活动而有尿液形成受抑制现象,这和心排血量降低、血流再分布、肾脏血流量相对减少有关。夜间卧位时,机体需氧量减少,肾血管收缩减轻,尿量形成增加。这种昼夜规律在肾功能不全或肾功能衰竭时是不存在的。夜尿多是心衰患者早期的表现。较晚期的心衰心排血量明显减少,尿的形成受显著抑制而出现少尿。

4. 神经系统症状:如神志混乱、记忆功能减退、焦虑、头痛、失眠、噩梦、甚至出现精神症状、谵语、幻觉等症状可在严重心衰时出现,是脑血流量降低的表现。合并脑动脉硬化者往往症状更重。

5. 左心衰竭的体征:可表现为发绀、呼吸加快、心率加快、肺底湿啰音、肺部哮鸣音等。

左 心 室 衰 竭
(美国心脏病协会)

一、诊断依据

1. 放射线发现左心室突然增大。

2. 成年人没有二尖瓣关闭不全时,左心室区听到第三心音或奔马律。

3. 没有主动脉瓣或二尖瓣疾病时,心血管造影有左心室扩张以及仰卧位休息时(和基础状态)心排血量低于 $2.7 \text{ L/(min} \cdot \text{m}^2)$。

4. 没有主动脉瓣或二尖瓣疾病时,或者左心室没有明显肥厚时。

(1) 休息时左心室舒张末期压超过 10 mmHg,或左心房平均压或肺动脉楔压超过 12 mmHg(患者仰卧位以第 2 肋骨连接点 7.5 cm 为零点),体循环血流量低于 $2.7 \text{ L/(min} \cdot \text{m}^2)$。

(2) 仰卧位时下肢做适当运动,左心室舒张末期压(左心房平均压或肺楔压)上升超过 14 mmHg,氧消耗量每增加 100 ml,而心排血量不能超过 800 ml,或者心搏出量不增加。

（3）左心室增大伴有肺充血和肺水肿等。

5. 主动脉瓣梗阻或主动脉瓣关闭不全时,放射线检查左心室大小有突然变化,这说明当运动和休息时,瓣膜本身受累能使循环血流量降低和心室肥厚,引起舒张末期压升高,洋地黄强心苷可使这些生理异常逆转,可作为左心衰竭诊断的依据。

6. 在二尖瓣梗阻或关闭不全时,左心室舒张末期压上升,这说明在休息和运动时,由于瓣膜本身的损害导致左心房压力或肺动脉楔压升高及体循环血流量下降。同样,在二尖瓣梗阻时,即使左心室增大,肺充血也不能作为左心室衰竭的诊断标准。

二、判断方法

具备上述条件之一者,均可诊断为左心室衰竭。

右 心 衰 竭
（中华人民共和国卫生部医政司　2000 年）

单纯的右心衰竭没有肺部淤血现象,故不产生气短和呼吸困难。右心室排血量减低的后果是体静脉压力增高,各重要脏器充血、肿胀,周围组织水肿、胸水、腹水等。

1. 体静脉压升高：正常情况下,患者斜坐 45°位时颈静脉压力不超过胸骨角 4 cm,右心衰竭时,患者颈静脉充盈,甚至怒张。即使取 60°或 90°坐位仍能测出高于 4 cm 的静脉压。若患者有肝脏肿大时,可使患者斜坐 30°位,压迫患者右上腹肝区 30 秒到 1 分钟,同时观察颈静脉压,若升高＞3 cm 水柱时,即为肝颈静脉返流征阳性,反映了肺毛细血管嵌入压和中心静脉压增高。

2. 充血性肝肿大：短期内肝肿大,伴压痛(肝包膜过度伸展引起)。慢性持续性心衰时,肝肿大,但疼痛消失。有时脾也肿大,形成心源性肝硬化。上腹部不适、食欲不振、恶心、腹胀、嗳气、便秘、腹泻等症状是消化道充血、水肿的表现。

3. 周围组织水肿：细胞外液增加 5 L 或更多时,周围组织水肿明显。水肿往往对称分布,呈可凹陷性。多发生在重力压迫部位,如背部、骶部、下肢,甚至全身。半身不遂者偏瘫侧易水肿。

4. 胸水、腹水：胸腔内奇静脉压力高时可引起胸水。肝静脉和腹膜静脉压力增高时可出现腹水。

右 心 室 衰 竭
（美国心脏病协会）

一、诊断依据

1. 放射线检查发现右心室突然增大。

2. 成年人右心室区听到第三心音或奔马律，吸气时增强。

3. 在肺动脉或右心室内有交替脉。

4. 无肺动脉瓣或三尖瓣疾病时，心血管造影有右心室扩张，在卧位休息或处于基础状态时，心排血量低于 $2.7\,L/(min \cdot m^2)$。

5. 无肺动脉瓣或三尖瓣损害或右心室无明显肥厚时。

（1）当患者在仰卧位休息和处于基础状态时，以第 2 肋软骨连接点下 5 cm 为零点，测量右心室舒张末期压（或右心房平均压）上升超过 5 mmHg 和心排血量低于 $2.7\,L/(min \cdot m^2)$。

（2）在仰卧位适当做下肢运动时，右心室舒张末期压（或右心房平均压）上升超过 5 mmHg 和氧消耗量每增加 100 ml 时，心排血量增加不超过 300 ml，或心搏出量不增加。

（3）右心室增大时，发现有体循环淤血。

6. 三尖瓣梗阻或瓣膜关闭不全时，右心室舒张末期压升高，说明在休息和运动时，由于瓣膜本身的病变诱发右心房压力上升和血流量下降。

7. 肺动脉梗阻或瓣膜关闭不全时，心血管造影发现右心室扩张或放射线检查右心室突然增大。这一标准指出，在休息和运动时，右心室舒张终末期压力升高和肺血流量减低仅仅由于瓣膜损害以及瓣膜损伤所致的心肌肥厚引起，而不是单纯由于心室衰竭引起。

二、判断方法

具备上述条件之一者均可确诊。

左 心 房 衰 竭

1. 左心房扩大、左心室不大。

2. 肺静脉高压 X 线表现、肺门阴影增大，KerleyB 线、含铁血黄素沉着等。

3. 常有房颤,心率加快时心衰加重。

4. 常有咯血,肺底罗音仅在严重时出现。

高心排血量心力衰竭

(中华人民共和国卫生部医政司　2000 年)

贫血、甲状腺功能亢进、维生素 B_1 缺乏性心脏病、先天性或后天获得性的动静脉瘘等疾病均可使心排血量增高。高排血量本身不直接对心力衰竭的临床表现负责,但发生高排血量的疾病本身可以出现心悸、气短、皮肤灼热及各病本身的症状,高排血量增加了心脏的负担,因而可以诱发出类似心力衰竭的症状。

显性心力衰竭

临床上诊断心力衰竭到目前为止都是根据静脉系统淤血征象来诊断的。如左心衰竭须听到肺底湿性啰音;右心衰竭需有颈静脉怒张、静脉压升高及肝淤血肿大等征象,所以称为显性心力衰竭。

隐性心力衰竭

在心力衰竭导致静脉系统出现淤血征象之前,先有心室舒张终末压升高。如右心室舒张终末压≥10 mmHg,左心室舒张终末压≥18~20 mmHg,肺楔压≥16 mmHg,分别为右心衰竭及左心衰竭。心腔压力的升高比静脉系统淤血征象早数小时至十数小时,在无静脉系统淤血征象之前,已有心腔压力升高的阶段称为隐性心力衰竭,相当于所说的"临床前或亚临床心力衰竭"(preclinical failure)。

舒张性心力衰竭(一)

多年来,心力衰竭(心衰)一直被分为前向或后向性、左或右、代偿或失代偿性等类型。现在由于临床医生可获得的信息已超越了病史和体格检查,故老的分类法不足以估计心力衰竭的病理生理情况。事实上,流行病学和心力衰竭方面的病例对照研究证实,心力衰竭患者中收缩功能正常者占 40%～50%,提示这些患者为舒张性心力衰竭(DHF)。DHF 患者再入院率与收缩性心力衰竭(SHF)相似。区分 DHF、SHF 有重要临床意义,因为两者的治疗和预后均有很大不同。

最近,欧洲心脏病学会提出了诊断充血性心力衰竭(CHF)标准,要求诊断 CHF 需有左心室功能不全的客观依据。另有研究者支持以影像学方法评估左心室功能作为诊断 CHF 的一部分。作者认为,尽管评估左心室收缩功能对于确定合理治疗 CHF 意义重大,但是 CHF 的诊断应是临床的诊断,不应根据左心室射血分数(LVEF)而定。原因在于左心室收缩功能不全的诊断很容易从 LVEF 中获得,而左心室舒张功能不全的诊断难以从非创伤性方法中获得。如果一位老年患者,有劳力性呼吸困难、阵发性夜间呼吸困难和下肢水肿,查 LVEF=0.30,这时 SHF 的诊断很容易被医生接受;然而,要是 LVEF≥0.50,则 CHF 的诊断就会有疑义。上述临床诊断上的偏差,导致了人们对 DHF 严重低估。在此需着重强调 CHF 临床症状、体征与 LVEF 相关性极差。因此,如果 CHF 临床表现明显,即使查出 LVEF 属正常范围,也不应排除 CHF 的诊断。

最近,欧洲研究小组提出诊断 DHF 的标准,即同时存在下述 3 项指标者 DHF 诊断成立:①有 CHF(临床)依据;②正常或轻微左心室收缩功能异常;③有左心室舒张、左心室充盈扩张功能异常或舒张僵硬依据。目前其在临床应用上仍受限,问题主要在上述第 3 项。运用超声检查就左心室舒张功能综合性评估方面仍未形成气候。即使测量了左心室舒张功能方面的不同指标,其解释也很复杂,说明左心室舒张功能不全的预测值目前尚未明确。

根据诊断肯定程度将 DHF 归类,建议将 DHF 诊断分为确定、很有可能、可能 3 类。此分类法排除瓣膜性心脏病、肺心病或原发性容量负荷过度状态所致的 CHF。确定的舒张期心衰(第 1 类)应有确切的充血性心力衰竭依据(临床症状、体征、X 线胸片、对利尿剂治疗有典型临床反应伴有或不伴有左心室充盈压升高或心脏指数下降),并有心衰发作 72 h 内左心室收缩功能正常的客观依据(LVEF≥50%),以及左心室舒张功能异常的客观依据(确切客观依据的获得需做心导管,并在左心室舒张末期容量正常或下降时充盈压增高)。

由于心导管检查选择上的限制,临床上很难获得左心室舒张功能不全的客观依据,即使做心导管检查,此时患者临床症状稳定,且检查前已用利尿剂,很可能影响检查结果的敏感性。而目前的非创伤性左心室舒张功能检查结果是不可靠的。因此,临床实践中符合上述确定的舒张期心衰(第 1 类)标准的并不多,于是 Vasan 和 Levy 提出很有可能的舒张期心衰标准(第 2 类)。该标准包括有明确的临床充血性心力衰竭依据和心衰发作 72 h 内客观左心室收缩功能正常的依据,但无左心室舒张功能异常的客观依据。第 3 类即可能的舒张期心衰标准是指有明确的临床充血性心力衰竭依据和心衰发作 72 h 外左心室收缩功能正常的客观依据,且无左心室舒张功能异常证据。

CHF 发作时出现明显血压升高,往往倾向于 DHF 诊断,因为此时若是左心室收缩功能不全,很可能血压正常或低血压。若超声提示中等度心室肌向心性肥厚而无相应的室壁活动异常,则 DHF 诊断可能性大。因为左心室肥厚不伴严重心肌缺血者在 CHF 发作时,不可能出现 LVEF、暂时下降继而回弹情况。心动过速伴舒张期充盈时间缩短或心房颤动状态下,CHF 发作时心房反冲(Kick)消失,也增加 DHF 的可能性。因为左心室舒缩功能正常者在急性心动过速时不会出现心力衰竭。同样,LVEF 正常者若在接受小剂量静脉输液时出现 CHF 发作,提示很有可能为 DHF,因为左心室舒缩功能正常者可耐受相当大的容量负荷而不出现 CHF。如果第 3 类 DHF 患者经针对舒张功能不全治疗(如降低血压、控制心动过速、恢复房室传导同步)后症状好转,可升级为第 2 类,由此提高了诊断的准确性。

Vasan-Levy 分类法在实际操作中还会遇到难题。例如,绝大多数 SHF 患者都不同程度合并有舒张功能不全。此外,舒张性心衰包括许多病因,如心肌淀粉样变、心室肥厚、心肌广泛纤维化以及间歇性心肌缺血,且不同病因对治疗的反应也不同,在设计治疗舒张性心衰新药的研究中尤应注意。

舒张性心力衰竭(二)

1. 左心室松弛、充盈、舒张期扩张度和僵硬度异常的证据

(1) 左心室等容松弛减慢:LVdP/dt<1 000 mmHg/s 和(或)小于 30 岁者 IVRT>92 ms,30～50 岁者>100 ms,大于 50 岁者>105 ms 和(或)τ>48 ms。

(2) 和(或)左心室早期充盈减慢:PFR(左心室最大充盈率)<160 ml/(s·m²) 和(或)小于 30 岁者 PFR<2.0EDV/s,30～50 岁者<1.8EDV/s,大于 50 岁者<1.6EDV/s 和(或)小于 50 岁者 E/A<1.0 及 DT>220 ms,大于 50 岁者 E/A<0.5 及 DT>280 ms 和(或)小于 50 岁者 S/D>1.5,大于 50 岁者 S/D>2.5。

(3) 和(或)左心室舒张期扩张度降低:LVEDP>16 mmHg 或平均 PCW>12 mmHg 和(或)PVA FLOW(流速)>35 cm/s 和(或)PVAt(流速持续时间)>MV At+30 ms 和(或)A/H(心尖搏动图的心房波与整个信号移动比值)>0.20。

（4）和（或）左心室心腔或心肌硬度增加：心腔硬度指数＞0.27 和（或）心肌硬度指数＞16。

2. 充血性心衰的体征或症状：劳力性呼吸困难[可通过最大运动氧耗降低＜25 ml/(kg·min)所引起的证据来判定]、端坐呼吸、奔马律、肺部捻发音、肺水肿。

3. 伴左心室功能正常或轻度异常：LVEF＞45％、LVEDIDI（舒张末期内径指数）＜3.2 cm/m² 或 LVEDVI（舒张末期容量指数）＜102 ml/m²。

引自

Cohen-Solal A，Laperche T，Morvan D et al. 1995. Prolonged kinetics of recovery of oxygen consumption after maximal graded exercise in patients with chronic heart failure. Circulation，91：2924~2932.

Cohn JN，Johnson G. 1990. Heart failure with normal ejection fraction. The VHeFT study. Circulation，81：Ⅲ48~53.

Leite-Moreira AF，Gillebert TC. 1994. Nonuniform course of left ventricutar pressure fall and its regulation by load and contractile state. Circulation，90：2481~2491.

Pinamonti B，Zecchin M，Di Lenarda A. 1997. Persistence of restrictive left ventricular filling pattern in dilated cardiomyopathy：an ominous prognostic sign. J Am Coll Cardiol，29：604~612.

舒张功能衰竭

（中华人民共和国卫生部医政司　2009 年）

近年来由于诊断检查手段的进步，对心室舒张功能的辨认及其意义有了更多的认识，而且也越来越重视对心肌舒张功能的研究和治疗。表 1-4 列举的某些指标的变化有助于我们对心室收缩功能和舒张功能不全的理解。

表 1-4

心室功能指标	正常	收缩功能不全	舒张功能不全
舒张末期容积(ml/m²)	80	135	70
收缩末期容积(ml/m²)	40	105	30
心搏排血量(ml/m²)	40	30	40
射血分数(％)	50	22	56
舒张末压(mmHg)	10	25	25
平均舒张压(mmHg)	5	—	18

心肌舒张功能不全可分为原发于心肌本身和继发于心外原因两大类。心外原因主要是心包积液、缩窄性心包炎等妨碍了心室的扩张。心肌本身病变引起舒张功能不全的可分为一时性的(如急性心肌缺血)和持久慢性的(如高血压病心肌呈向心性肥厚、肥厚性心肌病、限制性心肌病包括心肌内淀粉样变、其他细胞浸润和心内膜下心肌纤维化等)以及混合性的(如冠心病)。越来越多的研究说明,心肌舒张功能受损往往早于收缩功能。

早期舒张功能不全的临床表现往往不明显,要到相当明显不全时才出现心慌、气短等非特异性的左心功能受损症状。当右心室舒张功能受损时出现与右心衰竭类似的症状和体征。

以上五种类型不一定单独出现,可以交叉或同时出现。

一、临床诊断

心力衰竭的诊断主要依靠上述的症状和体征。只要仔细询问病史和认真作好体格检查,诊断的确立并不困难。

1964 年纽约心脏学会(NYHA)将心脏病患者进行分级,根据诱发症状所需的活动量把心功能分为四级,对判断预后、观察疗效和进行科研分析都很有用,30 年来为大家普遍接受和应用。

Ⅰ级:活动不受限、日常体力活动不引起气短、疲乏或心慌。

Ⅱ级:活动轻度受限。休息时舒适,日常活动引起疲乏、心悸、呼吸困难或心绞痛。

Ⅲ级:体力活动明显受限。休息时仍舒适,但少于日常活动量的运动量就能诱发症状。

Ⅳ级:不能无症状地进行任何体力活动。甚至休息时均有充血性心力衰竭的症状。

对上述分级中的运动量,1981 年 Goldman 等人提出了补充的定量标准。Ⅰ、Ⅱ、Ⅲ、Ⅳ级心功能患者能胜任的运动当量分别为 $\geq$7MET、$<$7 但 $\geq$5MET、$<$5 但 $\geq$2MET 和 $<$2MET。(MET 为 metabolic equivalent)。标准见表1-4。

体征中血压和脉压的测定可有助于对心脏排血量的估计。心衰时往往脉速而细弱,脉压缩小。若脉压/收缩压$<$25%,则反映心排血指数$<$2.2 L/(min·m²)。心音变化中,左心衰竭时肺动脉压升高,P_2 加强。舒张期奔马律往往反映心室舒张功能减退。当心律失常(如心房颤动)发生时,心音的特征就不明显了。

二、实验室诊断

1. 胸部 X 线平片或心脏三位相可显示心脏外形,各房室大小、心胸比例以及肺水肿的 X 线特征(肺叶间隔出现 Kerley 线、肺血管周围模糊以及肋膈角胸膜反应,反映了肺毛细血管压力升高)均有助于对心力衰竭及基本疾病的诊断。

2. 超声心动图不仅为心脏结构的异常提供更为准确的参数,还能结合多普勒超声测量心腔内的压力,测定心脏射血分数及心脏舒张功能,是非常有用的非侵入性的诊断手段。

3. 心电图可提供房室大小、心室肥厚、心律的诊断依据,但对心力衰竭本身无特异的诊断意义。

4. 血液化学检查无特异诊断心衰的指标。血清电解质的测定对心力衰竭的治疗有重要参考意义。肝淤血重时可有血清氨基转移酶、乳酸脱氢酶和胆红质升高,清蛋白、纤维蛋白原合成减少。

5. 静脉压升高、循环时间延长、肾血流降低出现的肾前性氮质血症、血清肌酐增高等有助于了解心衰的严重程度。

三、特殊诊断检查

在难治性心力衰竭,或合并急性心肌梗塞、急性肺水肿、心源性休克、肺栓塞等病症时,应考虑对患者进行血流动力学的监测,比较确切地了解心排血量和肺动脉、肺毛细血管嵌入压等,以便合理调节输入的晶体和胶体液量,合理用药。

总之,心力衰竭的诊断以临床症状体征为主,实验室诊断和特殊诊断检查为辅。在已明确有心脏病的基础上,心功能测定分级发现心排血量不能满足机体需求时即可确诊。但在临床症状中对心慌、气短要仔细鉴别这些症状来源于心功能损害还是慢性支气管炎和肺气肿等引起的呼吸功能障碍,两者并存时,也要鉴别判断以何者为主,才能进行有效的治疗。

左心室舒张功能障碍性心力衰竭
(中国心力衰竭协会 2001年)

1. 诊断依据

(1) 有肯定的左心室充血性心力衰竭的临床表现;伴有易引起舒张功能障碍的心脏病,如高血压、冠心病、肥厚型心肌病、主动脉瓣狭窄、心肌淀粉样变等;但无瓣膜反流、心内异常分流存在。

(2) 体检无心界扩大或仅轻度增大。

(3) 胸部X线检查示明确的肺淤血而心影正常或稍大。

(4) 心电机械图检查:①收缩功能指标正常。②舒张功能指标异常:左心室等容舒张期(IRP)延长(>100 ms),快速充盈期(RFP)缩短(<110 ms),缓慢充盈期(SRP)延长(>250 ms)。

(5) 超声心动图检查:M 型或二维超声心动图检查见左心室舒张末期内径(LVEDD)无增大或稍大,室壁增厚或正常,左心室射血分数(LVEF)正常(>50%),左心室内径缩短率>25%,二尖瓣 EF 斜率减低。

(6) 多普勒超声心动图检查:①左心室收缩功能参数正常;②a. 诊断左心室舒张功能障碍的基本标准(表 1-5);b. 诊断左心室舒张功能障碍的综合标准(表1-6)。

表 1-5 诊断左心室舒张功能障碍的基本标准

类别	正常成人	异常		
		松弛障碍	假正常充盈	限制性充盈
E/A(cm/s)*	>1	<1	>1	<1
DT(ms)*	>150	>200	>130	<130

* E/A:早期与晚期(心房收缩)峰充盈速度比值;DT:E 峰减速度时间;下同。

表 1-6 诊断左心室舒张功能障碍的综合标准

类别	正常成人	异常		
		松弛障碍	假正常充盈	限制性充盈
E/A(cm/s)	>1	<1	1～2	>2
DT(s)	<220	>200	150～200	<150
IVRT(s)*	<100	>100	60～100	<60
S/D*	>1	>1	<1	<1
AR(cm/s)*	<35	<35	>35	>35
VP(cm/s)*	>45	<45	<45	<45
EM(cm/s)*	>8	<8	<8	<8

* IVRT:等容扩张时间;S/D:收缩至舒张期肺静脉血流比率;AR:肺静脉房缩期峰反转血流速度;VP:彩色 M-多普勒超声心动图血流扩散速度;EM:心肌舒张早期峰速度。

(7) 放射性核素心血池显像检查:LVEF 正常,峰值射血率(PER)正常(>2.5EDV/s),高峰充盈率(PFR)降低,高峰充盈时间(TPFR)延长,前 1/3 充盈率(1/3FR)减少。

(8) 心导管检查和心室造影:①LVEF 正常。②舒张期左心室压力下降速度(−dP/dt)减慢,舒张期左心室容积与压力关系(ΔP/ΔV)增大。

2. 判断方法

（1）符合前 5 项加（6）②a 者，可作为临床诊断（符合前 5 项者，在基层医疗单位也可作临床诊断）。

（2）符合前 6 项者或符合前 5 项加（6）②a 和 7 或 8 任 1 项者可确定诊断。

上述标准比较具体，可供临床诊断时参考，应在实践中不断修订，使之逐渐完善，切实可行。为方便基层医务人员应用，这可将标准简化如下：①临床上存在可导致左心室舒张功能障碍的心血管疾病；②有呼吸困难等左心衰竭症状；③体检和 X 线检查示肺淤血；④左心室不大或稍大，LVEF＞50％。

原发左心室舒张功能障碍引起的心力衰竭

其特点如下。

1. 心脏可以不大。

2. 左心室 EF 可以≥45％。

3. 可先有左心房扩大。

4. 洋地黄等收缩心肌的强心剂疗效不佳。

5. 心电图可见 U 波倒置。

6. 在临床上多见于高血压病失控发生的心力衰竭、冠心病心绞痛发作或急性心肌梗死引起的泵功能衰竭、肥厚性心肌病心力衰竭或主动脉瓣狭窄等引起的心力衰竭。

舒张功能不全性心力衰竭
（第一届全国心力衰竭学术会议　1991 年）

1. NYHA 心功能分级有心功能不全表现。

2. 临床常规检查无明显心脏扩大。

3. 超声心动图检查室壁运动基本正常，左心室内径缩短率 SF＞25％，左心室射血分数＞55％，而舒张功能参数异常。

4. 按舒张功能不全心衰治疗，病情明显好转，心功能改善≥Ⅰ级。

左心室舒张功能不全性心力衰竭

[第二届全国心力衰竭学术交流会（试行标准） 1993 年]

1. 诊断依据

（1）有高血压性心脏病、肥厚型心肌病及主动脉狭窄为原发病史，可有呼吸困难、奔马律及肺部罗音等心力衰竭表现，查体无心脏扩大。

（2）X 线胸片有肺淤血征象，而无心脏扩大或轻度扩大。

（3）超声心动图。

① M 型和二维超声：左心室舒张末期内径不大，室壁厚度正常或增厚，左心室内径缩短率＞25％，左心室充盈速率减慢。

② 多普勒超声：快速充盈期与心房收缩期二尖瓣口血液比，即 E/A＝1.0，EF 斜率降低。

（4）有创或无创检查示左心室射血分数正常。

（5）心电机械图：左心室等容舒张末期（IRP）＞80 ms，快速充盈期（RFP）＜110 ms，缓慢充盈期（SFP）＞250 ms。

（6）放射性核素造影：左心室舒张末期容量（LVEDV）、峰值射血前期（PEP）、峰充盈率（PFR）、至高峰充盈时间（TPFR）和舒张末期前 1/3 的充盈分数（1/3FF）等参数异常。

（7）心导管与心血管造影：肺毛细血管楔压（PCWP）＞18 mmHg（2.39 kPa），而无左心室舒张末期容量增加。

2. 判断方法：凡符合前两项者可拟定诊断，符合前 3 项可临床诊断，符合前 3 项加其他任何两项者可确定诊断。

舒张功能异常所致的心功能不全

Soufer 等认为有肺部湿罗音伴有正常左心室射血分数及肺静脉高压的 X 线表现即可初步诊断。

Kessler 认为，有心功能不全症状或体征且 EF 正常者，在诊断舒张功能异常所致的心功能不全（舒功不全）时，尚应排除下列情况：有主观症状的妊娠妇女和肥胖者；容量负荷过重所致循环负荷增加，如尿毒症、急性瓣膜损害所致的心力衰竭、肺部疾患所致右心衰竭等。

引自

Kessler KM. 1988. Heart failure with normal systolic function. Arch Intern Med，148：2109.

Soufer R et al. 1985. Intact systolic left veutricular function in congestive heart failure. Am J Cardiol，55：1032.

充血性心力衰竭(左心和右心)

1. 主要标准

(1) 夜间阵发性呼吸困难或端坐呼吸；

(2) 劳累时呼吸困难和咳嗽；

(3) 颈静脉怒张；

(4) 湿罗音；

(5) 心脏增大；

(6) 急性肺水肿；

(7) 第三心音奔马律；

(8) 静脉压升高＞16 cmH$_2$O(2.1 kPa)；

(9) 胸水。

2. 次要标准

(1) 踝部水肿；

(2) 夜间咳嗽；

(3) 肝肿大；

(4) 胸腔积液；

(5) 肺活量比最大值降低 1/3；

(6) 心动过速(心率≥120 次/分)。

3. 主要或次要标准：治疗中 5 d 内体重下降≥4.5 kg。

确诊必须同时具有以上两项主要标准或者具有一项主要和两项次要标准。

引自

陈灏珠.临床心脏病学.上海：上海医科大学出版社,1993,233.

慢性充血性心力衰竭

（《中华心血管病杂志》编委会心力衰竭对策专题组 1995 年）

 1. 左心衰竭肺淤血的临床表现：主要为呼吸困难——劳力性或阵发性呼吸困难等，两肺下部有湿性罗音。

 2. 心排血量减少导致组织血液灌注不足的临床表现：主要为无力、尿少、心率增快等。

 3. 右心衰竭体循环淤血的临床表现：主要为颈静脉怒张、肝肿大和下垂部位水肿。

 4. 有舒张期奔马律，并有原发心脏病的体征。

无症状性心力衰竭（无症状性心室功能障碍）

（《中华心血管病杂志》编委会心力衰竭对策专题组 1995 年）

 无临床"充血"症状，但已有左心室功能障碍，射血分数降低是在充血性心力衰竭之前的一个阶段，可历时数月至数年。

单纯性舒张性心力衰竭

（《中华心血管病杂志》编委会心力衰竭对策专题组 1995 年）

 1. 有充血性心力衰竭表现（多为肺淤血）。

 2. 左心室不大，壁大多增厚，左心房增大。

 3. 左心室 EF 正常，舒张功能异常。

 4. 对洋地黄类药物反应不佳。

心 力 衰 竭

（约翰·J·V·麦克默里，英国格拉斯哥大学不列颠
心脏基金会心血管研究中心等）

诊 断 和 评 估

心力衰竭的主要症状（例如呼吸困难和疲劳）和体征（例如外周水肿）是非特异

性的,并且需要根据患者的病史、体检时的检查所见和附加的试验结果进行评估。其他症状(例如端坐呼吸和夜间阵发性呼吸困难)和体征(例如颈静脉扩张、心脏增大和第三心音)对诊断的特异性为 $70\%\sim90\%$,但敏感性仅为 $11\%\sim55\%$。

常规的心脏检查,例如心电图和胸部 X 线片检查,也不敏感,虽然它们有可能提供其他有用的信息。例如,当胸部 X 线片未显示心脏扩大时,仍有可能发现左心室收缩功能障碍。有人建议测量血浆钠尿肽浓度,因为衰竭中的心脏分泌的钠尿肽量增加,而且钠尿肽浓度正常几乎可以排除心力衰竭的诊断(尽管该观察结果在肥胖人群中不一定正确)。

经胸多普勒超声心动图检查可证实诊断,提供有关心肌和瓣膜结构及功能的信息,还有可能显示其他重要的检查所见,例如心腔内存在血栓。在难以诊断的病例中,心脏磁共振成像检查是超声心动图检查的一种备选方案,例如在超声图像质量差的患者中,或者在组织鉴定对其特别重要的病例(例如,当怀疑有心肌炎或某种浸润性心肌病时)中。建议常规进行的检查,以及在部分情况下有用的检查。

患者的症状,包括活动受限,可通过使用纽约心脏学会(NYHA)的功能分级,或近期美国心脏病学会(ACC)—美国心脏学会(AHA)分期法(表 1-7),得到量化。

表 1-7 心力衰竭严重度的临床分级*

	NYHA 的功能分级		ACC-AHA 心力衰竭分期
Ⅰ级	无体力活动限制;普通的体力活动未引起过度疲劳、心悸或呼吸困难	A 期	处于心力衰竭的高危状态;没有可检出的结构异常或功能异常;没有体征或症状
Ⅱ级	体力活动轻度受限;静息时感觉舒适,但普通的体力活动可导致疲劳、心悸或呼吸困难	B 期	出现与发生心力衰竭强相关的结构性心脏病,但没有体征或症状
Ⅲ级	体力活动明显受限;静息时感觉舒适,但低于普通水平的体力活动可导致疲乏、心悸或呼吸困难	C 期	与基础结构性心脏病相关的有症状的心力衰竭
Ⅳ级	不能在无不适感情况下从事任何的体力活动;静息时有症状;如果从事任何的体力活动,则不适感增加	D 期	晚期结构性心脏病,尽管给予最大程度的内科治疗,但静息时仍有明显的心力衰竭症状

* ACC-AHA 分级资料来自亨特等。NYHA 的功能分级来自纽约心脏学会标准委员会。

常见于心力衰竭患者的并存症,以及有可能影响患者预后和影响治疗决定的并存症,应接受常规评估。这些包括有可能导致心力衰竭的疾病(例如缺血性心脏病、高血压或糖尿病),或者可能由心力衰竭本身(例如心房颤动、恶病质或抑郁)或治疗(例如利尿剂引起的痛风)引起的疾病。其他常见的并存症还包括肾损伤、贫血和睡眠呼吸障碍。

难治性充血性心力衰竭

纽约心脏病学会(NYHA)将难治性充血性心力衰竭(RCHF)定义为：近期经系统地积极地药物治疗后临床症状无改善或正在继续恶化的Ⅲ～Ⅳ级心力衰竭。此类患者常伴有继发性水、钠潴留和显著心排血量下降,对洋地黄、利尿剂和血管扩张剂常规治疗反应差。

难治性心力衰竭

1. 有难治性心力衰竭的诱因存在。
2. 有心脏病的晚期表现。
3. 对一般利尿剂、洋地黄治疗无效。
4. 严重者发生心源性休克。

顽固性心力衰竭

顽固性心力衰竭又称难治性心力衰竭(refractory heart failure,RHF),是指心力衰竭经常规治疗,包括去除诱因、休息、氧疗、限盐、强心、利尿、扩张血管等措施而效果较差、症状持续存在的情况,是长期以来困扰医学界的难题。临床上,这类心力衰竭大多存在特异的病因或诱因。

药源性心力衰竭

药源性心力衰竭(DHF)系指由应用化学性药物诱(继)发的心功能直接或间接受损,导致心肌收缩力减弱,心泵血能力降低到不足以维持机体生理代谢需要而产生的一系列综合征。药源性心力衰竭是近年逐渐被重视的一个药源性心血管急症,一个患者当用药过程中出现急、慢性心力衰竭时,应参考下列线索以确诊。

1. 具有典型的左、右心或全心功能衰竭表现。
2. 心电图、超声多普勒等有相应改变。
3. 停药配合相应治疗多数缓解,再用可重新诱发,改换药物品种后可免于复发。

4. 可排除非药源性心力衰竭。

早期心力衰竭(积分诊断)

见表 1-8。

表 1-8　早期心力衰竭的积分诊断

指　　标	阳　　性	阴　　性
LVEF<50%	−5	0
FS<25%	6	0
EPSS≥8	10	0
LVEDD>55%	−2	0
LPEP/LUET≥0.35	−1	0
病理性 S_3	8	0
病理性 S_4	2	0
$P_2>A_2$	−6	0
Ptf-V_1≥−0.03	5	0
交替脉	4	0

诊断:若累加积分等于或超过 12 分,即可诊断早期心力衰竭。

心 功 能 不 全

(日本　安田寿一)

见表 1-9。

表 1-9　心功能不全的诊断标准*

类别	标　　准	分值(分)
病史	安静时呼吸困难	4
	端坐呼吸	4
	夜间阵发性呼吸困难	3
	平地步行呼吸困难	2
	登高时呼吸困难	1

(续表)

类别	标　准	分值(分)
体检	心率异常 （90～110 次/分,1 分;＞110 次/分,2 分）	1～2
	颈静脉压升高 （＞6 cmH₂O,2 分;＞6 cmH₂O＋肝肿大或水肿,3 分）	2～3
	肺部罗音 （肺底部,1 分;超过肺底部,2 分）	1～2
	喘鸣	3
	闻及啰音	3
胸部 X 线摄片	肺泡水肿	4
	肺间质水肿	3
	两侧胸腔积液	3
	心胸比例≥0.50(后前位)	3
	血流量分布(上肺野增多)	2

＊病史、体检、胸部 X 线摄片各项的积分总数以 4 分为上限;3 项合计的最高积分为 12。

判 断 标 准

1. 确定诊断:8～12 分。
2. 可能诊断:5～7 分。
3. 诊断排除:≤4 分。

心功能不全的分级

Forrester 根据心排指数(CI)及左心室舒张末压(以 LVEDP 代表)之值将心功能不全分为 4 级。

一级:CI＞2.2 ml/(min・m²);LVEDP＜18 mmHg。

二级:CI＞2.2 ml/(min・m²);LVEDP＞18 mmHg。

三级:CI＜2.2 ml/(min・m²);LVEDP＜18 mmHg。

四级:CI＜2.2 ml/(min・m²);LVEDP＞18 mmHg。

心功能状态分级

（美国心脏学会纽约分会标准委员会　1994年）

1928年,美国心脏学会纽约分会标准委员会根据临床严重程度和预后,发表了心脏病患者的分级标准。这一分级已被后来7个版本的"心脏、大血管疾病诊断术语与标准"所更新。由美国心脏学会纽约分会标准委员会修订的第9版已于1994年3月14日发表。

新版本的主要变化是分级术语的改变。早先几个版本使用功能和治疗分级,第7版(1973年)和第8版(1979年)则使用了心脏状况和预后两个术语。然而,医学专业一般使用功能这个术语,因此,标准委员会恢复采用功能这一术语。由于该术语只依据主观症状,因此增加了客观评估作为第二分类,后者依据的是一些辅助检查,如心电图、应激试验、X线、超声心动图和放射学影像等。此外,加拿大心血管协会分级标准提出的心绞痛症状,原先没有包括在分级标准内,现也收进了新版本中。

新的术语和定义如下(表1-10)。

表1-10　新的术语和定义

等级	功　　能	客观评估
Ⅰ级	心脏病不致出现体力活动受限。一般体力活动不引起过度疲乏、心悸、呼吸困难或心绞痛	无客观的心血管表现
Ⅱ级	心脏病引起体力活动轻度受限,休息时无不适,一般的体力活动可引起疲乏、心悸、呼吸困难或心绞痛	有轻微的心血管病客观表现
Ⅲ级	心脏病引起体力活动明显受限,休息时无不适感觉。低于日常生活即可引起疲乏、心悸、呼吸困难或心绞痛	有中度心血管病的客观表现
Ⅳ级	心脏病者稍作体力活动即有不适感觉,甚至在休息时也可出现心衰症状或心绞痛,进行任何体力活动,不适感即加重	有重度心血管病的客观表现

心 功 能 分 期

Roskamm 和 Reindell 拟定心功能分期标准,该分期是按病理生理学改变,需做有创伤性检查。

一期:活动时心室功能异常;休息或活动时心脏每分钟搏出量正常;休息时

舒张末期压力或容量正常,活动时增高;体力活动不受限。

二期:休息时心室功能异常,休息或负荷时心脏每分钟搏出量正常;休息时心脏舒张末期压力已经增高。

三期:有负荷性心功能不全的表现,休息时心脏每分钟搏出量正常,体力活动受限。

四期:休息时已有心功能不全,每分钟搏出量受限。

心力衰竭的分类(一)

1. 按发病急缓分类

(1) 急性心力衰竭。

(2) 慢性心力衰竭。

2. 按发生衰竭的部位分类

(1) 左侧心力衰竭(左心衰竭)。

(2) 右侧心力衰竭(右心衰竭)。

(3) 双侧心力衰竭(全心衰竭)。

3. 按血流动力学特点分类

(1) 前向性衰竭。

(2) 后向性衰竭。

(3) 双向性衰竭。

4. 按心排血量多少分类

(1) 高排血量型心衰。

(2) 低排血量型心衰。

(3) 心室舒张期受限引起循环淤血。

5. 顺应性减低型心力衰竭。

6. 按病理生理变化特点分类

(1) 原发性心肌收缩力减损。

(2) 负荷过度。

(3) 负荷不足。

心力衰竭的分类(二)

根据心力衰竭发生和发展进程、主要受累部位及发病机制,可以把心力衰竭分为若干类型。

1. 急性与慢性心力衰竭

（1）急性心力衰竭：系因急性的严重心肌损害或心脏负荷突然加重，使心功能正常或处于代偿期的心脏在短时期内发生衰竭。如急性大面积心肌梗死突然出现的急性左心衰竭。

（2）慢性心力衰竭：系指心脏收缩及舒张功能逐渐降低或心脏负荷逐渐加重，同时全身出现各种代偿机制，如心脏扩大或肥厚，但最终出现失代偿，发生心力衰竭。

2. 左心衰竭、右心衰竭及全心衰竭

（1）左心衰竭：是指左侧心肌受损（左心室、左心房）或负荷过重而发生的心力衰竭，临床上较为常见，以肺循环淤血为特征。

（2）右心衰竭：是指右侧心肌受损（右心室、右心房）或负荷过重而发生的心力衰竭，以体循环淤血为特征。

（3）全心衰竭：是指由于弥漫性心肌受损和（或）负荷过重而同时发生的左、右心力衰竭。左心衰后肺动脉高压，使右心负荷过重，长时间后出现右心衰竭，也称为全心衰竭，如风湿性心脏病二尖瓣狭窄出现的左心房、右心室衰竭。

3. 高排血量型与低排血量型心力衰竭

（1）高排血量型心力衰竭：是指心力衰竭时心排血量不降低甚至高于正常但仍不能满足机体组织代谢的需要。其主要见于甲状腺功能亢进性心脏病、贫血性心脏病、动-静脉瘘等引起的心力衰竭。

（2）低排血量型心力衰竭：是指心力衰竭时心排血量低于正常，临床上大多数心力衰竭属于此类型，如冠心病、心肌炎、心肌病、心瓣膜病等引起的心力衰竭属于低排血量型心力衰竭。

4. 收缩性与舒张性心力衰竭

（1）收缩性心力衰竭：指心脏收缩功能不良，不能输出足够的血液以满足机体组织代谢的需要。

（2）舒张性心力衰竭：指心脏舒张功能不全，心室充盈受限或充盈不足，不能保证收缩期的有效泵血，使动脉系统血液灌注不足而发生的心力衰竭。

临床上以收缩性心力衰竭较为常见，舒张性心力衰竭往往与收缩性心力衰竭同时出现，单纯的舒张性心力衰竭相对少见，主要见于肥厚型心肌病、高血压性心脏病、冠心病等。

心力衰竭的分级
（美国纽约心脏病协会）

Ⅰ级：一般体力活动不引起明显的呼吸困难和疲乏。

Ⅱ级：休息时无症状，一般体力活动引起呼吸困难和疲乏。

Ⅲ级：休息时无症状，轻微体力活动即引起呼吸困难和疲乏。

Ⅳ级：休息时即有呼吸困难和疲乏，轻微体力活动能使呼吸困难或疲乏加重。

心力衰竭的分度

心力衰竭的严重度可通过直立位踏车运动时最大氧摄取量来判定。

1. 若>20 ml/(s•kg)(A级)为极轻或没有心力衰竭。

2. 15～20 ml/(s•kg)(B级)为轻至中度心力衰竭。

3. 10～15 ml/(s•kg)(C级)为中至重度心力衰竭。

4. <10 ml/(s•kg)(D级)为重度心力衰竭。

心功能分级和心力衰竭的分度

1. 心功能一级：为心功能代偿期，仅有心脏病体征，活动不受限制，一般体力活动不引起疲劳、心悸、呼吸困难或心绞痛等症状。

2. 心功能二级：相当于心力衰竭一度（Ⅰ度或轻度）。体力活动稍受限制，休息时无症状，但一般体力活动时（如常速步行1.5～2 km，上三楼及上坡等）引起疲乏、心悸、呼吸困难或心绞痛等症状。检查时除心脏病本身的体征外，尚可发现心率加快、肝脏轻度肿大等。

3. 心功能三级：相当于心力衰竭二度（Ⅱ度或中度）。体力活动明显受限制，休息时无症状，轻微体力活动（如常速步行0.5～1 km，上二楼及上小坡等）即出现心悸、呼吸困难等心力衰竭症状或发作心绞痛。肝脏中度肿大，并有一定程度的水肿。

4. 心功能四级：相当于心力衰竭三度（Ⅲ度或重度）。不能胜任任何体力活动，休息时仍有心力衰竭症状和体征，或有心绞痛综合征、内脏淤血及水肿显著，久病者可有心源性肝硬化等改变。

充血性心力衰竭严重程度(计分标准)

为评定充血性心力衰竭（心衰）的严重程度和治疗效果，作者根据临床症状、体征和X线胸片发现设计了以下计分诊断标准（表1-11）。

表 1-11　充血性心衰严重程度的计分诊断标准

每项标准分值(分)	呼吸困难	肺罗音	心率(次/分)	右心衰表现	胸　片
1	轻度或中度劳力性呼吸困难	仅肺底有	91~110	颈静脉压>6 cmH$_2$O	上肺野血流增多
2	阵发性夜间呼吸困难或劳力性呼吸困难	肺底以外也有	>110	颈静脉压>6 cmH$_2$O并有水肿或肝肿大	肺间持水肿
3	端坐呼吸或夜间咳嗽	—	—	—	肺泡水肿或间质水肿并有胸腔积液
4	静息时即有呼吸困难	—	—	—	—
每项标准最高分	4	2	2	2	3

这个标准最高积分 13 分。如有引起心衰的基础心脏病,积分≥4 即考虑充血性心衰。积分越多,心衰也越严重。积分≤3 可排除充血性心衰,但需除外呼吸系统疾患。

心力衰竭临床评分法

本文推荐一心力衰竭(心衰)临床评分法,它有助于临床医师早期诊断心衰(表 1-12)。

表 1-12　心力衰竭临床评分法

类别	呼吸困难/呼吸不畅	积分(分)
呼吸困难(气促)	急速平均步行或上坡时	1
	常速平地步行时	1
	常速步行时被迫止步进行呼吸	2
	平地步行(100 米)后被迫止步进行呼吸	2
查体	心率(次/分)	
	90~110	1

（续表）

类别	呼吸困难/呼吸不畅	积分（分）
查体	＞111	2
	啰音/爆裂声	
	单侧下肺	1
	单侧上下肺	2
	颈静脉怒张	
	仅示怒张	1
	伴水肿	2
	伴肝肿大	2
胸片	肺血管增粗	1
	肺间质水肿	2
	肺泡水肿伴胸腔积液	3
	肺间质水肿伴胸腔积液	3

若总积分＜3 则无充血性心衰，≥3 则视有充血性心衰。

充血性心力衰竭引起胸水

Light 提出的诊断依据如下。
1. 心脏肥大。
2. 中心静脉压升高或颈静脉曲张、凹陷性水肿或室性奔马律。
3. 无肺浸润、脓痰、栓塞性静脉炎及胸膜摩擦性疼痛。
4. 按心力衰竭治疗有效。

肺源性心力衰竭

根据肺心病患者的病史及体征，提出以下临床诊断肺源性心力衰竭的参考意见。

1. 心率较平时增加 20 次/分以上，呼吸增加 5 次/分以上，收缩压较平时增加 5.33 kPa（40 mmHg）、舒张压增加 2.6 kPa（20 mmHg）或脉压差较平时减少者。

2. 端坐呼吸：睡眠需高枕卧位，不能平卧。

3. 咳白色泡沫痰，量渐增多。

4. 口唇发绀，活动后呼吸困难加重、心悸、胸闷、气促。

5. 尿量减少，体重在短时间内增加。

6. 颈静脉怒张。

7. 肺底部闻及细小水泡音。

8. 心尖搏动移至剑突下，心浊音界向右下或两侧扩大，心音低钝，P_2 增强。

9. 肝大。

10. 踝部水肿。

以上参考中出现呼吸困难、颈静脉怒张、心率加快、心音低钝、肝大或下踝水肿，即可诊断。

急 性 肺 水 肿
（中华人民共和国卫生部医政司）

这是左心衰竭中发展最快、症状最严重的一种类型。若不及时予以识别和治疗，患者的病死率很高。急性肺水肿往往表现为突发的严重的呼吸困难、鼻孔增大、鼻翼煽动、锁骨上凹的胸锁乳突肌、肋间肌、膈肌均参与呼吸运动以增大胸腔负压以利于空气的吸入。患者极度烦躁不安、咳嗽、咳粉红色泡沫样痰。皮肤发灰、发绀、发凉、伴黏汗。肺部可听到水泡音，血压下降、心率加快、呼吸短而浅。患者如溺水一样的表现。

急 性 肺 水 肿

1. 有引起急性心功能不全的心脏病基础。

2. 突然出现严重呼吸困难、端坐呼吸。

3. 咳嗽伴有大量粉红色泡沫痰。

4. 两肺对称性布满湿性罗音及哮鸣音。

5. X 线检查见支气管和血管影增粗，可有 Kerley B 线，肺泡水肿时有双侧肺门附近云雾状阴影改变。

神经源性肺水肿

中枢神经系统的种种病变,有时可伴发难治性的肺水肿,一般称为神经源性肺水肿(NPE),可继发于头部外伤、脑血管病变、脑肿瘤等,有下列临床特点。

1. 通常无心肺基础病变。
2. 中枢神经系发生病变后,很快出现肺水肿。
3. 偶可见到一过性的肺动脉压、肺动脉楔压升高,但大多数为正常范围。
4. 水肿液中蛋白质含量及胶质渗透压均呈高值。
5. 病死率较高。
6. 尸检在下丘脑周围多发现有病灶。

复张性肺水肿

复张性肺水肿(RPE)是一种少见的非心源性肺水肿,常发生于大量气胸或胸腔积液所致萎陷肺快速复张之后。几乎都发生在单侧(复张同侧)肺,即使双侧气胸或积液,亦多发生在引流侧。

高 原 肺 水 肿

1. 无论初到或重返高原,或由高原到更高地区所发生的肺水肿病例,个别有在高原的当地患者。
2. 均具有典型的肺水肿临床表现,或经 X 线透视和(或)摄片证实者。
3. 根据病史、体检、X 线、化验检查,排除心肺或其他原因所致的肺水肿。

高 原 肺 水 肿

（第三次全国高原医学学术讨论会　1995 年）

1. 现场诊断标准
(1) 发病:近期抵达高原(一般在海拔 3 000 m 以上)。

（2）症状：静息时呼吸困难,胸闷压塞感。咳嗽,咳白色或粉红色泡沫状痰,无力或活动能力减低。

（3）体征：一侧或双侧肺野出现湿性罗音或喘鸣,中央性发绀,呼吸过速,心动过速。

症状、体征各至少具两项始可作诊断。

2. 临床诊断标准

（1）近期抵达高原(一般在海拔 3 000 m 以上),出现静息时呼吸困难、咳嗽、咳白色或粉红色泡沫状痰。

（2）中央性发绀、肺部湿性罗音。

（3）胸部 X 线是诊断的主要依据,可见以肺门为中心向单侧或两侧肺野呈点片状或云絮状浸润阴影,常呈弥漫性、不规则性分布,亦可融合成大片状阴影。心影多正常,但亦可见肺动脉高压及右心增大征象。

（4）经临床及心电图等检查排除心肌梗死、心力衰竭等其他心肺疾患,并排除肺炎。

（5）经卧床休息、吸氧等治疗或低转,症状迅速好转,X 线征象可于短期内消失。

高 地 肺 水 肿

在日本,高地肺水肿一般是到达 2 700 m 以上高地两日后发病。如能及时移送到低地,大部分可完全恢复,但由于恶劣天气迟于救出,入院后未能得到适当治疗的情况下,也有死亡病例。本症的诊断标准如下。

1. 到达高地后出现重新咳嗽,安静时呼吸困难等典型症状。

2. 非感染病所致。

3. 发绀、胸部罗音。

4. 移至低地后症状迅速改善。

5. 胸部 X 线片上,可见肺水肿像。此病症状是全身倦怠感、发绀、发热,可见呼吸困难、喘鸣、咳痰及血痰等呼吸系统症状;昏迷、昏睡等神经系统症状。

恶性肿瘤化疗时的急性肺水肿

1. 原发肿瘤为肉瘤。

2. 肺水肿均发生在疾病的晚期,肺、胸膜和纵隔已严重受累。

3. 肺淋巴回流受阻,如出现乳糜胸、癌性淋巴管炎等。

4. 肺水肿和化疗密切相关,多发生在化疗后 8~10 h。

5. 用较大剂量激素和利尿剂能迅速控制肺水肿。

6. 肺水肿的发生与特定药物及治疗方案无关,同一方案早期治疗无肺水肿,而晚期即可诱发。

7. 出现肺水肿并不影响预后,若处理得当,再次用药不复发。

阿托品过量引致肺水肿

1. 入院时神志清楚,在应用阿托品过程中进入昏迷,继之出现肺水肿者。

2. 入院时无肺水肿,在大剂量应用阿托品过程中出现肺水肿者。

3. 入院时肺部有罗音,应用阿托品后罗音减少或消失。阿托品无大幅度减量,在继续应用过程中,罗音又重复出现并渐加重者。

化学性肺水肿

1. 吸入有毒气体或摄入药物所致的肺水肿。吸入氧气、臭气、氨、氧化硫、光气、烟雾等直接损害肺泡-毛细血管膜而引起肺水肿。

2. 临床症状在吸入有害气体数小时后出现,故在吸入有害气体后必须最少观察 12~24 h。

3. 国外以海洛因多见,国内以水杨酸类、磺胺类、呋喃妥因等常见。

肺心病合并肺水肿

1. 肺心病症状进一步加剧。

2. 呼吸衰竭更加严重:肺心病时已有呼吸衰竭,当肺水肿发生后气道被大量渗液与泡沫阻塞,通气与换气功能进一步障碍,缺氧与二氧化碳潴留更加显著,患者表现呼吸困难、端坐、发绀、心率快、神志改变更趋严重。由于缺氧与二氧化碳潴留发展迅速,可很快出现肺性脑病而进入昏迷。

3. 急性左心衰竭征象:呼吸困难、强迫端坐位,咳嗽并吐大量泡沫血性痰,大汗淋漓,面色苍白,焦虑紧张,脉细数,心率加快,可有奔马律。

心脏病确诊条件

1. 心脏[包括心房和(或)心室]增大。
2. 器质性心脏杂音的存在。
(1) 一切舒张期杂音。
(2) 收缩期杂音:3级以上,粗糙响亮,传导广泛,占收缩期大部分或全收缩期,特别是伴有收缩期震颤者。
3. 严重的心律失常存在。
4. 心功能不全。
5. 心绞痛发作。
6. 心电图有重要的改变。
7. 超声心动图、心导管检查、选择性心血管造影及放射性核素扫描有异常发现。

符合以上1项者可确诊心脏病。

左 心 房 增 大
(美国纽约心脏病学会标准委员会)

1. 在心电图上有下列两种变化。
(1) P波增宽伴电轴左移至0°或近于0°。
(2) V_1导联P波呈双向,并且出现明显加深的负向成分。
2. 在胸部X线片上出现下列一种,最好是几种特征时,认为正位心脏外形有异常。
(1) 气管隆凸下角增宽。
(2) 右主支气管或左主支气管异常抬高,或两者同时抬高。
(3) 在右心缘中部出现一个凸起的阴影轮廓。
(4) 左心缘左心耳变直或凸出。
3. 在侧位或右前斜位投影的吞钡胸片上,左心房增大使食管异常移位。
4. 心血管造影或超声心动图显示左心房扩张或肥厚的征象。

符合以上标准之一者,可诊断左心房增大。

左心房增大 X 线分度

食管移位的程度和左心房增大的程度常成正比,据此将其分为以下 3 度。

Ⅰ度(轻度):在充满钡剂的食管上仅见前壁有受压改变。

Ⅱ度(中度):食管前后壁均轻度向后移位。

Ⅲ度(重度):食管明显向后移位。

右 心 房 增 大
(美国纽约心脏病学会标准委员会)

1. Ⅱ、Ⅲ、aVF 导联 P 波高大,但时间小于 0.12 s;P 电轴大于＋60°,而且 V_1 导联双向 P 波的初始正向量成分高大。

2. 在正位胸部 X 线片上,右心缘明显延长和向外突出,突出的外缘超过脊柱右缘两横指。

3. 在侧位胸部 X 线片上,胸腔内下腔静脉缘明显向后移位,而且侵占心后区下部。

符合上述标准之一者,可诊断右心房增大。

左 心 室 增 大
(美国纽约心脏病学会标准委员会)

1. 体格检查时,心尖搏动点向左下移位(伴右心室增大的病例,这一体征的特异性则明显减小)。

2. 心电图上有下列一种或几种表现。

(1)心电轴中度左偏,α 角在＋29°和－30°。

(2)QRS 波群电压增加。

(3)或两者同时出现,加之 Ⅰ、aVL、V_4～V_6 导联 ST 段下移和 T 波倒置,或 V_6 导联类本位曲折延缓(＞0.045 s)。

3. 在婴幼儿中,心电轴左偏伴右心导联 rS 型和左心导联 R 波电压增加。

4. 在心电向量图上,QRS 环逆钟向运行,且偏向左、后和上方向,QRS－T

角大于 120°。

5. 在后前位投影的胸部 X 线片上,显示心脏的心室区增大(不能以右心室扩张或心包积液解释),左心下缘延长或扩大或两者同时存在,在侧位投影的胸部 X 线片上,在膈肌水平以上心脏前后径必须相对扩大。

6. 心室造影或超声心动图上有左心室增大的证据。

(1) 在舒张末期,因扩张而左心室内容量增加。

(2) 因肥厚而左心室壁肌总量增加以及左心室壁厚度增加。

符合以上标准之一者,即可诊断左心室肥大。

右 心 室 增 大
(美国纽约心脏病学会标准委员会)

1. 沿胸骨左缘或上腹剑突下出现明显的收缩期抬举样搏动。

2. 心电轴右偏伴有下列两种改变。

(1) Ⅱ、Ⅲ、aVF 以及 $V_1 \sim V_3$ 导联 ST 段下移和 T 波倒置。

(2) V_1 导联出现高大 R 波伴类本位曲折延长(>0.025 s)。

3. 心电向量上 QRS 环顺钟向运行,QRS 向量环偏向右、向前方向,QRs－T 角大于 150°。

4. 在正位投影的 X 线片上,肺动脉段明显凸出(指示肺动脉高压存在)和心尖变圆且抬高。特别是在无左心房增大或肺毛细血管高压存在时,主肺动脉和右心房增大,伴心室面积增大。

5. 侧位投影的 X 线片上,心脏侵占胸骨后间隙以及胸腔内下腔静脉后缘向脊柱方向移位。

6. 心室造影或超声心动图显示右心室扩张或肥厚。

符合以上标准之一者,即可诊断右心室肥大。

心脏增大分度

Ⅰ度(轻度):胸部物理检查无心脏增大之证据。X 线提示心胸比例大于或等于 1∶2,但小于 2∶3。

Ⅱ度(中度):胸部物理检查有心脏相对浊音界扩大,但 X 线提示心胸比例等于 2∶3,又非横位心者。

Ⅲ度(重度):胸部物理检查有心脏相对和绝对浊音界均明显扩大。X 线提示心胸比例大于 2：3，斜位、侧位心前间隙和心侧间隙普遍性变窄，食管向后移位，支气管分叉增大，甚至整个气管向后移位。

心脏杂音的分级

收缩期心脏杂音以及舒张期心脏杂音均按同样方法分为 6 级。

Ⅰ级杂音：极轻度杂音，很微弱，所占时间很短，仔细听诊才能听到。

Ⅱ级杂音：轻度杂音，将听诊器置于胸壁即可听到。

Ⅲ级杂音：中度杂音，为较明显的杂音，呈中等响度。

Ⅳ级杂音：响亮杂音，听之声音响亮。

Ⅴ级杂音：很响亮的杂音，听之震耳，但整个听诊器胸件稍离开胸壁即听不到。

Ⅵ级杂音：极响亮杂音，整个听诊器胸件稍离开胸壁仍可听到。

说　　明

1. 二级以下的收缩期杂音多为功能性的。

2. 三级以上，较粗糙的、传导广泛的收缩期杂音为器质性的，有病理意义。

3. 舒张期杂音均为病理性的。

心脏收缩期杂音分级

Ⅰ级：杂音最弱，须仔细听诊才能听出。

Ⅱ级：为较易听到的杂音，常随体位改变而改变。

Ⅲ级：为中等响度的杂音，一般不随体位改变而改变。

Ⅳ级：较Ⅲ级更响亮、更粗糙的杂音，可随血流方向而传导。

Ⅴ级：很响亮，但听诊器离开胸壁就听不到。

Ⅵ级：最响亮，听诊器稍离开胸壁仍可听到。

心脏舒张期杂音分级

Ⅰ级（轻度）：须仔细听诊才可听到。

Ⅱ级（中度）：很容易听到，为不易与收缩期杂音混淆的滚筒样杂音，声音较响亮、清脆。

Ⅲ级（重度）：很响亮的一种滚筒样杂音，心前区震动感比较明显。触诊可有猫喘样感觉。

第二章　先天性心脏病

室间隔缺损

（中华人民共和国卫生部医政司　2000 年）

诊 断 的 依 据

1. 病理及分型

（1）膜周漏斗室间隔缺损（室缺）位于三尖瓣隔瓣和前瓣交界，临近瓣环、漏斗部间隔下方和膜部室间隔处。缺损较大时，右纤维三角、隔瓣和前瓣的基部构成缺损的后下边缘。传导束行经其后下缘的左侧。缺损后上缘临近主动脉瓣。巨大缺损也可累及右心室流出道直至肺动脉瓣下。

（2）漏斗间隔（干下）室缺位于漏斗部邻近肺动脉瓣和主动脉瓣下方，常合并主动脉瓣脱垂。室缺位于漏斗部间隔者为嵴上或嵴内型缺损。传导系统离缺损较远。

（3）膜周（小梁、入口）室缺位于三尖瓣隔瓣下。缺损后缘为房室瓣环，后上缘为膜部，前缘为肌部。传导束位于缺损后下缘的左心室侧。

（4）肌部（漏斗、小梁、入口）室缺位于肌部室间隔。缺损可位于右心室流入道、流出道和小梁部。流入道肌部缺损的上缘左心室侧有传导束经过。

（5）多部位膜周型与肌部型较多见。常与室缺并存的畸形如下：未闭动脉导管、右心室漏斗部狭窄、左上腔静脉、主动脉缩窄、主动脉弓中断、房间隔缺损、矫正性大血管转位、主动脉瓣关闭不全、主动脉瓣或瓣下狭窄等。

2. 病理生理

收缩期左心室部分血流经缺损分流入右心室，增加左心室的负担和肺动脉的血流量。小室缺产生的血流动力学改变极少。较大室缺，心室左向右分流大，将产生程度不等的血流动力变化，使左心室肥厚，肺动脉压增高及右心室肥厚。

肺血流量增加的初期,肺小动脉痉挛,继而动脉内膜和中层逐渐增厚,肺间质纤维化,肺血管阻力逐渐增高,左向右分流量减少,并出现双向分流,最终将形成右向左逆向分流(艾森门格综合征)。

3. 临床表现

小的室缺除有典型的心脏杂音外,可能无任何临床症状或异常表现。室缺较大的患儿,常有发热、易感冒或反复肺部感染等病史,活动能力差或发育较差。随着病程的发展,症状进行性加重或伴有心功能不全等征象。肺动脉高压严重者则出现发绀。在胸前,左第四肋间可触及震颤及听到全收缩期较粗糙的心杂音。合并肺动脉高压者肺动脉区第二音亢进或由分裂变成单音。干下型室缺的心杂音位置偏高,在左第二、三肋间。杂音位置与缺损部位一致,同时肺动脉区第二心音不亢进。有大量左向右分流者,在心尖部听到有舒张期杂音。肺动脉压逐步升高者,杂音及震颤均变短、轻、弱,甚至消失。

4. 化验与检查

(1)按常规作血、尿及肝、肾功能、血气、电解质以及体外循环术前的各种化验。

(2)胸部 X 线片:两肺不同程度的充血,肺纹理重,主动脉结小,左心室增大或双心室增大。肺血管阻力显著增高者,主肺动脉扩张,右肺动脉末段呈残根样改变,周围肺血明显减少,而心影则大小正常。

(3)心电图:依不同轻重的病情,心电图可以正常、左心室肥厚或双心室肥厚,严重肺动脉高压者右心室肥厚。

(4)超声心动图检查:二维超声检查,可探及室缺的位置、大小,心室、主动脉和肺动脉内径增大。彩色多普勒超声,可测出左、右心室压力及压力差,左向右或右向左分流量以及肺动脉压升高,并可发现多发的缺损。

(5)右心导管检查:右心导管检查,测定心内左向右分流的位置,分流量的大小,肺动脉压力及肺血管阻力,并能排除右向左分流。右心导管检查能进一步明确室缺的诊断,并行吸氧或用血管扩张剂前列腺素 E_1 等以观察肺血管阻力的变化,判断病情的轻重及是否适宜手术治疗,并能排除合并的其他畸形。但由于超声诊断水平的不断提高,现在只有少数室缺患者需要右心导管检查。

(6)选择性心血管造影。极少数室缺须行心血管造影。右心室造影能显示右心室流出道是否合并继发狭窄。重度肺动脉高压者,可见肺循环时间延长,以及是否有右向左分流。左心室造影能确诊小的、肌部的与多发室缺及室缺的位置,以及是否合并主动脉瓣关闭不全、瓣下或瓣上狭窄等。升主动脉造影能排除合并的未闭动脉导管、主动脉狭窄或主动脉弓中断、主动脉窦瘤破裂等。

心室间隔缺损

（中华人民共和国卫生部医政司　1992 年）

1. 听诊：出生后或自幼发现心脏杂音。胸骨左缘第 2～4 肋间收缩期粗糙杂音伴震颤，肺动脉瓣区第二心音亢进或分裂。

2. 心电图：左心室或双心室肥厚，右束支传导阻滞。

3. 胸部 X 线片：肺充血，左、右心室不同程度增大，肺动脉段突出，X 线透视肺门舞蹈征。

4. 超声心动图：室间隔连续性中断，肺动脉主干增宽，双心室内径增大。

5. 心导管：右心室血液含氧量增加，右心室压力升高，心室水平左向右分流。心导管可通过异常通路。

心室间隔缺损分度

轻度：缺损<0.5 cm，左至右分流量小，肺动脉压正常。

中度：缺损为 0.5～1.5 cm，有中等量的左向右分流，右心室及肺动脉压力有一定程度增高。

重度：缺损>1.5 cm，左至右分流量大，肺循环阻力增高，右心室与肺动脉压力明显增高。

极重度：巨大缺损伴肺动脉高压，肺动脉压等于或高于体循环压，出现双向分流或右向左分流，从而引起发绀，出现艾森门格综合征。

动脉导管未闭（主动脉窦瘤破裂，主动脉间隔缺损，冠状动脉瘘，室间隔缺损合并主动脉瓣关闭不全）

（中华人民共和国卫生部医政司　2000 年）

诊 断 的 依 据

1. 生理解剖

胎儿时期的肺处于不张状态，无气体交换功能，肺循环阻力大，仅有极少量循环血流进入肺,其余的血流都通过位于左、右肺动脉分叉偏左处与降主动脉连接的动脉导管进入降主动脉。胎儿出生后,肺进行气体交换,动脉血氧骤然升高,导致管壁上的平滑肌收缩,在 15～20 小时内产生功能性闭合,2～10 周内,动脉导管完全闭合形成动脉导管韧带,婴儿生后 3 个月尚未闭合者为动脉导管未闭。

2. 病理生理

动脉导管未闭的主要血流动力学改变,是肺动脉水平的左向右分流。分流量的大小主要取决于导管的口径及肺循环阻力。细的导管,分流量、血流动力学改变均不大。粗的导管,分流量大,使肺循环压力增高,血流动力学改变日益明显。左向右分流加重左心负荷,以致左心室肥厚、扩大甚而衰竭。同时,肺循环血量增加,开始产生动力性肺动脉高压。持续存在的肺动脉高压,将产生动脉内膜增厚、纤维化,形成器质性肺动脉高压。当肺阻力进一步上升超过体循环时,则出现双向或右向左的分流,有的发展成为肺动脉高压性右至左分流综合征(Eisenmenger 综合征),运动后出现或持续性发绀,终将发生全心衰竭。

动脉导管未闭大多数为单独的畸形,也常与其他心脏畸形合并存在。

3. 临床表现

轻症者仅有心脏杂音,可全无主观不适。一般患者经常有上呼吸道感染、发热或反复肺炎。成长后,激烈运动有气短、心慌、易疲劳或乏力等不适,并随肺动脉压增高而症状加重,甚至出现发绀、咯血,以及不能平卧,咳泡沫样痰及水肿、尿少、肝大、腹水等左、右心功能不全的表现。如长期高热不退者,应考虑有感染性心内膜炎的可能性。

除重症者有发绀或差异性发绀(下肢较头面部及上肢的发绀重)或左侧胸廓隆起呈不对称形外,一般患者脉压增宽,舒张压可达"0",甲床毛细血管搏动及股动脉枪击声阳性。心尖部搏动弥散,心界向左移位。胸左 2、3 肋间偏外侧触及震颤,并有典型的双期连续性机械样杂音。分流量较大的患者,在心尖部可听到二尖瓣功能性关闭不全的收缩期吹风样杂音。动脉导管未闭的杂音在轻度肺动脉压升高时为典型的双期连续杂音,肺动脉压明显升高时,只有轻的收缩期或舒张期杂音,肺动脉瓣第二音亢进或分裂。

4. 化验及检查

(1)按常规化验血、尿、肝、肾功能。重症者根据需要作血氯及电解质等特殊化验。

(2)无创检查:

① 心电图:病情较轻者心电图正常。一般为左心室高电压,左心室肥厚、劳损。合并肺动脉压升高者为双室肥厚。重度肺高压或有双向分流为右心室

肥厚。

② X线心脏相：肺纹理增多与分流量成正比。严重肺动脉高压者，肺动脉段扩张或呈瘤样突出。右下肺动脉增宽，外围纤细呈残根样改变。主动脉影增宽、主动脉结突出者可见漏斗征。开始心脏增大以左心室为主，肺动脉压中度增高后，右心房、室亦增大，但仍以左心室增大为主。重度肺动脉高压者，右心房、室显著增大或右心室大于左心室。当右向左分流为主时，肺血减少，心脏增大反而不显著，而右心室增大更加明显。

③ 超声心动图检查：选用胸骨上窝主动脉长轴或胸左缘主肺动脉长轴断面（或称肺动脉分叉短轴断面），显示肺动脉及主动脉增宽，左心房、左心室扩大。未闭动脉导管的特征是一端通向主动脉弓降部，另一端连接主肺动脉分叉部或左肺动脉，在管壁上有清楚的无回声腔。脉冲多普勒检查，选用胸骨左缘大动脉短轴显示主肺动脉长轴图像。将取样容积置于未闭导管之主肺动脉侧，可记录到双期湍流，或以舒张期为主的紊乱血流频谱，并可能提供导管直径、长度及分型等资料。超声检查结果，结合其他临床材料，一般可以明确诊断，并可排除合并的心血管畸形。

（3）有创检查：右心导管或选择性心血管造影检查：某些不典型的或临界的肺动脉高压及心功能不全病例，右心导管及选择性心血管造影，有助于明确诊断，确定手术适应证或鉴别诊断。

根据心导管经肺动脉、未闭导管进入降主动脉可确诊。

根据心腔各部位血氧可判定分流的部位、大小、方向等。

根据测定肺动脉的压力及体循环压力比，判断肺动脉高压的程度：轻度为0.25：1、中度为0.5：1、重度为0.75：1。

必要时，通过左、右心室或升主动脉造影，根据造影剂充盈的顺序、解剖形态等进一步明确诊断。

主动脉缩窄
（中华人民共和国卫生部医政司　2000 年）

诊 断 的 依 据

1. 病理解剖与分型

典型的主动脉缩窄是局限于动脉导管或导管韧带区的阻塞。从缩窄部位的主动脉外径一般能表明其腔内缩窄程度。有的缩窄内腔只有一个小孔。中度缩窄者占大多数。完全变成索条者较少。典型的缩窄是局限性主动脉中层隆起（shelf）或向腔内突出或在腔内形成皱折，并合并相应的动脉内膜肥厚或伴有主动脉峡部发育不全等变化。成人的缩窄处可见主动脉外壁凹痕或扭曲。

按缩窄的位置不同，分型为导管前型（婴儿型）与导管后型（成人型），而导管并列型在功能与解剖方面都很难与导管后型区别。

成年人或大儿童的主动脉缩窄主要是导管后型或并列型。有的缩窄远端主动脉扩展或形成主动脉瘤。缩窄段远侧的肋间动脉常出现不同程度的血管膨大与屈曲。长期的主动脉缩窄常伴有左心室肥大与上肢高血压症。婴儿的主动脉缩窄最严重，往往伴峡部发育不全，并且很少为单一畸形。

主动脉缩窄合并主动脉二瓣化最常见。其他合并畸形包括左心室流出道梗阻、主动脉瓣或二尖瓣梗阻病症、共干、升主动脉发育不全、左向右分流等。主动脉缩窄合并右向左分流的畸形以及肺血减少的病症均罕见。

2. 临床表现

大儿童或年轻成人，儿童与婴幼儿的临床表现各有特点。

（1）大儿童及成人主动脉缩窄如不合并其他畸形，常常并无症状，但几乎全部都有高血压。

年轻成人无症状者常于体检时发现上半身显著高血压，有时两上肢血压有明显差异及下肢血压低。运动后出现呼吸困难，有时头痛、鼻衄、易疲倦以及小腿跛行等，随后则出现心衰。在肩胛旁胸壁上或侧胸壁有时可见到扩张的侧支血管且有搏动，或可触及震颤。听诊收缩期杂音为喷射性，大约有 20% 的患者合并动脉导管未闭。

（2）婴幼儿主动脉缩窄由于合并其他畸形及心衰约半数必须早作手术。临床表现呼吸急促、多汗、哺乳困难、上肢血压略高过于下肢。一旦发生严重心衰，全身灌注血量不足，从而下肢更处于低血压状态。查体心率为奔马律，胸骨左缘及脊背有收缩期杂音，股动脉搏动消失。导管前型缩窄合并粗大未闭动脉导管者，发绀在下肢末端及左手，而右手及口唇不紫，且股动脉搏动正常。主动脉缩窄的小幼儿如心衰日趋加重，特别对药物治疗反应差者应警惕有可能合并畸形。

3. 常规化验与检查

先天性心脏病进行血、尿、肝、肾功能及血气、电解质等常规化验。

检查包括：

（1）X 线胸片：多数儿童的心脏影相可能正常大小，少数有程度不同的左心室增大及肋骨下缘切迹，但此征象在 3 岁以前极少见到。大儿童或年轻患者则 X 线心影扩大，肋骨切迹等更明显。婴儿的 X 线平片心影明显增大与肺淤血。心影形态的变化取决于合并的心血管畸形。

（2）心电图：小儿早期的心电图为右心室肥厚，成长后或为双心室肥厚，只有少数为右心室肥厚。少数患儿心图电正常,但多数患儿以左心室肥厚为主。肺阻力升高者可见右心室肥厚。随着年龄增长可能出现左心室明显肥大或左心室劳损的心电图。

(3)超声心动图:B超可判定主动脉缩窄的部位以及排除合并的其他心内畸形,但为了明确诊断,术前精确地掌握畸形以及与畸形相关的心血管形态、结构变化等,术前必须进行选择性心血管造影。

(4)心导管、心血管造影术或数字减影术:这些特殊检查能提示明确缩窄的部位,缩窄与动脉导管的关系,侧支循环肋间血管所在的部位、形态、范围以及缩窄部位与其近心端扩大的左锁下动脉和狭窄后的主动脉扩张形成的"3"字形征象。并可明确合并某些心血管畸形。

肺动脉狭窄(室间隔完整)

(中华人民共和国卫生部医政司 2000年)

本畸形包括右心室流出道、肺动脉瓣或(或)漏斗部梗阻。

诊 断 的 依 据

1. 病理解剖

肺动脉主干及分支的近心段呈狭窄后扩张。严重者左、右分支到少数远侧分支也狭窄。肺动脉瓣狭窄的瓣叶外观各异,较轻的狭窄,可见辐射状融合的交界痕迹。有的整个瓣叶成一隔膜,肺动脉窦发育正常,狭窄孔有的位居中央,有的偏近血管壁,严重的窄孔只有针尖大小。婴儿的瓣叶有黏液样改变及变形,瓣叶能随着年龄而增长,瓣环缩窄者少见。新生儿重度肺动脉狭窄者常合并右心室发育不全,但多数由于梗阻而导致右心室向心性肥厚,并随着年龄增长肥厚累及漏斗间隔(隔、壁部)及向右心室前壁发展,最终形成"功能"性漏斗部狭窄,严重者右心室腔变小,晚期病例则右心室呈扩张状态并有三尖瓣关闭不全。

低位漏斗部狭窄由粗大的调节束等肌束形成,而不合并室缺的较少见。肺动脉狭窄的三尖瓣常是正常的,只有晚期病例,房室环继发扩大后才出现瓣叶关闭不全。右心房壁也有继发性肥厚,常合并未闭卵圆孔。

2. 病理生理

肺动脉瓣重度狭窄的新生儿,出生后因肺血少及经卵圆孔有分流而发绀。如动脉导管迅速闭合,则机体缺氧表现将骤然加重。轻度梗阻者可能无明显的血流动力学改变。中度梗阻者,右心室、右心房肥厚,肺动脉呈狭窄后扩张以及继发漏斗部梗阻等改变均使低血氧及体肺侧支循环逐渐发展及加重。严重或晚期(大儿童或成年人)的病例,缺氧,右心室扩张,以及三尖瓣关闭不全等影响形成恶性循环。临床上,有时与其他复杂(发绀型)先天性心脏病不易区别。

3. 临床表现

(1)症状:严重的病例出生后就有发绀、气促等表现,一旦动脉导管闭合,发绀等症状马上进一步加重。一般患儿在早期可能无任何异常,逐渐才出现活动后气短,如房水平有交通,当右心室肥厚及压力高于体动脉压时,则出现发绀。随着年龄及病情发展,发绀、红细胞增多等氧不足(Hypoxia)表现更明显。少数病例运动后出现心绞痛或猝死。晚期或重症者常死于顽固性右心衰竭。

(2)体征:在胸骨左缘可见明显搏动的右心室。胸骨左缘第二肋间有典型肺动脉瓣狭窄的喷射性收缩期杂音且常伴有震颤。狭窄越重,杂音高峰越在收缩后发出。肺动脉第二音减弱(低于主动脉第二音)或完全消失。右心室代偿功能低下者颈静脉压升高及有明显的搏动。

4. 化验及检查

(1)常规化验血、尿、肝、肾功能、血电解质以及血气分析。

(2)X线心肺相:肺纹理稀疏,右心室及右心房以肥大为主。肺动脉段隆起。

(3)心电图:右心房肥大,P波高耸。右心室肥厚、R波高。中度以上梗阻者,即可出现右心室肥厚。伴有严重右心室发育不全者,心电图示左心优势。

(4)超声心动图:二维超声提示右心室腔大、小及室壁肥厚度,肺动脉梗阻的部位(瓣、漏斗部)及程度,三尖瓣的运动状态,肺动脉主干及分支的粗细,右心房大小及房、室间隔状态,并排除合并动脉导管未闭以及左心室发育与功能的异常。

(5)右心导管及选择性心血管造影检查。此项检查只适用于根据临床表现、X线心肺相及超声心动图不能确认的病例。右心导管检查提示:房水平有无分流,三尖瓣有无反流以及右心室的压力。造影检查更进一步准确的了解梗阻水平、心室腔大小。在新生儿或婴儿要特别注意右心室心肌海绵窦与冠状动脉间有无交通。

完全性心内膜垫缺损

(中华人民共和国卫生部医政司 2000年)

心内膜垫缺损包含一组由部分心内膜垫缺损到完全心内膜垫缺损(房室通道)的系列畸形,其血流动力学改变对心肺影响大且出现早,故在决定处理方面应有别于一般房间隔缺损(房缺)或室间隔缺损(室缺)。

诊 断 的 依 据

1. 病理解剖

完全性心内膜垫缺损包括原发孔房缺、室缺（位于隔瓣下）及房室瓣畸形，或两个房室口合并为一个房室口；房室瓣的附着下移，而主动脉根部偏高，因而出现左心室流出道狭长。一部分病例属于染色体核型为 21-三体。血流动力学改变严重的完全性心内膜垫缺损，大量的左向右分流及二尖瓣反流，可在婴儿时期即发生心力衰竭，且肺动脉高压出现较早（6 个月至 1 岁），因此肺血管器质性改变的发生也远较一般房缺或室缺为早。

2. 症状及体征

幼儿往往有呼吸急促、心率快、发育迟缓，体检心界扩大，肺动脉第二音增强，并在心尖可听到特有的收缩期杂音。体征提示是复杂畸形。

3. 检查

（1）X 线胸片检查心影扩大，肺血多，在较小年龄时期出现肺动脉高压征象。

（2）心电图有特异诊断意义。显示 I° 传导阻滞，房性或室性心律不齐，电轴左倾。心向量在左上象限。

（3）超声多普勒可见低位房缺及在房室瓣平面以下有室缺，二尖瓣及三尖瓣都有不同程度反流。右心房、右心室及肺动脉干扩大，从定性定量的测定，基本上可以做出解剖和血流动力学诊断。

（4）心导管检查及心血管造影。诊断存在疑问或疑有合并其他畸形者，才考虑行右心造影帮助了解肺循环血管改变，或左心造影确定室缺的存在和二尖瓣反流及左心室流出道狭窄（鹅颈征）的程度。

法 洛 四 联 症
（中华人民共和国卫生部医政司　2000 年）

诊 断 的 依 据

1. 病理解剖

四联症的主要病理是有特征性的室间隔缺损（室缺）、肺动脉狭窄、主动脉骑跨和右心室肥厚。高位的大室缺相当于主动脉口大小，缺损上方是漏斗间隔，下方为隔缘束（trabecula septomarginalis），位于主动脉下方。肺动脉狭窄的水平包括右心室流出道、瓣环等高、低位或管状梗死，有的累及主肺动脉干、左右肺动脉分叉及其分支。四联症的病情轻重取决于狭窄程度，极度重症者为肺动脉闭锁。主动脉部分起至右心室，但二尖瓣和主动脉瓣有纤维连接。因室间隔缺损大和肺动脉狭窄导致右心室肥厚。

2. 病理生理

基于四联症的病理解剖特点，其血流动力学改变主要是右向左分流，分流量大小又因肺动脉狭窄程度及主动脉骑跨程度而定。随着年龄增大及机体缺氧的影响，肺血管侧支增多，肺小血管腔梗阻以及心肺纤维化或心肌肥厚等继发的改变加重。

3. 临床表现

患者临床表现主要为发绀及因缺氧而出现乏力、活动受限、蹲踞（出现较晚）。肺动脉严重狭窄，当右心室漏斗部肌肉发生痉挛时，可出现"缺氧性发作"，晕厥或致死。

如肺侧支循环形成，上述缺氧症状较轻，但有时咯血或因血行感染而发生脑脓肿。或因心功能不全或长期重度缺氧而死亡。体征：口唇及面部发绀和杵状指趾。胸骨左缘 2～3 肋间有喷射性收缩期杂音，并伴有震颤，肺动脉瓣区第二音减弱，可听到单一而响亮的主动脉瓣关闭音。有时在胸前或肩胛区听到连续性血管杂音。

4. 化验与检查

（1）按发绀患者心内直视手术常规作血、尿、肾肝功能、血小板及血细胞比容等化验。

（2）心电图：右心室肥厚，右心房扩大。

（3）X 线检查：肺血管纹理减少，肺动脉段凹陷，靴形心。

（4）超声心动图、右心导管检查、右心造影等检查应提示下列诸项改变：室缺的位置、大小以及与二大动脉开口的相互关系。右心室流出道及肺动脉的梗阻位置（水平）、狭窄范围及严重度。肺动脉主干及分支的连接及形态以及粗细，肺动脉主干或左＋右肺动脉的直径与胸降主动脉比。肺动脉分支的分布，分支有无狭窄或缺如。有无中心肺动脉（central PA）。体肺侧支血管的血液是来自支气管动脉，抑或来自主动脉，如为后者（体肺侧支动脉），其血管解剖与分布如何。冠脉的分布状态，有无异常来源的左前降支等。

（5）典型四联症，常不需做有创检查。因为作超声检查一般能够排除或确诊是否合并未闭动脉导管，左上腔及异常肺静脉连接等。必要进一步明确诊断的或需要鉴别诊断的复杂及可疑的病例，心外科医生应有目的的与影像科医生慎重地共同通过有创检查取得答案。

法 洛 四 联 症

（中华人民共和国卫生部　1992 年）

1. 病史：出生后即有或逐渐出现发绀、杵状指（趾）、蹲踞史、缺氧发作晕厥史，并有心悸、气短、活动受限史。

2. 体检：有发绀、杵状指（趾），心脏可增大，胸骨左缘多有收缩期杂音。

3. 实验室检查：血红蛋白、红细胞计数、血细胞比容均升高，动脉血氧分压低，动脉血氧饱和度低于正常。

4. 胸片：示肺血少，靴形心，右心室增大。

5. 心电图：右心室肥厚。

6. 超声心动图：证实有嵴下型室间隔缺损，主动脉右位骑跨，右心室流出道和（或）肺动脉狭窄。

7. 心导管检查：有心室水平左向右及右向左双向分流，以右向左分流为主。肺动脉与右心室有压力阶差，血氧饱和度降低。

8. 右心室造影显示：升主动脉早期显影示骑跨、肺动脉狭窄（包括瓣膜和（或）右心室流出道），左心室提前显影示室间隔缺损，有体-肺侧支循环血管影。

法洛四联症（超声标准）

一、超声心动图表现

1. 二维超声

（1）主动脉骑跨：左心室长轴及五腔切面，显示主动脉内径增宽，前壁与室间隔连续中断，并向右前移位，骑跨于室间隔之上，骑跨率大多数在 60.0％ 以下；左心室长轴切面显示主动脉瓣与二尖瓣前瓣之间仍为纤维连续。有作者认为若主动脉骑跨超过 90.0％，可称为法洛四联症型右心室双出口。法洛四联症型右心室双出口在大血管短轴切面，仍显示右心室流出道及肺动脉环绕主动脉短轴的图像。骑跨程度可按下式计算。

$$骑跨率 = \frac{主动脉前壁内侧面至室间隔左心室面距离}{主动脉根部前后径} \times 100\%$$

（2）室间隔缺损：左心室长轴及五腔等切面，显示主动脉前壁与室间隔连续中断。多数为较大的嵴下型缺损,直径一般在 1.5～3.0 cm,大血管短轴切面,相当于时钟 9:30 至 12:00 位置;肺动脉瓣下缺损较少见,大血管短轴切面相当于时钟 12:00 至 2:00 位置(与肺动脉瓣位置有关),缺损上缘达肺动脉环部,此型常不显示室上嵴结构。

(3) 肺动脉狭窄:法洛四联症的肺动脉狭窄,包括右心室漏斗部、肺动脉瓣、肺动脉环、肺动脉主干及左右分支的狭窄。选择大血管短轴及右心室流出道长轴切面观察。

① 漏斗部狭窄可分为:a. 局限性狭窄。表现为右心室流出道前壁及室间隔局部向流出道腔内突起肌性回声,导致流出道局部径小。狭窄远端流出腔与狭窄的肺动脉瓣环或瓣叶之间形成第三心室,通常较小。b. 广泛性狭窄。表现为室间隔与右心室流出道前壁普遍性肥厚,导致流出道内径普遍程度不同变小。

② 肺动脉瓣狭窄:表现为瓣叶回声增强、增厚、短小,开放受限或呈圆顶状突向肺动脉腔内。严重者肺动脉瓣叶可无开放运动,呈闭锁状态。亦可伴有肺动脉主干狭窄后扩张。

肺动脉狭窄:常有肺动脉环部的不同程度狭窄,亦可有主干及其左右分支的狭窄。若肺动脉主干及左右肺动脉分支明显狭窄,则不适宜实行根治手术。肺动脉分支发育是否良好,通常用 McGoon 比值评价,要求 McGoon 比值(两侧肺动脉的直径之和/膈肌平面降主动脉直径)必须＞1.2。

(4) 右心室壁及室间隔肥厚:右心室壁普遍性增厚,厚度＞4 mm,运动幅度可增强;室间隔亦有程度不同增厚,运动幅度减弱。

(5) 心腔大小:右心房、右心室扩大,左心房及左心室正常或较小。左心室大小发育情况是否良好,用左心室舒张末期容积指数评价,左心室舒张末期容积指数一般应＞30 ml/m^2,可实行根治手术。

(6) 体-肺侧支循环形成:严重肺动脉狭窄患者,于胸骨上凹主动脉弓长轴切面,可显示主动脉弓下和(或)降主动脉与肺动脉之间发出多支粗细不等的侧支血管。

2. 多普勒超声

(1) 二维彩色多普勒

① 右心室向主动脉分流:于胸骨旁左心室长轴,显示收缩中晚期由右心室向主动脉的蓝色分流束,或于胸骨旁及心尖五腔切面,显示左、右心室的蓝色血流束在主动脉根部汇合。

② 室水平双向分流:胸骨旁左心室长轴切面,通常显示收缩早期的左心室向右心室的红色分流束,收缩晚期和舒张早期右心室向左心室的蓝色分流束。由于左、右心室压差较小,分流常为单色的层流。

③ 右心室流出道及肺动脉湍流:大血管短轴及右心室流出道长轴切面,显示右心室流出道及肺动脉内收缩期呈蓝色为主五彩镶嵌射流。射流束直径较

窄,射流的宽度取决于狭窄程度。

④ 肺动脉近端无血流信号:肺动脉瓣闭锁者,肺动脉近端无血流通过,其远端可有来自动脉导管及主动脉侧支循环的血流信号。

(2)M 型彩色多普勒:主动脉根部及室水平分流信号:将 M 型取样线置于室间隔缺损或主动脉根部处,可观察到一个心动周期内红、蓝色血流信号相间的现象。分流出现的时相及方向与左、右心室的压力差变化有关。①收缩早期:室水平少量左向右分流的红色信号。②收缩中晚期:主动脉根部水平右向左分流的蓝色信号。③收缩晚期和舒张早期:室水平右向左分流的蓝色信号。右心室流出道五彩血流信号:将 M 型取样线置于右心室流出道,收缩期右心室流出道内呈五彩镶嵌血流信号,色彩明亮。

(3)脉冲波多普勒

① 右心室向主动脉分流(大血管根部水平右向左分流):脉冲波多普勒取样容积置于室间隔缺损上端与主动脉前壁连线中点取样,可记录到收缩中晚期负向、窄带血流频谱,一般血流速度较低,多数<1.5 m/s。

② 室水平双向分流:脉冲波多普勒取样容积置于缺损口右心室或左心室侧取样,可记录到收缩期早期正向及收缩晚期和舒张早期负向层流频谱。

③ 右心室流出道及肺动脉湍流:脉冲多普勒取样容积置于右心室流出道或肺动脉内可记录到收缩期负向湍流频谱,常出现血流混叠现象。

(4)连续波多普勒:右心室流出道及肺动脉湍流:连续波取样线通过右心室流出道及肺动脉主干,可记录到收缩期负向高速度血流频谱。

3. 经食管超声心动图 对胸廓畸形或心脏位置发生变异,经胸超声心动图难以清楚显示肺动脉主干及分支时,可选择经食管超声心动图检查方法。

(1)右心室流出道病变:选择右心室流出道纵切面,可准确的测量漏斗部内径,狭窄严重者,其内径明显变小。同时,可清楚观察漏斗部狭窄的形态特征,如管状狭窄或局限性狭窄,并确定有无第三心室形成。

(2)肺动脉及分支病变:于大血管短轴切面顺钟向缓慢转动探头,可显示肺动脉主干及分支。

4. 心脏声学造影

(1)大血管根部及心室水平右向左分流:外周静脉注射过氧化氢(双氧水)或其他声学造影剂。

右心房首先显影,依次进入右心室及肺动脉,收缩期造影剂由右心室经室缺口进入主动脉,舒张期进入左心室流出道。轻型者平静时可无右心室向主动脉分流,于运动试验后即刻进行声学造影亦可见上述结果。

(2)房水平右向左分流:若伴有房间隔缺损者,左心房内可出现造影剂回声,声学造影剂有助于检出卵圆孔未闭及小房间隔缺损。

（3）肺动脉内血流：肺动脉瓣狭窄严重者,主肺动脉内可见少量造影剂回声;肺动脉闭锁者则主肺动脉内无造影剂显示。声学造影剂有助于判断肺动脉血流的来源及提高肺动脉血流信号的显示。

二、诊断标准

具备上述二维超声(1)～(4)条和二维彩色多普勒①～③条,或频谱多普勒或心脏声学造影(1)条可确诊为法洛四联症。二维超声(3)条和二维彩色多普勒④条,或心脏声学造影(3)条可诊断为肺动脉闭锁。

法洛四联症(疗效判断标准)

1. 治愈标准：根据术后主观症状和各项临床、实验室指标均有明显好转,远期预后佳。

2. 好转标准：分流术后肺循环血量增加,缺氧得到改善。

3. 无效标准：手术治疗后症状、指标等无改善,远期预后差。

法洛三联症(超声标准)

一、超声心动图表现

1. 二维与 M 型超声

（1）二维超声

① 肺动脉瓣狭窄：胸骨旁大血管短轴及右心室流出道长轴切面,显示肺动脉瓣叶增厚,回声增强,以瓣尖显著;瓣叶大小不等,瓣口偏心常朝向肺动脉侧壁;收缩期瓣尖开放受限,瓣叶远离肺动脉两侧壁悬于肺动脉腔内;瓣叶收缩期可呈"圆顶帐篷"样改变。

② 肺动脉：肺动脉主干狭窄后扩张,是本病的典型特征之一,部分患者虽瓣叶狭窄程度较轻,但由于瓣口偏心,可表现肺动脉显著扩张。

③ 卵圆孔未闭或房间隔缺损：心房两腔、胸骨旁及剑突下四腔等切面,显示房间隔中部第一隔与第二隔呈"交错状",收缩期可见交错处开放形成间隙,或房间隔连续中断,断端回声增强。

④ 室壁厚度及心腔大小：多切面观察可显示右心室壁普遍肥厚,肥厚程度取决于肺动脉瓣狭窄程度,右心室壁肥厚是肺动脉狭窄的敏感指标。胸骨旁四

腔等切面,显示右心房及右心室扩大;右心室壁运动可增强。

（2）M 型超声

M 型取样线通过肺动脉瓣水平,显示肺动脉瓣曲线 a 波加深,深度＞7 mm;射血前期时间缩短;收缩期射血时间(cd 段)延长。

2. 多普勒超声

（1）彩色多普勒

二维彩色多普勒

① 肺动脉内湍流:收缩期肺动脉瓣上蓝色为主五彩镶嵌射流,过瓣血流束宽度变窄。

② 房水平分流:肺动脉狭窄较重者,于四腔切面可见房水平蓝色的右向左分流;肺动脉瓣狭窄较轻者,则房水平出现红色的左向右和蓝色的右向左双向分流或少数患者仅有左向右分流或无明显分流。

M 型彩色多普勒

① 肺动脉血流:M 型彩色多普勒观察肺动脉血流时,将 M 型取样线通过肺动脉瓣置于肺动脉内,显示收缩期肺动脉瓣曲线 cd 段处呈蓝色为主血流经右心室流出道穿过 cd 段进入肺动脉,cd 段的后方(肺动脉内)呈五彩镶嵌的血流信号。

② 房水平分流:M 型彩色多普勒观察房水平分流时,M 型取样线置于房间隔连续中断处,左向右分流时,可见红色血流束由左心房流入右心房;右向左分流时,可见蓝色血流束由右心房流入左心房。

（2）频谱多普勒

脉冲波多普勒

① 肺动脉瓣狭窄:脉冲波多普勒取样容积置于肺动脉瓣上,可记录到收缩期负向湍流频谱,流速增快,常出现血流频谱混叠现象。

② 房水平分流:脉冲波多普勒取样容积置于缺损口处,可记录到正向、负向或双向分流频谱。分流方向、时相决定于两心房之间的压力阶差大小。

连续波多普勒:连续波多普勒取样线置于肺动脉瓣口,可记录到收缩期负向高速度湍流频谱,并计算压力阶差。

3. 心脏声学造影

少数法洛三联症患者,彩色多普勒房水平分流不明显时,可采用右心声学造影的方法观察。外周静脉注射过氧化氢及其他声学造影剂,显示右心房显影后,造影剂经房间隔缺损或未闭卵圆孔处进入左心房,呈典型的房水平右向左分流。同时,可显示肺动脉内造影剂消失时间延长,即滞留现象。

二、诊断标准

具备上述二维超声①～④条和彩色或(和)频谱多普勒①～②条可确诊为法

洛三联症。

三尖瓣下移畸形

（中华人民共和国卫生部医政司　2000年）

诊 断 的 依 据

1. 病理及分型

三尖瓣前叶变大，大部分附着于正常的房室瓣环上，瓣下的异常腱索连接于室上嵴和流入道之间。三尖瓣下移（ebstein）主要是隔瓣和后瓣从原房室环水平向右心室心尖方向下移，而不附着于三尖瓣环上，这两个瓣叶常伴有发育不良。瓣叶下移的程度常变幻不定。通常前叶是功能性的瓣膜，由于三尖瓣口下移使部分右心室"房化"，房化的室壁变薄，心腔扩大，而真正功能的右心室腔小，且常无入口心腔，小梁部间隔很小。变异的三尖瓣口狭窄或近似正常大小，但瓣叶关闭不全有反流。三尖瓣下移的三个类型：A型。三尖瓣隔叶及后叶中等度下移，房化心室不大。三尖瓣前叶大，游离缘活动度大，瓣下腱索无异常。B型。隔叶及后叶明显下移，且重度发育不全。房化心腔大，其心壁活动度小。功能性右心室小，舒缩度小。前叶的瓣下有异常腱索，活动受限制，一部分瓣叶堵塞漏斗部产生不同程度的梗阻。后-前叶及前-隔叶的交界空隙宽，成为沟通房化心室与功能心室之间血流通道。C型。前叶延续到后叶及隔叶，前叶的一部分与右心室漏斗部及小梁部粘连在一起。前叶瓣膜的心壁侧与右心室壁粘连，因此前叶瓣下几乎无腱索。C型的漏斗部极小。心室腔与巨大的房化心室腔之间，只有由前-隔叶交界所形成的小网孔相沟通。

三尖瓣下移畸形通常合并房间隔缺损（房缺），肺动脉出口狭窄或室间隔缺损（室缺）。有的合并预激综合征。

2. 病理生理

血流动力学的基本特征为：右心室小而功能不全，三尖瓣反流。或大的前瓣造成右心排血受阻，右心室排血功能差，随之产生静脉血流淤积，右心排血量低下。肺血流减少。如合并卵圆孔未闭或房缺，则有右向左的分流。

3. 症状与体征

房化的右心室及右心房逐渐扩大，心功能进一步恶化，则出现右心衰竭、心律失常及发绀等症状。心功能好的，症状出现较晚，而且症状常与心脏扩大的程度不一致。重度瓣下移及三尖瓣本身畸形的患者，心功能不全等症状出现较早且很严重。

体征：胸骨左缘 3～4 肋间有 2～3 级返流性收缩期杂音，并有第三音或第四音。心功能不全者发绀重且伴肝大、腹水等体征。

4. 实验室检查

（1）心电图为正常或右束支阻滞，PR 间期延长或房性心律失常。

（2）X 线胸片主要是右心房大，重症者心影明显扩大且呈球形。房室切迹消失为 X 线的典型征象。有发绀者肺血少。轻症者，胸片可正常。

（3）超声心动图：二维超声、多普勒或彩超多普勒是本病症的确诊手段。提示如下征象：大的三尖瓣前叶有典型的风帆征，右心室被下移的三尖瓣分成两个部分：房化右心室，腔大、壁薄；功能性右心室，心腔不同程度的缩小。三尖瓣其余二叶有不同程度的发育不全。瓣下移后的瓣口有返流或狭窄。心房水平有左向右分流。有的房化右心室有反向活动。

（4）右心导管或选择性右心室造影：不作为常规检查，只适用于可疑合并其他心血管畸形或不能确认的病例。

三尖瓣下移畸形（超声标准）

三尖瓣下移畸形又称 Ebstein 畸形（Ebstein anomaly），是指部分或整个三尖瓣瓣叶附着位置向下移位至右心室，伴有三尖瓣、瓣下结构及右心室发育异常的复合畸形。发病率占先天性心脏病的 0.5%～1.0%。主要病理改变：①三尖瓣隔瓣和（或）后瓣基底部未附着于瓣环上，而呈"螺旋形"下移至室间隔及右心室壁上。下移的瓣叶常伴有瓣叶短小、增厚、变薄或缺如。乳头肌变小和腱索缩短等发育畸形。轻症者可仅有三尖瓣隔叶的下移。②三尖瓣前叶增大呈"篷帆状"，多数仍在正常瓣环位置，少数可部分下移至右心室壁上。③下移的三尖瓣隔叶及后叶将右心室分为房化和功能心室两部分。右心房显著扩大。④三尖瓣不同程度关闭不全。常见合并畸形：有房间隔缺损或卵圆孔未闭，其次为肺动脉狭窄或闭锁等。

一、超声心动图表现

1. 二维与 M 型超声

二维超声

（1）三尖瓣下移及瓣叶畸形

① 三尖瓣隔叶：a. 胸骨旁及心尖四腔切面，显示三尖瓣隔叶附着点低于二尖瓣隔叶附着点，超过 15 mm。b. 大血管短轴切面，显示三尖瓣隔叶附着点由

主动脉右侧正常位(约9点位)移至主动脉前方的右心室流出道内(11～12点位)。c. 胸骨旁及心尖四腔等切面,显示三尖瓣隔叶短小或回声增强,紧贴室间隔右心室面,活动度减小或正常。

②三尖瓣后叶:右心室流入道长轴切面扫查,显示三尖瓣后叶附着点下移,下移明显者,附着点可接近心尖部;瓣叶短小或缺如较常见。

③三尖瓣前叶:胸骨旁及心尖四腔等切面连续扫查,显示多数三尖瓣前叶附着点位置正常,少数可部分下移。多数瓣叶冗长且大如"篷帆状",活动度较大或部分瓣叶与右心室壁粘连可运动受限或无明显运动。

(2)房化右心室:显示三尖瓣环至下移三尖瓣隔叶附着点及后叶附着点之间的距离为房化右心室,其大小与瓣叶下移程度有关。房室环常向心腔内突起且回声增强。

(3)功能右心室形态失常:三尖瓣附着点以下为功能右心室,其形态失常,短径大,长径小,短径/长径比>1。

(4)巨大右心房:右心房各径显著扩大,多数房间隔呈弓形向左侧弯曲。

(5)三尖瓣关闭不全:右心室流入道长轴及四腔等切面,多数患者可见程度不同的三尖瓣关闭不全间隙。

(6)合并畸形

①房间隔缺损或卵圆孔未闭:剑下心房二腔或四腔等切面,可见房间隔连续中断或第一隔与第二隔呈"交错状"的卵圆孔未闭征象。应特别注意由于房间隔的过度移位,而造成的假性房间隔回声失落的鉴别。

②肺动脉瓣狭窄或闭锁和(或)动脉导管未闭:大血管短轴或右心室流出道长轴切面,显示相应的二维超声心动图和彩色多普勒特征。

M型超声

M型取样线通过室间隔和左心室后壁水平,显示室间隔与左心室后壁同向运动。

2. 多普勒超声

(1)彩色多普勒

①三尖瓣反流:右心室流出道长轴、胸骨旁和心尖四腔等切面,显示收缩期蓝色为主的五彩镶嵌血流,经瓣口向房化右心室及右心房射流。重症者可显示为低速的蓝色宽束反流;轻症者可无明显三尖瓣反流。

②房水平分流:于剑突下四腔及两腔等切面,可显示房水平蓝色的右向左分流或双向分流。

(2)频谱多普勒

脉冲波多普勒

①三尖瓣反流:脉冲波多普勒取样容积置于三尖瓣上取样,可记录到收缩期

负向高速湍流频谱,常出现混叠现象或低速血流频谱。②房间隔缺损或卵圆孔未闭:脉冲波多普勒取样容积置于缺损口处取样,可记录到双向或负向分流频谱。

连续波多普勒

连续波多普勒取样置于三尖瓣反流平面取样,可记录到收缩期负向高速湍流频谱,可测量最大反流速度,并计算最大和平均压力阶差。

3. 心脏声学造影

(1) 房水平右向左分流:少数伴房间隔缺损或卵圆孔未闭者,二维和彩色多普勒难以确诊时,可选用右心声学造影检查方法。有房间隔缺损或卵圆孔未闭时,可见右心房造影剂显影后,造影剂经房间隔缺损处进入左心房,呈右向左分流特征。

(2) 三尖瓣反流:可见造影剂收缩期和舒张期往返于心房和心室之间,下腔静脉及肝静脉可显示造影剂回声,右心造影剂排空时间明显延长。

二、诊断标准

具备上述二维超声(1)条中任 1 条和(2)~(4)条可确诊为三尖瓣下移畸形。二维超声(5)条和彩色和(或)频谱多普勒(1)条可确诊为三尖瓣关闭不全。二维超声(6)条和彩色和(或)频谱多普勒(2)或心脏声学造影(1)条可确诊为房间隔缺损或卵圆孔未闭。

三尖瓣闭锁(动脉-静脉及静脉-静脉转流术式)

(中华人民共和国卫生部医政司 2000 年)

诊 断 的 依 据

1. 病理解剖与分型

闭锁的三尖瓣在右心房底部为纤维性肌膈或膜膈,极少数闭锁区有极薄的膜样瓣叶,却都不是正常瓣叶。右心房壁肥厚。右心房血流经卵圆孔或小房缺入左心房会合肺静脉血成为混合血,最后经左心室而进入体循环。绝大多数三尖瓣闭锁的主、肺动脉大血管的关系是正常的,较少合并大动脉转位。

从临床角度三尖瓣闭锁分型为:肺血少型,其中大多数大血管关系正常。肺血多型,其中多数合并大动脉转位。

2. 病理生理与临床表现

大动脉关系正常的三尖瓣闭锁,肺血少,因此,出生后新生儿期即青紫,且由于右心室漏斗部发生继发性梗死,使发绀进行性加重。患儿很早出现缺氧大发作,在发作时发绀增重,呼吸困难及昏厥。如继发性漏斗部梗死不断地加重或合并的室缺闭合,则临床症状急剧恶化,其中大多数患儿夭折,少数生存者在 1～2 岁出现杵状指,哭闹或哺乳时气促加剧。婴儿三尖瓣闭锁如合并较大的室缺,入肺血流无梗阻者则肺血多,临床表现发绀轻,但容易发生心力衰竭。如右心室漏斗部逐渐(继发)变窄,症状可能暂时缓解,其中只有极少数患儿,血流动力学变化保持稳定的才能生存下来。然而最终均将产生左心负荷加重或二尖瓣区有反流以及左心功能不全等症状与严重的后果。

三尖瓣闭锁合并大动脉(左位或右位)转位,其血流动力学改变及临床表现受多样而复杂的畸形影响,极不典型。

3. 实验室检查

(1) X 线胸片:大动脉关系正常的病例,X 线显示有特征性的肺血少,肺内纹理稀疏及右心室发育不全等征象。心腰凹陷,左心尖翘起,纵隔影窄等类似四联症。三尖瓣闭锁合并大动脉转位的 X 线心肺征,易与一般大动脉转位混淆。

(2) 心电图:主要为左心室肥厚及电轴左移,P 波高耸(＞0.25 mV)及切迹。

(3) 超声心动图是确认三尖瓣闭锁的重要手段。提示三尖瓣区平坦,无瓣叶活动,右心房大,右心室小,左心室肥厚及收缩性强,并能确定两个大动脉的关系,有无房间隔或室间隔缺损,以及除外未闭动脉导管等合并的畸形。

(4) 心导管及心血管造影检查,只有必要时才作。目的是确定左、右心腔形态与大小,大动脉位置以及各心室与大动脉的连接关系,或排除其他可疑的合并畸形。

三尖瓣闭锁(超声标准)

一、超声心动图表现

1. 二维超声

(1) 三尖瓣闭锁:心尖四腔切面,显示右心房、室之间无正常的三尖瓣结构,代之以纤维隔膜样或增粗、增强的肌性回声,厚度不等。多数随心动周期变化无运动,亦可呈轻度的上下摆动。

(2) 房间隔缺损:大血管短轴及四腔等切面,显示房间隔回声失落,通常位于中央部,缺损较大。

(3) 室间隔缺损:除Ⅰa型外,四腔切面可显示室间隔回声失落,位于室间隔上部。

（4）肺动脉闭锁或狭窄：肺动脉近端闭锁呈盲端，可见肺动脉远端及左、右肺动脉分支结构；肺动脉瓣下狭窄和（或）瓣膜狭窄的特征。

（5）室壁及心腔情况：右心室壁增厚，右心室腔小；左心房、左心室明显增大。

（6）大血管位置关系：大血管短轴切面，显示主动脉与肺动脉根部关系正常或右转位或左转位。

（7）动脉导管未闭：大血管短轴或胸骨上凹切面，显示左肺动脉根部与降主动脉之间有交通。

2. 多普勒超声

（1）彩色多普勒

① 三尖瓣部位无血流：心尖四腔切面，显示舒张期三尖瓣口无血流通过。

② 房水平分流：右心房进入左心房的蓝色右向左分流。

③ 室水平分流：左心室向右心室的红色或蓝色的左向右分流。

④ 肺动脉闭锁或狭窄：收缩期肺动脉瓣口无血流通过或右心室流出道或肺动脉内可见蓝色为主五彩镶嵌湍流。

⑤ 动脉导管未闭：降主动脉向肺动脉红色为主五彩镶嵌的连续性分流。

⑥ 主动脉瓣瓣口或瓣下狭窄：左心室流出道或主动脉内蓝色为主五彩镶嵌射流。

（2）频谱多普勒

脉冲波多普勒

① 房水平右向左分流：脉冲波多普勒取样容积置于房间隔缺损处，可记录到负向部分充填的血流频谱。

② 室水平左向右分流：脉冲波多普勒取样容积置于缺损口处，可记录到收缩期正向或负向空窗或充填的血流频谱。

连续波多普勒

① 肺动脉狭窄：连续波多普勒取样线置于肺动脉内，可记录到收缩期负向高速湍流频谱。

② 动脉导管未闭：连续波多普勒取样线置于肺动脉主干外侧，可记录到双向或正向为主湍流频谱。

3. 心脏声学造影：外周静脉注射声学造影剂后，右心房首先显影，舒张期无造影剂经房室口进入右心室，可见大量造影剂经房间隔缺损处进入左心房后，舒张期经二尖瓣口进入左心室，收缩期进入主动脉，并经室间隔缺损口处进入右心室。

二、诊断标准

具备上述二维超声和（或）彩色多普勒①～②条或心脏声学造影可确诊为三

尖瓣闭锁；二维超声和（或）彩色多普勒③条可确诊为室间隔缺损；二维超声和（或）彩色多普勒 4 条可确诊为肺动脉闭锁和狭窄；二维超声 7 条可确诊为动脉导管未闭。

右心室双出口
（中华人民共和国卫生部医政司　2000 年）

诊 断 的 依 据

1. 病理及分型

右心室双出口的主动脉和肺动脉开口完全或大部分开口于右心室。室间隔缺损（室缺）是左心室的唯一出口。两个大动脉的半月瓣处于同一水平。主动脉瓣与二尖瓣或二尖瓣与肺动脉有无连续并不重要。所以，有些主动脉骑跨大于 50％以上的四联症，或大动脉转位而肺动脉未完全起自左心室者也属广义右心室双出口。因此，有所谓右心室双出口型四联症和右心室双出口型大动脉转位。

分型：右心室双出口的室缺位于主动脉开口下方，肺动脉无狭窄者为肺动脉高压（Eisenmenger）型。右心室双出口的室缺在主动脉开口下方，合并肺动脉狭窄者为四联症型。右心室双出口的室缺在肺动脉开口下方者为 Taussig - Bing 型。除上述室缺位于主动脉下或肺动脉之分型外，还有室缺在主动脉开口及肺动脉开口下其室缺损在两大动脉开口下方及远离动脉开口（uncommitted）等 4 种不同的分型方法。

2. 病理生理及临床表现

由于进入体循环的血流的血氧不饱和，表现出不同程度的发绀。右心室双出口合并肺动脉狭窄的临床表现似四联症，无肺动脉狭窄的则近似肺动脉高压的室缺。因此，从临床表现、化验、X 线检查或心电图不易进行鉴别诊断。二维及彩色超声多普勒心动图检查，有的能排除典型四联症、大动脉转位，但还必须作选择性心室及主动脉造影。根据各种检查结果互相补充，才能作出精确的诊断。

造影检查的结果，特别应回报以下的各项要求：室缺位置以及室缺与大动脉开口的关系，两大动脉相互的位置关系，室缺的大小，有无肺动脉瓣和（或）瓣下狭窄，房室瓣有无跨位，房-室一致（concordant）或不一致（discordant）以及肺动脉压力及肺阻力等。

右心室双出口(超声标准)

一、超声心动图表现

1. 二维超声

（1）主、肺动脉均发自右心室：心尖左心室长轴及五腔和剑突下五腔切面，探头作左右及前后方向连续扫查，显示两条大动脉基本并行或并行完全发自右心室或一条大动脉完全发自右心室，而另一条大部分发自右心室。

（2）室间隔缺损：胸骨旁左心室长轴、心尖四腔及五腔切面，显示室间隔连续中断，多数缺损口较大。摆动探头连续扫查，可判断室间隔缺损与主动脉瓣和肺动脉瓣关系。

（3）主动脉后壁与二尖瓣前叶之间纤维连续性消失：胸骨旁或心尖部左心室长轴切面，多数可见主动脉瓣与二尖瓣之间呈中等或较强的团块状回声为肌性圆锥结构。

（4）主动脉转位：左心室长轴切面，显示主动脉位置前移贴近胸壁，内径增宽；大血管短轴切面主动脉位于肺动脉右前方或前方为大动脉右转位；主动脉位于肺动脉左前方或左侧为大动脉左转位。

（5）肺动脉狭窄：多数患者有肺动脉瓣或瓣下及肺动脉狭窄，可伴有狭窄后肺动脉扩张。少数患者可无肺动脉狭窄，亦可伴肺动脉高压。

2. 多普勒超声

彩色多普勒

（1）两大动脉血流来自右心室：多切面扫查可见收缩期右心室的蓝色血流同时或分别射入主动脉和肺动脉或一条大动脉血流来自右心室，另一条动脉大部分血流来自右心室。

（2）室水平分流：胸骨旁左心室长轴观，多数显示收缩期蓝色右向左分流，舒张期红色左向右分流，分流时相随两心室的压力变化可有不同。

（3）肺动脉狭窄：伴肺动脉狭窄者，可见收缩期肺动脉内蓝色为主的五彩镶嵌的射流。

频谱多普勒

（1）脉冲波多普勒

① 室水平分流：脉冲多普勒取样容积置于缺损口处，可记录到双向分流的频谱，多数速度较低，呈空窗频谱。

② 肺动脉血流：脉冲多普勒取样容积置于肺动脉瓣上，可记录到收缩期负

向湍流频谱,流速增快,常出现血流混叠现象。

(2)连续波多普勒:肺动脉狭窄者,连续波多普勒取样线置于肺动脉瓣口,可记录到收缩期负向高速度湍流频谱。

3. 心脏声学造影

(1)两根大血管同时显影:外周静脉注射过氧化氢(双氧水)或其他声学造影剂,右心房首先显影,舒张期造影剂进入右心室后,收缩期主动脉及肺动脉两根血管同时显影。

(2)室水平分流:多数舒张期可见少量造影剂由右心室进入左心室流出道,并在两室之间往返运动。

(3)肺动脉:肺动脉无狭窄者,收缩期肺动脉内充满造影剂回声。肺动脉内显示造影剂的多少,取决于肺动脉狭窄的程度。肺动脉狭窄严重者,仅显示少量造影剂回声;肺动脉闭锁者,则肺动脉内无造影剂显示。

二、诊断标准

具备上述二维超声(1)～(3)条和二维彩色多普勒(1)～(2)条或心脏声学造影1条可确诊为右心室双出口。二维超声(4)条可确诊为大血管转位。二维超声(5)条或二维彩色多普勒(3)条或心脏声学造影(3)条可诊断为肺动脉狭窄或闭锁。

大动脉转位

(中华人民共和国卫生部医政司 2000年)

大动脉转位分为完全性大动脉转位(TGA)和矫正性大血管转位(cTGA)两大类。在新生儿及婴儿先天性心脏病中是并不少见的一种病症。在诊断上常需要与重症复杂先天性心脏病作鉴别。在治疗上,仍然是在继续探索提高治疗效果而有进展的一种病症。

诊 断 的 依 据

1. 病理及病理生理

完全性大动脉转位是由于房室关系一致而心室与大动脉的连接与正常相反所造成,亦即心脏的体静脉系统与升主动脉相连,而动脉系统与肺动脉相连。TGA的特征:①心房、心室的形态和位置类似正常,但右心室流出道发出升主动脉,左、右冠状动脉均起于主动脉根部的前方,主肺动脉位于主动脉的左后方。②主动脉瓣的位置抬高并远离房室瓣环。肺动脉瓣位置较低,深埋于房室瓣环之间,并与二尖瓣环有纤维连接。③部分患儿,无房间隔缺损(房缺)且室间隔完整者,生后严重发绀,多因缺氧而夭折。矫正性大动脉则相反,其房室关系不一致但大动脉与功能心室一致,从而在功能上得到矫正。cTGA 的特征:①左、右心房位置正常,但左、右心室并排,静脉心室为解剖左心室,发出肺动脉,动脉心室为解剖右心室,发出主动脉。②室间隔近于矢状面,室间沟近中线,故手术中显露室缺较困难。较常见的 S.L.L 型 TGA 其升主动脉位左前方,主肺动脉位右后方,前降支从右冠状动脉发出。因此,如若合并肺动脉狭窄,功能右心室需要用补片加宽则较困难,而必须作外通道。③因房室瓣与解剖心室一致,S.L.L 型者右侧房室瓣乃二尖瓣结构,左侧房室瓣乃三尖瓣结构。由于长期承受功能左心室的负荷,所以三尖瓣易出现关闭不全。④cTGA 的肺动脉流出道是一个斜行管道,位于二尖瓣环和三尖瓣环之间,并骑跨于肌性室间隔之上。⑤传导束起源于前房室结(位于房间隔与右心耳的延续部),沿肺动脉瓣环的前缘绕行至肌部室间隔的上方,然后分成左右束支,左束支分布于解剖左心室,右束支则到解剖的右心室,如合并膜部室间隔缺损(室缺)则传导束走行于缺损的前缘。

大动脉转位合并的畸形如下:室缺、室缺+肺动脉狭窄、室缺+左心室流出道狭窄、房室瓣畸形及(或)一个心室发育不全。因此,TGA 的变异繁多。

2. 临床表现

TGA 因合并不同的心血管畸形而临床表现各异。凡是心内血流混合充分者,发绀出现较晚,且较轻。但不论是有大室缺、未闭动脉导管或室间隔完整的病例,生后数月内都常见肺动脉高压或心衰的表现,这也是 TGA 的临床特点之一。

3. 实验室检查

除病史及临床表现外,有决定性的诊断方法是超声心动图和心导管及心血管造影检查。超声及彩色多普勒能确诊婴儿大动脉转位合并室缺、合并房室瓣或主动脉瓣病变。右心导管能测定肺动脉压力,并计算出体、肺循环的血量和阻力。选择性心血管造影能确定左心室流出道梗阻的部位及是动力性还是解剖性梗阻,并显示主动脉-肺动脉侧支血管及冠脉分布。通过上述检查所得出的结果,方能明确诊断,确定手术适应证(特别对临界的重病例更有意义)及选择手术术式。

大动脉转位的分型(超声标准)

完全型大动脉转位

完全型大动脉转位(complete transposition of the great arteries,TGA)是指

房室连接一致,心室与大动脉连接不一致,即右心房-右心室-主动脉及左心房-左心室-肺动脉相连。发病率占先天性心脏病 5.0%～8.0%。主动脉位于肺动脉右前方者占 85.0%～90.0%。多数有主动脉瓣下圆锥,无肺动脉瓣下圆锥。若同时不伴其他交通,则患者将难以存活。常合并有室间隔缺损、房间隔缺损及动脉导管未闭等交通借以生存。

一、超声心动图表现

1. 二维超声

(1)两大动脉转位:大血管短轴等切面,显示右心室流出道与肺动脉长轴环绕主动脉短轴的正常结构消失,而呈两条大动脉的横断面图,其结构为右前、左后排列或呈前后排列。多数主动脉位于右前上或前方,肺动脉位于左后下或后方,称为大动脉右转位;主动脉位于左前上,肺动脉位于右后下,称为大动脉左转位。

(2)大动脉起源及走行异常:胸骨旁、心尖部及剑突下心室长轴切面和五腔等切面,探头做前后及左右方向连续扫查,可见主动脉起源于靠右前的右心室,肺动脉起源于左后方的左心室,两大动脉并列上行无交叉。

(3)房、室连接关系:选胸骨旁及剑下左心室长轴、四腔及五腔等切面,多方向连续扫查显示房室连接一致,即左心房(肺静脉开口腔)与左心室相连,右心房(上下腔静脉开口腔)与右心室相连。

(4)心内交通:完全型大血管转位 25.0%～30.0%合并室间隔缺损,缺损可在室间隔任何部位,以膜周型多见,多数为一个缺损。65.0%～70.0%室间隔完整,可仅有卵圆孔未闭和(或)房间隔缺损或动脉导管未闭。

(5)肺动脉狭窄:部分患者可合并肺动脉狭窄,超声心动图可发现瓣膜、瓣下或肺动脉及其分支狭窄的征象。

(6)左心室流出道梗阻:由于右心室承受压力大于左心室压力,可引起室间隔明显左移,5.0%～10.0%导致左心室流出道梗阻。

(7)其他合并畸形:可有右心室流出道梗阻;房室瓣畸形,如瓣叶裂、瓣叶骑跨;主肺间隔缺损、完全型肺静脉异位引流等,超声心动图可发现相应的变化。

2. 多普勒超声

(1)彩色多普勒

① 在二维超声确定解剖结构基础上,显示血流的流向为左心房-左心室-肺动脉;右心房-右心室-主动脉。

② 根据合并心内交通不同,可显示心房和(或)心室和(或)大血管水平左向右、右向左或双向分流。

（2）频谱多普勒

① 脉冲波多普勒：根据合并心内交通分流方向不同，脉冲波多普勒可记录到双向或正、负向分流频谱。

② 连续波多普勒：伴肺动脉狭窄者，连续波多普勒可记录到收缩期负向高速湍流频谱。

3. 心脏声学造影：外周静脉注射声学造影剂后，右心房首先显影，依次进入右心室及主动脉。根据心内交通不同，左心房、左心室或肺动脉内可出现造影剂回声。

二、诊断标准

具备上述二维超声（1）～（3）条和（或）彩色多普勒①条或心脏声学造影可确诊为完全型大血管转位并进行分型。二维超声（4）～（7）条和彩色多普勒②条可确诊为各类合并畸形。

矫正性大动脉转位

矫正性大动脉转位（corrected transposition of the great arteries，CTGA）是一种少见的先天性心脏病，发病率占先天性心脏病的 0.43%～1.4%。矫正性大动脉转位是指心房与心室及心室与大动脉连接不一致，即右心房-左心室-肺动脉，左心房-右心室-主动脉。在功能上，右位的解剖左心室，担负着右心作用，故称功能右心室。此畸形又称生理性矫正大动脉转位。矫正性大动脉转位 92.0%～95.0% 为 SLL 型，5.0%～8.0% 为 IDD 型。若未合并心脏畸形，可无明显的血流动力学改变，但约 90.0% 患者可合并室间隔缺损、肺动脉狭窄、房间隔缺损、瓣膜关闭不全等畸形。

一、超声心动图表现

1. 二维超声

（1）房、室连接异常：右心房（上下腔静脉开口腔）与左心室相连，左心房（肺静脉开口腔）与右心室相连。

（2）心室与大动脉连接异常：肺动脉起源于左心室（功能右心室），主动脉起源于右心室（功能左心室）。

（3）大动脉位置异常：大血管短轴切面，显示主动脉位于肺动脉右前上或左前上位。

（4）合并畸形：根据合并畸形不同，超声心动图可发现相应改变。

2. 多普勒超声

（1）彩色多普勒

① 房、室及大血管连接：在二维超声确定解剖结构基础上，显示血流的流向为左心房-右心室-主动脉；右心房-左心室-肺动脉。

② 合并畸形：根据合并畸形不同，可表现为房、室或大血管水平的分流及肺动脉内五彩镶嵌湍流。

（2）频谱多普勒

① 脉冲波多普勒：根据合并心内交通分流方向不同，脉冲波多普勒可记录到双向或正、负向分流频谱。

② 连续波多普勒：伴肺动脉狭窄者，连续波多普勒可记录到收缩期负向高速湍流频谱。

3. 心脏声学造影：外周静脉注射声学造影剂后，右心房首先显影，舒张期进入左心室及肺动脉。根据合并畸形不同，表现各异。

二、诊断标准

具备上述二维超声（1）～（3）条和彩色多普勒①条或心脏声学造影可确诊为矫正型大血管转位并进行分型。

左心室发育不良综合征（超声标准）

左心室发育不良综合征（hypoplastic left heart syndrome，HLHS）是以左心系统发育不良为特征的一组少见先天性心血管畸形，发病率占先天性心脏病的1.4%～3.8%，约80.0%患儿于出生后3个月内死亡。该畸形包括左心房、二尖瓣、左心室、主动脉瓣和升主动脉发育不良，常见有主动脉瓣闭锁与二尖瓣闭锁。根据主要伴发畸形分为五型：①二尖瓣狭窄；②二尖瓣闭锁；③主动脉瓣闭锁；④主动脉弓闭锁；⑤主动脉弓发育不良。其他表现有：二尖瓣环小、瓣下腱索短粗、乳头肌附着异常或缺如；房间隔缺损；左心房、左心室内膜增厚；动脉导管未闭；右心房、右心室扩大，肺动脉增宽等。目前所说的左心室发育不良综合征，常指的是主动脉闭锁伴二尖瓣闭锁或狭窄的左心室发育不良。

一、超声心动图表现

1. 二维超声

（1）二尖瓣及瓣下结构发育不良：胸骨旁左心室长轴及短轴和心尖四腔等切面，显示二尖瓣短小，活动度明显异常、运动幅度一般<5 mm，瓣下腱索短粗、乳头肌附着异常或缺如；少数二尖瓣闭锁呈模样结构。

（2）主动脉瓣发育不良：胸骨旁左心室长轴、大血管短轴和五腔切面，显示多数瓣膜闭锁呈模样结构，少数为瓣叶增厚、开放明显受限。

（3）主动脉发育不良：胸骨旁左心室长轴及胸骨上凹主动脉弓长轴切面，显示主动脉根部内径小，多数<5 mm；升主动脉及主动脉弓发育细小。若合并较大室间隔缺损者，主动脉内径可正常。

（4）左心房、左心室小：胸骨旁左心室长轴及短轴和心尖四腔切面，显示左心房、左心室心腔小；左心室壁厚，其舒张期内径<9 mm，或舒张期左心室与右心室内径之比<0.6，严重者左心室腔几乎消失。若合并二尖瓣闭锁者，左心房可正常或扩大。

（5）动脉导管未闭：胸骨旁大血管短轴和主动脉弓长轴切面，显示降主动脉与左肺动脉根部之间异常交通。

（6）房、室间隔缺损：大血管短轴及四腔等切面，显示房间隔回声失落，少数伴室间隔回声失落。

（7）肺动脉明显扩张：右心室流出道长轴和大血管短轴切面，显示肺动脉主干及左、右肺动脉内径明显增宽。

（8）右心系统扩大：左心室长轴及四腔等切面，显示右心房及右心室内径增大，右心室壁增厚。

2. 多普勒超声

（1）彩色多普勒

① 二尖瓣下湍流或无血流信号：心尖左心室长轴和四腔切面，显示二尖瓣下舒张期以红色为主五彩镶嵌血流信号或无血流通过。

② 升主动脉无血流信号或湍流：主动脉闭锁者，于胸骨旁及心尖左心室长轴和五腔切面，显示主动脉瓣及升主动脉近端无血流信号；主动脉弓长轴切面，显示主动脉弓内来自未闭动脉导管的逆流的血流信号。主动脉狭窄者，可见主动脉瓣上收缩期以红色或蓝色为主五彩镶嵌血流信号。

③ 肺动脉向降主动脉分流：大血管短轴及主动脉弓长轴切面，显示肺动脉通过未闭导管向降主动脉分流的蓝色或蓝色为主五彩镶嵌血流信号。

④ 房、室水平分流：合并房间隔缺损或室间隔缺损者，可分别显示房水平或室水平右向左分流或双向分流。

（2）频谱多普勒

① 肺动脉向降主动脉分流：大血管短轴切面脉冲波多普勒取样容积置于未闭导管处或降主动脉侧可记录收缩期负向层流或湍流频谱。

② 房、室水平分流：合并房间隔缺损或室间隔缺损者，脉冲波多普勒取样容积置于缺损处可记录到房水平或室水平双向或负向分流频谱。

二、诊断标准

具备上述二维超声(1)～(5)条和彩色多普勒①～③条可确诊为左心室发育不良综合征。

(李 军)

完全性肺静脉异位连接

(中华人民共和国卫生部医政司 2000 年)

诊 断 的 依 据

1. 病理解剖及分型

完全性肺静脉异位连接(TAPVD)。全部肺静脉均不与左心房相连,据肺静脉异位连接的部位分为四型:

心上型(Ⅰ型):左右肺静脉经共同肺静脉干,垂直静脉,于心脏上方连接至左无名静脉(Ⅰa)或奇静脉、上腔静脉(Ⅰb)。此型最常见。

心内型(Ⅱ型):肺静脉连接至冠状静脉窦(Ⅱa)或直接连接到右心房后壁(Ⅱb)。

心下型(Ⅲ型):肺静脉汇入下行静脉,穿过膈肌食管裂孔连接门静脉或下腔静脉、肝静脉。

混合型(Ⅳ型):不同的肺静脉分支连接在不同的体静脉上。

2. 病理生理

全部肺静脉的氧合血引流入右心房,与体静脉血混合后,一部分经房缺或未闭卵圆孔流入左心,大部分则进入肺循环。由于肺血增多,致右心、肺动脉容量及压力负荷均增加,并导致右心衰竭及肺小动脉中层增厚,内膜增生,产生进行性肺动脉高压。如合并的房缺小,可能有左心发育不良。如肺静脉回流受阻,可能加重肺小血管器质性病变。

3. 症状与体征

临床表现主要与有无肺静脉回流受阻及肺动脉高压的程度相关。肺动脉高压导致心力衰竭(心衰)和加重机体缺氧。婴幼儿早期出现进行性心衰、呼吸困难、哺乳困难、体重不增加和发绀,因肺动脉高压及肺阻力增大而导致心衰及缺氧者,大多数一岁内死亡。

体征:发绀、杵状指、心前区隆起及肝大。心脏杂音类似房缺。重症者出生后不久即出现重度发绀、呼吸困难及心衰等征象。心杂音轻。

4. 实验室检查

（1）心电图：电轴右偏明显，平均为＋130度，右心房、室肥大。

（2）X线胸片：心内型的胸片类似房缺，肺血增多，右心房室增大，肺动脉段突出，主动脉结小。心上型的小儿及大儿童有典型的上纵隔宽及"8"字征或称"雪人"征。合并肺静脉梗阻者心影小，两肺淤血及肺间质水肿。

（3）超声心动图：左心房后壁异常回波为扩张的共同肺静脉干。超声断层法与 Doppler 法并用可获得精确诊断。二维超声及超声多普勒或彩超，几乎可以代替有创的检查进行确诊。超声检查提示病理类型、房水平分流及分流量，房缺大小、部位，肺静脉（上行或下行总干以及连接血管）的梗阻部位以及肺高压的程度。排除未闭动脉导管等合并的畸形。

（4）右心导管检查及造影等有创检查，仅适用于少数经无创检查后诊断不清或者过分复杂的病例。

肺静脉异位引流（超声标准）

一、超声心动图表现

1. 二维超声

（1）部分或全部肺静脉未回流入左心房

① 心上型异位引流：于胸骨左缘向上连续追踪至胸骨上凹，观察肺静脉汇合及走行。多数患者显示 2 支肺静脉分别汇合或 4 支汇入肺总静脉，走行于左心房后上方通过垂直静脉汇入扩大的头臂静脉，向右汇入右上腔静脉。多数上腔静脉增宽。

② 心内型异位引流：冠状静脉窦型者，冠状静脉窦扩大，窦壁较薄，可见肺总静脉或左、右肺静脉开口于冠状静脉窦；右心房型者，部分患者可显示肺静脉分别或肺总静脉直接开口于右心房。

③ 心下型异位引流：于心尖部向剑突下连续扫查追踪，可见由上向下走行的肺总静脉、垂直静脉，并可追踪汇入下腔静脉或门静脉或肝静脉。汇入的静脉血管通常增宽。心下型患者常伴垂直静脉或肺总静脉不同程度狭窄。

（2）心腔大小：右心房、右心室扩大，肺动脉增宽。完全型者，心尖四腔切面，显示左心房腔小，形态失常。

（3）房间隔缺损或卵圆孔未闭：完全型肺静脉异位引流，于胸骨旁或剑突下四腔及二腔切面，显示房间隔缺损或卵圆孔未闭的特征，多数缺损口较大。

（4）合并畸形：可伴室间隔缺损，动脉导管未闭等。

2．多普勒超声

（1）彩色多普勒

① 肺静脉血流回流异常：多切面显示左心房内无肺静脉血流进入。a. 心上型：经垂直静脉呈红色血流进入头臂静脉向右呈蓝色连续性血流进入右上腔静脉。b. 心内型：可见左心房后方肺总静脉红色血流进入冠状静脉窦或部分肺总静脉血流进入右心房。c. 心下型：经垂直静脉呈红色或蓝色连续性血流过膈肌平面下行，回流入门静脉或下腔静脉或肝静脉。

② 房水平分流：部分型肺静脉异位引流，多数显示为房水平左向右分流；完全型肺静脉异位引流，则显示为房水平右向左分流。

（2）频谱多普勒

① 异位引流肺静脉血流：心上型者，于胸骨上凹垂直静脉内可记录到连续性正向静脉血流频谱，同时可测得头臂静脉及上腔静脉血流速度增快；心下型者，于剑突下垂直静脉内可记录到连续性正向或负向静脉血流频谱。

② 房水平分流：脉冲波多普勒取样容积置于缺损口右心房或左心房侧，可记录到正向或负向充填的血流频谱。

3．经食管超声心动图：异位肺静脉引流口：经食管二维超声可显示部分型异位引流的肺静脉与右心房或冠状静脉窦或上腔静脉相通，其余的肺静脉仍与左心房连接；完全型肺静脉异位引流者，显示左心房壁无肺静脉开口。彩色多普勒可发现左心房内无肺静脉血流信号，并可显示畸形引流的肺总静脉血流进入冠状静脉窦或上腔静脉。

4．心脏声学造影

（1）房水平右向左分流：完全型肺静脉异位引流者，外周静脉注射造影剂后，右心房首先显影，而后左心房显影。

（2）冠状静脉窦不显影：心内冠状静脉窦型，左上臂静脉注射造影剂后，右心房首先显影，冠状静脉窦不显影；此点区别于永存左上腔静脉引流入冠状静脉窦。

二、诊断标准

具备上述二维超声或彩色多普勒（1）条可确诊为肺静脉异位引流；二维超声（2）条和心脏声学造影（1）条为可疑完全型肺静脉异位引流。

永存动脉干（超声标准）

永存动脉干（persistent truncus arteiosus PTA）又称共同动脉干，是一种较

罕见的发绀型先天性心脏畸形,发病率占先天性心血管畸形的 0.4%～2.8%,约 90.0%以上患儿在 1 岁内死亡。本病特征是指自心底部仅发出一根大动脉干,起源于 2 个心室腔之间。共同动脉干下仅有一组半月瓣,可由 2～6 个瓣叶组成,主动脉、肺动脉和冠状动脉均有永存动脉干发出。1949 年 Collett 和 Edwards 根据肺动脉起源不同将永存动脉干分为 4 型:Ⅰ型(47.0%),左、右肺动脉通过一个共同的肺动脉干起自永存动脉干起始部;Ⅱ型(29.0%),左、右肺动脉分别起自永存动脉干后壁(背面);Ⅲ型(13.0%),左、右肺动脉分别起自永存动脉干侧壁;Ⅳ型(11.0%),肺动脉完全缺如,肺循环由起自降主动脉的支气管动脉供应。目前有学者认为该型不属于永存动脉干的范畴,而是肺动脉闭锁的一种类型。1965 年 Van Praagh 根据有无室间隔缺损分为两组:A 组(96.5%),有室间隔缺损,该组又根据肺动脉起源分为 4 型:A1 型,肺动脉干起自永存动脉干;A2 型,左、右肺动脉起自永存动脉干;A3 型,左或右肺动脉缺如,肺血由侧支循环供应;A4 型,主动脉峡部发育不良、狭窄或闭锁,伴大的动脉导管未闭。B 组,无室间隔缺损。1974 年 Berry 进一步简化两种分型方法,概括为两型:Ⅰ型,即 Collett 和 Edwards Ⅰ型或 Van Praagh 的 A1;Ⅱ型,即 Collett 和 Edwards Ⅱ、Ⅲ型或 Van Praagh 的 A2、A3 型。

合并畸形:单心房、单心室、房间隔缺损、全肺静脉异位引流、动脉导管未闭、左上腔静脉、主动脉弓离断等。

一、超声心动图表现

1. 二维超声

(1)永存动脉干起始位置:胸骨旁左心室长轴及五腔切面,显示动脉干内径增宽,前壁与室间隔连续中断,后壁与二尖瓣前叶连续,动脉干骑跨于室间隔之上,约 55.0%的患者骑跨率在 60.0%。

(2)肺动脉干及左、右肺动脉分支:大血管短轴切面,显示右心室流出道及肺动脉环绕主动脉正常关系消失,仅见一个粗大的动脉干横断面。左心室长轴、五腔等切面连续追踪扫查,可显示永存动脉干上的肺动脉干或左、右肺动脉分支。

(3)半月瓣数目:大血管短轴切面,显示半月瓣可为 2～6 个瓣叶组成,多数为三叶瓣(第四军医大学西京医院检查证实为 82.0%);瓣叶大小可不等,少数可见关闭不全间隙。

(4)室间隔缺损:左心室长轴、四腔、五腔等切面,显示室间隔上部回声失落,通常缺损较大。

(5)心腔大小及室壁情况:右心房、右心室内径增大;室间隔及右心室壁增厚。

（6）合并畸形：常见合并畸形为继发孔型房间隔缺损或卵圆孔未闭，其次为肺动脉狭窄（第四军医大学西京医院检查证实分别为 36.4% 及 27.3%）。

2. 彩色多普勒

（1）永存动脉干血流：胸骨旁左心室长轴及五腔切面，显示左、右心室的蓝色血流同时进入动脉干根部。

（2）肺动脉干及分支血流：Ⅰ型、Ⅱ型或Ⅲ型者，于胸骨旁左心室长轴、大血管短轴或五腔等切面，可显示蓝色血流由永存动脉进入肺动脉干或左、右肺动脉分支。

（3）室水平分流：胸骨旁左心室长轴切面，显示缺损处呈红色和蓝色的双向分流。

3. 心脏声学造影

（1）动脉干分流：外周静脉注射声学造影剂后，显影次序为：右心房-右心室-动脉干-共同肺动脉干或肺动脉分支。

（2）室水平右向左分流：右心室显影后，可见左心室流出道内显示造影剂回声。

二、诊断标准

具备上述二维超声（1）～（4）条或彩色多普勒（1）～（3）条可确诊为永存动脉干。

单心室（超声标准）

一、超声心动图表现

1. 二维超声

（1）单心室腔：剑突下和心尖四腔、左心室短轴等切面，显示仅见一单心室主腔，根据心腔内膜光滑与否，肌小梁分布情况，判断左、右心室结构。若心内膜光滑，无明显的肌小梁，则为左心室结构（A 型），反之为右心室结构（B 型）。主腔为左心室结构较常见，第四军医大学西京医院手术及心血管造影证实为 47.1%。可于主腔右前方或左前方见一小腔，为残余漏斗腔，漏斗腔与主腔之间有交通口。少数者室间隔完全缺，单心室腔为左、右心室结构。

（2）大动脉位置及连接：左心室长轴、大血管短轴等切面连续扫查，显示主动脉位于肺动脉右前方（Ⅱ型）或左前方（Ⅲ型）与右心室漏斗腔相连。西京医院手术病例中 58.8% 为大动脉右转位。主动脉与肺动脉位置正常（Ⅰ型），肺动脉与右心室漏斗腔相连。

（3）房室瓣：胸骨旁及心尖四腔等切面观察,房室瓣为两组者较常见,西京医院为 64.7％；共同房室瓣占 28.4％；亦可为一组房室瓣。

（4）肺动脉：合并肺动脉狭窄者多见,西京医院为 64.7％,狭窄可为瓣膜和（或）肺动脉主干及其分支,亦可伴有肺动脉高压。

（5）心房位置：多数心房位置正常,少数为反位,即右心房位于左侧,左心房位于右侧。

（6）其他合并畸形：房间隔缺损较多见,占 70.6％；可为继发孔或原发孔,少数伴单心房；主动脉狭窄或缩窄约占 19.0％；亦可合并房室瓣的骑跨或跨立、肺动脉闭锁等。

2. 多普勒超声

（1）彩色多普勒

① 心房血流进入单心室主腔：心尖四腔切面,显示舒张期两房血流经单组或两组或共同房室瓣进入单心室主腔,收缩期血流分别进入主动脉及肺动脉。

② 肺动脉湍流：伴肺动脉狭窄者,可见肺动脉内收缩期蓝色为主的五彩镶嵌血流。

③ 房间隔缺损：合并房间隔缺损者,可见房水平左向右或双向分流。

（2）频谱多普勒：伴肺动脉狭窄者,连续波多普勒取样线置于肺动脉内,可记录到收缩期负向高速湍流频谱。

3. 心脏声学造影：外周静脉注射声学造影剂,右心房首先显影,舒张期造影剂回声进入主腔,收缩期进入主动脉及肺动脉。伴房间隔缺损或单心房者,可见左心房或单心房左侧显影。

二、诊断标准

具备上述二维超声或彩色多普勒或心脏声学造影（1）条可确诊为单心室。二维超声（2）条可确诊为大血管正常或右转位或左转位。二维超声（3）条可确定房室瓣数目。

猝 死 的 定 义

（日本 小片宽）

猝死的定义是从致使性症状出现到意外死亡,时间在 24 h 以内。

猝死的概念
［世界卫生组织（WHO）］

据 WHO 规定，从症状或体征出现后 6～24 h 内死亡者称为猝死。在数分钟、数秒乃至来不及出现症状就迅速死亡，称为即刻死亡。

猝死的概念
（华北、东北心血管急症及猝死专题座谈会 1982 年）

1. 猝死必须是非暴力性的。
2. 出于预料之外的。
3. 迅速发生的死亡。

猝死的概念
（全国急救医学会议 1982 年）

1982 年 11 月在杭州召开的全国急救医学会议又规定：平素健康或有严重器质性疾病但病情已基本稳定而突然产生的非人为因素的死亡，称为猝死。往往发生于即刻、数小时，一般不超过 6 h。

猝死的分类
（Hinkle - Thaler）

1. 心律失常性猝死
（1）发病前无循环功能受损。
（2）发病前有轻度充血性心力衰竭。
（3）发病前有中、重度充血性心力衰竭。
2. 循环衰竭性猝死
（1）周围循环衰竭。
（2）心肌衰竭。

3. 不可分类的猝死。

猝 死 的 分 类
（Greene et al）

Greene 等根据 CAPS（心律失常筛选研究）试验结果在 Hinkle-Thaler 猝死分类方法基础上进行了改良，提出了新的定义和分类方案，即 CAPS 标准。

1. 心律失常性猝死
（1）已证明的心律失常性猝死。
（2）未证明的心律失常性猝死。
2. 非心律失常性猝死。
3. 非心源性猝死。

心律失常性猝死
（Greene）

心律失常性猝死的定义：4 个月内患者在未罹患可能引起死亡的渐进性严重疾患的条件下，猝然发生的呼吸和心脏停止并伴有知觉丧失。

非心律失常性猝死
（Greene）

非心律失常性猝死的定义：在未发生心律失常性猝死的前提下，预计生存期少于 4 个月的患者先于心搏停止所出现的严重的症状。

心 源 性 猝 死
［世界卫生组织（WHO）］

心源性猝死（SCD）亦被称为心脏猝死或心脑卒中，系指由于心脏疾病引起的突然和意外的死亡。所谓"突然"是指死亡发生在 24 h 内，并可将其分为"很急"和"急性"两类，前者指死亡发生在 1 h 内，后者则指死亡发生于 1～24 h 内。

少数患者死亡发生在几秒内,称为"即刻死亡",但亦有将猝死的时间限制于30 s、1 h、6 h 或 12 h 内者。世界卫生组织则规定为起病后 6 h 内的死亡。

心脏性猝死(疗效判断标准)

1. 治愈标准:心脏跳动、血压、呼吸和神志等生命体征恢复正常。
2. 无效标准:心脏跳动、血压、呼吸和神志等生命体征没有恢复。

晚发性心脏性猝死

急性心肌梗死(AMI)2 周后,患者已度过危险期,离开监护病房(CCU),进入康复阶段,此时发生心脏性猝死称为晚发性心脏性猝死。

急性心肌梗死后猝死分型

急性心肌梗死后,多发性血栓形成可引起新的急性心肌梗死,也可因室性心律失常而导致猝死。

分　　　型

1. 大面积急性心肌梗死,如无冠脉再灌注,常有室壁瘤形成;梗死区边缘缺血但仍存活的心肌,可触发持续性室速。
2. 同一或另一支冠脉再次血栓形成,可致泵衰竭,"远距离"再次血栓形成,常致室颤、心室停顿或猝死。

青年心脏猝死

青年与中、老年心脏猝死临床特点不尽相同。
1. 发病突然,绝大多数病例全然没有临床症状。
2. 猝死原因以非冠心病居多。
3. 左心室肥厚为青年心脏猝死的独立危险因素。

4. 猝死的机制不同。尽管青年与中老年的心电改变多为室颤,但在发生机制方面确有差别,系由于心血管、运动张力异常所致。而中、老年多数病例有严重的冠状血管病变、区域性血流缓慢地减少。一般情况下,可维持心肌细胞电的稳定性。在应激情况下,可导致区域性膜电位不稳定而诱发室颤。

心 跳 骤 停

1. 突然意识丧失,颈或股动脉搏动消失,这一点有利于早期诊断,因此列为诊断的首位。

2. 心音消失:其准确性高,应列为第二。

3. 瞳孔散大,反射消失,呼吸停止:为临床典型之征象,但不利于早期发现和及时抢救。因此,不能依此为诊断的主要依据。

4. 心电图检查:示心室停顿或心室颤动,其准确性最强,能区别循环骤停的类型,但极不利于早期诊断与抢救。

心脏停搏后的神经综合征
(Caronna JJ,Finklestein S)

1. 无结构性损害(昏迷<12 h) 完全恢复:短暂的遗忘。

2. 局灶性或多灶性结构损害(昏迷>12 h) 皮质——遗忘,痴呆;双侧上肢轻瘫或四肢轻瘫;皮质性失明,视觉失认症。脊髓——两下肢轻瘫。其他——共济失调,惊厥发作,肌阵挛,锥体外系征象。

3. 全面性损害(意识不恢复) 皮质——植物状态,新皮质死亡。皮质+脑干(±脊髓)——脑死亡。

心跳、呼吸停止后神经的预测
(Snyder BD et al)

意识水平(LOC)

0 对疼痛无反应。

1 对疼痛出现伸展反射(去大脑状态)。

2 对疼痛出现屈曲反射(去皮质状态)。

3 唤不醒,挡开或避开疼痛刺激。

4 局部避开疼痛,生理刺激可短暂唤醒。

5 嗜睡,精神混乱,对声音有反应。

6 正常清醒状态。

总之,LOC≥3 表示有目的行为;LOC≥4 表示能唤醒。LOC 并不单靠意识状况,闭锁患者需根据唤醒的刺激形式分类,植物状态者尽管有其他自发活动,对疼痛有或无反应仍列于 LOC≥2 内。

第三章 风 湿 热

风湿热（Jones 风湿热诊断标准修正方案）

（美国心脏病协会）

一、主要症状

1. 心脏炎。
2. 多发性关节炎。
3. 舞蹈病。
4. 环形红斑。
5. 皮下结节。

二、次要症状

1. 临床症状
（1）风湿热或风湿性心脏病的既往史。
（2）关节痛。
（3）发热。
2. 辅助检查
（1）急性期反应：血沉、CRP、白细胞增多。
（2）心电图 PR 间隔延长。

三、判定

1. 证明原有链球菌感染（ASO 或其他链球菌抗体增加或咽喉部细菌培养 A 群链球菌阳性或最近患有猩红热史）。

2. 具有两项主要症状，或有一项主要症状和两项次要症状，并能证明原来患链球菌感染者，风湿热的"确诊"率就比较高。

3. 不能证明链球菌感染，而又排除属于很久以前的感染，经过长期的潜伏期才发生的风湿热者，其诊断为"可疑"（如小舞蹈病（Sydenham's Chorea）或轻度心脏炎）。

风 湿 热

（华北、东北心血管协作组　1981 年）

诊断风湿热的参考标准（修订的 Jones 标准）（试行草案）关于"主要表现"及"次要表现"的原说明

一、主要表现

1. 心脏炎：风湿性心脏炎几乎总是伴有明显的杂音。因此，下面所列的其他表现，若不伴有明显的杂音时，则诊断风湿性心脏炎应多加小心。

（1）杂音

① 在过去无风湿热或风湿性心脏病的患者，出现明显的心尖部收缩期杂音、心尖部舒张中期杂音或心底部舒张期杂音。

② 过去有风湿热或风湿性心脏病的患者，上述任一种杂音的性质发生肯定的变化或出现新的明显的杂音。

（2）心脏增大：过去无风湿热病史的患者心脏明显扩大，或过去有风湿性心脏病史的患者心脏明显增大。

（3）心包炎：表现有心包摩擦音、心包积液，或明确的心电图证据。

（4）充血性心力衰竭：在儿童或青年中，无其他原因发生者时。

2. 多发性关节炎：多发性关节炎几乎总为游走性，并表现为肿、热、红及有压痛，或有疼痛和活动受限制（两个或两个以上的关节）；若仅是关节痛而无关节受累的其他表现，虽也可见于风湿热，但不能认为是主要表现。

3. 舞蹈症：其特征为无目的的、不自主的快速运动，常伴有肌肉软弱无力。必须与抽搐（tics）、手足徐动症（athelosis）及不宁腿缩合征（restlessness）相鉴别。舞蹈症是风湿热的一个迟发表现，可有或无其他的风湿表现。

4. 边缘性红斑：是一种短暂、迅速消失的粉红色皮疹，是风湿热的特征表现。红斑部中心常呈苍白，周围圆形或螺旋状，大小不等，主要出现在躯干及肢体近端，从未见于面部。红斑为一过性，可从一处移到另一处，且加热可使其出现不痒、不硬，压之褪色。

5. 皮下结节：结节坚硬，压之不痛，于某些关节的伸侧面，特别是肘、膝、腕关节及枕部或在胸椎及腰椎的棘突处可见或触及。

二、次要表现

1. 临床：既往风湿热史或原有风湿性心脏病的证据。其病史必须确凿，风心病的证据必须确切。

关节痛：指一个或几个关节痛（不是肌肉或关节周围软组织痛）而无炎症表现，无压痛或活动受限。多发性关节炎合并有关节痛并不能使多发性关节炎的诊断指征增加，而有单关节炎时其他关节的关节痛可加强风湿的诊断。

发热：发热可超过 38℃（肛温），在未经治疗的风湿热早期常见。

以上这些是风湿热时经常出现的临床表现，由于它们也可在许多其他疾病中出现，所以其诊断意义是次要的。当风湿热的诊断主要是根据一项主要表现时，它们才能起到支持风湿热诊断的作用。

2. 实验室检查：急性期反应能提供客观的但非特异性的证明证实有炎症过程，常用者有 ESR 及 CRP 检测。除非已接受肾上腺皮质激素或水杨酸（盐）治疗，否则多发性关节炎或急性心脏炎患者皆升高，而舞蹈症患者则常在正常范围。

贫血时 ESR 可明显增快，而在充血性心力衰竭（congestive heart failure, CHF）时可减慢，CRP 检测是一个比较敏感的炎症指标，而在无合并症的贫血时为阴性。任何原因的心衰常伴有 CRP 检测阳性。正常人血清中无此种蛋白，但轻度炎症刺激可引起阳性反应。白细胞增多、贫血或其他非特异炎症反应也可见于急性风湿热时。

心电图改变，主要是 PR 间期延长，很常见，但也可以在其他炎症过程中出现。因此，这种变化本身并不能构成诊断心脏炎的条件。

三、支持链球菌感染的证据

决不能只根据实验室检查所见加上次要的临床表现就作出急性风湿热的诊断。另一方面，这种疾病常有近期链球菌感染史和炎症指标阳性，若缺乏这些证据，则风湿热的诊断就很成问题了。

过去有链球菌感染的实验依据，经特殊的抗体检查、阳性或发现致病菌，则大大增加急性风湿热的可能性。

1. 链球菌抗体检查：急性风湿热早期这些抗体滴定度通常是增加的，但若急性链球菌感染与发现风湿热之间的时间间隔较长，如超过两个月，则抗体滴度可下降或较低。这种情况在以舞蹈症为（主要）表现的患者中最常见。在只以心脏炎为主要表现的患者中，第一次受检时其抗体可能低，这可能是他们的风湿热发作数月后才出现症状而被判定。除后两种情况外，若无近期链球菌感染的血清学证据，不应勉强作出风湿热的诊断。

ASO 检测是最常用的。一般说来,在成年人至少 250Todd 单位,5 岁以上小儿至少 333Todd 单位,可考虑其滴度是增加的。

约有 20％早期急性风湿热患者,大多数伴有舞蹈症,其 ASO 滴度可低于或达临界水平。在此情况下,最好加做其他链球菌抗体检测。若同时做两种以上链球菌抗体检测可发现,在发病后头两个月内几乎所有的风湿热患者均呈滴度增高,约半数患者有舞蹈症。抗体每两周检测一次,这对诊断链球菌感染特别对在感染前抗体滴度很低的患者的诊断是很有用的。若随访 2 次或以上抗体滴度增高,即可证明有再发的或为初发的风湿热。

2. 分离出 A 组链球菌:大多数呈急性风湿热发作的患者,咽部可持续潜伏 A 组链球菌,但数量很少,一次培养不易分离。给予青霉素或其他抗生素也可能使分离结果阳性。此外,在相当一部分正常人,特别是儿童,上呼吸道内可潜伏有 A 组链球菌。因此,对于诊断近期有无链球菌感染,培养的特异性不如抗体检测。

近期猩红热史是最好的链球菌感染指标。

四、其他临床表现

其他包括腹痛、(睡眠中)脉率增快(心动过速与发热不成比例)、不适、贫血、鼻出血及心前区疼痛,这些症状在其他疾病中可能更常见,因此,诊断风湿热的价值更次于次要表现。这些症状仅有辅助诊断价值,风湿热的家族史也如此。

主要的和次要的表现同时出现,如多发性关节炎、发热、红细胞沉降率加速可见于许多疾病。需鉴别的疾病有类风湿关节炎、系统性红斑狼疮、亚急性细菌性心内膜炎、血清病(包括青霉素高度过敏)、病毒性心包炎、心肌炎、白血病、结核、败血症,特别是脑膜炎球菌败血症等。适当的实验检查有助于鉴别。链球菌抗体检查有助于鉴别诊断。

本次会议对原说明作如下的补充

1. 链球菌感染,还可见于扁桃体炎、咽喉炎。

2. 心电图:除 PR 间期延长外,还可以有 ST - T 的改变、QT 延长或心律失常。

3. 风湿热:可伴有风湿性肺炎、胸膜炎、脉管炎、风湿性脑病、风湿性肾炎等。

4. 对已有风湿性心脏瓣膜病患者,根据 Jones 标准不能肯定有风湿热活动时,下列情况可作为诊断风湿活动的参考。

(1) 原有的心脏杂音性质发生肯定的变化或出现新的病理性杂音。

（2）近期出现心脏进行性扩大或进行性心功能减退。

（3）难以控制的心力衰竭,特别在儿童、青少年及妇女中。

（4）新出现的心律失常。

（5）发热、多汗、乏力。

（6）心力衰竭时血沉正常,心力衰竭控制后血沉反而加快。

（7）近期上呼吸道链球菌感染后,心脏症状出现或加重。

（8）抗风湿治疗后病情好转。

要注意和亚急性感染性心内膜炎、其他感染、电解质紊乱等相鉴别。

采用本参考标准时,应结合临床资料综合分析,凡暂时不能确诊的病例应进行随访或试验性抗风湿治疗。

风　湿　热
（日本厚生省研究班）

诊　断　依　据

Ⅰ. 主要症状:

① 心脏炎;②多关节炎;③小舞蹈病;④环状红斑;⑤皮下结节。

Ⅱ. 次要症状:

1. 临床症状:①既往患风湿热或风湿性心脏病史;②关节痛;③发热。

2. 检查所见:①急性期血沉加快,CRP 阳性,白细胞高;②心电图 PR 间期延长。

Ⅲ. 既往有溶血性链球菌感染史:

ASO 或其他抗溶血性链球菌抗体增高,或咽拭培养 A 群溶血性链球菌阳性,或最近患猩红热等。

判　断　方　法

1. 确定诊断

（1）在有Ⅲ项条件下,Ⅰ项 2 条以上,或Ⅰ项 1 条和Ⅱ项 2 条以上。

（2）无Ⅲ项条件下,Ⅰ项小舞蹈病或心脏炎,此外Ⅰ项 1 条或Ⅱ项 2 条以上。

2. 可疑诊断

（1）Ⅰ项 2 条以上或Ⅰ项 1 条和Ⅱ项 2 条以上无Ⅲ项且不符合上述（1）、

（2）情况。

（2）Ⅰ项1条和Ⅱ项1条且有Ⅲ项情况。

应除外疾病

JRA、SLE、大动脉炎综合征、化脓性关节炎、败血症、细菌性心内膜炎。

参考

1. Ⅱ项次要症状较多且有Ⅲ项条件，但缺少Ⅰ项主要症状不能诊断风湿热。

2. 次要症状中关节痛如有多关节炎时，则不按症状数之一计算。

风湿热（最新修订的 Jones 标准）

（1992 年）

　　Jones 标准作为急性风湿热的诊断指南由 T. Duckett Jones 博士于 1944 年首先提出，并经美国心脏协会加以修订。本指南介绍的是最新修订结果。该指南试图确立急性风湿热的首次发作诊断，讨论了主要表现、次要表现以及支持前驱 A 组链球菌感染的证据。这些最新修订的指南扩充了现有的诊断链球菌咽炎的手段，并评价了现行检测前驱 A 组链球菌感染的抗体试验。目前，没有伴随的听诊发现的单纯超声心动图异常还不足以成为急性风湿热瓣膜炎的唯一标准。最后，本文指出了风湿热的过度诊断，并列举了 Jones 标准的一些例外，包括有风湿热病史者的复发。

　　本标准是用来指导内科医生诊断风湿热并把诊断过度减至最低限度。在发达国家，风湿热在过去几年中已经成为少见疾病，但在发展中国家仍然是一主要的疾病。

　　迄今还没有哪种单一症状、体征或实验室检查对急性风湿热来说是特异性的或诊断性的。本文报道的最新的 Jones 标准是试图用来确定急性风湿热首次发作，而不是为了用来测定风湿热是否为活动性，或确定非活动期及慢性风湿性心脏病的诊断，或用来预测病程或病情严重性。在某些情况如风湿热反复发作、单独的舞蹈症，或无痛性心脏炎（隐袭发病和进展缓慢的心脏炎），可以作出风湿热的诊断而不必严格遵照 Jones 标准（参见"Jones 标准的例外"

部分)。

以往的指南包括了既往的风湿热或风湿性心脏病作为主要或次要表现。本指南只是为了用来诊断急性风湿热的首次发作。因此,没有包括既往的风湿热或风湿性心脏病。这些最新修订的指南还扩充与评价了 A 组链球菌感染的补充证据。

一、诊断指南

将临床与实验室发现划分为主要与次要表现(表 3 - 1)的基础是根据该表现的诊断重要性。如果有支持前驱 A 组链球菌感染的证据,具有两条主要表现,或一条主要表现加上两条次要表现,则高度提示急性风湿热。缺乏前驱 A 组链球菌感染的证据使诊断变为可疑,除非有"Jones 标准的例外"中描述的特殊情况。这些指南是为普通医师在作临床诊断时提供参考,而不是代替临床判断,临床医生在诊断急性风湿热时必须作出自己的临床判断。

表 3 - 1 风湿热首次发作的诊断标准(Jones 标准,1992 年最新修订)*

类　别	表现及证据
主要表现	心脏炎 多关节炎 舞蹈症 环形红斑 皮下结节
次要表现	• 临床所见 　关节痛 　发热 • 实验室所见 　急性时相反应物增高 　血沉 　C 反应蛋白 • PR 间期延长
支持前驱 A 组链球 菌感染的证据	喉部培养或快速链球菌抗原试验阳性 增高或不断升高的链球菌抗体滴度

　*如果有支持前驱 A 组链球菌感染的证据,两条主要表现或一条主要表现、两条次要表现,提示急性风湿热诊断的高度可能性。表中每项具体内容参见正文。

二、主要表现

以下讨论急性风湿热的五个主要表现。

1. 心脏炎：当风湿热侵犯心脏时，一般会不同程度地累及心内膜、心肌及心包。在临床上，风湿性心脏炎几乎总是伴有瓣膜炎的杂音。如果不伴有提示瓣膜炎的杂音，对单独的心肌炎和（或）心包炎定为风湿性应极为慎重。

瓣膜炎——一个没有风湿性心脏病病史的患者新近出现二尖瓣反流的心尖部收缩期杂音（有或没有心尖部舒张中期杂音）和（或）主动脉瓣反流的心底部舒张期杂音，应怀疑到风湿性心脏炎的诊断。

心尖部收缩期杂音——这个急性风湿性二尖瓣反流的杂音是一种长的、高调的吹风样杂音，从第一心音（S_1）开始，延续整个收缩期。心尖部听得最清楚并向左腋下放射。杂音的强度各不相同，尤其在疾病的早期，而且不随体位及呼吸而有所变化。

这种收缩期杂音必须与以下杂音鉴别：①收缩中期"咔嗒"音和收缩晚期的二尖瓣关闭不全杂音；②功能性（生理性和良性的）杂音，如肺或主动脉瓣的流水样杂音或低调的 Still 杂音；③先天性心脏病导致由左向右分流引起的杂音；④肥厚性心肌病；⑤先天性二尖瓣反流。超声心动图检查已被证实是鉴别风湿性心脏病与上述这些情况的极有用的工具。

心尖部舒张中期杂音——在急性风湿热，心尖部舒张中期杂音可以由两种机制引起：一种与显著的二尖瓣反流有关；第二种机制是在没有显著二尖瓣反流的情况下发生。虽然其机制还不明，已经有人将其归因于左心室扩张、二尖瓣瓣膜炎或乳头肌异常。这种杂音用钟型听诊器，令患者左侧位、呼气末屏气时听得最清楚。

这种舒张中期杂音必须与急性心脏炎、慢性二尖瓣反流、左向右分流、甲亢以及严重的贫血产生的类似杂音鉴别。它还应与逐渐增强的心尖部收缩期前隆隆样杂音、其后伴随增强的二尖瓣第一心音鉴别，后者提示二尖瓣狭窄而不是急性心脏炎。

心底部舒张期杂音——这种主动脉瓣反流的杂音在第二心音（S_2）之后马上开始。它是一种高调的、叹气样、逐渐减弱的杂音，令患者身体前倾做深吸气时，在胸骨左缘听得最清楚。这种杂音有极为重要的诊断意义，因为儿童新出现的主动脉瓣反流最常见的原因就是风湿性心脏病。不过，它可能不太容易听到，而且可能模糊不清，尤其在心动过速时。单纯的主动脉瓣受累而不伴二尖瓣反流的杂音在急性风湿性心脏炎中极少见。

主动脉瓣反流也可以由于先天性主动脉瓣二叶式畸形导致。与由风湿热引起的主动脉瓣反流相反,主动脉瓣二叶式畸形几乎总是伴有持续的收缩早期的喷射性"咔嗒"音,这种杂音可在心尖及胸骨旁听到,与有无主动脉瓣狭窄杂音无关。

心肌炎——无瓣膜炎的心肌炎不太可能是由风湿热引起的。心肌炎伴有心尖部收缩期或舒张期杂音与风湿性心脏炎是一致的;不过,其他原因引起的心肌炎也可以导致二尖瓣反流。

心动过速是心肌炎的一个早期征象,缺乏此征,做出该诊断需慎重。如果风湿热出现严重的心肌受累,应可出现充血性心力衰竭的症状与体征,如心动过速、呼吸困难、咳嗽、端坐呼吸、肝脏肿大,或甚至肺水肿。充血性心力衰竭的症状与体征是严重二尖瓣或主动脉瓣反流导致的显著的左心室容量负荷过重的结果。心肌炎与心包炎可能也与临床表现有关。X线及超声心动图检查均可见心脏增大。

心包炎——风湿热的心包受累可以引起心音遥远、摩擦音以及胸痛。有时摩擦音可以掩盖二尖瓣反流杂音使之不明显,直至心包炎消失。心包积液应当经超声心动图证实。这时最好做多普勒彩超证实有无二尖瓣反流的存在。大量积液较少见,但可导致心脏压塞,出现颈静脉怒张、肝脏肿大、脉压差缩小以及奇脉。心电图可能出现 QRS 波低电压以及 ST-T 改变。心包积液诊断可根据 X 线心影增大以及超声心动图显示心包积液而证实。

心包炎不伴瓣膜受累者极少是由风湿热引起的。在没有明显杂音时,应积极寻找其他原因,如幼年类风湿关节炎、其他胶原血管疾病或感染性心包炎。

超声心动图的作用——二维超声心动图已经成为评价心脏解剖学的一个重要诊断工具,多普勒研究使精确地评价血流特征成为可能。多普勒技术已经证实某些在其他方面完全正常的儿童存在二尖瓣反流,偶尔还有主动脉瓣反流。目前,以超声心动图,包括多普勒,证实不伴听诊发现的瓣膜反流作为急性风湿热瓣膜炎的唯一标准,还为时过早。

2. 多关节炎:这个最常见但良性的主要表现,几乎总是游走性的,除非过早使用了抗炎药。最常受累的关节是大关节,尤其是膝、踝、肘与腕;手与足小关节的受累不多见,提示可能是其他诊断。典型病例有关节的肿胀、发热、发红、严重疼痛、触痛以及活动受限。急性风湿热的关节炎几乎不会导致永久的关节畸形。在未接受治疗的病例,关节炎大约持续 4 周。如果患者以水杨酸治疗 48 h 而未出现明显改善,应当怀疑急性风湿热的诊断。如果关节炎对水杨酸治疗无反应,应测定水杨酸水平,以确定是否已达治疗浓度。单纯的关节痛而不伴其他关节受累证据者,在急性风湿热可能出现,但不作为一项主要表现,往往是许多感染的常见表现。

有些患者的关节炎起病时间与病程均不典型，不具备急性风湿热的其他主要表现，而且对水杨酸疗法没有明显疗效，这些患者被列为"链球菌感染后反应性关节炎"。这种与众不同的综合征的存在以及它与急性风湿热的潜在关系还不清楚。其中有些患者符合 Jones 标准，在仔细地排除其他诊断之后，可以诊断为急性风湿热。

3. 舞蹈症(Sydenham 舞蹈症)：躯干和(或)肢体无目的的、不自主的、快速的运动、常常伴有肌肉无力与情感不稳定，是 Sydenham 舞蹈症的特征。这些运动必须与抽搐、手足徐动症、转化反应(conversion reaction)以及运动功能亢进等相鉴别。其他神经系统病变，包括 Huntington 舞蹈症、系统性红斑狼疮、Wilson 病以及药物反应也应排除。由于舞蹈症常常是风湿热的一种晚期表现，其他风湿性表现可能不存在。有时舞蹈症可以主要表现为单侧，需要仔细检查以明确这是否为风湿热的舞蹈症。新近 A 组链球菌感染的证据可能很难确立。既往有轻度残留舞蹈症的儿童出现舞蹈症样运动恶化很难与新的舞蹈症发作相鉴别。

4. 环形红斑：这种有特色的、易消散的、粉红色的皮疹是风湿热的一种罕见表现。红斑区域往往有苍白的中心、圆形或匐行的边缘。病变大小差异很大，主要发生在躯干、肢体的近端，绝不会发生在脸上。红斑为一过性与游走性，可能因热诱发。皮疹不是瘙痒或硬化性的，受压后可变白。

5. 皮下结节：这些坚硬的、无痛性的结节可出现在某些关节的伸侧面，尤其是肘、膝与腕、枕骨区域或胸、腰椎的棘突。结节表面的皮肤可以自由移动，并不发生炎症。结节较罕见，多见于有心脏炎的患者。

三、次要表现

关节痛与发热是风湿热常常出现的非特异性临床表现。由于两者可以见于许多疾病，其诊断价值受到限制。当仅有一项主要表现存在时，这些次要表现可用以支持风湿热的诊断。

关节痛指一个或多个关节(而非肌肉和其他关节周围组织)的疼痛，但没有炎症的客观证据。当有关节炎存在时，关节痛不应作为一项次要表现。

发热(体温至少 39℃)虽然也常常见于其他疾病，一般仅见于未经治疗的风湿热的病程初期。

急性时相反应物升高为炎症过程的存在提供一个客观但非特异的证据，血沉及 C 反应蛋白最常应用。除非使用了皮质激素或水杨酸，血沉与 C 反应蛋白在有多关节炎或急性心脏炎的患者中几乎总是升高的，而在仅有舞蹈症者则多为正常。血沉与 C 反应蛋白对判定风湿热急性时相的消退有帮助。贫血患者血沉可能会升高,但 C 反应蛋白则不受此影响。

心电图 PR 间期延长是一项非特异性的发现,它常常出现,但仅此一项并不能成为诊断心脏炎的标准。PR 间期的延长并不与最终发生的慢性风湿性心脏病相关。

急性风湿热最初发作的诊断不应该仅仅建立在次要表现[临床和(或)实验室]的基础之上。

四、支持前驱 A 组链球菌感染的证据

急性风湿热是上呼吸道(扁桃体咽炎)A 组链球菌感染后出现的一种罕见的疾病。A 组链球菌皮肤感染不会引起急性风湿热,许多与前驱链球菌扁桃体咽炎无关的其他疾病也可以有与急性风湿热非常相似的临床表现。由于这个原因,应寻找前驱 A 组链球菌感染的实验室证据,如增高的或不断升高的抗链球菌抗体滴度或证实喉部有 A 组链球菌存在。这些发现加上主要表现,大大增加了急性风湿热诊断的可能性。缺乏针对链球菌抗原的血清学反应,加上缺乏咽部 A 组链球菌感染的证据使急性风湿热诊断的可能性变得非常小。这项要求的两个例外即 Sydenham 舞蹈症与无痛性的风湿性心脏炎(参见"Jones 标准的例外"部分)。缺乏实验室资料证实的咽痛与猩红热病史不能作为新近 A 组链球菌感染的恰当证据,因为仅有很少一部分的咽炎是由 A 组链球菌引起的,而且猩红热的确切的临床诊断常常很困难。

1. A 组链球菌的阳性喉部培养与抗原的检测

A 组链球菌的喉部培养或快速的抗原检测结果不能对急性风湿热有关的新近感染和临床上相当常见的咽部慢性带菌者加以区别。

几种快速 A 组链球菌抗原检测试验已经商品化。这些试验一般来说非常特异,但可能不太敏感。一次阴性结果不能排除喉部有 A 组链球菌存在,应当用常规的喉部培养证实。

在诊断急性风湿热时,仅有 25% 的患者有喉部 A 组链球菌培养阳性。许多因素与相对低的培养阳性率有关,包括前驱 A 组链球菌感染与发生急性风湿热之间的潜伏期(通常为 10 天或更长)、对急性风湿热的诊断延迟以及因此使喉部拭子培养的延迟和(或)在喉部培养之前已应用抗生素。由于这些结果有可能反映 A 组链球菌的慢性繁殖(colonization),也可能这些微生物存在与正在研究的急性临床疾病无关,使得对阳性喉部培养及阳性的快速链球菌抗原试验结果的解释更加复杂。由于咽部发现的链球菌可能不代表活动性感染,与阳性咽拭子培养或阳性快速链球菌抗原检测相比,增高或不断变形的链球菌抗体滴度可能为新近 A 组链球菌感染提供更可靠的

证据。

2. 链球菌抗体检测：前驱咽部 A 组链球菌感染的血清学证据一直基于链球菌抗体滴度的增高或不断上升。由于急性风湿热临床表现的开始常常与链球菌抗体应答的高峰重叠，此时抽取的血标本往往显示链球菌抗体滴度升高。

显著的抗体滴度增加一般定义为急性期与恢复期之间血标本滴度增加两个或更多的稀释度，而不管其抗体的具体滴度的高低。辅助诊断 A 组链球菌感染的血清学试验是用该细菌的普通细胞外抗原，如链球菌溶血素"O"、脱氧核糖核酸酶（链道酶）B（DNase B）、烟酰胺腺嘌呤二核苷酶（nicotinamide adenine dinucleotidase）、透明质酸酶或链激酶。最常用的抗体试验是抗链球菌溶血素"O"（ASO）与抗链激酶，新近则是抗 DNase B。

由于急性 A 组链球菌感染与 Sydenham 舞蹈症之间有较长的潜伏期，患者在出现单纯的 Sydenham 舞蹈症时链球菌抗体水平可能已经下降或正常。另外，无痛性风湿性心脏炎患者也可能有低的抗体水平，因为他们的首次风湿热发作可能发生在就诊前数月或数年。

ASO 检测是应用最广的检查。80％或更多的急性 A 组链球菌咽炎患者发生针对链球菌溶血素"O"的抗体应答，预计或"正常"的 ASO 滴度上限一般定义为仅仅有 20％的人群可以超过的最高滴度。这一预计的或正常值的范围是波动的，它不仅取决于患者的年龄，还取决于地理位置、流行病学环境以及季节。在某一特定地理区域，如果缺乏正常值的特殊资料，ASO 滴度成人超过 240Todd 单位和儿童 320Todd 单位一般认为是轻度升高的。根据 A 组链球菌感染率的不同，不同人群出现上述滴度，甚至更高滴度的比例也不同。学龄儿童与年轻人的 ASO 滴度最高，与学龄儿童相比，多数婴儿及成人抗体滴度较低。有几种商品化的测定 ASO 的玻片凝集试验可用于准确的 ASO 滴度测定前的筛选。不过，如果高度怀疑有前驱 A 组链球菌感染，即使玻片凝集试验阴性，也应做准确的滴定。大约 20％在急性风湿热起病头 2 个月之内接受检查的患者，和大约 40％仅出现 Sydenham 舞蹈症的患者 ASO 滴度低或临床水平。一次链球菌抗体滴度不高并不能排除急性风湿热。在这些情况下，最好是检测其他链球菌抗原的抗体。利用 3 种不同的抗体试验，在所有急性风湿热患者中，大约为 95％至少有一种抗体滴度升高，唯一的例外是单纯的 Sydenham 舞蹈症患者，阳性率仅为 80％左右。不过，在最初评价时就检测多种不同的链球菌抗体是不实际的，可以先做 ASO 试验，如果不升高，可检测抗 DNase B 抗体。根据当地情况，也可检测抗链激酶或抗透明质酸酶抗体。抗烟酰胺腺嘌呤二核苷酶测定仅用于某些研究机构。

除 ASD 外，其他链球菌抗体试验滴度的正常范围也取决于人口统计学以及其他可变因素,可能与 ASO 检测的影响因素不同。由于抗 DNase B 试验的重复性较好,故作为链球菌抗体试验的第二选择,比抗链激酶或抗透明质酸酶试验更受欢迎。在美国的许多地区,学龄儿童抗 DNase B 滴度达 240Todd 单位或更高,成年患者达 120Todd 单位或更高,即被认为滴度升高。

链酶试验(streptozyme,Wampole laboratories,Stanford,Conn)是检测抗多种链球菌抗原的抗体的玻片凝集试验。尽管本试验快速,操作比较容易,使用广泛,但在标准化及重复性上不如其他抗体试验,不能作为确定前驱 A 组链球菌感染证据的决定性试验。

许多与前驱 A 组链球菌感染无关的其他疾病症状与风湿热酷似,因此,以 A 组链球菌感染的免疫学证据来证实风湿热的诊断很重要,对那些以关节炎作为唯一主要表现的患者尤其如此。在这种情况下,如果血清学试验未证实新近有链球菌感染,可不急于作风湿热的诊断。为了用不断升高的抗体滴度来证明新近的链球菌感染,必须以 2～4 周的间隔采集急性期与恢复期血清,而且所有的血清样品应同时检测。其他疾病患者,尤其是儿童,可能也会有链球菌抗体滴度升高,而不一定是风湿热。

五、其他临床表现

急性风湿热患者可能出现腹痛、睡眠时脉搏增快、与体温不成比例的心动过速、疲乏、贫血、鼻血,以及心前区疼痛。虽然并不认为这些表现有诊断意义,但它们可为风湿热的存在提供附加的证据。由于这些症状与体征常常可以在许多其他疾病中出现,其应用价值不如次要表现。有风湿热家族史也可以增加本病诊断的倾向性。

主要与次要表现以及其他临床表现联合出现也可见于其他疾病。在作出风湿热的最终诊断之前应考虑到这些疾病。例如,多关节炎、发热与血沉增快联合出现常常可以见于许多其他疾病,包括类风湿关节炎、系统性红斑狼疮、感染性心内膜炎、莱姆病、血清病、药物反应、淋球菌关节炎、镰细胞疾病、白血病、结核病以及败血症。

六、风湿热的过多诊断

发达国家近年风湿热与风湿性心脏病的发病率和病情严重程度已有所下降。而风湿热在发展中国家仍然是一个主要的健康问题,是大多数这类国家中儿童与青少年因与心脏有关的疾病住院的最大的单一原因。

正确诊断急性风湿热很重要。内科医生应仔细随访可疑病例,并应将急性风湿热的诊断只保留给完全符合诊断标准的那些病例,这样可以最大程度地减少患者与家庭的焦虑、未来保险方面的问题以及为了预防风湿复发而接受不必要的长期抗生素治疗。

近年来,在急性风湿热发病率下降的国家过度诊断已经变得更为重要。在明确的 A 组链球菌咽炎之后,可以出现模糊的症状与体征以及非特异性的实验室检查结果。肢体不适、边缘性体温升高、功能性杂音强度增大、心动过速、血沉增快以及心电图 PR 间期延长,在没有主要表现的情况下都可以发生。随访这些病例并未观察到风湿性心脏病延迟发生。因此,急性风湿热的诊断只在具有主要临床表现时才能作出。一个常见的可以避免的错误是在风湿热的症状与体征变得明确以前就投予水杨酸盐或皮质激素。这样会漏掉诊断的机会,为患者今后的处理,尤其是对风湿热两次预防的必要性,留下了许多难题。实际上认为在这种情况下暂时不使用水杨酸盐或皮质激素,对急性风湿病患者的远期预后有不良影响是毫无证据的。过早给予水杨酸以外的对乙酰氨基酚或非甾体类抗炎药,对急性风湿热随后的临床病理的影响还未有恰当的评价。

七、Jones 标准的例外

在 3 种情况下风湿热的诊断可以不必严格按照 Jones 标准。在每一种情况下,在其他原因未被排除以前,诊断应当作为假设诊断。

舞蹈症可以作为风湿热的唯一表现,同样,无痛性心脏炎可能是风湿热患者发病数月后引起医生重视的唯一表现,这两种类型的患者可能在病史、临床或实验室发现上都缺乏符合 Jones 标准的足够证据。

有风湿热或风湿性心脏病病史者再次感染 A 组链球菌时出现风湿热复发的危险性极高。一个再次发作指的是有风湿热病史者的一次新的发作,而不是首次发作的复发。在评价这些患者的主诉时应提高警惕。多数风湿热患者再次发作时都符合 Jones 标准,不过在某些病例中,再次发作的诊断不是那么显而易见。例如,在已经患风湿性心脏病的患者,常常很难确定风湿热再次发作的急性心脏炎的证据,除非再次发作时发现另一瓣膜受累或检查到心包炎。因此,对有可靠的风湿热病史或肯定的风湿性心脏病患者,如果有支持新近 A 组链球菌感染的证据,具备一项主要或几项次要表现时应作出风湿再次发作的假定诊断。

发生风湿热的条件
(Wanndmaker et al)

从严格的论证出发,产生风湿热的必不可少的条件如下。

1. A 族链球菌感染。

2. 链球菌抗体反应,表明多半已发生的近期感染。

3. 细菌必须持续存在。

4. 感染的部位必须是上呼吸道。

风湿热(疗效判断标准)

1. 治愈标准:症状、体征消失,各项试验检查正常。

2. 好转标准:抗风湿治疗后,症状、体征基本消失,各项实验检查均恢复正常。

3. 无效标准:治疗后无效或病情恶化。

风湿性心脏炎的分类
(美国心脏病协会)

1. 潜在性风湿性心脏炎。

2. 风湿性心脏炎

(1) 早期轻度心脏炎;

(2) 活动性(急性)心脏炎;

(3) 亚急性心脏炎;

(4) 隐匿性心脏炎。

3. 风湿性心瓣膜病。

4. 已治愈的风湿性心脏炎。

风湿性心脏炎
(美国心脏病协会)

1. 与有否风湿热或风湿性心脏病史无关。有病理性心尖部收缩期杂音、心尖部舒张中期杂音,或心底部舒张期杂音者;或有风湿热或风湿性心脏病史,心脏杂音又出现有病理性变化者。

2. X 线显示心脏明显扩大者。

3. 有心包摩擦音、心包液潴留或心电图显示明显心包炎者。

4. 在儿童或 25 岁以下的患者中,出现无其他原因的充血性心衰者。

以上只要有其中的一项,就可以怀疑为活动性(急性)风湿性心脏炎。

亚急性风湿性心脏炎

亚急性风湿性心脏炎指临床上未能明确诊断为心脏炎,但尸检却呈明显心脏炎改变的病例而言。其临床症状有心音微弱,频脉、迟脉,奔马律,新出现的心脏杂音或心脏杂音的变化,收缩期或舒张期杂音,心脏逐渐增大,心电图 PR 间期延长。ST 变化等症候(Wilson,1962 年)。而隐匿性心脏炎(大国等,1963 年)则指在临床上既不伴发多关节炎和舞蹈病,又没有连续发热(38℃)3 天以上的病史之徐徐进展的风湿性心脏炎而言,这类病例大多数发现较晚,最后遗留较严重的瓣膜病变。

二 尖 瓣 狭 窄

1. 多数有风湿热病史。

2. 肺淤血期有劳力性呼吸困难、发绀、咯血及咳嗽等,重症者常呈现“二尖瓣面容”。肺动脉高压期可出现右心衰竭。

3. 心尖部第一音亢进,雷鸣样舒张期杂音,常有舒张晚期增强,可伴有舒张期震颤,心前区可闻二尖瓣拍击音。

4. 肺动脉高压时,肺动脉瓣区第二音增强,可闻舒张早中期吹风样杂音,向胸骨左缘第 3、4 肋间传播,但不传至心尖部,为功能性肺动脉瓣关闭不全所致(Graham Steell 杂音)。出现功能性三尖瓣关闭不全时,颈静脉显示正性收缩期搏动,且有收缩晚期肝扩张性搏动;胸骨左缘第 3～5 肋间有高调全收缩期杂音,于吸气时增强,随心力衰竭的改善可减轻或消失。

5. X 线检查可见不同程度的左心房增大,常有右心室增大,肺动脉段突出及肺门阴影增加。心电图示二尖瓣型 P 波及右心室肥大,常并发心房颤动。超声心动图显示二尖瓣瓣膜增厚反光增强,EF 斜率减慢,呈“城墙”形改变,舒张期二尖瓣后叶与前叶同向运动。左心房及右心室内径增大。

6. 注意与左心房黏液瘤作鉴别,借超声心动图检查可以确诊。

二尖瓣狭窄(超声标准)

一、超声心动图表现

1. 二维超声

(1) 二尖瓣前后叶不均匀性增厚,厚度>3 mm,常以瓣尖部增厚显著,可呈"鼓槌状",二尖瓣后叶牵拉向前。病变严重时,瓣根至瓣尖均增厚。当瓣叶纤维化或钙化时,则瓣叶回声不同程度增强,甚至出现钙化后方声影。

(2) 瓣叶活动受限,弹性减低,常以瓣尖部和后叶显著。左心室长轴切面显示舒张期前叶体部向左心室流出道膨出,呈"气球样"改变,此特征可作为二尖瓣狭窄球囊成形术选择的指标之一。当病变严重时,瓣叶僵硬、活动幅度明显减小或消失。

(3) 二尖瓣口左心室短轴切面,瓣口前外和(或)后内交界处增厚粘连,常以前外交界处明显。舒张期瓣口变小,瓣口面积<2.5 cm²,且形态不规则,失去正常"鱼口形"。一般二尖瓣狭窄轻度时,瓣口面积1.5~2.5 cm²;中度狭窄瓣口面积1.0~1.4 cm²;重度狭窄瓣口面积0.5~0.9 cm²;极重度狭窄<0.5 cm²。

(4) 腱索回声增强、增粗、缩短、相互融合与乳头肌粘连。

(5) 左心房扩大,可伴右心室扩大和肺动脉主干及其分支增宽。肺静脉亦可增宽。

(6) 左心房血栓形成。血栓形成早期(亦称流动血栓),左心房内可见云雾状分布不均匀的低回声,密集呈点状缓慢流动;血栓形成后,左心耳和(或)左心房壁显示基底较宽、边缘固定的强弱不等回声附着。血栓形状可呈多种形态,如长条形、团块状、不规则形等;边界规整或不规整;表面光滑或不光滑;分布不均匀。一般不随心脏收缩、舒张变化而活动。少数游离血栓活动度较大。常见血栓的好发部位为左心耳、左心房上壁及后壁。

2. M型超声

(1) 二尖瓣曲线形态异常:轻度狭窄者,舒张期二尖瓣前叶曲线呈"平斜形";狭窄严重者,A峰消失,呈"城墙样"改变,二尖瓣前后叶同向运动。

(2) 二尖瓣运动幅度及速度减低:二尖瓣曲线 DE、CE、EC 幅度变小;E-E′间距变小;EF 斜率减慢。

(3) 狭窄程度的判断:根据 EF 斜率进行判断,轻度狭窄35~55 mm/s;中度狭窄10~35 mm/s;重度狭窄<10 mm/s。

3. 多普勒超声

彩色多普勒

（1）左心室流入道的左心房内彩色多普勒色彩暗淡，狭窄口的左心房侧出现血流会聚图即彩色由红色转换为蓝色。

（2）舒张期通过二尖瓣狭窄口的血流束直径变窄，呈红色为主的五彩镶嵌的射流束。狭窄越重，其射流起始部宽度越窄。

（3）射流血流通过二尖瓣瓣尖后，其直径增宽，边缘血流色彩暗淡，可止于左心室心尖部，部分患者血流束可折向左心室流出道。

频谱多普勒

（1）脉冲型频谱多普勒

① 舒张期湍流频谱：于心尖四腔或二腔切面，将脉冲多普勒取样容积置于二尖瓣口左心室侧，可记录到舒张期正向双峰或单峰高速度、宽频带，充填的湍流频谱。

② 血流速度增快：二尖瓣舒张期血流速度加快，$V_{max}>1.5$ m/s；平均血流速度>0.9 m/s。当射流速度超过脉冲型多普勒的测定范围时，则出现频谱混叠（倒错）现象。

③ 压力降半时延长（PHT）：正常<60 ms，二尖瓣狭窄时延长至$100\sim400$ ms，可根据压力降半时法判断二尖瓣瓣口面积。轻度狭窄：PHT<180 ms；中度狭窄：PHT$180\sim280$ ms；重度狭窄：PHT>280 ms。

④ 瞬时跨瓣压差增大：平均压差（PGm）>0.66 kPa（5 mmHg）。轻度二尖瓣狭窄 PGm 为<1.33 kPa（10 mmHg）；中度狭窄 $1.33\sim2.66$ kPa（10～20 mmHg）；重度狭窄>2.66 kPa（>20 mmHg）。

（2）连续型频谱多普勒：将取样线通过狭窄瓣口五彩镶嵌射流束，可测得最大血流速度。特征为全舒张期正向充填频谱图，E 峰上升支陡直，下降支减速缓慢。

4. 经食管超声

（1）食管胃底部水平　显示二尖瓣口短轴和左心两腔切面图。二尖瓣狭窄时，可清楚显示二尖瓣前外侧和后内侧交界处的粘连、融合、钙化、瓣口面积缩小及形状失常、瓣叶增厚；瓣下腱索和乳头肌增粗、粘连和钙化等。彩色多普勒可显示二尖瓣口以蓝色为主五彩镶嵌的湍流射流束。

（2）食管中下段水平　显示四腔和左心两腔切面图。可以观察二尖瓣病变程度和左心房顶部、后壁及左心耳有无云雾状回声或附壁血栓形成。

（3）食管中上段水平　显示主动脉根部短轴及长轴切面。可以判断左心耳形态、肺静脉入口周围有无云雾状回声或附壁血栓形成及其范围。

5. 实时三维超声心动图：二尖瓣狭窄时，实时三维超声心动图可显示狭窄的瓣叶呈漏斗状或不规则形的几何形态，瓣口面积减小，瓣叶开放不同程度受限。并可以从左心房、左心室侧或瓣环至瓣尖连续系列的短轴图像多方位清楚地显示瓣叶增厚、纤维化、钙化、交界粘连和腱索及乳头肌增粗、粘连、钙化的部位和程度。严重狭窄时瓣下结构亦可呈漏斗状。

二、诊断标准

具备上述二维超声(1)～(4)、M 型超声(1)～(2)条中任意 3 条可确诊为风湿性二尖瓣狭窄。二维超声(6)条及径食管超声(2)条可确定为左心房血栓。

二尖瓣狭窄(疗效判断标准)

1. 治愈标准：经二尖瓣分离或换瓣手术后症状、体征消失,心功能基本恢复正常,超声心动图检查二尖瓣活动大致正常。
2. 好转标准：内科治疗或二尖瓣手术后症状改善。
3. 无效标准：内科治疗或二尖瓣手术后症状无改善。

二尖瓣关闭不全

1. 轻症可无症状,病变加重时可出现乏力、心悸、劳力性呼吸困难及急性肺水肿等。
2. 心尖搏动范围增大,有抬举样搏动,心尖部第一音降低,可闻及高调吹风样全收缩期杂音,常向左腋下传导,于呼气时增强。重症者心尖部有增强的第三心音及短促的舒张期杂音,肺动脉瓣区多有第二音明显分裂。
3. X 线检查发现左心室、左心房增大及肺淤血征象。心电图可有左心房、左心室增大及电轴左偏。超声心动图示左心室内径增大,室间隔与左心室后壁活动幅度增加,左心房可见增大,有时二尖瓣呈单峰波。
4. 二尖瓣脱垂时,超声心动图检查(后叶脱垂时,CD 段呈"吊床样"改变,左心房后壁可见脱垂后叶回声。前叶脱垂时,二尖瓣前叶活动曲线幅度明显增加,左心房内可见脱垂前叶回声)可与本病鉴别。

二尖瓣关闭不全(超声标准)

二尖瓣关闭不全(mitral insufficiency,MI)的原因较多,其中慢性风湿性二尖瓣病变约占 1/3。常合并二尖瓣狭窄,单纯关闭不全较少见。主要病理改变为瓣叶增厚、纤维化、钙化、缩短,瓣叶及交界处的粘连、融合。腱索融合缩短或与瓣叶粘连,瓣环的非对称性扩大,导致瓣叶闭合不全。其他原因有:

(1)感染性心内膜炎:由于二尖瓣叶细菌感染可导致瓣叶受损、脓肿、赘生物、瓣叶穿孔,甚至腱索断裂,形成连枷样二尖瓣叶。

(2)瓣膜退行性病变:多见于二尖瓣瓣环及环下部钙化,使瓣叶活动受限,造成二尖瓣关闭不全。

(3)冠心病:急性心肌梗死可导致腱索或乳头肌断裂或乳头肌的缺血和(或)心肌纤维化,可使乳头肌功能减低,均可发生二尖瓣关闭不全。

(4)先天性:由于二尖瓣叶、腱索、乳头肌先天性发育异常,如二尖瓣裂、二尖瓣部分缺如、双孔二尖瓣等。

(5)创伤性:由于外伤所致的二尖瓣关闭不全。

(6)其他:各种心肌病变或应激性所致的瓣叶穿孔、撕裂、脱垂,腱索、乳头肌断裂或空间位置异常与比例失调均可导致不同程度的二尖瓣关闭不全。

一、超声心动图表现

1. 二维与 M 型超声

二维超声

(1)单纯二尖瓣关闭不全或以二尖瓣关闭不全为主时,瓣膜增厚、钙化及腱索增粗、粘连、缩短可不明显,舒张期瓣叶无明显受限,合并狭窄时瓣膜增厚等较明显。

(2)左心室二尖瓣口短轴切面,显示前后瓣叶及交界处不能完全闭合。轻度关闭不全时前外或后内交界小范围闭合不良;重度关闭不全时瓣叶部分或全部不能闭合。

(3)先天性二尖瓣裂,多发生于二尖瓣前叶,瓣叶可部分或完全性裂。二尖瓣水平短轴切面,显示舒张期瓣叶呈左(内侧)、右(外侧)两部分,收缩期瓣叶闭合不良;左心室长轴切面,显示收缩期瓣体突向左心室流出道。二尖瓣缺如,多发生于二尖瓣后叶。二尖瓣口短轴切面,常显示前外或后内交界靠后瓣缺如处连续回声失落,部分可失去正常瓣叶的鱼口形态。双孔二尖瓣畸形,二尖瓣短轴切面,显示舒张期二尖瓣分为 2 个孔,孔大小相等或不相等;形态多呈圆形或椭圆形;双孔可为前后排列或左右并列;收缩期某个孔或双孔瓣叶闭合不良。

(4)左心房和左心室不同程度扩大。

(5)室间隔及左心室后壁活动幅度增大。

M 型超声心动图:M 型心动图诊断二尖瓣关闭不全,缺乏特异性。

2. 多普勒超声

彩色多普勒

（1）二维彩色多普勒

① 左心房异常反流束：收缩期以蓝色为主的五彩镶嵌反流束由左心室经二尖瓣对合不良间隙处或穿孔、撕裂部位进入左心房。

② 反流束形态：反流起始部直径较窄与反流口直径相近，进入左心房腔后扩散，反流束形态多数呈束状或喷泉状。

③ 反流束方向：多数指向左心房中部或后侧壁，少数沿二尖瓣环、左心房壁或房间隔走行至左心房后壁或上壁，发生方向转折，形成环形反流束。

④ 反流束止点：反流束多数止于心房腔中，少数可止于左心房边缘或心房顶部。

⑤ 定量诊断二尖瓣反流的指标包括反流起始宽度（重度反流预报值≥4.5 mm）；反流长度法（JL）；反流面积法（JA）；反流分布范围及血流会聚法测定有效反流口面积。

表 3－2　判断二尖瓣反流程度的标准

反流程度	JL（cm）	JA（cm²）	反流分面范围	有效反流口面积（mm²）
轻度	＜1.5	＜1.5	局限于瓣环水平	＜10
中度	1.5～3.0	1.5～3.0	主动脉根部水平以下	10～30
中～重度	3.0～4.5	3.0～4.5	左心房一半	
重度	＞4.5	＞4.5	达左心房顶部	＞30

（2）M 型彩色多普勒：收缩期二尖瓣曲线 CD 段左心房侧出现五彩镶嵌异常反流信号；舒张期二尖瓣口血流显色，亮度增加，可出现红色中间有蓝色的色彩到错现象（混叠现象）。

频谱多普勒

（1）脉冲波多普勒

① 二尖瓣反流信号：脉冲多普勒取样容积置于二尖瓣口左心房侧，可记录到收缩期湍流信号。当二尖瓣反流速度超过脉冲多普勒测定范围，则出现混叠的血流信号。湍流信号起源于瓣口并延伸至左心房内。

② 判断反流程度的标准：轻度，二尖瓣上1.5 cm内；中度，瓣上 1.5～3.0 cm；中～重度，瓣上 3.0～4.5 cm；重度，瓣上 4.5 cm 至整个心房。

（2）连续波多普勒

① 异常高速血流频谱：连续波多普勒取样线于彩色反流束处取样，可纪录到收缩期负向单峰高速血流频谱，反流速度多数≥4 m/s，反流压差≥8.53 kPa（64 mmHg）。

② 反流频谱灰度：轻度反流时，频谱灰度暗淡；重度反流时，频谱灰度强，高速区灰度最亮。

（3）定量分析：应用二尖瓣反流分数值，估计反流程度，分级标准为：轻度反流 21%±3%；中度反流 34%±4%；重度反流 49%±13%。

3. 经食管超声心动图

（1）经食管超声二维心动图：能明确二尖瓣关闭不全的病因、异常解剖部位和病变程度，如细菌性心内炎并二尖瓣的赘生物、瓣叶穿孔及脓肿，腱索断裂、二尖瓣的畸形等，可为临床提供更多信息。

（2）经食管超声彩色多普勒：收缩期以黄色或红色为主五彩镶嵌血流经瓣口进入左心房。反流束色彩强度、分布范围较经胸超声心动图更强、更广泛，并可清楚显示反流束走行方向。

（3）经食管超声评价反流程度：反流束面积法：轻度，3 cm²；中度，3～6 cm²；重度，>6 cm²。反流束面积与左心房面积之比法：轻度，10%～28%；中度，29%～54%；重度，>55%。

二、诊断标准

具备上述二维超声(1)～(2)条中任意一条和二维彩色多普勒(1)条即可确诊为二尖瓣关闭不全。二维超声(3)条和二维彩色多普勒(1)可确诊为先天性二尖瓣关闭不全。

二尖瓣关闭不全(疗效判断标准)

1. 治愈标准：经二尖瓣修补或换瓣手术后症状、体征消失，心功能基本恢复正常。

2. 好转标准：内科治疗或二尖瓣手术后症状改善，NYHA 心功能分级仍在Ⅱ级以上。

3. 无效标准：内科治疗或二尖瓣手术后未达到好转以上标准者。

二尖瓣闭锁不全综合征的病因及损害部位分类
（日本 村上）

一、病因分类

1. 风湿性二尖瓣闭锁不全。

2. 非风湿性二尖瓣闭锁不全。

（1）二尖瓣脱垂综合征；

（2）腱索断裂；

（3）乳头肌功能不全综合征；

（4）瓣环钙化；

（5）瓣叶穿孔。

二、损害部位分类

1. 瓣叶障碍

（1）风湿性；

（2）二尖瓣脱垂；

（3）细菌性心内膜炎引起瓣叶穿孔；

（4）类风湿关节炎；

（5）红斑狼疮。

2. 腱索障碍

（1）风湿性；

（2）腱索断裂：细菌性心内膜炎，外伤，特发性。

3. 瓣环障碍

（1）钙化；

（2）扩张：左心衰竭，Marfan 综合征。

4. 乳头肌障碍

（1）乳头肌断裂；

（2）乳头肌功能不全综合征。

5. 乳头肌附着处心肌自由壁障碍，乳头肌功能不全综合征。

三 尖 瓣 狭 窄

1. 胸骨左下缘低音调隆隆样舒张中、晚期杂音，可伴舒张期震颤。

2. 可有右心房扩大及体循环静脉淤血的症状和体征。

3. 超声心动图示三尖瓣叶增厚及活动受限。

4. 心电图及 X 线检查均显示右心房大。

三尖瓣狭窄（超声标准）

风湿性三尖瓣狭窄较少见，临床上病率只占风湿性瓣膜病的 5% 以下。绝大多数与风湿性二尖瓣或主动脉瓣的病变并存。其病理改变与二尖瓣狭窄类似，表现为瓣叶增厚、交界处粘连，瓣叶开放受限、面积减小。多数患者不如二尖瓣狭窄严重，仅表现为瓣尖增厚、粘连；病变较重者可右心房压力增高，上、下腔静脉回流障碍、体循环淤血，出现下肢水肿，肝大等。

超 声 表 现

1. 定性诊断

（1）心尖四腔切面显示三尖瓣叶增厚、回声增强，多表现在瓣尖。

（2）三尖瓣开放受限，舒张期瓣叶呈"圆顶帐篷"样，瓣口开放间距＜3 cm。

（3）彩色多普勒血流图于舒张期可见由三尖瓣口向右心室的红色混叠或轻度五彩镶嵌射流。

（4）脉冲波多普勒取样容积置于三尖瓣下，记录到流速加快的湍流频谱，峰值流速＞1 m/s。

（5）右心房扩大，腔静脉、肝静脉扩张。

2. 超声诊断标准：具备上述（1）、（2）、（3）或（4）条可作出诊断。

3. 半定量和定量诊断及其评价：正常三尖瓣口为 6～8 cm²。通常三尖瓣口位于胸骨后方，二维超声心动图难以显示其瓣口横截面；只在右心室明显扩大、心脏顺钟向转位时才有可能显示 3 个瓣膜构成的近似圆形的瓣口，但多非标准的瓣口横断面。因此，三尖瓣口狭窄的超声半定量和定量诊断主要依频谱多普勒检测。

（1）瓣下流速与跨瓣压差：三尖瓣狭窄时，瓣下流速及跨瓣压差增大。临床上一般认为三尖瓣舒张期平均压差＞2 mmHg 有血流动力学诊断意义。三尖瓣舒张期平均压差＞5 mmHg 或瓣口面积＜2 cm² 时，可引起体静脉高压的症状和体征，作为外科和介入治疗的临界指标。根据多普勒瓣下流速与跨瓣压差可对三尖瓣狭窄进行半定量诊断（表3-3）。

表3-3 频谱多普勒评估三尖瓣狭窄程度

狭窄程度	瓣下流速(m/s)	跨瓣压差(mmHg)
轻度	1.0~1.2	2~6
中度	1.3~1.7	7~12
重度	>1.7	>12

三尖瓣下流速及跨瓣压差评价三尖瓣狭窄程度简便、易行,相对准确,是临床上较为实用的半定量指标。但三尖瓣下流速及跨瓣压差不仅受瓣膜狭窄的影响,三尖瓣反流量较大时对其也有影响。此外,在评价三尖瓣狭窄程度时,多普勒测量的瞬间最大压差高估心导管测量的峰—峰压差以及多普勒测量角度过大可低估流速和压差等因素都不可忽视。

(2)压力降半时间测量三尖瓣口面积:三尖瓣口面积越小,多普勒记录到的瓣下频谱压力降半时间(PHT)越长。理论上与二尖瓣狭窄多普勒通过压力降半时间测量二尖瓣口面积原理相似,可借用二尖瓣狭窄压力降半时间测量二尖瓣口面积的公式。但压力降半时间测量二尖瓣口面积的公式为二尖瓣狭窄的经验公式,而三尖瓣狭窄的血流动力学特征与二尖瓣狭窄的血流动力学特征不尽相同,故用此方法测量二尖瓣口面积会有一定误差。

(3)三维超声测量三尖瓣口面积:三维超声心动图为三尖瓣狭窄瓣口的定量测量提供了新的方法,可以解决二维超声心动图难以显示其瓣口横截面的难题。但其测量方法以及三维超声心动图测量的三尖瓣口面积与狭窄程度的定量关系尚待研究。

三尖瓣关闭不全

1. 主要体征为胸骨左下缘全收缩期杂音,吸气或压迫肝脏后该杂音增强。

2. 可见颈静脉及肝脏明显搏动,多有右心衰竭的症状和体征。

3. 超声心动图见右心房、右心室大,声学造影及多普勒均可证实三尖瓣反流。

4. 心电图可见右心房右心室肥厚及右束支阻滞,X线检查示右心房右心室扩大。

三尖瓣关闭不全(超声标准)

临床上,大多数三尖瓣关闭不全为相对性关闭不全,继发于各种原因引起的右心室扩张及三尖瓣环扩大,如:房间隔缺损,肺动脉高压等。风湿性三尖瓣关闭不全发病率很低,且多与三尖瓣狭窄并存。病理改变为瓣叶增厚、瓣缘卷曲,出现关闭不全间隙。三尖瓣反流使右心房、右心室容量负荷增加、扩张。明显的三尖瓣反流除右心房扩张外,下腔静脉、肝静脉也扩张,导致体循环淤血、肝淤血、腹水等。

超 声 表 现

1. 定性诊断

(1) 彩色多普勒血流图显示收缩期由三尖瓣口射入右心房的蓝色为主、五彩镶嵌的反流信号。

(2) 连续波多普勒取样线通过三尖瓣口检测到收缩期负向的高速反流频谱,峰值速度可大于 2.5 m/s,合并二尖瓣狭窄时,由于存在肺动脉高压,三尖瓣反流速度可达 3～4 m/s。

(3) 三尖瓣尖轻度增厚、回声增强。中度以上的三尖瓣关闭不全时,二维超声心动图可观察到三尖瓣关闭不全间隙。

(4) 右心房、右心室扩大,下腔静脉、肝静脉扩张。

2. 超声诊断标准:具备上述(1)、(2)、(3)条可作出诊断。

3. 半定量和定量诊断及其临床价值

(1) 彩色多普勒三尖瓣反流大小:根据彩色多普勒三尖瓣反流信号的大小可对三尖瓣反流量进行半定量评估。一般而言,反流束达右心房的 1/2 为轻度反流,反流束达右心房后壁为中度反流,反流束进入腔静脉为重度反流。也可根据反流束的长度(TRL)、面积(TRA)及反流束面积与右心房面积比值(TRA/RAA)来评估三尖瓣反流程度(表 3-4)。

表 3-4 彩色多普勒评估三尖瓣反流程度

反流程度	TRL(cm)	TRA(cm^2)	TRA/RAA(%)
轻度(Ⅰ度)	<1.5	<2	<20
中度(Ⅱ度)	1.5～3.0	2～4	20～40
中、重度(Ⅲ度)	3.0～4.5	4～10	40～60
重度(Ⅳ度)	>4.5	>10	>60

三尖瓣反流束的大小除了与三尖瓣关闭不全的程度有关外,另一个影响其大小的关键因素是肺动脉压力。风湿性三尖瓣病变时常合并二尖瓣狭窄,二尖瓣狭窄的严重程度直接决定肺动脉压力的高低。肺动脉高压时,三尖瓣反流束可明显延长、增大。右心房压力及其顺应性也是影响三尖瓣反流量的因素,右心房压力明显增高和右心房顺应性明显减低,都会使反流束不同程度地减小。

(2)右心室收缩压:①三尖瓣反流时,右心室收缩压不同程度地增高。根据频谱多普勒测量的三尖瓣反流速度可计算右心室收缩压,计算公式如下:

$$RVSP = PG_{TR} + RAP$$

式中 RVSP:右心室收缩压;PG_{TR}:三尖瓣反流最大速度换算的压力阶差;RAP 为右心房压力。

②轻度三尖瓣反流时 RAP 约为 5 mmHg,中度三尖瓣反流时 RAP 约为 10 mmHg,重度三尖瓣反流时 RAP 约为 15 mmHg。也可用下腔静脉扩张情况判断 RAP,如下腔静脉扩张、回缩正常,RAP 可以定为 5 mmHg,如下腔静脉扩张,但不能回缩,RAP 为 15 mmHg,下腔静脉扩张后有一定的回缩能力,RAP 为 10 mmHg。

③单纯三尖瓣关闭不全时,RVSP 可作为三尖瓣反流程度判断的间接指标。一般情况下,RVSP 25～30 mmHg 为轻度三尖瓣反流,RVSP 30～45 mmHg 为中度三尖瓣反流,RVSP＞45 mmHg 为重度三尖瓣反流。但用上述指标判断三尖瓣反流程度不适用于合并肺动脉高压时。

主动脉瓣狭窄

1. 代偿期无症状,瓣膜口重度狭窄者有乏力、呼吸困难、心绞痛、眩晕或晕厥,甚至猝死。

2. 主动脉瓣区粗糙、高音调收缩期喷射性杂音,向颈动脉处、胸骨左缘及心尖部传导,多伴有收缩期震颤与主动脉瓣区第二音减弱,偶有收缩早期喷射音。

3. 脉搏细小、缓慢、脉压较小,而心尖搏动强有力,呈抬举性。

4. X线检查多数有左心室增大及主动脉瓣狭窄后扩张,心电图示左心室收缩期负荷过重。超声心动图示主动脉瓣开放幅度小于 1.5 cm,瓣膜回声增强,主动脉根部幅度降低,左心室壁增厚。必要时可做左心导管检查,发现左心室-主动脉压力阶差增加,左心室造影可显示主动脉口狭窄的程度。

5. 先天性主动脉瓣狭窄占单纯主动脉瓣狭窄的 90％以上,以双叶主动脉瓣最为常见,无风湿热史,幼年就有主动脉瓣狭窄的征象,杂音一般随年龄的增长而增强,超声心动图示主动脉瓣舒张期关闭线偏位,偏心指数＞1.5。

主动脉瓣狭窄(超声标准)

风湿性主动脉瓣狭窄(aortic stenosis,AS)是指风湿性心脏炎累及主动脉瓣,形成瓣叶连合处粘连、融合导致的主动脉瓣口减小。瓣尖卷缩、瓣叶增厚、瘢痕形成并可合并钙化,多合并关闭不全。风湿性主动脉瓣狭窄常合并风湿性二尖瓣病变,单纯性风湿性主动脉瓣狭窄较少见,仅占慢性风湿性心脏病总数的 3％～5％。正常主动脉瓣口面积约 3 cm^2,左心室与主动脉间的压力阶差小于 5 mmHg。当瓣口减小到正常的 1/2 时,可明确测出压力阶差增大。当瓣口减小到正常的 1/4 时,才出现明显的临床症状,左心室与主动脉间的压力阶差可达 60 mmHg 以上。主动脉瓣狭窄时左心室压力负荷增加,左心室代偿性收缩增强并逐渐增厚。左心室肥厚可导致左心室舒张功能受损,失代偿期左心室增大、左心室收缩功能降低。

超 声 表 现

1. 定性诊断

(1) 主动脉瓣增厚、回声增强,可见点状、条状或团状回声,主动脉瓣交界处粘连。

(2) 主动脉瓣开放幅度减小。M 型超声心动图显示瓣叶开放间距小于主动脉内径的 75％以上。二维超声心动图主动脉短轴切面测量瓣口面积小于 2 cm^2。

(3) 彩色多普勒显示从主动脉瓣口向升主动脉内走行的蓝色为主的五彩镶嵌射流。

(4) 连续波多普勒取样线通过主动脉瓣,检测到收缩期高速湍流频谱,峰值速度可大于 3～4 m/s。

(5) 左心室向心性肥厚、室壁运动增强,失代偿期左心室可扩大,运动减低。

(6) 主动脉瓣狭窄明显、病程较长者可显示升主动脉狭窄后扩张。

2. 超声诊断标准:具备上述(1)、(2)、(3)或(4)条可作出诊断。

3. 半定量和定量诊断及其评价:主动脉瓣狭窄超声诊断的主要半定量和定量指标(表 3-5)。

表 3-5　主动脉瓣狭窄超声半定量和定量指标

狭窄程度	瓣口面积(cm^2)	最大跨瓣压差(mmHg)	平均跨瓣压差(mmHg)
轻度	1.0～2.0	5～30	4～20
中度	0.75～1.0	30～60	20～50
重度	<0.75	>60	>50

　　主动脉瓣口面积是判断狭窄程度的重要依据。超声心动图测量主动脉瓣口面积可采用二维超声心动图和连续方程法测量。二维超声心动图主动脉瓣口面积受到主动脉瓣狭窄严重程度、回声强弱、瓣口形状以及操作手法的影响;主动脉瓣口明显狭窄时,二维超声心动图不易准确测量。频谱多普勒技术测量主动脉瓣跨瓣压差与主动脉瓣狭窄的严重程度成正比,是判断主动脉瓣狭窄严重程度的重要定量指标。应该注意的是表中所列的最大跨瓣压差和平均跨瓣压差标准沿用了心导管的定量标准,而频谱多普勒测量的压力阶差与心导管测量的压力阶差不同,差别主要表现为:①频谱多普勒测量的最大压力阶差为瞬间最大压力阶差,而心导管测量的最大压力阶差为峰-峰压力阶差,前者高估后者。②频谱多普勒记录的频谱包括取样区内所有红细胞移动所产生的频移信号;如果包络勾画频谱的外缘,则高估瞬间的平均红细胞流速,从而高估其压力阶差;这一点在湍流时尤为明显。③如果频谱多普勒通过狭窄中心(空间最大流速区)取样,则高估空间平均流速,也会高估实际压力阶差。

　　连续方程法是根据连续方程原理计算主动脉瓣口面积的方法,在无分流和反流时血流通过各瓣口及流出道的血流量应相等。公式如下:

$$AAV = ALVOT \cdot VTI\ LVOT/VTIAV$$

　　式中 AAV:主动脉瓣口面积;ALVOT:左心室流出道面积,通常于胸骨旁左心室长轴观测量紧邻主动脉瓣环下方之左心室流出道内径(D),再根据圆面积公式($A = \pi D^2/4$)计算获得;VTILVOT:左心室流出道血流速度时间积分,于心尖五腔观脉冲波多普勒取样容积置于上述测量左心室流出道内径之相同部位记录多普勒频谱,勾画包络线获得;VTIAV:主动脉瓣口血流速度时间积分,主动脉瓣狭窄时采用连续波多普勒于心尖五腔观记录主动脉瓣狭窄多普勒频谱,勾画包络线获得。

　　由于上述频谱多普勒压力阶差高估心导管测量的压力阶差的原因,在严重主动脉瓣狭窄时采用连续波多普勒测量瓣口血流可高估其 VTI,进而根据上式计算的主动脉瓣狭窄口面积就会被低估;湍流越重、流速越快,则低估的越明显。

慢性风湿性主动脉瓣狭窄(疗效判断标准)

1. 治愈标准：经主动脉瓣手术或球囊扩张术后，症状消失，心功能基本恢复正常。

2. 好转标准：经内科或手术治疗后，症状改善。

3. 无效标准：经内科或手术治疗后，症状、体征无改善。

主动脉瓣关闭不全

1. 可无症状，或出现劳力性心绞痛与左心衰竭症状。

2. 心尖搏动呈抬举性，向左下移位，主动脉瓣区吹风样递减型舒张期杂音，可沿胸骨下缘传导达心尖部。第二音降低，偶在心尖部闻及舒张早中期雷鸣样杂音（Austin Flint 杂音）。

3. 重症者收缩压增高，舒张压降低，脉压增加，呈现水冲脉，明显周围动脉搏动及枪击音等。

4. X 线及心电图示左心室增大征象。超声心动图可见主动脉根部内径增大，主动脉曲线振幅增加，主动脉瓣关闭线呈双线或三线，距离大于 1 cm，二尖瓣前叶舒张期纤细扑动，左心室增大。

5. 梅毒性主动脉瓣关闭不全时，舒张期杂音响亮，呈来回性，于胸骨右缘第2肋间最响，可沿胸骨右缘传导，且患者年龄较大，有冶游史及梅毒史，康—华反应阳性，可与本病相区别。

主动脉瓣关闭不全(超声标准)

超 声 表 现

1. 定性诊断

（1）彩色多普勒血流图于心尖五心腔切面显示舒张期起自主动脉瓣口向左心室反流的红色为主、五彩镶嵌的血流信号。

（2）连续波多普勒于心尖五心腔观取样线通过主动脉瓣口，检测到正向射流频谱，峰值速度常大于或等于 4 m/s。

（3）主动脉瓣叶多增厚、纤维化、钙化，回声呈条状、团状增强，活动受限。

（4）中度以上的主动脉瓣关闭不全二维超声心动图可见舒张期关闭不全间隙。

（5）当反流冲击二尖瓣前瓣，且二尖瓣前瓣纤维化、钙化不明显时，M 型超声心动图可记录到二尖瓣前瓣舒张期快速震颤运动波形。

（6）左心室扩大，主动脉增宽；合并主动脉瓣明显狭窄时，左心室壁增厚。

（7）重度主动脉瓣关闭不全时，胸骨上窝主动脉弓长轴观彩色多普勒血流图显示降主动脉舒张期红色逆流血流信号，频谱多普勒记录到舒张期正向血流频谱。

2. 超声诊断标准：具备上述（1）、（2）、（3）或加（4）条可作出诊断。

3. 半定量和定量诊断及其评价

（1）反流长度：彩色多普勒显像主动脉瓣反流长度是超声心动图对主动脉瓣反流最简易的半定量方法。半定量标准为：轻度：反流不超过二尖瓣尖，中度：反流达乳头肌水平，重度：反流达心尖部。

反流长度法在临床上对部分患者判断主动脉瓣反流程度具有一定的作用，且判断迅速、实用。但彩色多普勒反流长度除与主动脉瓣关闭不全有关外，还在较大程度上与压力阶差有关，用此方法评估主动脉瓣反流程度时应关注后者的影响。

（2）反流宽度与面积：彩色多普勒血流显像测定主动脉瓣反流起始处的宽度和面积，与反流口的大小有一定相关性，可以对主动脉瓣反流程度进行半定量评估。方法为：于胸骨旁左心室长轴观测量紧邻主动脉瓣环下方的左心室流出道宽度（LVOTW）和此处主动脉瓣反流束宽度（JW），计算后者与前者的比值（JW/LVOTW）；左心室流出道最高处短轴观（紧邻主动脉短轴观下方）测量左心室流出道面积（LVOTA）和此处主动脉瓣反流束截面积（JA），计算后者与前者的比值（JA/LVOTA）。半定量标准见表 3－6。

表 3－6　彩色多普勒反流宽度与面积法评估主动脉瓣反流程度

参　数	轻度（Ⅰ度）	中度（Ⅱ度）	中、重度（Ⅲ度）	重度（Ⅳ度）
JW/LVOTW	＜25％	25％～46％	47％～64％	≥65％
JA/LVOTA	＜4％	4％～24％	25％～59％	≥60％

研究显示 JW/LVOTW 和 JA/LVOTA 与 X 线造影和其他方法测量主动脉瓣的反流分数具有较好的相关性，相关系数达 0.85～0.95。临床上用此方法

可以对 90％以上患者的主动脉反流程度作出正确的判断；但当反流口不呈圆形时，则影响 JW/LVOTW 判断的准确性。

主动脉瓣关闭不全（疗效判断标准）

1. 治愈标准：主动脉瓣换瓣手术后症状、体征基本消失，心功能基本正常，超声心动图示主动脉瓣反流消失。
2. 好转标准：治疗后临床症状好转，超声心动图无明显好转。
3. 无效标准：治疗后临床症状、体征和超声心动图无好转。

肺动脉瓣狭窄

1. 肺动脉瓣区响亮粗糙吹风样收缩期杂音，肺动脉瓣第二音减弱。肺动脉瓣区可触及收缩期震颤。
2. 超声心动图可见肺动脉瓣口径小，瓣叶增厚及右心室大。
3. 心电图显示右心室肥厚、劳损，右束支阻滞及右心房肥大。
4. X 线检查见右心室大、肺动脉干呈窄后扩张及肺血少。

肺动脉瓣关闭不全

1. 肺动脉瓣区舒张早期递减型哈气样杂音，吸气时增强，可有肺动脉瓣第二音亢进分裂及肺动脉喷射音。
2. 超声心动图可证实肺动脉瓣反流及显示肺动脉瓣叶增厚。
3. 心电图及 X 线检查示右心室扩大。

肺动脉瓣关闭不全（超声标准）

风湿性肺动脉瓣关闭不全极为罕见，如肺动脉瓣被累及，则其他瓣膜必有病变。绝大多数肺动脉瓣关闭不全为功能性关闭不全，主要由于肺动脉高压、肺动脉扩张所致。正常肺动脉压力较低，所以肺动脉瓣反流量一般不大。当有肺动脉高压及肺动脉瓣关闭不全较重时，肺动脉瓣反流量较大，可引起右心室及肺动脉扩张,右心室功能衰竭等。

超 声 表 现

1. 定性诊断

(1)彩色多普勒血流图显示舒张期由肺动脉瓣口进入右心室流出道的红色反流信号,反流束起始宽度≥2 mm;存在肺动脉高压时为红色为主、五彩镶嵌的反流信号。

(2)连续波多普勒取样线通过肺动脉瓣口检测到舒张期正向的反流频谱,反流速度>1.8 m/s;存在肺动脉高压时,峰值速度可>3 m/s以上。

(3)一般无肺动脉瓣增厚,极个别可显示肺动脉瓣增厚,肺动脉瓣关闭不全间隙。

(4)合并肺动脉高压时,M型超声心动图显示肺动脉瓣曲线a波低平或消失,cd段呈"W"或"V"形。

(5)肺动脉瓣反流明显时,右心室扩大、肺动脉增宽。

2. 超声诊断标准:具备上述(1)、(2)、(3)条可作出诊断。

3. 半定量和定量诊断及其评价

(1)肺动脉瓣反流量:彩色多普勒血流显像对检出肺动脉反流的敏感性很高,但大多是非病理性反流,极少数病理性反流必须有肺动脉瓣病变存在才能确定诊断。关于肺动脉瓣反流量的测定,目前尚无统一标准。可参考前述主动脉反流的反流宽度与流出道宽度比值方法进行粗略的半定量评估。

(2)肺动脉舒张压:应用频谱多普勒方法测量肺动脉反流,可计算肺动脉舒张压,公式如下:

$$PADP = PG_{PR} + RVDP$$

式中PADP:肺动脉舒张压,正常时其数值为4~6 mmHg;PG_{PR}:肺动脉反流最大速度换算的压力阶差;RVDP:右心室舒张压。

联 合 瓣 膜 病

本病系指同时有两个以上瓣膜受累者。最常见的是二尖瓣和主动脉瓣同时受累。主要诊断根据为两个以上瓣膜受损引起狭窄和(或)关闭不全时相应症状和体征的组合,超声心动图对明确诊断帮助极大。

危重心脏瓣膜病

1. 巨大心脏(心胸比例＞0.7),尤其巨大左心室 LVEDd≥70 mm,LVESd≥50 mm,同时伴有心功能减低,射血分数＜0.40,短轴缩短率＜0.25;或小左心室(容量＜60 ml)。

2. 合并心源性恶病质:营养不良,明显消瘦,体重不足标准体重的 85%,肝脾肿大,胸、腹水及水肿,多系统多脏器功能损害。

3. 合并重要脏器功能不全,主要为肝、肾、肺、脾功能不全。

4. 急诊手术及两次手术。

5. 心功能Ⅳ级或严重肺动脉高压。

复发的风湿性心脏炎
(Majeed HA et al)

复发诊断标准如下。

1. 新出现显著杂音。

2. 临床有心包炎。

3. X 线检查心脏扩大。

4. 临床有充血性心力衰竭。

风湿性心脏病风湿活动

1. 主要条件:除 Jones 的原有主要条件仍适用外,另应有下列情况。

(1) 严重关节痛,游走性,活动明显受限;

(2) 一、二度房室传导阻滞(除外洋地黄中毒);

(3) 不明原因发热 10 天以上;

(4) 血沉增快;

(5) 无明显诱因的心功能进行性减退,或术后心功能无改善,或呈顽固性心衰,经治疗无明显效果者;

(6) 术后出现心包积液和胸腔积液。

2. 次要条件

（1）抗"O"升高；

（2）最近1～5周内有链球菌感染证据；

（3）白细胞升高；

（4）年龄在30岁以内者。

风心病患者凡具备上述两项主要条件，或主要和次要条件各一项者，风湿活动即可成立。

风心病合并冠心病

两者并存时的诊断标准如下。

1. 风心病合并冠心病多见于年长男性。

2. 患者存在冠心病易患因素（高血压、高血脂、糖尿病、吸烟等）。

3. 单纯二尖瓣狭窄者伴有心绞痛，应高度怀疑风心病合并冠心病。

4. 患者常出现"阵发性肺水肿"，用小剂量利尿剂很快控制，为风心病合并冠心病的特点之一。

5. 风心病不能解释的心电图ST、T波改变，各导联ST段降低或T波倒置普遍存在。

6. 当风心病合并心肌梗死时，除想到风心病附壁血栓脱落所致冠状动脉栓塞外，应考虑到冠状动脉内血栓形成的可能。

引自

Tadavarthy SM et al. 1976. Coronary athrosclerosis in subjects with mitral stenosis. Circulation,54：519.

多发性关节炎
（日本 藤川敏等）

本病特征是在风湿热患者中的肘、肩、膝、踝等大关节反复受到侵犯，即使不经治疗，数日后亦能自然减轻，再移向其他关节（所谓游走性）。关节呈肿胀、灼热感、发红、压痛、运动受限等症状，但很少有指、趾小关节肿胀，也没有变形、强直等后遗症。

小 舞 蹈 症

（日本　藤川敏等）

随着肌力下降,出现盲目的不随意的急速运动,在急性期上述症状常和风湿热的其他主要症状同时出现。多数属于迟发性。由于是在感染链球菌后 3～6 个月才发病,所以,ASO、ASK 等链球菌抗体效价大多下降。临床症状为不能做精细的工作,如不能结扎鞋带、扣衬衫扣以及写字潦草等,也有患者家属诉说其举止突然失常者。本病大多伴有情绪不稳症状。

感染性舞蹈病

感染性舞蹈病又称小舞蹈、风湿性舞蹈病及 Sydenham 舞蹈病、多神经系统急性感染中毒性疾病。其临床特点如下:

1. 以不自主舞蹈样动作(睡眠中可消失)、肌张力减退、腱反射消失等为主症,有时可伴有精神障碍。

2. 呈缓慢或亚急性发病。

3. 多见于有风湿性病史的儿童和少年,并有相应的临床症状、体征和实验室检查所见。

4. 脑脊液多正常,急性期可有白细胞计数增多。

慢性进行性舞蹈病分级

按 Humtington 分级法将其分为以下 5 级。

Ⅰ级:有神经症状,但日常生活(饮食、穿衣、洗澡等)无障碍,家庭及社会活动均可完成。

Ⅱ级:社会活动虽可完成,但活动能力降低,可以完成买东西、简单的运算,运动功能和日常生活能力正常。

Ⅲ级:不能做社会活动(不能工作)和家务劳动,日常生活常需别人稍许帮助。

Ⅳ级:日常生活不能自理,必须别人帮助。需要少量医疗护理,但自家护理也可。

Ⅴ级:不仅日常生活需人照顾,而且必须住康复医院。

环 形 红 斑
（日本　藤川敏等）

红斑呈圆形或不规则的匐行状，大小不一，中心残存一些苍白的健康皮肤，边缘为红色皮疹。主要出现在躯干以及四肢的近躯干部位，颜面部无此病变。红斑为一过性并可转移，出现与消失交替发生。即使在风湿热的活动性恢复期也可单独发生。

皮 下 结 节
（日本　藤川敏等）

在肘、膝、踝关节伸侧及椎骨棘突、枕部等附近出现硬而无痛的小结节，结节由米粒大到杏仁大不等，与皮肤无粘连，无炎症现象。病理学检查可看到类似阿少夫（Aschoff）小体的巨细胞，临床上皮下结节见于伴有心脏炎的病例。

风湿性多发性肌痛症（一）
（Bird et al）

诊 断 依 据

1. 两肩疼痛及僵硬。
2. 从发病到症状全部出现约在 2 周以内。
3. 最初血沉在 40 mm/h 以上。
4. 晨起颈部、肩胛周围、腰部等处的僵硬可持续 1 h 以上。
5. 年龄在 65 岁以上。
6. 忧郁状态和（或）体重减轻。
7. 两腕压痛。

判 定

1. 具备上述 3 项以上者。

2. 或具备上述 1 项以上及出现病理学方面的颞动脉异常者均可诊断为"PMR 可能"。确诊可用泼尼龙进行诊断性治疗,颇为有用。

风湿性多发性肌痛症(二)

必须完全具备以下 4 项。

1. 颈、肩胛带、骨盆带肌疼痛至少持续 1 个月,早晨僵硬明显,而无肌萎缩及肌力减弱。

2. 55 岁以上。

3. 血沉 50 mm/h 以上,常常达 100 mm/h 以上(倘 60 岁以上,则以 40 mm/h 以上为标准)。

4. 泼尼松每日 10 mg 口服,4 天内症状可见改善。

风湿性多发性肌痛症(三)

PMR 是 Barber 于 1957 年命名的,目前国际上对本病尚无统一标准。1986 年,Nancy 等推荐以下 5 条作为 PMR 的诊断标准。

1. 年龄≥50 岁。

2. 多肌痛/关节痛>4 周。

3. 血沉(魏氏法)>50 mm/h。

4. 对小剂量泼尼松(10~15 mg/d)在 4 日内反应明显。

5. 排除其他疾病。

风湿性多发性肌痛症(四)

1. 比较一致的 PMR 的诊断标准如下。

(1) 年龄>50 岁;

(2) 肩和(或)髋部疼痛和(或)僵直;

(3) 晨间僵直>1 h;

(4) 如不治疗,症状至少持续 4 周;

(5) 客观检查无肌肉无力;

(6) 不能证实有肌肉病变、感染或其他胶原血管病;

（7）血沉增快；

（8）小剂量皮质激素治疗，数天内缓解症状。

2. PMR 可常伴有下列症状、体征和实验室指标（但不是诊断依据）。

（1）肢体远侧肌肉压痛；

（2）无力、纳差、体重减轻、发热；

（3）贫血；

（4）四肢远侧疼痛（肘至指尖或膝至趾端）；

（5）颌痛或咀嚼无力；

（6）视力异常（暂时失明、复视、模糊）；

（7）颞部疼痛；

（8）颞动脉压痛和（或）增厚；

（9）颞动脉活检阳性发现。

（5）～（9）项是典型颞动脉炎症状，为 PMR 常伴有。

颞 动 脉 炎

（Huston et al）

诊 断 依 据

1. 颞动脉活检阳性。

2. 血沉增速（常在 40～100 mm/h）。

3. 颞动脉压痛，肿胀

（1）腭肌咀嚼时或会话时疼痛酸软；

（2）失明；

（3）风湿性多发性肌动症；

（4）对皮质激素敏感。

判 定

具备第 1 条者即可诊断为颞动脉炎（TA）；具备第 2 条和第 3 条的 4 个项目以上者也可诊断为颞动脉炎。

风湿性胸膜炎

1. 患者有风湿热的临床表现。
2. 胸膜炎的体征与 X 线征。
3. 抗风湿药物治疗有良好效应。
4. 除外其他原因的胸膜炎。

风湿性癫痫

1. 多见于病程较长的风湿病患者。
2. 多由风湿性脑部炎症后瘢痕形成所引起,同时也可夹杂有血管因素。
3. 发作类型多样,但以小发作居多,往往在同患者身上可出现几种不同类型的发作。
4. 较少出现癫痫性格。
5. 常伴有血管-自主神经功能障碍。
6. 预后较好。

风湿性精神病

1. 多呈急性发病。
2. 往往在多次风湿病发作后出现,而很少在第一次发病时出现。
3. 精神症状多式多样,表现为淡漠、抑郁、意识模糊、恐惧、焦虑、木僵,但往往以兴奋占优势,经常有欣快感、谵妄、幻觉、妄想、躁狂、精神运动性兴奋等。
4. 严重的病例出现精神变态——凶狠、激怒、违拗症或类偏狂等。
5. 有复发倾向。

风湿性多发性神经炎

1. 发生于风湿病的急性期或活动期,以风湿性关节炎时最为多见。
2. 除疼痛外,其他方面的主诉不多,临床检查主要发现为肢端对称性手套形或袜套形浅感觉减低,腱反射初期活跃,后期减低,但有时也可正常。

3. 伴有明显的血管-自主神经功能障碍,肢端多汗,皮肤发冷、发绀等。

4. 直流电皮肤温度测定常出现两侧温度不对称(相差 1~2℃)。

5. 体积描记可见血管张力的不稳定性或迟缓性,这是由于调节血管运动的自主神经功能障碍所致。

6. 多发性神经炎的症状随着风湿病病情而变化。

风湿病时颅内压增高

1. 中等度的颅内压增高。

2. 发展较慢,而且时轻时重。

3. 当有扁桃腺炎或感冒时症状加重。

4. 多见于儿童或少年。

风 湿 性 脑 病
（Halbreich et al）

1. 风湿热为常见病,可有脑部小血管的弥漫性动脉炎。

2. 风湿热停止活动很久以后可发生脑症状。

3. 此种病例的风湿热,临床表现往往不明显,大多数无症状。

4. 诊断应根据病因学,通常以神经病理学而不是以精神病理学为基础。

5. 症状表现取决于疾病开始的年龄。

6. 症状往往是播散性的、不固定的并呈一过性。

风湿性疾病分类
（美国风湿病学会）

1. 弥漫性结缔组织病

（1）类风湿关节炎。

（2）幼年类风湿关节炎：①全身性发病（Still 病）；②多关节发病；③少关节发病。

（3）系统性红斑狼疮。

（4）系统性硬化症。

（5）多发性肌炎/皮肌炎。

（6）坏死性血管炎及其他血管疾病：①结节性多动脉炎；②超敏性血管炎；③Wegener 肉芽肿病；④巨细胞动脉炎；⑤黏膜皮肤淋巴结综合征；⑥白塞病；⑦冷球蛋白血病；⑧幼年型皮肌炎。

（7）干燥综合征。

（8）重叠综合征。

（9）其他：风湿性多肌痛、脂膜炎、结节性红斑狼疮、复发性多软骨炎、弥漫性嗜酸细胞增多性筋膜炎、成人型 Still 病。

2. 与脊柱炎相关的关节炎

（1）强直性脊柱炎。

（2）Reiter 综合征。

（3）银屑病关节炎。

（4）与慢性炎性肠病相关的关节炎。

3. 退行性关节炎（骨关节炎、骨关节病）

（1）原发性包括侵蚀性骨关节炎。

（2）继发性。

4. 与感染因素有关的关节炎、腱鞘炎及滑囊炎

（1）直接病因：细菌、病毒、真菌、寄生虫、原因不明的可疑感染。

（2）间接原因（反应性）：细菌性、病毒性。

5. 伴风湿性疾病表现的代谢病及内分泌病

（1）晶体所致：尿酸钠（痛风）、焦磷酸钙双水化合物（假性痛风）等。

（2）生物化学异常：淀粉样变、维生素 C 缺乏（坏血病）、戈谢病等。

（3）内分泌病：糖尿病、肢端肥大症、甲状旁腺功能亢进、甲状腺功能亢进、甲减、甲状腺炎等。

（4）免疫缺陷病：艾滋病等。

（5）其他遗传性疾病：先天性多关节弯曲等。

6. 肿瘤：多发性骨髓瘤、白血病、淋巴瘤等。

7. 神经病变性疾病：神经源性关节炎等。

8. 伴有关节表现的骨、骨膜及软骨疾病：骨质稀疏、骨软化、肥大性骨关节病、骨炎、骨坏死、骨软骨炎、骨及关节发育不良、肋软骨炎、骨髓炎等。

9. 非关节性风湿病：肌筋膜疼痛综合征、下背痛及椎间盘病变、腱鞘炎、滑囊炎、腱鞘囊肿、筋膜炎、慢性韧带及肌肉劳损、雷诺或雷诺现象等。

10. 其他各种疾病：直接关节创伤、胰腺疾病、结节病、血友病、结节性脂膜炎、慢性活动性肝炎等。

风湿性疾病分类

（美国关节炎基金会　1988 年）

一、弥漫性结缔组织病

1. 类风湿关节炎。

2. 幼年类风湿关节炎

（1）全身型（Still 病）；

（2）多关节型；

（3）少关节型。

3. 系统性红斑狼疮。

4. 系统性硬化症。

5. 多肌炎/皮肌炎。

6. 坏死性血管炎及其他血管疾病

（1）结节性多动脉炎组（包括与乙型病毒性肝炎有关的动脉炎和 Churg - Strass 过敏性肉芽肿）；

（2）超敏性血管炎（包括 Henoch - Schonlein 紫癜，低补体血症性皮肤血管炎及其他）；

（3）韦格纳（Wegener）肉芽肿病；

（4）巨细胞动脉炎

① 颞动脉炎；

② 高安（Takayasu）动脉炎；

（5）黏膜皮肤淋巴结综合征（Kawasaki 病）；

（6）白塞（Behçet）病；

（7）冷球蛋白血症；

（8）幼年皮肌炎。

7. 干燥综合征（Sjögren 综合征）。

8. 重叠综合征（包括未能分类和混合性结缔组织病）。

9. 其他：包括风湿性多肌痛、脂膜炎（Weber - Christian 病）、结节性红斑、复发性多软骨炎、伴嗜酸细胞增生的弥漫性筋膜炎、成人发病型 Still 病。

二、与脊柱炎有关的关节炎

1. 强直性脊柱炎。

2. 赖特(Reiter)综合征。

3. 银屑病关节炎。

4. 与慢性炎性肠病有关的关节炎。

三、变性性关节疾病(骨关节炎,骨关节病)

1. 原发性(包括侵蚀性骨关节炎)。

2. 继发性。

四、与感染因素有关的关节炎、腱鞘炎和滑囊炎

1. 直接病因

(1)细菌性

① 革兰阳性球菌(葡萄球菌及其他);

② 革兰阴性球菌(淋球菌及其他);

③ 革兰阳性杆菌;

④ 分枝杆菌;

⑤ 螺旋体包括 Lyme 病;

⑥ 其他,包括麻风和支原体。

(2)病毒体(包括肝炎)。

(3)真菌性。

(4)寄生虫性。

(5)原因不明及可疑的(Whipple 病)。

2. 间接原因(反应性)

(1)细菌性(包括急性风湿热、肠道短路、痢疾后-志贺杆菌、耶尔森菌及其他)。

(2)病毒性(乙型肝炎)。

五、代谢和内分泌疾病伴发风湿状态

1. 结晶引起的疾病

(1)单钠尿酸盐(痛风);

(2)双水焦磷酸钙(假痛风、软骨钙沉着症);

(3)磷灰石及其他碱性磷酸钙;

(4)草酸盐。

2. 生化异常

(1)淀粉样变性;

(2)维生素 C 缺乏(坏血病);

(3)特殊酶的缺乏(包括 Fabry 病、Farber 病及其他);

（4）保脂蛋白血症（Ⅱ、Ⅱa、Ⅳ型及其他）；

（5）黏多糖病；

（6）血红蛋白病（SS 病及其他）；

（7）真性结缔组织病（Ehlers‐Danlos 综合征，Marfan 病，成骨不全，弹性假黄色瘤及其他）；

（8）血色素沉着症；

（9）威尔森（Wilsom）病（肝豆状核变性）；

（10）褐黄病（尿黑酸尿）；

（11）戈谢病（Gauchur）；

（12）其他。

3. 内分泌疾病

（1）糖尿病；

（2）肢端肥大症；

（3）甲状旁腺功能亢进；

（4）甲状腺疾病（甲状腺功能亢进、甲状腺功能低下、甲状腺炎）；

（5）其他。

4. 免疫缺陷病、原发性免疫缺陷病、获得性免疫缺陷综合征（AIDS）。

5. 其他遗传性疾病

（1）先天性多发性关节弯曲症；

（2）过度活动综合征；

（3）进行性骨化性肌炎。

六、肿瘤

1. 原发性（如滑膜瘤、滑膜肉瘤）。

2. 转移瘤。

3. 多发性骨髓瘤。

4. 白血病和淋巴瘤。

5. 绒毛结节性滑膜炎。

6. 骨软骨瘤病。

7. 其他。

七、神经病变性疾病

1. 神经病变性关节炎，Charcot 关节。

2. 挤压性神经病变

（1）外周神经受压（腕管综合征及其他）；

（2）神经根病变；

（3）椎管狭窄。

3．反射交感性营养不良。

4．其他。

八、伴有关节表现的骨、骨膜和软骨疾病

1．骨质疏松

（1）全身性；

（2）局限性（区域性和暂时性）。

2．骨软化。

3．增生性骨关节病。

4．特发性弥漫性骨肥厚（包括强直性椎骨肥厚——Forestier 病）。

5．骨炎

（1）全身性（畸形骨炎——Paget 骨病）；

（2）局限性（髂骨致密性骨炎，耻骨炎）。

6．骨坏死。

7．骨软骨炎（分离性骨软骨炎）。

8．骨和关节发育不良。

9．股骨头骨骺滑脱。

10．肋软骨炎（包括 Tietze 综合征）。

11．骨溶解和软骨溶解。

12．骨髓炎。

九、非关节风湿病

1．肌筋膜疼痛综合征

（1）全身性（纤维织炎、纤维肌痛症）；

（2）局部性。

2．下背痛及椎间盘病变。

3．肌腱炎（腱鞘炎）和（或）滑囊炎

（1）肩峰下/三角肌下滑囊炎；

（2）二头肌腱炎、腱鞘炎；

（3）鹰嘴滑囊炎；

（4）上髁炎、肱骨内或外上髁炎；

（5）De Quervein 腱鞘炎；

（6）粘连性肩关节囊炎（冰冻肩）；

（7）扳机指；

（8）其他。

4．腱鞘囊肿。

5．筋膜炎。

6．慢性韧带及肌肉劳损。

7．血管舒缩功能紊乱

（1）红斑性肢疼病；

（2）雷诺病或雷诺现象。

8．各种疼痛综合征（包括气候过敏、精神性风湿症）。

十、各种各样的疾病

1．常常伴有关节炎的疾病

（1）创伤（创伤的直接结果）；

（2）关节功能紊乱；

（3）胰腺疾病；

（4）结节病；

（5）复发性风湿病；

（6）间歇性关节积水；

（7）结节性红斑；

（8）血友病。

2．其他情况

（1）多中心性网状组织细胞增生症（结节性脂膜炎）；

（2）家族性地中海热；

（3）Goodpasture 综合征；

（4）慢性活动性肝炎；

（5）药物诱发的风湿性综合征；

（6）透析伴发的综合征；

（7）异物性滑膜炎；

（8）痤疮和化脓性汗腺炎；

（9）手掌或足底脓疱病；

（10）Sweet 综合征；

（11）其他。

第四章　冠状动脉粥样硬化性心脏病（冠心病）

冠 心 病

（第一届全国内科学术会议心血管病专业组　1980 年）

在 1980 年 12 月 4～10 日中华医学会第一届全国内科学术会议期间，心血管病专业组对冠状动脉粥样硬化性心脏病（简称冠心病）的临床诊断标准问题组织了两次讨论。根据大多数代表的意见，建议目前采用世界卫生组织所通过的命名及诊断标准，以利国际交流，并对此作以下几点补充说明。

1. 心电图运动试验（包括双倍二级梯、活动平板及蹬车试验）有假阳性，其假阳性率的高低与所检查对象中冠心病的患病率密切相关。举例来说，在一般无症状人群中，假设 4％的人有冠心病，即 1 000 人中 40 人有冠心病；又假设运动试验的敏感性为 80％，特异性为 90％，则有冠心病的 40 人中阳性者为 32 人，无冠心病的 960 人中阳性者为 96 人，共有阳性者 128 人，而假阳性者占 96/128，即 75％，在妇女中假阳性率特别高。相反，在拟诊为心绞痛的患者中，假定 80％有冠心病，1 000 人中 800 人有冠心病，其中试验阳性者就占 640 人，无冠心病的 200 人中阳性者有 20 人，则总共阳性 660 人中假阳性率约占 3％。同样，休息时心电图 ST－T 改变的特异性也较差。因此，在一般人群中不宜单独根据心电图运动试验结果或休息时心电图 ST－T 改变来确诊冠心病，也不应当用它们进行冠心病普查。阳性运动试验只能供辅助诊断用，或看作是一种"易患因素"。

2. 在临床诊断中，特别是对不典型心绞痛患者，或以心力衰竭、心律失常为唯一表现的患者，可以结合休息时心电图或运动试验，并参考年龄、性别、血压、血脂、有无糖尿病等因素作出判断。在 40 岁以上的男性，45 岁以上的女性，伴有一项以上易患因素（高血压、高血脂、糖尿病）者，虽无明显症状，如运动试验阳性，也可考虑为冠心病可能。对以上情况，必要时及有条件时，还可进行超声心动图和放射性核素等其他检查以协助诊断。但在冠心病的流行病学调查中，不可在诊断标准中加入各项易患因素。

3. 在流行病学或临床研究中，应说明各种冠心病的类型。评价中西药物疗效时不宜选用无症状的或可能的冠心病患者。

4. 关于命名,同意冠心病与缺血性心脏病可作为同义词应用,其他名称建议不再沿用。

缺血性心脏病

国际心脏病学会和协会(ISFC)及世界卫生组织(WHO)临床命名标准化联合专题组的报告:

很久以前,流行病专家已了解到必须有一个标准化的命名及诊断标准。现今,临床医师亦认为有这一必要。由于每天都有新的、昂贵的内、外科治疗方法问世,需要可靠地、客观地评价这些方法的效果。然而,只有评价的目标标准化,才可能将各个结果加以比较。在缺血性心脏病领域,由于新的诊断和治疗方法的迅速发展,引起全世界的兴趣和探讨,特别迫切需要有一个公认的命名。本组的任务是为了使各个研究可以比较而提出一个能为国际上接受的缺血性心脏病命名,并说明其所依据的概念。这些定义根据临床观察,包括心电图、酶变化,但不包括冠状动脉造影。

缺血性心脏病的定义是,由于冠状循环改变引起冠脉血流和心肌需求之间不平衡而导致心肌损害。缺血性心脏病包括急性暂时性的和慢性的情况,可由于功能性改变或器质性病变而引起。非冠状动脉性血流动力学改变引起的缺血,如主动脉瓣狭窄则不包括在内。"缺血性心脏病"与"冠状动脉粥样硬化性心脏病"是同义词,其他名称不主张再沿用。缺血性心脏病的分类如下。

一、原发性心脏骤停

原发性心脏骤停是一突发事件,可能是由于心电不稳定所引起。没有可以作出其他诊断的依据[①]。如果未作复苏或复苏失败,原发性心脏骤停归诸于猝死[②]。以往缺血性心脏病的证据可有可无,如果发生死亡时无人见到,则诊断是臆测性的。

二、心绞痛

1. 劳力性心绞痛:劳力性心绞痛的特征是,由运动或其他增加心肌需氧量的情况所诱发的短暂胸痛发作,休息或舌下含服硝酸甘油后,疼痛常可迅速消失。劳力性心绞痛可分为3类。

(1)初发劳力性心绞痛:劳力性心绞痛病程在1个月以内。

---

① 发生于已证实为心肌梗死早期的死亡不包括在内,而应认为是由于心肌梗死所致的死亡。
② 本报告特意略去猝死的定义,因为猝死是心脏骤停的结果。

（2）稳定型劳力性心绞痛：劳力性心绞痛病情稳定 1 个月以上。

（3）恶化型劳力性心绞痛：同等程度劳累所诱发的胸痛发作次数、严重程度及持续时间突然加重。

2. 自发性心绞痛：自发性心绞痛的特征是，胸痛发作与心肌需氧量的增加无明显关系。与劳力性心绞痛相比，这种疼痛一般持续时间较长，程度较重，且不易为硝酸甘油缓解。未见酶变化。心电图常出现某些暂时性 ST 段压低或 T 波改变。自发性心绞痛可单独发生或与劳力性心绞痛合并存在。

自发性心绞痛患者的疼痛、发作频率、持续时间及疼痛程度可有不同的临床表现。有时，患者可有持续时间较长的胸痛发作，类似心肌梗死，但没有心电图及酶的特征性变化。

某些自发性心绞痛患者，在发作时出现暂时性的 ST 段抬高，常称为变异型心绞痛①。但在心肌梗死早期记录到这一心电图图形时，不能应用这一名称。

初发劳力性心绞痛、恶化型心绞痛及自发性心绞痛常统称为"不稳定型心绞痛"。本报告则选用这些各自特异的名称。

三、心肌梗死

1. 急性心肌梗死：急性心肌梗死的临床诊断常根据病史、心电图和血清酶的变化而作出。

病史：典型的病史是出现严重而持久的胸痛。有时病史不典型，疼痛可以轻微甚或没有，可以主要为其他症状。

心电图：心电图的改变是出现异常、持久的 Q 波或 QR 波以及持续 1 天以上的演变性损伤电流。当心电图出现这些变化时，仅凭心电图即可作出诊断。另一些病例，心电图示有不肯定性改变，包括：①静止的损伤电流；②T 波对称性倒置；③单次心电图记录中有一病理性 Q 波；④传导障碍。

血清酶：①肯定性改变包括血清酶浓度的进行性变化，为开始升高和继后降低。这些变化，必须与特定的酶以及症状发作和采取血样的时间间隔相联系。心脏特异性同工酶的升高亦认为是肯定性变化。②不肯定改变为开始时浓度升高，但不伴有随后的降低，不能取得酶活力的曲线。

（1）肯定的急性心肌梗死：如果出现肯定性心电图改变和（或）肯定性酶变化，即可诊断为明确的急性心肌梗死。病史可典型或不典型②。

①　这一心电图表现也可称为 Prinzmetal 心绞痛，但在 Prinzmetal 报告前已有其他作者报道描述这一情况，所以应采用"变异型心绞痛"这一名称。

②　当出现肯定的心电图改变时，确诊的梗死有时可称为穿壁性。如仅有 ST - T 波的演变而不出现 Q 波或 QS 波，但有肯定的酶变化，则称为非穿壁性或心内膜下梗死。

（2）可能的急性心肌梗死：当进行性、不肯定心电图改变持续超过 24 h 以上，伴有或不伴有酶的不肯定性变化，均可诊断为可能的急性心肌梗死。病史可典型或不典型。

在急性心肌梗死恢复期，某些患者可呈现自发性胸痛，有时可伴有心电图改变，但无新的酶变化，其中某些病例可诊断为 Dressler 梗死后综合征，一些为自发性心绞痛患者，另一些则为急性心肌梗死复发或可能有扩展。其他的诊断措施可能有助于建立确切的诊断。

2. 陈旧性心肌梗死：陈旧性心肌梗死常根据肯定性心电图改变、没有急性心肌梗死病史及酶变化而作出诊断。如果没有遗留心电图改变，可根据早先的典型心电图改变或根据以往肯定性血清酶改变而诊断。

四、缺血性心脏病中的心力衰竭

缺血性心脏病可因多种原因而发生心力衰竭，它可以是急性心肌梗死或陈旧心肌梗死的并发症，也可由心绞痛发作或心律失常所诱发。在没有以往缺血性心脏病临床或心电图证据的心力衰竭患者（排除其他原因），缺血性心脏病的诊断乃属推测性。

五、心律失常

心律失常可以是缺血性心脏病的唯一症状。在这种情况下，除非进行冠状动脉造影证明冠状动脉阻塞，否则缺血性心脏病的诊断仍是臆测性的。

"梗死前心绞痛"和"中间型冠状动脉综合征"这两名称不包括在本报告内。因为根据报告的意见，前者的诊断是回忆诊断，仅在少数病例中得到证实，而后一诊断的所有病例均可归属于本报告所描述的缺血性心脏病分类中的一种。

冠 心 病
（全国中西医结合防治冠心病、心绞痛、心律失常
研究座谈会　1979 年）

一、冠心病

1. 有典型心绞痛发作或心肌梗死，而无重度主动脉瓣狭窄、关闭不全、主动脉炎，也无冠状动脉栓塞或心肌病的证据。

2. 男性 40 岁，女性 45 岁以上患者，休息时心电图有明显心肌缺血表现，或

心电图运动试验阳性,无其他原因(各种心脏病、自主神经功能失调、显著贫血、阻塞性肺气肿、服用洋地黄、电解质紊乱)可查,并有下列 3 项中的 2 项者:高血压、高胆固醇血症、糖尿病。如无有关临床症状,可诊断为无症状冠心病。

3. 40 岁以上患者有心脏增大,或心力衰竭,或乳头肌功能失调伴有休息心电图明显心肌缺血表现,而不能用心肌疾病或其他原因解释,并有下列 3 项中的两项者:高血压、高胆固醇血症、糖尿病。

二、可疑冠心病

可疑心绞痛或严重心律失常,无其他原因可解释并有下列 3 项中的 2 项者:40 岁以上,高胆固醇血症,休息时或运动后心电图有心肌缺血表现。

三、心肌梗死的诊断标准

1. 急性心肌梗死:有下列 3 项中的 2 项者,可诊断为急性心肌梗死。

(1) 临床症状典型。

(2) 心电图有异常 Q 波及(或)ST - T 有符合心肌梗死的衍变。

(3) 血清酶增高,符合心肌梗死的过程者。

2. 陈旧性心肌梗死:符合以下(1)～(7)项任何 1 项,可诊断为陈旧性心肌梗死。

(1) Ⅰ、Ⅱ、$V_{2\sim6}$导联 Q 波≥0.03″+Q/R≥1/3。

(2) Ⅰ、Ⅱ、$V_{1\sim6}$导联 Q 波≥0.04″。

(3) aVL 导联 Q 波≥0.04″+R≥3 mm。

(4) Ⅲ导联 Q 波≥0.04″(aVF 同时有 Q 波)。

(5) aVF 导联 Q 波≥0.04″。

(6) V_2～V_6导联 QS 型,其右侧胸导有 R 波。

(7) $V_{1\sim4}$导联或 $V_{1\sim5}$导联或 $V_{1\sim6}$导联全部呈 QS 型。

有肯定资料(如心电图)证明既往患过急性心肌梗死,目前虽心电图属正常范围,仍可诊断为陈旧性心肌梗死。

四、心绞痛分型

1. 稳定型心绞痛:大多为劳力性心绞痛。在 3 个月时间内,心绞痛诱因、次数及持续时间不变。

(1) 劳力性心绞痛

Ⅰ级:较日常生活重的体力活动引起心绞痛。日常活动无症状,如平地小跑、快速或持重物上三楼、上陡坡引起心绞痛。

Ⅱ级:日常体力活动引起心绞痛。日常活动稍受限。如在正常条件下步行

3～4 站(1.5～2 km)，上三楼、上坡等引起心绞痛。

Ⅲ级：较日常活动轻的体力活动引起心绞痛。日常活动明显受限。如在正常条件下常速步行 1～2 站(0.5～1 km)，上二楼或走小坡引起心绞痛。

Ⅳ级：轻微体力活动(如在室内缓行)引起心绞痛，严重者休息时亦发生心绞痛。

(2) 非劳力性心绞痛

① 情绪激动性(包括精神紧张)。

② 卧位性(包括夜间心绞痛)。

非劳力性心绞痛症状分级：

轻度：有较典型的心绞痛发作，每次持续时间数分钟，每周疼痛至少发作 2 次或 3 次或每日发作 1～3 次，但疼痛不重，有时需舌下含服硝酸甘油。

中度：每天有数次较典型的心绞痛发作，每次持续数分钟到 10 min 左右，绞痛较重，一般都需舌下含服硝酸甘油。

重度：每天有多次典型心绞痛发作，因而影响日常生活活动(例如排便、穿衣等活动)。每次发作持续时间长，需多次口含硝酸甘油。

2. 不稳定型心绞痛

(1) 进行性心绞痛：在 3 个月内，以劳力性为主的心绞痛其发作次数增加，时间延长。引起发作的活动量也下降，有时甚至在休息时也发作，但不符合"中间综合征"的标准者。

(2) 新近发生心绞痛：发生在 1 个月之内的心绞痛，且有进行趋势。

(3) 心肌梗死后心绞痛：发生于急性心肌梗死后的 30 天之内的心绞痛。

(4) 中间综合征

① 在 24 h 之内反复心绞痛发作，心绞痛重、时间长，常在 15 min 以上，诱因不明，在休息时发作，硝酸甘油效果差或无效。

② 血清酶一般正常，或基本正常(不超过正常值的 50%)。

③ 心电图上出现 ST - T 改变，但无异常 Q 波。

3. 变异型心绞痛

(1) 有定时发作倾向，夜间或凌晨发作多见，无明确诱因。

(2) 发作时 ST 段抬高。

(3) 发作心绞痛较重，时间长。

<h1 style="text-align:center">说　　明</h1>

1. 典型心绞痛是指发作性的、位于胸骨后或左前胸比较固定部位的缩窄性疼痛或明显压迫感，可放射到左肩、左臂、上腹部等处，多发生于体力活动、情绪激动、饱餐、受寒之时，偶在安静时发生，休息或用硝酸甘油在 3～5 min 内可

以缓解者而言,类似的但不完全符合于此种性质的胸部疼痛,又无其他原因(如自主神经功能性失调,胸部病变,纵隔、食管、胃、胸椎或颈椎病变)可解释者,为可疑性心绞痛。

2. 诊断冠心病,应具体说明根据本标准第几条,并列举其类型,如心绞痛、心肌梗死、无症状冠心病等。

3. 诊断心绞痛应按上述分型标准作出诊断,如为劳力性心绞痛应注明分级。

4. 诊断心肌梗死时,应分别注明急性或陈旧性。

5. 休息时心电图明显心肌缺血型表现,是指在 R 波占优势的导联上有缺血型 ST 段下降,超过 0.5 mV 或 T 波倒置超过 2 mm(正常不出现倒置的导联)者而言。

6. 诊断心力衰竭时,要分别注明 I、Ⅱ 或 Ⅲ度。

7. 乳头肌功能失调是指 40 岁以后出现心尖区收缩期Ⅲ级以上杂音,经观察杂音响度变动较大,无其他原因可解释者。

8. 严重心律失常是指多源性室性早搏,并行节律、心房颤动或搏动、室性心动过速、左束支传导阻滞、双束支传导阻滞、窦房传导阻滞、频发窦性静止及二、三度房室传导阻滞而言。

9. 休息时心电图出现下列各项中的任何 1 项为可疑。

(1) 在 R 波占优势的导联上,有缺血型 ST 段下降到或接近 0.05 mV。

(2) R 波占优势的导联上,有近似缺血型 ST 段下降,超过 0.075 mV。

(3) 在 R 波占优势的导联上,T 波平坦、切迹或双相(正常不出现此种变化的导联)。

(4) 频发性早搏(二联律、三联律或两次连发等)、室上性心动过速、阵发性心房颤动、窦性心动过缓心率每分钟在 40 次以下,一度房室传导阻滞、完全性右束支传导阻滞或左束支前分支阻滞等。

五、运动试验

1. 心电图双倍二级梯运动试验

(1) 检查对象:下列情况不做本试验:不稳定型心绞痛、急性心肌梗死、充血性心力衰竭、严重心律失常、重度高血压及其他心肺疾病,休息时心电图有明显心肌缺血、左心室大、左束支传导阻滞、预激综合征、服用洋地黄、电解质紊乱等表现者。对自主神经功能紊乱的患者,应先做立位心电图或过度换气 30 s 后,心电图若出现 ST 段下降也不宜做本试验(因易出现假阳性)。

(2) 检查方法

① 检查时间:应在进餐前或饭后 2 h 以上。

② 运动量：按过去规定运动量（速率表）在每级 9 寸（23 cm）的二级梯子上往返运动，运动时间为 3 min（应用秒表及节拍器来抑制运动时间及脉率），如运动后即刻心率未达到 100 次/分，且结果为阴性者，应在次日将运动量增加 15％，再做一次（即在原 3 min 时限内增加其登走次数 15％）。

运动前描记卧位休息时心电图 Ⅰ、Ⅱ、Ⅲ、aVR、aVL、aVF、V₁、V₂、V₃、V₄、V₅、V₆ 十二导联，运动后立即躺下描记即刻、2 min、4 min 及 6 min，V₆、V₅、V₄ 或 V₃、Ⅱ、Ⅰ 及以 R 波占优势的 aVL 或 aVF 导联（按以上顺序进行 6 个导联的描记）。

（3）检查中注意事项：受检查者如在运动中发生心绞痛应立即停止运动，躺下描记心电图。受检查者在梯子上下往返运动转身时，注意交替向左右转，避免一直朝同一方向转而引起头晕。

（4）ST 段移位的测量方法：以 QRS 波起点为基线，如遇 PR 段倾斜显著者则以 PR 段向下延长。与"J"点垂直线交点"O"做一水平线为矫正后的基线。斜形向上的 ST 段以"J"点作为判定移位的根据，斜形向下的 ST 段以"J"点后 0.04 s 处作为判定移位的根据。

（5）QX/QT 间期的测量方法："X"点即以 ST 段回升到两个 QRS 波起点的连线上，Q 波起点至"X"点为 QX 间期。

（6）判断标准

① 运动中出现典型心绞痛或运动后心电图改变符合下列之一者，为阳性。a. 在 R 波占优势的导联上，运动后出现水平型或下垂型 ST 段下降（ST 段与 R 波顶点垂线的交角≥90 度）超过 0.05 mV，持续 2 min 者。如原有 ST 段下降者，运动后应在原有基础上再下降 0.05 mV，持续 2 min。b. 在 R 波占优势的导联上，运动后出现 ST 段上升（弓背向上型）超过 3 mm 者。② 运动后心电图改变符合下列条件之一者为可疑阳性：a. 在 R 波占优势的导联上，运动后出现水平型或下垂型 ST 下降 0.05 mV 或接近 0.05 mV 及 QX/QT 比例≥50％，持续 2 min 者。b. 在 R 波占优势的导联上，运动后出现 T 波由直立变为倒置，持续 2 min 者。c. U 波倒置。d. 运动后出现下列任何一种心律失常：多源性室性早搏、阵发性室性心动过速、心房颤动或搏动、窦房传导阻滞、房室传导阻滞（一、二、三度）、左束支传导阻滞或左束分支传导阻滞、完全右束支传导阻滞，或室内传导阻滞。

2. 分级运动试验：次极量（极量）活动平板或蹬车运动测验。

（1）检查对象：同心电图双倍二级梯运动试验。

（2）检查方法：检查时间：应在进餐前或饭后 2 h 以上。运动分级见表 4-1。

表 4-1　运动分级

级　别	速度（km/h）	坡度（%）
1	0.85	10
2	1.25	12
3	1.70	14
4	2.10	16
5	2.50	18
6	2.75	20
7	3.00	22

① 活动平板（1～7）级：每级运动 3 min。

② 蹬车 1～7 级：每级运动 3 min。

男性由 300（kg·m）/min 开始，每级增加 300（kg·m）/min。

女性由 200（kg·m）/min 开始，每级增加 200（kg·m）/min。

（3）监察导联：采用双极胸导 CM_5 及 CC_5。

CM_5——左下肢电极置于 V_5 处，右上肢电极置于胸骨柄处（L Ⅱ）。

CC_5——左下肢电极置于 V_5 处，左上肢电极置于 V_5R 处（L Ⅲ）。

（4）运动终点

① 心率达到预期心率（按表 4-2 计算）。

表 4-2　达到预期心率计算表

年龄（岁）	最大心率*（次/分）	最大心率之85%**
25	200	170
30	194	165
35	188	160
40	182	155
45	175	150
50	171	145
55	165	140
60	159	135
65	153	130

＊最大心率为极量运动试验。

＊＊最大心率之85%为次极量运动试验用，约相当于：195-年龄（年）。

② 出现典型心绞痛。

③ 心电图出现阳性结果。

④ 出现严重心律失常：室性二联律、多源性室性早搏、落在 T 波上的早搏、室性心动过速等。

⑤ 血压下降或剧升：较运动前收缩压下降 10 mmHg，或运动中血压超过 210 mmHg。

⑥ 头晕、苍白、步态不稳。

⑦ 下肢无力不能继续运动。

（5）运动前描记卧位休息时心电图Ⅰ、Ⅱ、Ⅲ、aVR、aVL、aVF、V_1、V_2、V_3、V_4、V_5、V_6 十二个导联及 CM_5、CC_5 导联。立位（或坐于蹬车座上）描记 CM_5、CC_5 导联，运动中连续示波观察 CM_5、CC_5，并每 3 min 记录一段 CM_5、CC_5 导联心电图，达到运动终点后立即（原位不动）描记 CM_5、CC_5，随即平卧描记即刻、2 min、4 min、6 min 时 V_6、V_5、V_4 或 V_3、Ⅱ、Ⅰ 导联以及以 R 波为主的 aVL 或 aVF 导联（按以上顺序进行 6 个导联的描记）。如 6 min 心电图仍未恢复运动前图形，应继续观察，直到恢复原状。

（6）运动前测量卧位、立位（或坐位）血压。运动开始后每 3 min 测量 1 次血压。运动结束后 2、4、6 min 测量血压，直至血压大致恢复运动前水平。

（7）应有心脏复苏的人员及设备，充分准备，除颤器应置于检查室内。

（8）评定标准

① 运动中出现典型心绞痛。

② 运动中及运动后心电图出现 ST 水平或下垂型下降≥1 mm，如运动前原有 ST 段下降者，运动后应在原有基础上再下降 1 mm。此种改变出现愈早，ST 下降愈多，提示阳性愈明显。

③ 运动中血压下降者。

冠 心 病
（上海会议）

一、原发性心脏骤停

年龄在 40 岁以上具有下列情况之一者诊断为可疑冠心病。

1. 过去曾经诊断为冠心病或可疑冠心病，突发心绞痛，在 6 h 以内死亡，或在睡眠中死亡不能以其他原因解释者。

2. 突发心绞痛、心律失常或心源性休克，心电图显示梗死先兆，6 h 以内死亡不能以其他原因解释者。

3. 猝死后经尸检证实有明显冠状动脉粥样硬化,死亡不能以其他原因解释者。

4. 突发性心绞痛、心律失常或心源性休克,来不及做或没有条件做心电图,死亡于发病后 6 h 以内,不能以其他原因解释者。

二、心绞痛

1. 劳力性心绞痛:由运动或其他原因增加心肌需氧量所诱发的短暂胸痛发作,休息或舌下含服硝酸甘油后,胸痛常可迅速消失。

(1) 稳定型劳力性心绞痛:劳力性心绞痛病程稳定 1 个月以上。

(2) 不稳定型劳力性心绞痛:①初发型劳力性心绞痛:劳力性心绞痛病程在 1 个月以内。②恶化劳力性心绞痛:同等程度劳累所诱发的胸痛发作次数、严重程度及持续时间突然增加。

2. 自发性心绞痛:胸痛发作与心肌需氧量的增加无明显关系,与劳力性心绞痛相比,这种疼痛一般持续时间较长,程度较重,且不易被硝酸甘油缓解。心电图常出现暂时性 ST 段压低或抬高(常称变异型心绞痛),属不稳定型心绞痛,可与劳力性心绞痛合并存在。

心绞痛患者的心电图可出现明显的 ST 段改变或 T 波倒置,必要时可做平板或踏车运动试验。

三、心肌梗死

1. 肯定的急性心肌梗死:肯定性心电图改变和(或)肯定性酶变化,病史可典型或不典型。

2. 可能的急性心肌梗死:不肯定性心电图改变持续超过 24 h 以上和(或)不肯定性酶变化,病史可典型或不典型。

3. 陈旧性心肌梗死

(1) 肯定性心电图改变,没有急性心肌梗死病史及酶变化。

(2) 肯定的急性心肌梗死病史。

四、冠心病中的心力衰竭

1. 原有心绞痛或心肌梗死发生心力衰竭者。

2. 40 岁以上发生心力衰竭,排除其他原因,诊断为可疑冠心病。

五、心律失常

年龄在 40 岁以上,排除其他原因出现下列心律失常者,诊断为可疑冠心病。

1. 病态窦房结综合征。

2. 心房颤动。

3. 二度Ⅱ型房室传导阻滞或三度房室传导阻滞。

4. 完全性左束支、双束支、三束支传导阻滞。

5. 频发室性或多源性室性早搏(超过10%心率数)。

6. 室性心动过速,心室搏动,心室颤动。

说　明

1. 原发性心脏骤停的诊断标准系参考全国猝死协作组所拟定的冠心病猝死标准中的第①、②、④、⑤条;该标准的第③条系突然发病,心电图诊断急性心肌梗死,于发病后6 h内死亡,不能以其他原因解释者,实际上为肯定性心肌梗死;第⑥、⑦系发病后迅速死亡和睡眠中死亡,不能以其他原因解释者,标准似太松未列入。

2. 心绞痛的病史询问应力求详尽,必要时结合平板或踏车运动试验,以提高诊断的正确性。在运动试验前应先测定直立位半分钟和过度换气后半分钟的心电图。运动试验阳性标准为:①运动中出现典型心绞痛。②运动中及运动后出现 ST 段水平或下垂型压低≥1 mm,如运动前原有 ST 段低者,运动后应在原有基础上再压低1 mm。③运动中血压下降者。

3. 在心肌梗死诊断中,肯定心电图改变指在一系列记录中出现有诊断意义的 Q 波和(或)持续1天以上的演进性损伤电流。不肯定心电图改变指持续1天以上的复极化改变的衍变(一次记录中无明显 ST 段压低、抬高或 T 波倒置而其他记录中有明显 ST 段压低,抬高或 T 波倒置)和(或)单次心电图记录中有一病理性 Q 波。肯定性酶变化指血清心脏酶浓度的序列变化或开始升高和继后降低,以及至少有一次血清酶水平大于正常高限的1倍以上。不肯定性酶变化指血清酶开始时浓度升高,但不伴有随后的降低,且血清酶水平升高不大于正常高限的1倍。

4. 隐性冠心病(亦称无痛性冠心病或无症状性冠心病)系指冠状动脉粥样硬化已引起心肌缺血,只是其程度尚未引起症状而已,如做冠状动脉造影检查可确定诊断。因此,隐性冠心病作为冠心病一种类型是客观存在的。对于40岁以上临床上无心绞痛症状而在平静时或运动后心电图示心肌缺血表现、心力衰竭或心律失常者,可能已有冠状动脉粥样硬化病变并引起明显狭窄,但由于目前不能普遍开展冠状动脉造影检查,冠心病的诊断不能完全肯定,所以,在临床上只能诊断为可疑冠心病,以利早期治疗。

冠 心 病
［世界卫生组织(WHO)　日内瓦］

明尼苏达心电图编码(Minnesota code)

一、Q/QS(有房室传导阻滞 6-4 或心室传导障碍 7-1 时不编入)

1-1-1：Ⅰ、Ⅱ、V$_{2\sim6}$任一导联,Q/R≥1/3 和 Q≥0.03 s。

1-1-2：aVL 导联,Q≥0.04 s 和 R≥3 mm。

1-1-3：空白。

1-1-4：Ⅲ导联,Q≥0.05 s 和 aVF 导联的 Q≥1 mm。

1-1-5：aVF 导联,Q≥0.05 s。

1-1-6：V$_{2\sim6}$任一导联,呈 QS 型且其右侧邻近导联存在 R 波。

1-1-7：V$_{1\sim4}$、V$_{1\sim5}$或 V$_{1\sim6}$,呈 QS 型。

1-2-1：Ⅰ、Ⅱ、V$_{2\sim6}$任一导联,Q/R≥1/3 和 Q≥0.02 s 但小于 0.03 s。

1-2-2：上述导联中任一导联,0.04 s>Q≥0.03 s。

1-2-3：Ⅱ导联,QS 型。

1-2-4：Ⅲ导联,0.05 s>Q≥0.04 s 和 aVF 导联的 Q≥1 mm。

1-2-5：aVF 导联,0.05 s>Q≥0.04 s。

1-2-6：Ⅲ或 aVF 导联,Q≥5 mm。

1-2-7：V$_{1\sim3}$,QS 型。

1-2-8：在任何一个 V$_{2\sim3}$、V$_{3\sim4}$、V$_{4\sim5}$、V$_{5\sim6}$之间,R 波降至≤2 mm(无编码 3-2、7-2 或 7-3)。

1-3-1：Ⅰ、Ⅱ、V$_{2\sim6}$任一导联,1/3>Q/R≥1/5 和 0.03 s>Q≥0.02 s。

1-3-2：V1、2导联,均是 QS 型(无 3-1 编码时)。

1-3-3：aVL 导联,0.04 s≥Q≥0.03 s 和 R≥3 mm。

1-3-4：Ⅲ导联,0.04 s>Q≥0.03 s 和 aVF 的 Q≥1 mm。

1-3-5：aVF 导联,0.04 s>Q≥0.03 s。

1-3-6：Ⅲ、aVF 导联,均是 QS 型。

二、QRS 电轴偏移(有房室传导阻滞 6-4,心室传导障碍 7-1、7-2、7-4,低电压 9-1 时不编入)

2-1:电轴左偏:Ⅰ、Ⅱ、Ⅲ导联 QRS 电轴-30°～-90°。

2-2：电轴右偏：Ⅰ、Ⅱ、Ⅲ导联 QRS 电轴＋120°～－150°。

2-3：电轴右偏：(不够 2-2 标准时)Ⅰ、Ⅱ、Ⅲ导联 QRS 电轴＋90°～＋119°。

2-4：极度电轴偏移(常为 S_1、S_2、S_3)：Ⅰ、Ⅱ、Ⅲ导联 QRS 电轴－90°～＋149°。

2-5：不能确定的电轴：电轴近乎 90°(Ⅰ、Ⅱ、Ⅲ导联 QRS 波代数和均为零或测量资料不一致)。

三、R 波高电压(有房室传导阻滞 6-4、心室传导阻滞 7-1、7-2、7-4 时不编入)

3-1：左侧：V_5 或 V_6 导联的 R＞26 mm，或Ⅰ、Ⅱ、Ⅲ、aVF 中任一导联 R＞20 mm，或 aVL 导联的 R＞12 mm。

3-2：右侧：V_1 导联的 R≥5 mm 和 R/S＞1，且其左侧邻近导联 R/S 比例减小(如 7-3 符合此标准时也编入)。

3-3：左侧：(不够 3-1 标准时)Ⅰ导联：20 mm＞R＞15 mm，或 R_{V_5} 或 $R_{V_6}＋R_{S_1}＞35$ mm。

四、ST 连接点(J)和 ST 段压低(有房室传导阻滞 6-4、心室传导阻滞 7-1、7-2、7-4 时不编入)

4-1：Ⅰ、Ⅱ、aVL、aVF、$V_{1～6}$ 任一导联，ST 连接点压低≥1 mm。

4-2：上述导联中任一导联，J 点压低≥0.5 mm，但不及 1 mm，ST 段是水平型或斜下型下垂(须同时编入 T 波)。

4-3：上述导联(不包括 aVF)中，J 点压低不及 0.5 mm，但 ST 段是斜下型下垂，ST 段或 T 波最低点超过基线 0.5 mm(须同时编入 T 波)。

4-4：上述导联(不包括 aVF)中，J 点压低≥1 mm，ST 段是斜上型或 U 型。

五、T 波(有房室传导阻滞 6-4、心室传导阻滞 7-1、7-2、7-4 时不编入)

5-1：Ⅰ、Ⅱ、$V_{2～6}$、aVL(R≥5 mm 时)、aVF(QRS 主波向上时)任一导联，T 波负向≥5 mm。

5-2：上述导联时，T 波负向或双向(正-负或负-正)深度＞1 mm，不及 5 mm。

5-3：上述导联中(不包括 V_2、aVF)，T 波平和负向或双向(负-正)，负向深度不及 1 mm。

5－4：上述导联中（不包括 V_2、aVF），当 R≥10 mm，T 波直立 T/R<1/20。

六、房室传导阻滞

6－1：任一导联，为完全性（三度）房室传导阻滞（间歇性或持续性）。

6－2：任一导联，为部分性（二度）房室传导阻滞。

6－3：Ⅰ、Ⅱ、Ⅲ、aVL、aVF 中任何一导联，PR（PQ）≥0.22 s。

6－4：预激综合征（W－P－W），Ⅰ、Ⅱ、aVL、$V_{4\sim6}$ 导中任一导联，PR（PQ）<0.12 s 和 QRS<0.12 s 和 R 峰距≥0.06 s。

6－5：短 PR 间期，Ⅰ、Ⅱ、Ⅲ、aVL、aVF 中任何两个导联，PR（PQ）≥0.12 s（无 8－6、8－7 时）。

七、心室传导障碍

7－1：完全性左束支阻滞（无 6－4 时），Ⅰ、Ⅱ、Ⅲ、aVL、aVF 中任一导联，QRS≥0.12 s 和 R 峰距≥0.06 s 且在 Ⅰ、Ⅱ、aVL、$V_{5\sim6}$ 导联中均无可编码的 Q 波。

7－2：完全性右束支阻滞（无 6－4 时），Ⅰ、Ⅱ、Ⅲ、aVL、aVF 中任一导联，QRS≥0.12 s 且在 $V_{1\sim2}$ 中，R′>R，或 R 峰距≥0.06 s。

7－3：不完全右束支阻滞：Ⅰ、Ⅱ、Ⅲ、aVL、aVF 导联中 QRS<0.12 s 且 V_1 或 V_2 导联中，R′>R（此项如同时符合 3－2 时，则编码为 3－2）。

7－4：室内阻滞（无 6－4，7－1，7－2），Ⅰ,Ⅱ、Ⅲ、aVL、aVF 导联中 QRS≥0.12 s。

7－5：V_1 或 V_2 导联，R>R′（不够 7－2、7－3 标准时）。

7－6：不完全左束支阻滞：QRS>0.10 s，但<0.12 s，且在 Ⅰ、aVL、V_5 或 V_6 导联中无可编码的 Q 波。

八、心律失常

8－0：有下列心律失常的任何组合时。

8－1：频发房性、结性、室性早搏（≥10%的记录心搏数）。

8－2：室性心动过速（>100 次/分）。

8－3：心房颤动或心房搏动。

8－4：室上性心动过速（>100 次/分）。

8－5：室性自主性节律。

8－6：房室结性节律（可达 100 次/分）：aVF 导联 P 倒置，且在 Ⅰ、Ⅱ、Ⅲ、aVL、aVF 中任何两个导联 PR≤0.12 s。

8－7：窦性心动过速（>100 次/分）。

8-8：窦性心动过缓（<50 次/分）。

8-9：上述未提及的心律失常。

九、其他

9-0：下述任何组合。

9-1：低电压，Ⅰ、Ⅱ、Ⅲ 导联 QRS 的峰的高度均<5 mm，或 $V_{1\sim6}$ 中均<10 mm。

9-2：Ⅰ、Ⅱ、aVL、aVF、V_5 或 V_6 导联中任一导联 ST 段上抬≥1 mm，或 $V_{1\sim4}$ 任一导联，QRS≥2 mm（无 6-4、7-1、7-2、7-4 时）。

9-3：Ⅱ、Ⅲ、aVF 中任一导联 P≥2.5 mm。

9-4-1：QRS 过渡带移至 V_3 导联的右侧（无 6-4、7-1、7-2、7-4 时）。

9-4-2：QRS 过渡带在 V_4 导联或其左侧（无 6-4、7-1、7-2、7-4 时）。

9-5：Ⅰ、Ⅱ、Ⅲ、aVL、aVF、$V_{1\sim6}$ 中任一导联，T>12 mm（无 6-4、7-1、7-2、7-4 时）。

9-6：由于基线漂移、噪声或记录中其他技术缺陷造成的可疑所见。

静息心电图的冠心病诊断标准

一、肯定心电图

编为 1-1、1-2+5-1 或 1-2+5-2、1-2，且有心绞痛症状者。心电图表现有较大的 Q 波，可以明确考虑为心肌梗死。

二、非常可能冠心病

无症状的 1-2，有心绞痛症状且编码为 4-1、5-1、5-2、6-1、6-2、7-1、7-2、7-4、8-3。此组表现为心绞痛症状和明显的心电图改变（显著的 ST-T 变化、二度～三度房室传导阻滞、室内阻滞和房颤），因此可考虑为冠心病心绞痛。

三、可能冠心病

1. 有 4-1、5-1、5-2、6-1、6-2、7-1、7-2、7-4 者，临床上无其他原因查出的，有心律失常或心力衰竭表现的慢性肺心病。

2. 以往有心肌梗死病史，检查时无心电图证据者。本组心电图有明显异常且有心律失常和心力衰竭，可能为冠心病的心律失常型或心衰型。

四、可疑冠心病

无症状的 1-3、4-1、5-1、5-2、6-1、6-2、7-1、7-2、7-4、8-3 以及 4-2,或 5-3 且有心绞痛症状者。

冠心病（临床指数诊断法）

冠心病判断：将患者的各项变异因素乘值乘以系数,然后相加,即得临床指数。以临床指数>100 作为诊断冠心病的标准。（表 4-3）

表 4-3　确定临床指数的变异因素及系数

变异因素		变异因素乘值	系数
年龄		岁数	0.7
性别		0=女性 1=男性	24.0
心绞痛史		0=非典型心绞痛 1=典型心绞痛 3=心肌梗死	16.0
休息时心电图		0=正常 1=ST-T 波异常 3=病理性 Q 波	2.0
亚极量 运动试验 心电图	二级梯 试验	0=阴性 1=不能确定 2=阳性(ST 压低≥0.5 mm) 3=阳性(ST 压低≥1.0 mm) 4=阳性(ST 压低≥2.0 mm)	14.0
	踏车试验	0=阴性 2=阳性(ST 压低≥1.0 mm)	
脂蛋白及血糖测定 心尖搏动图		0=正常 1=第Ⅱ型或第Ⅳ型高脂蛋白血症;葡萄糖耐量试验异常或餐后 2 h 血糖正常 2=脂蛋白及血糖均异常	16.0
心音图及颈动脉记图		0=正常 1=第三心音、第四心音或心尖搏动图异常;A 波;左心室喷射时间缩短 3=上述的综合	8.0

冠心病分型、分类、分级

一、临床分型

冠心病（Coronary atherosclerotic heart disease）是指由于冠状动脉粥样硬化使管腔狭窄或阻塞导致心肌缺血、缺氧的心脏病。本病有不同的临床特点，目前我国仍根据 1979 年 WHO 将本病分为 5 型。

1. 隐匿型或无症状性冠心病：无症状，但有心肌缺血心电图改变或放射性核素心肌显像改变。心肌无组织形态改变。

2. 心绞痛：有发作性胸骨后疼痛，为一时性心肌供血不足所引起，心肌多无组织形态改变。

3. 心肌梗死：症状严重，为冠状动脉阻塞、心肌急性缺血坏死所引起。

4. 缺血性心肌病：长期心肌缺血导致心肌逐渐纤维化，表现为心脏扩大、心力衰竭和（或）心律失常。

5. 猝死：突发心脏骤停而死亡，多为心脏局部发生电生理紊乱引起严重心律失常所致。

二、临床分类

近年临床提出两种综合征分类。

1. 急性冠脉综合征：是一组综合病征，包括不稳定性心绞痛、非 ST 段抬高性心肌梗死和 ST 段抬高性心肌梗死。

2. 慢性心肌缺血综合征：与急性冠脉综合征相对应，隐匿型或无症状性冠心病、稳定性心绞痛和缺血性心肌病等病征被列入。

三、TIMI 分级

选择性冠状动脉造影评价冠状动脉管腔狭窄程度采用 TIMI 分级标准。

选择性冠状动脉造影可显示冠状动脉粥样硬化病变部位。程度，是诊断冠心病最有价值的方法，被视为诊断冠心病的"金标准"。一般认为管腔狭窄 70%～75% 以上会严重影响冠状动脉心肌供血，管腔狭窄 50%～70% 有诊断冠心病意义。

0 级：无血流灌注，闭塞血管远端无血流。

Ⅰ级：造影剂部分通过，狭窄远端不能完全充盈。

Ⅱ级：狭窄远端能完全充盈，但显影慢，造影剂消除也慢。

Ⅲ级：冠状动脉能完全而且迅速充盈与消除，同正常冠状动脉血流。

冠心病发作的诊断标准

(世界卫生组织心血管病动态监测会)

本标准所用诊断分类与世界卫生组织心肌梗死登记所用者相同。诊断标准以世界卫生组织心血管病及高血压专家讨论会的第一次报告的附件为依据,该报告发表在明尼苏达编码之前,包括定性而不包括定量标准。心肌梗死诊断标准曾做了以下修订:①增添定量标准并参考了明尼苏达编码;②参考了美国心脏协会流行病学专题组正在制定中的"美国人群心肌梗死及脑卒中诊断标准";③包括慢性冠心病所致的死亡。

一、症状(在本次发作的初期)

1. **典型**:如有胸痛,其特征为:①发病已超过 20 min;②无明确的非心脏病病因。(注:采用其他临床特征,但它们并非经常出现,故不作为定义要求)

2. **不典型**

(1)有下列之一项或数项:①不典型的疼痛;②急性左心衰竭;③休克;④晕厥。

(2)除缺血性心脏病外无其他心脏病。

(3)无明确的非心脏病病因。

二、心电图

心电图分类应根据急性发作以后记录的所有心电图以及发作前的心电图(如果有的话)。

1. **确诊的心电图表现**:①在一系列记录中有诊断意义的 Q 波;和(或)②在 Q 波存在的情况下,损伤电流的演变持续 1 天以上(注:由于在许多病例中,首次心电图中已有诊断性 Q 波存在,故在诊断标准中要列出本项)。因此为了得到确定的诊断,必须根据 2 次或 3 次心电图进行判断,急性心肌梗死诊断要根据心电图变化的衍变(各组导联变化的出现或消失):前壁($V_1 \sim V_5$),侧壁(Ⅰ、aVL、V_6),下壁(Ⅱ、Ⅲ、aVF)。

(1)Q 波的发生和发展:Q 波的进展,从无到可疑或从可疑到确诊,需按操作手册的规定。①一次心电图记录中无 Q 或 QS 编码,继而出现有诊断性 Q 或 QS 编码的心电图(明尼苏达编码(以下简称编码,具体见本书第 149 页)1-1-1 至 1-2-5,加上 1-2-7);或②心电图记录有可疑的 Q 或 QS 编码(编码 1-2-8 或 1-3 中的任何一个)且无 ST 段明显压低,继之出现有诊断性 Q 编码加上

ST 段明显压低(编码 4-1 和 4-2);或③心电图有可疑 Q 波,且无 ST 段抬高,继之出现有诊断性 Q 编码,加上 ST 段抬高(编码 9-2);或④心电图有可疑 Q 波,且无 T 波深倒置,继之出现有诊断性 Q 编码,加上 T 波深倒置(编码 5-1 或 5-2);或⑤无 Q 编码,也无 4-1 或 4-2 编码继之出现可疑 Q 编码,加上 4-1 或 4-2 编码;或⑥无 Q 编码及 9-2 编码,继之出现可疑 Q 编码加上 9-2 编码;或⑦无 Q 编码,也无 5-1 或 5-2 编码,继之出现可疑 Q 编码,加上 5-1 或 5-2 编码。

(2)持续 1 天以上的损伤电流的衍变:持续 1 天以上的 ST 波段抬高(编码 9-2),以及在 3 次或更多的记录中 T 波从 5-0 进展至 5-3,再至 5-2,或从 5-3 至 5-2,再至 5-1。

2. 可疑为急性冠心病的心电图表现(持续 1 天以上的复极化改变的衍变,下列各项之一或一项以上)

(1)一次记录中无明显 ST 段压低,而其他记录中有明显 ST 段压低(编码 4-1);

(2)一次记录中无 ST 段抬高,而其他记录中有 ST 段明显抬高(编码 9-2);

(3)一次记录中无明显 T 波倒置,而其他记录中有时显 T 波倒置(编码 5-1 或 5-2)。

3. 非衍变性(缺血型)心电图衍变的表现(下列各项之一或一项以上)

(1)编码 1-1-1 至 1-2-5 或 1-2-7(Q 或 QS 型);

(2)编码 9-2(ST 段抬高),加上编码 5-1 或 5-2(T 波倒置);

(3)Q 或 QS 型编码 1-2-8 至 1-3-6;

(4)编码 4-1 至 4-3(ST 连接点 J 和 ST 段压低);

(5)编码 5-1 至 5-3;

(6)编码 9-2(ST 段抬高)。

4. 其他心电图表现:所有其他心电图表现(包括正常心电图)。

5. 无法编码的心电图。

6. 无心电图记录。

三、心肌酶学检查

在可能时,尽量采用适当的血清心肌酶学测定。由于各实验室情况不一,故不可能对测定方法和试剂进行标准化。每个中心应和当地实验室协作。规定所用测定方法和正常、可疑及不正常的标准范围。

1. 不正常:症状发作或住院 72 h 内至少有一次血清酶水平大于正常高限 2 倍以上。

2. 可疑:血清酶水平升高但不超过正常高限的 2 倍。

3. 非特异性:血清酶高于正常,但可用心肌梗死以外的原因解释者(如肝病、感染、除颤或手术后）。

4. 资料不完整：症状发作或住院 72 h 内未做酶检查。

5. 正常：在正常范围内。

四、尸检所见

1. 确诊：急性心肌梗死的证据为新鲜的心肌梗死和（或）近期冠状动脉闭塞（由于死前血栓形成，粥样斑块出血或栓子引起，指心脏肉眼可见的表现）。

2. 可疑：有慢性缺血性心脏病的表现，如陈旧性心肌梗死（瘢痕），一支或多支冠状动脉由于管壁粥样硬化引起的闭塞或严重狭窄（管腔减少 50％ 以上），而无心脏以外的致死性疾病存在。

3. 阴性：①大体检查无新鲜心肌梗死或冠状动脉近期闭塞；或②虽有慢性缺血性心脏病，但尚有心脏以外其他致死性疾病。

五、诊断分类

1. 确定的急性心肌梗死。

2. 可能的急性心肌梗死或冠心病死亡。

3. 缺血性心脏停搏复苏成功者，但不符合确定或可疑心肌梗死的诊断标准。

4. 不是急性心肌梗死或冠心病死亡。

5. 死亡病例，诊断资料不完整。

必须严格按照上述定义进行诊断分类。这里所用"确定"和"可能"急性心肌梗死诊断分类，不一定与临床医生所有的诊断一致，在冠心病急性发作的分析工作中，必须有严格的定义，各种诊断要求如下。

1. 确定的急性心肌梗死

（1）确定的心电图表现；

（2）症状典型或不典型，伴有可疑心电图表现及酶值不正常；

（3）症状典型，酶值不正常，伴有非缺血性衍变或无法编码的心电图或无心电图；

（4）死亡病例，不管是或不是猝死，尸检有肉眼可见的新鲜心肌梗死和（或）近期冠状动脉闭塞。

2. 可能的急性心肌梗死或冠心病死亡

（1）存活患者有典型症状，根据心电图和酶学检查结果不能归入第一类，但又无诊断其他疾病发作的证据；

（2）死亡病例，不管是或不是猝死（不能归为第一类者），临床或尸检均无其他致死原因的死亡：①有典型或不典型的症状；或②无典型或不典型的症状，但尸检见有慢性冠状动脉闭塞或狭窄或陈旧的心肌瘢痕；或③明确的慢性缺血性心脏病史,例如确定的或可能的心肌梗死或冠状动脉供血不足或心绞痛,而无瓣膜病或心肌病。

3. 缺血性心脏停搏复苏成功者而不符合确定的或可能的心肌梗死的诊断标准,并非由于医疗措施、电击、溺水或其他因继发于缺血性心脏病的原发性室颤造成的重大物理性损伤而引起的自发心脏停搏,而无瓣膜病、心肌病或其他严重疾病。

4. 非急性心肌梗死

(1) 存活患者(不属第一类):①可能的、非衍变的,其他不能编码的心电图或无心电图记录,无典型症状或酶升高;或②疾病发作已由其他诊断所解释。

(2) 死亡病例不管是或不是猝死,不属于第一类者,已作出了另一个诊断(临床的或尸检的)。

5. 死亡病例诊断资料不完整:未做尸检,无典型或不典型症状史,既往无慢性缺血性心脏病史以及无其他诊断者,存活病例不归入此类,但多数中心不需要这一分类。

动脉硬化性疾病

(日本动脉硬化学会 2002年)

见表 4-4。

表 4-4 动脉硬化性疾病诊断指南(日本动脉硬化学会,2002年)

患者分类			脂质管理目标值(mg/dl)				其他冠脉危险因子的管理		
类别	冠状动脉疾病*	LDL-C 以外的主要冠脉危险因子*	TC	LDL-C	HDL-C	TG	高血压	糖尿病	吸烟
A	无	0	<240	<160	≥40	<150	根据高血压学会指南管理	根据糖尿病学会指南管理	禁烟
B1	无	1	<220	<140					
B2	无	2							
B3	无	3	<200	<120					
B4	无	4 以上							
C	有	—	<180	<100					

*冠状动脉硬化病:指已确诊的心肌梗死、心绞痛。LDL-C 以外的主要危险因子:高龄(男性≥45 岁,女性≥55 岁)、高血压、糖尿病(含糖耐量异常)、吸烟、冠脉疾病家族史、低 LDL-C 血症(<40 mg/dl)。

原则上按 LDL－C 值评价，TC 值作参考。脂质管理先从改善生活习惯开始。合并脑梗死、闭塞性动脉硬化按 B4 处理。如有糖尿病，即使无其他危险因子亦按 B3 处理。家族性高胆固醇血症另作考虑。

右冠状动脉阻塞程度的分级

1. 0 级＝无狭窄。
2. 1 级＝管腔不规则。
3. 2 级＝25％～40％狭窄。
4. 3 级＝50％～70％狭窄。
5. 4 级＝75％～90％狭窄。
6. 5 级＝完全阻塞。

非 ST 段抬高型急性冠脉综合征

［美国心脏病学会/美国心脏病协会（ACC/AHA） 2002 年］

一、定义和诊断

非 ST 段抬高型急性冠脉综合征（NSTE－ACS）为斑块破裂、继发血栓形成导致冠状动脉血流动连续病程的一部分。它亦作为不稳定心绞痛和非 ST 段抬高型心肌梗死而为人所知。NSTE－ACS 是一个比较大的综合性术语，它包括了这两种情况。

NSTE－ACS 必须同 ST 段抬高型心肌梗死加以区别，因为它们的治疗截然不同。ST 段抬高型心肌梗死的典型特征是冠状动脉完全被血栓堵塞，通常需要立即进行再灌注治疗。与此相反，NSTE－ACS 通常为暂时性或不完全冠状动脉闭塞所致，可能需要或不需要血管再通治疗。当患者有心肌缺血临床证据，但心电图没有 ST 段抬高、后壁心肌梗死或新的左束支传导阻滞表现时应考虑 NSTE－ACS。

二、指南的修订

最新修订的 NSTE－ACS ACC/AHA 指南发表于 2002 年。这次修订强调了一些问题，包括：（1）早期危险分层；（2）进行早期介入治疗的新适应证；（3）阿司匹林和氯吡格雷的早期使用；（4）糖蛋白（Gp）Ⅱb/Ⅲa 抑制剂的使用，特别是进行经皮冠状动脉介入治疗(pecutaneous coronary intervention,PCI)或有高危因素的患者;(5) 低分子肝素(1owmolecular-weigh heparin,LMWH)的优先使用;以及(6) 降胆固醇治疗的早期应用。迄今,这些问题对 NSTE－ACS 患者的治疗依然非常重要,过去两年来已有更多的有助于明确它们作用的研究发表。

三、危险分层

危险判断是评估 NSTE－ACS 患者的必需步骤。虽然已有几种危险分层方法,但最常使用的为心肌梗死溶栓(thromblysis in myocardial infarction,TIMI)危险评分。此方法在一个同等权重量表将 7 个变量联合(表 4－5),根据计算的积分可以预测短期和长期的危险性。该法还有助于确定最可能从 GpⅡb/Ⅲa 抑制剂和早期介入治疗获益的患者。即使不计算 TIMI 危险评分,肌钙蛋白水平升高和 ST 段下降也有助于鉴别心血管(cardiovascular,CV)危险升高的个体。确定这些及其他重要的危险预测指标(如有血流动力学不稳定、心力衰竭症状和体征、肾功能不全、C 反应蛋白和心房钠尿肽升高)对 NSTE－ACS 患者的分层,对早期有益治疗措施的确定,特别有用。

表 4－5　TIMI 危险评分预测变量*

序号	评 分 条 件
1.	年龄＞65 岁
2.	3 个或 3 个以上冠状动脉疾病危险因素
3.	已知冠状动脉狭窄＞50％
4.	心电图 ST 段压低
5.	之前 24 h 内有 2 次或 2 次以上心绞痛发作
6.	之前 7 天内使用了阿司匹林
7.	血浆心脏生化指标升高

*摘自 Antman et al。

冠脉内血栓

（日本　横田千晶等）

冠状造影冠脉内血栓诊断标准如下。

1. 边缘模糊走行突然中断的完全闭塞。
2. 周边的轮廓由造影剂显示阴影缺损。冠脉内注射溶栓剂进行溶栓疗法后,冠脉狭窄程度得以改善,能符合上述任何一项标准者。

冠脉再狭窄定义

再狭窄是经皮穿刺冠状动脉扩张术(PTCA)后在原扩张位置上重新狭窄的现象,包括以下几条。

1. PTCA 后所获得扩张直径减少≥50％。
2. 狭窄程度比 PTCA 后即刻造影所见增加 30％。
3. PTCA 后即刻狭窄＜50％,而随访时狭窄＞50％。

PTCA 后的再狭窄
（美国卫生部国家心脏、肺、血液协会　1988 年）

美国卫生部国家心脏、肺、血液协会于 1988 年对 PTCA 后的再狭窄(RS)统一了以下 6 条标准。

1. 冠状动脉造影随访时发现狭窄增加 30％以上。
2. PTCA 后狭窄不到 50％,随访时狭窄大于 70％。
3. 冠状动脉造影随访时发现狭窄比 PTCA 前增加不到 10％。
4. PTCA 后的得益丧失 50％以上。
5. PTCA 后狭窄不到 50％,随访时狭窄大于或等于 50％。
6. 随访时最短直径比 PTCA 后减少 0.72 mm 以上。

冠脉病变分型
［美国循环学会/美国心脏病学会(ACC/AHA)］

ACC/AHA 将冠脉病变分为 A、B、C 3 种类型(表 4-6)。

表 4-6　冠脉病变 ABC 型病变特征

病变类型	特　征
A 型（成功率 85％以上,危险性小）	局限性病变(10 mm 以下)
	向心性病变
	病变近端冠脉无明显扭曲,较易到达病变部位

(续表)

病变类型	特 征
A 型（成功率 85% 以上，危险性小）	病变血管本身扭曲较小（<45°） 血管边缘光滑 轻度钙化或完全无钙化 不完全闭塞 非冠状动脉入口处病变 非分支处病变 病变无血栓参与
B 型（成功率 60% ～85%，危险性中等）	管状病变（10～20 mm） 偏心性病变 病变的向心端（近端）有中等程度的扭曲 病变处中等程度扭曲（45°～90°） 边缘不整齐 中度到高度钙化 3 个月以内的完全闭塞性病变 冠状动脉入口处病变 需要使用两根导引钢丝引导的分叉处病变 与血栓有关的病变
C 型（成功率 60% 以下，危险性较大）	弥漫性病变（2 cm 以上） 病变近端冠脉血管高度扭曲 高度扭曲性病变（90°以上） 3 个月以上的完全闭塞性病变 有重要分支，保护又较困难的病变 移植的冠状动脉静脉桥退化、变薄的病变

冠脉灌注的标准

（美国国家心脏、肺、血液中心 TIMI 研究组）

冠脉灌注的标准，即在溶栓治疗后 90 min 观察冠脉再灌注情况，其标准如下。

1. 0 级：无灌注。

2. 1 级：仅渗透而无灌注。

3. 2 级：部分灌注。

4. 3 级：完全灌注。

以 2 级及 3 级作为灌注成功的标准。

心 绞 痛 分 型

［世界卫生组织(WHO)］

WHO 在缺血性心脏病分类中制定的心绞痛分类标准如下。

1. 劳力性心绞痛(即典型心绞痛)。

2. 中间型冠脉综合征：是指介于心绞痛与心肌梗死之间的中间类型,在这一类型中尚包括变异性心绞痛及濒临梗死(是指胸痛比普通的心绞痛为重,持续时间长,且易发展为心肌梗死,但心电图及血液生化检查无明确心肌梗死的表现)。

心 绞 痛 分 型

(日本　上田英雄)

1. 劳力性心绞痛：指通常的典型心绞痛。

2. 安静型心绞痛：是指在安静休息时发作的心绞痛。

3. 不稳定型心绞痛：是指劳力性与安静性心绞痛合并存在,心绞痛发作频繁,时间延长,病情加重,故又称为难治性心绞痛。本类型也通用于中间型冠脉综合征的名称。

4. 变异型心绞痛：与前述变异型心绞痛相同。

慢性稳定性心绞痛

(中华医学会心血管病学分会、《中华心血管病杂志》编辑委员会)

引　　言

心绞痛是由于暂时性心肌缺血引起的以胸痛为主要特征的临床综合征,是冠状动脉粥样硬化性心脏病(冠心病)的最常见表现。通常见于冠状动脉至少一支主要分支管腔直径狭窄在 50％以上的患者,当体力或精神应激时,冠状动脉血流不能满足心肌代谢的需要,导致心肌缺血,而引起心绞痛发作,休息或含服硝酸甘油可缓解。

慢性稳定性心绞痛是指心绞痛发作的程度、频度、性质及诱发因素在数周内无显著变化的患者。心绞痛也可发生在瓣膜病(尤其主动脉瓣病变)、肥厚型心肌病和未控制的高血压以及甲状腺功能亢进、严重贫血等患者。冠状动脉"正常"者也可由于冠状动脉痉挛或内皮功能障碍等原因发生心绞痛。某些非心脏性疾病如食管、胸壁或肺部疾病也可引起类似心绞痛的症状,临床上需注意鉴别。

为了协助广大临床医师在临床实践中更好地运用基于循证医学的诊断、治疗和预防策略及方法,中华医学会心血管病学分会和《中华心血管病杂志》编辑委员会组成专家组制订了慢性稳定性心绞痛诊疗指南。本指南是在收集循证医学证据基础上,参考国外广泛采用的指南,如美国心脏病学会(ACC)/美国心脏协会(AHA)2002 年修订的指南、美国内科医师学院(ACP)2004 年指南和 2006年欧洲心脏病学会(ESC)指南,结合我国实际情况制订的。目的在于为临床医师提供一个在一般情况下适于大多数患者的诊疗策略,从而规范慢性稳定性心绞痛的诊断、治疗和预防。

为了便于读者了解某一诊疗措施的价值或意义,本指南对适应证的建议,以国际通用的方式表达如下:

Ⅰ类:已证实和(或)一致公认某诊疗措施有益、有用和有效。

Ⅱ类:某诊疗措施的有用性和有效性的证据尚有矛盾或存在不同观点。

Ⅱa类:有关证据和(或)观点倾向于有用和有效。

Ⅱb类:有关证据和(或)观点尚不能充分说明有用和有效。

Ⅲ类:已证实和(或)一致公认某诊疗措施无用和无效并在有些病例可能有害,不推荐应用。

对证据来源的水平表达如下:

证据水平 A:资料来源于多项随机临床试验或汇总分析。

证据水平 B:资料来源于单项随机临床试验或多项非随机试验。

证据水平 C:专家共识和(或)小型试验结果。

诊断和危险分层的评价

胸痛患者应根据年龄、性别、心血管危险因素、疼痛的特点来估计冠心病的可能性,并依据病史、体格检查、相关的无创检查及有创检查结果作出诊断及分层危险的评价。

一、病史及体格检查

1. 病史：对胸痛患者的评估，病史是最重要的第一步，医生需详细了解胸痛的特征，包括如下几个方面：(1)部位：典型的心绞痛部位是在胸骨后或左前胸，范围常不局限，可以放射到颈部、咽部、颌部、上腹部、肩背部、左臂及左手指内侧，也可以放射至其他部位，心绞痛还可以发生在胸部以外如上腹部、咽部、颈部等。每次心绞痛发作部位往往是相似的。(2)性质：常呈紧缩感、绞榨感、压迫感、烧灼感、胸憋、胸闷或有窒息感、沉重感，有的患者只述为胸部不适，主观感觉个体差异较大，但一般不会是针刺样疼痛，有的表现为乏力、气短。(3)持续时间：呈阵发性发作，持续数分钟，一般不会超过 10 min，也不会转瞬即逝或持续数小时。(4)诱发因素及缓解方式：慢性稳定性心绞痛的发作与劳力或情绪激动有关，如走快路、爬坡时诱发，停下休息即可缓解，多发生在劳力当时而不是之后。舌下含服硝酸甘油可在2～5 min 内迅速缓解症状。

在收集与胸痛相关的病史后，还应了解冠心病相关的危险因素：如吸烟、高脂血症、高血压、糖尿病、肥胖、早发冠心病家族史等。

心绞痛严重度的分级参照加拿大心血管学会(CCS)心绞痛严重度分级(表4-7)。

表4-7 加拿大心血管学会(CCS)心绞痛严重度分级

分级	特 点
Ⅰ级	一般体力活动不引起心绞痛，例如行走和上楼，但紧张、快速或持续用力可引起心绞痛的发作
Ⅱ级	日常体力活动稍受限制，快步行走或上楼、登高、饭后行走或上楼、寒冷或风中行走、情绪激动可发作心绞痛或仅在睡醒后数小时内发作。在正常情况下以一般速度平地步行 200 m 以上或登一层以上的楼梯受限
Ⅲ级	日常体力活动明显受限，在正常情况下以一般速度平地步行 100～200 m 或登一层楼梯时可发作心绞痛
Ⅳ级	轻微活动或休息时即可出现心绞痛症状

注：此表引自 ACC/AHA/ACP-ASIM 慢性稳定性心绞痛处理指南。

2. 体格检查：稳定性心绞痛体检常无明显异常，心绞痛发作时可有心率增快、血压升高、焦虑、出汗，有时可闻及第四心音、第三心音或奔马律，或出现心尖部收缩期杂音，第二心音逆分裂，偶闻双肺底啰音。体检尚能发现其他相关情况，如心脏瓣膜病、心肌病等非冠状动脉粥样硬化性疾病，也可发现高血压、脂质代谢障碍所致的黄色瘤等危险因素，颈动脉杂音或周围血管病变有助于动脉粥样硬化的诊断。体检尚需注意肥胖(体重指数及腰围)，以助了解有无代谢综合征。

二、基本实验室检查

1. 了解冠心病危险因素：空腹血糖、血脂检查，包括 TC、HDL－C、LDL－C 及 TG。必要时查糖耐量试验。

2. 了解有无贫血（可能诱发心绞痛）：血红蛋白。

3. 甲状腺：必要时检查甲状腺功能。

4. 行尿常规、肝肾功能、电解质、肝炎相关抗原、人类免疫缺陷病毒（HIV）检查及梅毒血清试验，需在冠状动脉造影前进行。

5. 胸痛较明显患者，需查血心肌肌钙蛋白（cTnT 或 cTnI）、肌酸激酶（CK）及同工酶（CK－MB），以与急性冠状动脉综合征相鉴别。

三、心电图检查

1. 所有胸痛患者均应行静息心电图检查。

2. 在胸痛发作时争取心电图检查，缓解后立即复查。

静息心电图正常不能除外冠心病心绞痛，但如果有 ST－T 改变符合心肌缺血时，特别是在疼痛发作时检出，则支持心绞痛的诊断。心电图显示陈旧性心肌梗死时，则心绞痛可能性增加。静息心电图有 ST 段压低或 T 波倒置但胸痛发作时呈"假性正常化"，也有利于冠心病心绞痛的诊断。24 h 动态心电图表现如有与症状相一致的 ST－T 变化，则对诊断有参考价值。

静息心电图 ST－T 改变要注意相关鉴别诊断。

静息心电图无明显异常者需进行心电图负荷试验。

四、胸部 X 线检查

胸部 X 线检查对稳定性心绞痛并无诊断性意义，一般情况都是正常的，但有助于了解心肺疾病的情况，如有无充血性心力衰竭、心脏瓣膜病、心包疾病等。

五、超声心动图、核素心室造影

对疑有慢性稳定性心绞痛患者行超声心动图或核素心室造影的建议。

Ⅰ类：

（1）有收缩期杂音，提示主动脉瓣狭窄、二尖瓣反流或肥厚型心肌病的患者。

（2）评价有陈旧性心肌梗死、病理性 Q 波，症状或体征提示有心力衰竭或复杂心律失常患者的左心室功能。可根据左心室功能进行危险分层。

（3）对有心肌梗死病史或心电图异常 Q 波者评价左心室节段性室壁运动异常，无心肌梗死病史者非缺血时常无异常，但缺血发作 30 分钟内可观察到局部收缩性室壁运动异常，并可评估心肌缺血范围。

Ⅱb类：

超声心动图可用于有喀喇音或杂音诊断为二尖瓣脱垂的患者。

Ⅲ类：

心电图正常、无心肌梗死病史，无症状或体征提示有心力衰竭，若只为心绞痛诊断则无必要行超声心动图或核素心室造影检查。

六、负荷试验

对有症状的患者，各种负荷试验有助于慢性稳定性心绞痛的诊断及危险分层。但必须配备严密的监测及抢救设备。

（一）心电图运动试验

1. 适应证

Ⅰ类：

（1）有心绞痛症状怀疑冠心病，可进行运动，静息心电图无明显异常的患者，为诊断目的。

（2）确定稳定性冠心病的患者心绞痛症状明显改变者。

Ⅱa类：

血管重建治疗后症状明显复发者。

2. 运动试验禁忌证：急性心肌梗死早期、未稳定的急性冠状动脉综合征、未控制的严重心律失常或高度房室传导阻滞、未控制的心力衰竭、急性肺动脉栓塞或肺梗死、主动脉夹层、已知左冠状动脉主干狭窄、重度主动脉瓣狭窄、肥厚型梗阻性心肌病、严重高血压、活动性心肌炎、心包炎、电解质异常等。

3. 方案：采用 Bruce 方案，运动试验的阳性标准为运动中出现典型心绞痛，运动中或运动后出现 ST 段水平或下斜型下降≥1 mm（J 点后 60～80 ms），或运动中出现血压下降者。

4. 需终止运动试验的情况：有下列情况一项者需终止运动试验：①出现明显症状（如胸痛、乏力、气短、跛行）；症状伴有意义的 ST 段变化。②ST 段明显压低（压低＞2 mm 为终止运动相对指征；≥4 mm 为终止运动绝对指征）。③ST 段抬高≥1 mm。④出现有意义的心律失常；收缩压持续降低＞10 mmHg（1 mmHg＝0.133 kPa）或血压明显升高（收缩压＞250 mmHg 或舒张压＞115 mmHg）。⑤已达目标心率者。

5. 危险分层：运动试验不仅可检出心肌缺血，提供诊断信息，而且可以检测缺血阈值，估测缺血范围及严重程度。

Duke 活动平板评分是一项经过验证的，根据运动时间、ST 段压低和运动中心绞痛程度来进行危险分层的指标。

Duke 评分＝运动时间（min）－5×ST 段下降（mm）－（4×心绞痛指数）

心绞痛指数：0：运动中无心绞痛；1：运动中有心绞痛；2：因心绞痛需终止运动试验。

Duke 评分：≥5 分低危，1 年病死率 0.25%；－10 至＋4 分中危，1 年病死率 1.25%；≤－11 分高危，1 年病死率 5.25%。75 岁以上老年人，Duke 计分可能会受影响。

6. 下列情况不宜行心电图运动试验或运动试验难以评定：静息心电图 ST 段下降＞1 mm、完全性左束支传导阻滞（LBBB）、预激综合征、室性起搏心律及正在服用地高辛的患者。

（二）负荷超声心动图、核素负荷试验（心肌负荷显像）

1. 运动负荷超声心动图或核素负荷试验的建议。

Ⅰ类：

（1）静息心电图异常、LBBB、ST 段下降＞1 min、起搏心律、预激综合征等患者心电图运动试验难以精确评估者；

（2）心电图运动试验不能下结论，而冠状动脉疾病可能性较大者；

（3）确诊的稳定性冠心病患者用于危险分层。

Ⅱa 类：

（1）既往血管重建（PCI 或 CABG）患者，症状复发，需了解缺血部位者；

（2）在有条件的情况下可替代心电图运动试验；

（3）非典型胸痛，而冠心病可能性较低者，如女性，可替代心电图运动试验；

（4）评价冠状动脉造影临界病变的功能严重程度；

（5）已行冠状动脉造影、计划行血管重建治疗，需了解心肌缺血部位者。

2. 药物负荷试验：包括双嘧达莫、腺苷或多巴酚丁胺药物负荷试验，用于不能运动的患者。

Ⅰ类、Ⅱa 类适应证同运动负荷超声心动图或核素负荷试验。如负荷试验阴性者，冠心病可能性较低，已知有冠心病者负荷试验正常则是低危患者，随后的心血管事件的发生率也较低。

七、多层 CT 或电子束 CT 检查

多层 CT 或电子束 CT 平扫可检出冠状动脉钙化并进行积分。人群研究显示钙化与冠状动脉病变的高危人群相联系，但钙化程度与冠状动脉狭窄程度却并不相关。因此，不推荐将钙化积分常规用于心绞痛患者的诊断评价。

CT 造影为显示冠状动脉病变及形态的无创检查方法。有较高阴性预测价值，若 CT 冠状动脉造影未见狭窄病变，一般可不进行有创检查。但 CT 冠状动

脉造影对狭窄病变及程度的判断仍有一定限度，特别当钙化存在时会显著影响狭窄程度的判断，而钙化在冠心病患者中相当普遍，因此，仅能作为参考。

八、有创性检查

冠状动脉造影术：对心绞痛或可疑心绞痛患者，可以明确诊断及血管病变情况并决定治疗策略及预后。为诊断及危险分层进行冠状动脉造影的适应证如下。

Ⅰ类：

（1）严重稳定性心绞痛（CCS 分级 3 级或以上者），特别是药物治疗不能很好缓解症状者（证据水平 B）。

（2）无创方法评价为高危的患者，不论心绞痛严重程度如何（证据水平 B）。

（3）心脏停搏存活者（证据水平 B）。

（4）患者有严重的室性心律失常（证据水平 C）。

（5）血管重建（PCI，CABG）的患者有早期中等或严重的心绞痛复发（证据水平 C）。

（6）伴有慢性心力衰竭或左心室射血分数（LVEF）明显减低的心绞痛患者（证据水平 C）。

（7）无创评价属中-高危的心绞痛患者需考虑大的非心脏手术时，尤其是血管手术时（如主动脉瘤修复，颈动脉内膜剥脱术，股动脉搭桥等）。

Ⅱa 类：

（1）无创检查不能下结论；或冠心病中-高危者，但不同的无创检查结论不一致（证据水平 C）。

（2）对预后有重要意义的部位 PCI 后有再狭窄高危的患者（证据水平 C）。

（3）特殊职业人群必须确诊者，如飞行员、运动员等（证据水平 C）。

（4）怀疑冠状动脉痉挛需行激发试验者（证据水平 C）。

Ⅱb 类：

轻-中度心绞痛（CCS 1～2 级）患者，心功能好、无创检查非高危患者（证据水平 C）。

Ⅲ类（不推荐行冠状动脉造影）：

严重肾功能不全、造影剂过敏、精神异常不能合作者或合并其他严重疾病，血管造影的得益低于风险者。

有创的血管造影至今仍是临床上评价冠状动脉粥样硬化和相对较为少见的非冠状动脉粥样硬化性疾病所引起的心绞痛的最精确的检查方法。经血管造影评价冠状动脉和左心室功能也是目前评价患者的长期预后的最重要的预测因素。目前常用的对血管病变评估的方法是将冠状动脉病变分为 1、2、3 支病变或左主干病变。

对糖尿病、＞65 岁老年患者、年龄＞55 岁女性的胸痛患者冠状动脉造影更有价值。

血管内超声检查可较为精确地了解冠状动脉腔径,血管腔内及血管壁粥样硬化病变情况,指导介入治疗操作并评价介入治疗效果,但不是一线的检查方法,只在特殊的临床情况及为科研目的而进行。

九、稳定性心绞痛的危险分层

危险分层可根据临床评估、对负荷试验的反应、左心室功能及冠状动脉造影显示的病变情况综合判断。

1. 临床评估:根据病史、症状、体格检查、心电图及实验室检查可为预后提供重要信息;典型的心绞痛是主要的预后因子,与冠状动脉病变的程度相关。有外周血管疾病、心力衰竭者预后不良,易增加心血管事件的危险性。心电图有陈旧性心肌梗死、完全性 LBBB、左心室肥厚、二～三度房室传导阻滞、心房颤动、分支阻滞者,发生心血管事件的危险性也增高。

2. 负荷试验:运动心电图可以以 Duke 活动平板评分来评估其危险性。运动早期出现阳性(ST 段压低＞1 mm)预示高危患者;而运动试验能坚持进行是低危患者。超声负荷试验有很好的阴性预测价值,每年病死率或心肌梗死发生率＜0.5％。而静息时室壁运动异常、运动引发更严重的异常是高危患者。

核素检查也是主要的无创危险分层手段,运动时心肌灌注正常则预后良好,心脏性猝死、每年心肌梗死的发生率＜1％,与正常人群相似;相反,运动灌注异常常伴有严重的冠心病,预示高危患者,每年病死率＞3％,应该做冠状动脉造影及血管重建治疗。

3. 左心室功能进行危险分层:左心室功能是长期生存率的预测因子,LVEF＜35％的患者病死率＞3％/年。男性稳定性心绞痛及有 3 支血管病变,心功能正常者 5 年存活率 93％;心功能减退者则是 58％。因此心功能可以作为稳定性心绞痛患者危险分层的评估指标。

4. 冠状动脉造影:冠状动脉造影是重要预后的预测指标,最简单、最广泛应用的分类方法为单支、双支、3 支病变或左主干病变。CASS 注册登记资料显示正常冠状动脉 12 年的存活率 91％,单支病变 74％,双支病变 59％,3 支病变 50％,左主干病变预后不良。左前降支近端病变也能降低存活率,但血管重建可以降低病死率。

稳定型心绞痛(疗效判断标准)

1. 治愈标准:经冠脉造影并作冠脉旁路移植术或 PTCA 后,症状消失,休息时心电图恢复正常,或运动试验转阴。

2. 好转标准：经内科或外科治疗后疼痛缓解，发作次数明显减少。

3. 无效标准：经内科或外科治疗后疼痛发作次数无明显减少。

不稳定型心绞痛
（Bashour et al）

不稳定型心绞痛（UAP）是具有不同于急性心肌梗死（AMI）及稳定型心绞痛（SAP）特点的一组冠心病临床类型。近年来国外较多的学者认为：采用"不稳定型心肌缺血"（unstable myocardial ischemia，UMI）一词更为适宜，临床含义亦更为广泛。Bashour 等认为至少包括以下 5 类临床综合征。

1. 进行性（或增剧型）心绞痛，特别是新近发作者。

2. 静息心绞痛（变异型心绞痛是静息心绞痛的一种特殊类型）。

3. 心肌梗死（MI）后心绞痛。

4. MI 前后无痛性心肌缺血。

5. 非 Q 波型 MI。

引自

Bashour TT，Myler，RK，Andrease GE et al. 1988. Current concepts in unstable myocardial ischemia. Am Heart J,115：850.

不稳定型心绞痛
（Ambrose et al）

1. 临床上有新发生的低工作负荷或休息时心绞痛，或心绞痛加重。

2. 心电图（ECG）显示胸痛时短暂的 ST－T 改变，无新的 Q 波。

3. CK 总活力正常或正常值的 2 倍以下。

不稳定型心绞痛
［美国心脏病学会（AHA）］

不稳定型心绞痛指胸痛发生在入院前 3 周以内，最后一次胸痛发作在入院前 1 周，并且心电图上无新的心肌梗死表现或无心肌酶上升者。

1. 初发劳力性心绞痛（new angina of effort）：新出现的劳累时胸痛发作，至少有 6 个月无症状后再发的胸痛。

2. 恶化劳力性心绞痛（changing pattern）：在稳定的劳力性心绞痛基础上，胸痛发作的频率及强度增加，持续时间延长，易被诱发，出现放射痛。一般舌下含服硝酸甘油反应变差。

3. 初发安静型心绞痛（new angina at rest）：安静时胸痛发作，持续 15 min 以上，硝酸甘油含服无效。胸痛时常伴一过性 ST 段改变（上移或下移）或伴有 T 波倒置。

不稳定型心绞痛
（Fulton）

Fulton 对不稳定型心绞痛定义如下。

1. 4 周内初发的心肌缺血性胸痛。

2. 一段无症状期后再发的 4 周内的胸痛。

3. 胸痛的强度和频率在 4 周内恶化者。

不稳定型心绞痛
（Conti et al）

Conti 等对不稳定型心绞痛定义如下。

1. 新近出现的劳力性心绞痛。

2. 发作频率、强度增加的劳力性心绞痛。

3. 安静型心绞痛 3 种类型。

不稳定型心绞痛
（日本国立循环器病中心）

当有必要入院治疗时，须对心绞痛作出判断。如胸痛发作时，血清 CPK 值不超过正常的 2 倍，但能满足以下标准者，不论是不是劳力性心绞痛、安静型心绞痛，均可判定为不稳定型心绞痛。

1. 初发型：入院前 1 个月内发生过心绞痛。

2. 复发型：在 6 个月以上的缓解期之后复发的心绞痛。

3. 恶化型：入院前约 1 个月以内，心绞痛恶化。

4. 入院后恶化型：虽入院时未满足上述标准，但入院后心绞痛加重。

5. 梗死后型（梗死后早期心绞痛）：心肌梗死发病后 24 h 至 1 个月内未出现心绞痛，血清 CPK 未再度上升者。

不稳定型心绞痛

（中华医学会心血管病学分会、《中华心血管病杂志》编辑委员会）

本文的目的是为临床医师提供正确诊断和有效治疗的一些基本原则。这些原则包括：明确哪些治疗是经临床验证有效应常规采用的治疗；哪些治疗是有限定条件，非常规使用，需经临床医师研判后才能采用的治疗；哪些治疗已被临床研究证实为无效甚至有害。

一、不稳定型心绞痛的定义和分型

不稳定型心绞痛（UAP）是指介于稳定型心绞痛和急性心肌梗死（AMI）之间的一组临床心绞痛综合征。其中包括如下亚型：（1）初发劳力性心绞痛：病程在 2 个月内新发生的心绞痛（从无心绞痛或有心绞痛病史但在近半年内未发作过心绞痛）。（2）恶化劳力性心绞痛：病情突然加重，表现为胸痛发作次数增加，持续时间延长，诱发心绞痛的活动阈值明显减低，按加拿大心脏病学会劳力性心绞痛分级（CCSC I-IV）加重 1 级以上，并至少达到III级（表 4－8），硝酸甘油缓解症状的作用减弱，病程在 2 个月之内。（3）静息心绞痛：心绞痛发生在休息或安静状态，发作持续时间相对较长，含硝酸甘油效果欠佳，病程在 1 个月内。（4）梗死后心绞痛：指 AMI 发病 24 h 后至 1 个月内发生的心绞痛。（5）变异型心绞痛：休息或一般活动时发生的心绞痛，发作时心电图显示 ST 段暂时性抬高。

表 4－8　加拿大心脏病学会的劳力性心绞痛分级标准（CCSC）

分级	特　　　点
I 级	一般日常生活例如走路、登楼梯不引起心绞痛，心绞痛发生在剧烈、速度快或长时间的体力活动或运动时
II 级	日常活动轻度受限。心绞痛发生在快步行走、登楼梯、餐后行走、冷空气中行走、逆风行走或情绪波动后活动
III 级	日常活动明显受限，心绞痛发生在平路一般速度行走时
IV 级	轻微活动即可诱发心绞痛，患者不能作任何体力活动，但休息时无心绞痛发作

二、不稳定型心绞痛的诊断

在作出 UAP 诊断之前需注意以下几点：（1）UAP 的诊断应根据心绞痛发作的性质、特点、发作时体征和发作时心电图改变以及冠心病危险因素等，结合临床综合判断，以提高诊断的准确性。（2）心绞痛发作时，心电图 ST 段抬高和压低的动态变化最具诊断价值，应及时记录发作时和症状缓解后的心电图，动态 ST 段水平型或下斜型压低≥1 mm 或 ST 段抬高（肢体导联≥1 mm，胸导联≥2 mm）有诊断意义。若发作时倒置的 T 波呈伪性改变（假正常化），发作后 T 波恢复原倒置状态；或以前心电图正常者近期内出现心前区多导联 T 波深倒，在排除非 Q 波性 AMI 后结合临床也应考虑 UAP 的诊断。当发作时心电图显示 ST 段压低≥0.5 mm 但<1 mm 时，仍需高度怀疑患本病。（3）UAP 急性期应避免作任何形式的负荷试验，这些检查宜放在病情稳定后进行。

三、不稳定型心绞痛危险度分层

目前，国际上无统一的 UAP 危险度分层，本文参考 1989 年 Braunwald UAP 分类结合我国情况作出以下分层。

患者病情严重性的判断主要依据心脏病病史、体征和心电图，特别是发作时的心电图。病史中的关键点是 1 个月来的心绞痛发作频次，尤其是近 1 周的发作情况。其内容应包括：（1）活动耐量降低的程度。（2）发作持续时间和严重性加重情况。（3）是否在原劳力性心绞痛基础上近期出现静息心绞痛。根据心绞痛发作状况，发作时 ST 段压低程度以及发作时患者的一些特殊体征变化可将 UAP 患者分为高、中、低危险组（表 4-9）。

表 4-9　不稳定型心绞痛临床危险度分层*

组别	心绞痛类型	发作时 ST↓幅度	持续时间	肌钙蛋白 T 或 I
低危险组	初发、恶化劳力性，无静息时发作	≤1 mm	<20 min	正常
中危险组	A：1 个月内出现的静息心绞痛，但 48 h 内无发作者（多数由劳力性心绞痛进展而来） B：梗死后心绞痛	>1 mm	<20 min	正常或轻度升高
高危险组	A：48 h 内反复发作静息心绞痛 B：梗死后心绞痛	>1 mm	>20 min	升高

*①陈旧性心肌梗死患者其危险度分层上调一级，若心绞痛是由非梗死区缺血所致时，应视为高危险组；②左心室射血分数（LVEF）<40%，应视为高危险组；③若心绞痛发作时并发左心功能不全、二尖瓣反流、严重心律失常或低血压（SBP≤90 mmHg），应视为高危险组；④当横向指标不一致时，按危险度高的指标归类。例如，心绞痛类型为低危险组，但心绞痛发作时 ST 段压低>1 mm，应归入中危险组。

四、不稳定型心绞痛的非创伤性检查

非创伤性检查的目的是为了判断患者病情的严重性及近、远期预后。项目包括踏车、活动平板、运动同位素心肌灌注扫描和药物负荷试验等。

1. 对于低危险组的 UAP 患者病情稳定 1 周以上可考虑行运动试验检查，若诱发心肌缺血的运动量超过 Bruce Ⅲ 级或 6 代谢当量（METs），可采用内科保守治疗；若低于上述的活动量即诱发心绞痛，则需做冠状动脉造影检查，以决定是否行介入性治疗或外科手术治疗。

2. 对于中危和高危险组的患者在急性期的 1 周内应避免做负荷试验，病情稳定后可考虑行症状限制性运动试验。如果已有心电图的缺血证据，病情稳定，也可直接行冠状动脉造影检查。

3. 非创伤性检查的价值：（1）决定冠状动脉单支临界性病变是否需要作介入性治疗。（2）明确缺血相关血管，为血运重建治疗提供依据。（3）提供是否有存活心肌的证据。（4）作为经皮腔内冠状动脉成形术（PTCA）后判断有否再狭窄的重要对比资料。

五、冠状动脉造影检查

在冠心病的诊断和治疗中，冠状动脉造影是最重要的检查手段，对于中危和高危险组的 UAP 患者，若条件允许，应做冠状动脉造影检查，其目的是为了明确病变情况及指导治疗。UAP 患者具有以下情况时应视为冠状动脉造影的强适应证：（1）近期内心绞痛反复发作，胸痛持续时间较长，药物治疗效果不满意者可考虑及时行冠状动脉造影，以决定是否急诊介入性治疗或急诊冠状动脉旁路移植术（CABG）。（2）原有劳力性心绞痛近期内突然出现休息时频繁发作者。（3）近期活动耐量明显减低，特别是低于 Bruce Ⅱ 级或 4 METs 者。（4）梗死后心绞痛。（5）原有陈旧性心肌梗死，近期出现由非梗死区缺血所致的劳力性心绞痛。（6）严重心律失常、LVEF＜40％或充血性心力衰竭。

特重型不稳定型心绞痛
（日本　南野隆三等）

不稳定型心绞痛具有以下情况属特重型。

1. 心绞痛一日发作 3 次以上，持续 3 天以上的频繁发作型。

2. 一次发作持续 20 min 以上的迁延型（濒临梗死）。

顽固性心绞痛

所谓顽固性心绞痛，往往指心绞痛的疼痛严重程度超过典型心绞痛，历时更长（可超过 15～30 min），常伴血压下降或升高，患者常有面色苍白、出冷汗，单纯舌下含服硝酸甘油常难以缓解，即使暂时缓解后又易发作。从心绞痛分类来看，顽固性心绞痛属高危期不稳定型心绞痛，常包括以下几种类型心绞痛：原属稳定型心绞痛变为恶化性心绞痛、心肌梗死（心梗）前心绞痛、初发型心绞痛、自发性心绞痛，尤其是变异性心绞痛、心梗后心绞痛以及急性冠脉综合征中的严重心绞痛，甚至有人将伴有少量心肌坏死（常规心电图和心肌酶学尚难定心梗者）的无 Q 波性心肌梗死也包括在内。因此，在顽固性心绞痛发作时其心电图可表现为比通常心绞痛发作时 ST 压得更低或抬得更高，持续时间更长，但不出现病理性 Q 波。心肌酶学及心肌肌钙蛋白检查虽未达到诊断心肌梗死的水平，但可有轻度升高，表明心肌有严重缺血、损伤，且有可能伴有少量心肌坏死。从治疗角度而言，顽固性心绞痛通常是指按常规内科治疗，包括硝酸酯类、钙离子拮抗剂和 β 受体阻滞剂均难以控制的心绞痛，即难治性心绞痛。由此可见，顽固性心绞痛往往是冠脉病变加重和急剧恶化的一种表现，遇此情况应及时入院诊治，以免发生急性心肌梗死、猝死等急性冠脉事件。

不稳定型心绞痛分型

（Braunwald　1989 年）

不稳定型心绞痛按治疗情况分成 3 个亚组（表 4 - 10）。

1. 未治疗。

2. 慢性稳定型心绞痛在治疗中。

3. 最大限度给予抗心绞痛药（包括硝酸甘油静脉给药）。

3 种分类分别附记 1、2、3。

更进一步按胸痛时是否伴有一过性 ST - T 改变分为两组。在分类为 Ⅱ、Ⅲ 级中包括着分类为 Ⅰ 级的症状。

表 4 - 10　不稳定型心绞痛分类

胸痛严重程度的分级(class)	临床状况		
	A. 存在心外因素使心肌缺血加重(继发性不稳定型心绞痛)	B. 无心外因素下发作(原发性不稳定型心绞痛)	C. 急性心肌梗死后2周后发作(梗死后不稳定型心绞痛)
Ⅰ. 初发的严重胸痛或恶化型心绞痛无安静时胸痛	ⅠA	ⅠB	ⅠC
Ⅱ. 1个月内的安静型心绞痛,但48 h内无发作(亚急性)	ⅡA	ⅡB	ⅡC
Ⅲ. 48 h 内的安静型心绞痛(急性)	ⅢA	ⅢB	ⅢC

不稳定型心绞痛分型

(日本　大石史弘等)

1. 初发型心绞痛(angina of new onset):1 个月内初发重症型劳力性心绞痛或安静型心绞痛。

2. 恶化劳力性心绞痛(worsening effort angina):稳定型心绞痛 1 个月内胸痛的频率、持续时间、强度均加重者。

3. 重症安静型心绞痛(severe angina at rest):安静型心绞痛 1 个月内发作持续时间长,硝酸甘油效果差(含服 5 min 以上症状不缓解)或与以前发作的时间对比有变化者。

根据发作时治疗状况进一步细分类:

(1) 未治疗。

(2) 行一般稳定型心绞痛的内服药治疗。

(3) 包括硝酸甘油静脉注射的抗心绞痛药的最大限度治疗。

不稳定型心绞痛分型

(Pierre Theroux)

1. 临床表现

(1) 恶化型心绞痛(crescendo angina);

(2) 急性冠脉功能不全(acute coronary insufficiency);

（3）无 Q 波心肌梗死(non－Q wave myocardical infarction)；

（4）变异型心绞痛(prinzmetal's variant angina)。

2．临床背景

（1）无既往病史；

（2）有稳定型心绞痛病史；

（3）心梗后不稳定型心绞痛；

（4）搭桥术后不稳定型心绞痛；

（5）冠脉成形术后心绞痛。

不稳定型心绞痛分型

（全国 UAP 诊治研讨会　1994 年）

（1）初发劳力性心绞痛：近 1 个月内发作的劳力性心绞痛；

（2）恶化劳力性心绞痛：劳力性心绞痛在短期内发作频繁、程度加重且不易被硝酸甘油缓解；

（3）静息型：静息时发作的心绞痛；

（4）梗死后早期心绞痛：急性心肌梗死后 1 个月内出现的心绞痛；

（5）变异型：多为休息时发作，发作时心电图有短暂性 ST 段抬高且除外了急性心肌梗死。

不稳定型心绞痛分型

（Eric Topel）

（1）进展型心绞痛，包括初发和恶化劳力性心绞痛；

（2）自发型心绞痛；

（3）梗死后心绞痛。

不稳定型心绞痛分型

一般认为，UAP 是介于稳定型心绞痛(SAP)与急性心肌梗死(AMI)间的一组心肌缺血综合征。通常包括以下 3 种类型：

（1）新近发生的心绞痛：指最近 1～2 个月内发生的心绞痛；

（2）增剧型心绞痛：指最近 1～2 个月内原有心绞痛发作频率增加，疼痛阈

值降低,发作时间延长,程度加重;

（3）休息时心绞痛:指心绞痛发生在休息时,与劳累无关,一般持续15～30 min 以上。

不稳定型心绞痛危险度分层

见表 4‑11。

表 4‑11　不稳定型心绞痛危险度分层*

组别	心绞痛类型	发作时 ST↓幅度	持续时间	肌钙蛋白 T 或 I
低危险组	初发、恶化劳力型,无静息时发作	≤1 毫米	<20 分钟	正常
中危险组	A:1 个月内出现的静息心绞痛,但 48 小时内无发作者(多数由劳力型心绞痛进展而来) B:梗死后心绞痛	>1 毫米	<20 分钟	正常或轻度升高
高危险组	A:48 小时内反复发作静息心绞痛 B:梗死后心绞痛	>1 毫米	>20 分钟	升高

　*①陈旧性心肌梗死患者其危险度分层上调一级,若心绞痛是由非梗死区缺血所致时,应视为高危险组;②左心室射血分数(LVEF)<40%,应视为高危险组;③若心绞痛发作时并发左心功能不全、二尖瓣返流、严重心律失常或低血压(SBP≤90 mmHg),应视为高危险组;④当横向指标不一致时,按危险度高的指标归类。例如:心绞痛类型为低危险组,但心绞痛发作时 ST 段压低>1 毫米,应归入中危险组。

不稳定型心绞痛(疗效判断标准)

1. 治愈标准:经冠脉造影并作冠脉旁路移植术或 PTCA 后,症状消失,休息时心电图恢复正常,或运动试验转阴。

2. 好转标准:经内科或外科治疗后疼痛缓解,发作次数明显减少。

3. 无效标准:经内科、介入或外科治疗后疼痛无缓解,发作次数无明显减少。

劳力性心绞痛的分级

[加拿大心血管协会(CCS)]

加拿大心血管协会根据劳力性心绞痛发作时的劳力量进行分级,已为国际间采用。

Ⅰ级：一般日常活动不引起心绞痛发作，费力大、速度快、时间长的体力活动引起发作。

Ⅱ级：日常体力活动受限制，在饭后、冷风、着急时更明显。

Ⅲ级：日常体力活动显著受限，一般速度，在一般条件下平地步行一个街区，或上一层楼即可引起心绞痛发作。

Ⅳ级：轻微活动可引起心绞痛，甚至休息时亦有。

冠脉痉挛性心绞痛
（日本）

2008 年日本循环学会联合日本冠状动脉疾病学会、日本胸部外科学会、日本心血管介入学会、日本心脏病学会、日本心脏血管外科学会共同发表了关于冠脉痉挛性心绞痛（CSA）诊疗指南。这是由日本循环学会制订的 40 多个指南之一，也是全球范围内第一个将 CSA 作为独立疾病进行讨论的指南。

一、CSA 的定义

指南对 CSA 的定义：由于走行于脏层心包下的冠状动脉主干及其主要分支发生一过性痉挛收缩，导致冠脉管腔完全或几乎完全闭塞，使其血流灌注支配的心肌区域产生心肌透壁性或非透壁性缺血，心电图表现为相应导联的 ST 段抬高或压低，临床上出现缺血性胸痛症状。该定义对于临床医师理解各种类型心绞痛的潜在发生机制颇有帮助。在 CSA 发生时，心电图 ST 段压低或抬高提示冠脉供血区域的心肌缺血范围是心内膜下抑或透壁（累及心外膜心肌），而冠脉管腔缩小的程度可以影响心肌缺血的范围。冠脉严重痉挛时甚至血管腔完全闭塞，持续 30 min 以上即可能出现急性心肌梗死的症状与心电图、酶学的变化。2007 年 10 月颁布的全球心肌梗死统一定义明确规定，冠脉痉挛所导致的急性心肌梗死属于 Ⅱ 型心肌梗死。冠脉痉挛的主要原因是血管内皮功能异常，但是，动物实验和临床研究提示，冠脉痉挛也有引起斑块破裂和血栓形成的可能性。因此从急性冠脉综合征的防治观点出发，积极预防冠脉痉挛对于稳定斑块、抗血栓形成也具有极其重要的意义。

二、CSA 的诊断方法与步骤

CSA 患者无特异性体征，胸闷、胸痛症状与典型心绞痛的性质相符，一般在安静时出现，白天的运动并不会加重胸痛。常见诱因为过度换气及饮酒。与以器质性狭窄病变为基础的劳力型心绞痛发作相比，多数 CSA 患者症状持续时间长，常伴有冷汗及意识障碍。指南指出，CSA 发生具有昼夜节律的特点，尤其以夜间至清晨的静息时出现为多，大多数（67%）发作为无症状的心肌缺血，清晨的轻度活动也可能诱发；短效硝酸酯类药物能够有效缓解症状，钙拮抗剂可以抑制冠脉痉挛发作。

上述观点对临床实践颇有参考价值，一是 CSA 发作的昼夜特点与心脑血管事件的发生规律相符合。既然冠脉痉挛亦可能导致严重心脏事件，那么积极防治 CSA 对于降低心源性死亡和致残具有重要意义；二是通常劳力型心绞痛具有的晨间"扳机"现象，部分可能是由于冠脉痉挛的因素参与其中，若 β 受体阻滞剂不能改善症状或甚至使症状加重，则更加说明冠脉痉挛的重要性，此时加用或换用钙拮抗剂治疗有益于提高心绞痛治疗的有效率、改善患者的生活质量。

1. 非创伤性检查

包括标准 12 导联心电图、24 h 心电图、运动负荷试验、核素心肌灌注显像、过度换气负荷试验、冷加压试验与精神应激试验等。

（1）心电图：在出现自觉症状、高度怀疑 CSA 时，在发作时、短效硝酸酯类药物给药后或症状稳定后进行标准 12 导联心电图记录被指南列为 I 类推荐；或者当高度怀疑为 CSA 伴有意识障碍、心悸等症状而原因无法判定的情况下，指南强烈推荐记录 24~48 h 动态心电图。发作时 12 导联心电图的阳性判定标准是：相邻 2 个或 2 个以上导联出现 ST 上升或 ST 下降 0.1 mV 以上或新出现的 U 波倒置。

（2）运动负荷试验：有证据表明，ST 段上升提示冠状动脉痉挛所致的管腔完全闭塞，若冠状动脉产生弥漫性痉挛，血流虽然减少但是尚未中断，则心电图出现 ST 下降。鉴于 CSA 自然发作的频率随时间变化，冠状动脉痉挛的程度也在随时变化，因此进行试验的时间难以掌握且重现性差。在诱发 CSA 出现 ST 上升以及心绞痛持续时，多数必须给予短效性酸酯类药物缓解。因此指南并未强烈推荐运动负荷试验作为 CSA 的诊断手段，只列为 Ⅱb 类，且明确提出在病情不稳定的、无法除外急性冠状动脉综合征的患者中进行运动负荷试验有害无益（Ⅲ类）。

（3）过度换气试验：通过患者在 6 min 内频繁的过度换气（25 次/min 以上）引起呼吸性碱中毒而诱发 CSA。若标准 12 导联心电图至少在 2 个关联的导联中出现 ST 上升或者 ST 下降 0.1 mV 以上或者新出现的 U 波倒置，即达到诊断标准。该方法实施简便，试验灵敏度为 54%~100%，特异性极高。该方法在诊断病情平稳、CSA 发作频率不高的可疑病例中具有一定的价值，列为 Ⅱa 类推荐，优于运动负荷试验。同样，对于考虑急性冠脉综合征可能的患者亦为禁用。

（4）其他方法：如核素心肌灌注显像、血管内皮功能检查、冷加压试验及精神应激试验亦被该指南列为 CSA 疑似患者的评价方法，而后两者由于具有诱发 CSA 导致急性心肌梗死或恶性心律失常的不良作用，禁用于疑似急性冠状动脉综合征的患者。

2. 创伤性检查

虽然通过冠状动脉内给予乙酰胆碱或麦角新碱诱发冠脉痉挛是确诊 CSA 的

试验,且敏感(灵敏度>90%)而特异(特异度100%)。但是,对于冠脉易发生痉挛或可能发生多支冠脉痉挛的患者,药物负荷试验可能导致血压降低、心源性休克、恶性心律失常以及心脏骤停的危险,因此该检查仅限于那些症状疑似CSA而非创伤性检查无法确诊的患者,在实施冠状动脉造影时进行。冠脉痉挛试验阳性即伴有心绞痛症状、心电图缺血性ST变化的同时,冠脉造影显示血管一过性的完全或次全闭塞(管腔直径狭窄程度>90%)。与麦角新碱不同,乙酰胆碱的半衰期极短,其诱发的冠脉痉挛约2/3可以自然缓解,即多数没有必要给予硝酸酯类药物,而且对于另一侧冠状动脉的诱发试验没有影响。因此,在诊断多支冠脉痉挛方面具有较大的应用价值,而后者被视为变异型心绞痛的预后决定因素之一。

该指南结合以往的流行病学资料和临床研究数据,确定CSA诊断标准的3个必要条件:(1)症状自然发作;(2)非创伤性诱发试验如过度换气负荷试验,运动负荷试验等阳性;(3)冠脉痉挛药物诱发试验阳性。临床满足上述任何一个条件的患者为CSA确定或可疑,无一条件符合者即可除外CSA。在临床上,将CSA确诊和疑似均诊断为CSA病例。

X综合征(冠脉造影正常的心绞痛)

Kemp等首次将此类心绞痛称为X综合征。其特点如下:
(1)典型劳力性胸痛发作;
(2)运动负荷试验阳性;
(3)冠脉造影正常;
(4)无冠脉痉挛;
(5)无其他心血管疾患。

心肌梗死后早发性心绞痛

急性心肌梗死发生后24 h至15天内,反复发作的典型心绞痛称为梗死后早发性心绞痛(early postinfarction angina)。

引自

Becker RC et al. 1989. Post infarction unstable angina pathophysiologic basis for current modulities. Cardiol,76(2):144.
Fioretti P et al. 1986. Early post-infarction angina incidence and prognostic relevance. Eur Heart J 7(suppl):33.

心肌梗死后心绞痛
（日本　松本直树　他）

（1）高龄；

（2）既往有反复多次的心绞痛症状；

（3）多见于无 Q 波心肌梗死（NQMI）；

（4）心肌梗死急性期的 CK 的峰值低；

（5）有广范围的冠状动脉病变者；

（6）左心室损伤范围过大等。

心肌梗死后心绞痛
（Chatterjee）

急性心肌梗死后数小时至 30 天内出现的反复心绞痛,定义为梗死后心绞痛,可发生于休息或轻微体力活动时,发生率 23％～60％。

假 性 心 绞 痛

Bory 等将由食管病变所致的心绞痛样胸痛（可伴有心电图异常）称为假性心绞痛。

Vantrappen 等提出心绞痛样胸痛归因于食管病变应符合下列条件：

（1）排除冠心病；

（2）胸痛发作与胃食管反流或食管运动失调在时间上相符；

（3）胃食管反流及运动障碍的程度,足以解释胸痛的发生。

引自

Bory M，Dupin B. 1984. Spasme oesophagien cause principale des fausses angines de poitrine. Presse Med，13：73.

Vantruppen G，Jansseno J. 1988. What is irritable esophagus：Another point of view. Gastroenterology，94：1092.

发作性心肌缺血

发作性心肌缺血的诊断,采用近年来欧美国家所推荐的"3 个 1"标准,即 ST 段水平型或下垂型下降≥1 mm;持续≥1 min;两阵缺血之间至少相隔 1 min。

引自

Peter F C. 1987. Total ischemic burden. Am J Cardiol,59：3C.

无痛性心肌缺血

自从动态 ECG 应用于临床后,发现一些患者显示 ST - T 缺血性改变,但患者可不感觉到心绞痛,因此称之为静寂性缺血(silent ischemia),也称为无症状性或无痛性心肌缺血。可表现为:

(1)无痛性心肌梗死;

(2)无任何症状但运动试验阳性;

(3)无法解释的心电图异常,如左心室肥厚、室内传导障碍、非特异性复极异常等;

(4)梗死后无症状的状态;

(5)冠脉造影显示主要冠脉有病变但无症状;

(6)动态心电图有缺血表现,但无症状。

无痛性心肌缺血临床分型
(Cohn 1988 年)

关于临床类型,Cohn(1988 年)建议将其分为 3 个类型:

第一型:患者完全无症状,也无心血管病的历史,但运动试验或动态心电图为阳性结果;

第二型:是指发生过心肌梗死的患者,轻度运动引起心电图 ST 段阳性反应,但无心绞痛;

第三型:是有稳定型心绞痛的患者同时呈无痛性心肌缺血的发作。

无症状心肌缺血的分型

Wademenee 将无症状心肌缺血(SMI)分为 3 型:

Ⅰ型:有心肌缺血观察指标,但完全无临床症状;

Ⅱ型:曾有心肌梗死,但目前无症状;

Ⅲ型:有心绞痛,同时也有某种程度的 SMI 发作。

无症状心肌缺血
(实验室诊断标准及疗效判断标准)

实验室诊断标准

1. 可有心绞痛或心梗病史。

2. 心电图检查

(1)静息心电图:区域性 ST 水平或下斜,下降≥0.1 mV,伴或不伴 T 波倒置。

(2)动态心电图:①R 波为主导联:T 点后 0.08 s:ST 水平或下斜型下移≥0.1 mV 或下斜型下移≥0.2 mV,持续时间>30 s 或 30 次心跳;②原有 ST 下降者,再下降≥0.1 mV,持续时间 30 s 或 30 次心跳;③R 波为主导联 ST 抬高≥0.15 mV,持续 30 s 或 30 次心跳以上,以 24 小时 Holter 记录为准确。

(3)运动(平板或踏车)试验:R 波为主导联 T 点后 0.08 s:ST 水平或下斜型下降≥0.1 mV,持续时间>2 分钟;阳性改变;R 波为主导联 ST 抬高≥0.3 mV。

3. 超声心动图:静息或运动试验有节段性运动功能障碍。

4. 放射性核素影像:室壁节段性缺血改变。

5. 冠脉造影:可发现冠脉狭窄病变及程度,至少冠脉一处狭窄≥50%。

疗效判断标准

1. 治愈标准:经治疗后不再发现无症状型心肌缺血,无心电图改变。

2. 好转标准：治疗后无症状型心肌缺血发作频度明显减少。

3. 无效标准：治疗后无症状型心肌缺血发作频度无明显减少。

伴有高危的缺血性反应(心肌)

1. 运动耐量试验标准

(1) 不能完成≥6.5代谢当量或达到心率≥120次/分；

(2) ST 段下移≥2 mm；

(3) 运动后 ST 段下移时间超过 6 min；

(4) 多导联 ST 段下移；

(5) 收缩压不变或下降；

(6) 运动诱发室性心动过速。

2. 铊-201标准

(1) 在低做功负荷时出现新缺损；

(2) 肺摄取增加；

(3) 多次缺损；

(4) 心血池增大。

3. 超声心动图/多门电路控制影像

(1) 射血分数≤40%；

(2) 运动诱致射血分数下降>5%；

(3) 多处新的缺损。

4. 动态心电图监测标准

(1) ST 段下移≥2 mm；

(2) ≥6 min/24 h；

(3) >6 次发作/24 h。

心 肌 梗 死
（Helritz J et al）

(1) 胸痛持续时间<15 min；

(2) 12 个标准导联中至少 2 个导联 T 波倒置，并有 Q 波和(或)ST 段抬高；

(3) 血清天冬氨酸氨基转移酶(AST)活性在参考水平(0.7 kuat)及血清丙

氨酸氨基转移酶（ALT）活性偏低或正常者。

上述 3 条中具有两条可确诊心肌梗死（MI）。

心 肌 梗 死

［欧洲心脏病学会/美国心脏病学会（ESC/ACC） 1999 年］

欧洲心脏病学会（ESC）和美国心脏病学会（ACC）在 1999 年 7 月召开了一个联席会议，并形成下面的文件"Myocardial Infarction Redefined-A Consensus Document of The Joint European Society of Cardiology/American College of Cardiology Committee for the Redefinition of Myocardial Infarction."此文件从临床表现、心肌细胞坏死的检测、流行病学、临床试验诸方面总结了最新科学进展，并提出了 MI 新的诊断标准。

1. 急性、进展性或新发生的 MI 标准：符合下述标准之一即可诊断为急性、进展性或新发生的 MI：

（1）有典型的肌钙蛋白上升和逐步下降或者心肌坏死标志物（CK－MB）迅速上升和下降并伴有下述表现之一者：①缺血症状；②心电图出现病理性 Q 波；③心电图显示缺血（ST 段上升或下降）；④或者进行冠状动脉介入治疗（如冠状动脉成形术）。

（2）病理学发现急性心肌坏死。

2. 既往 MI（established MI）标准：符合下述标准之一即可诊断为既往 MI：①系列的心电图上出现新的病理性 Q 波，患者可能或不可能回忆既往的病症。根据发生梗死时间的长短，心肌坏死的生化标志物可以正常；②病理学发现存在已愈合或愈合中的心肌梗死。

急性心肌梗死

（Atkins et al）

凡符合下列 3 项标准之一者诊断为急性心肌梗死：

（1）发生病理性的 Q 波伴有典型的 ST－T 段上抬和 T 波改变；

（2）ST 段和 T 波改变伴有特异性酶值增高（SGOT、乳酸脱氢酶、肌酸磷酸激酶或三者同时增高）；

（3）典型的病史伴有特异性酶值增高。

急性心肌梗死

［世界卫生组织（WHO）］

AMI 诊断标准，应同时具备：

（1）严重胸痛持续 30 min 以上；

（2）发病时间 8 h 以内；

（3）心电图至少两个相邻导联有 ST 段抬高≥0.2 mV；

（4）无近期出血倾向。

急性心肌梗死

（中华医学会心血管病学分会、《中华心血管病杂志》编辑委员会、
《中华循环杂志》编辑委员会）

前　言

近 20 年来，急性心肌梗死（AMI）的诊断和治疗取得了长足进展。为了总结这些经验，指导临床实践，中华医学会心血管病学分会、中华心血管病杂志编辑委员会和中国循环杂志编辑委员会，依据大量基于循证医学的临床试验结果，参考美国心脏病学院和美国心脏协会（ACC/AHA）1999 年修订的 AMI 治疗指南，并结合我国具体情况，制定了急性心肌梗死诊断和治疗指南。

该指南中对 AMI 的分类，根据临床实用的原则分为 ST 段抬高和非 ST 段抬高两类。现有资料表明，这两类之间在病理上有所不同，应采用不同的治疗方法。

为了便于读者了解某一操作或治疗的价值和意义，该指南中对某些治疗适应证的建议，以 ACC/AHA 指南的方式表达如下：

Ⅰ类：指那些已证实和（或）一致公认有益、有用和有效的操作和治疗；

Ⅱ类：指那些有用和有效性的证据尚有矛盾或存在不同观点的操作和治疗；

Ⅱa 类：有关证据和（或）观点倾向于有用和（或）有效；

Ⅱb 类：有关证据和（或）观点尚不能充分说明有用和（或）有效；

Ⅲ类：指那些已证实和一致公认无用和（或）无效，并对有些病例可能有害

的操作和治疗。

该指南的制定经过了中华医学会心血管病学分会、《中华心血管病杂志》编辑委员会及中国循环杂志编辑委员会专家组反复认真讨论，并广泛征求了各级心血管病医师的意见，力求对我国 AMI 诊断和治疗的临床实践起到指导作用。

诊 断 与 危 险 性 评 估

AMI 早期及时治疗可提高患者存活率并改善左心室收缩功能。急救医务人员在迅速到达发病现场后，应尽快采集病史、体格检查、描记心电图和初步处理，并迅速转送医院。急诊科医生对送达的急性缺血性胸痛和疑诊 AMI 的患者，应迅速、准确作出诊断和鉴别诊断，对其危险度作出评估，并确定即刻处理方针。

一、急诊科对疑诊 AMI 患者的诊断程序

1. 目标：急诊科对疑诊 AMI 的患者应争取在 10 min 内完成临床检查，描记 18 导联心电图（常规 12 导联加 $V_7 \sim V_9$、$V_{3R} \sim V_{5R}$）并进行分析，对有适应证的患者在就诊后 30 min 内开始溶栓治疗或 90 min 内开始直接急诊经皮冠状动脉腔内成形术（PTCA）。

2. 缺血性胸痛和疑诊 AMI 患者的筛查：询问缺血性胸痛史和描记心电图是急诊科医生迅速筛查心肌缺血和 AMI 的主要方法，对缺血性胸痛和疑诊 AMI 的患者的筛查和处理程序见图 4-1。

（1）缺血性胸痛史：AMI 疼痛通常在胸骨后或左胸部，可向左上臂、颌部、背部或肩部放散；有时疼痛部位不典型，可在上腹部、颈部、下颌等部位。疼痛常持续 20 min 以上，通常呈剧烈的压榨性疼痛或紧迫、烧灼感，常伴有呼吸困难、出汗、恶心、呕吐或眩晕等。应注意非典型疼痛部位、无痛性心肌梗死和其他不典型表现，女性常表现为不典型胸痛，而老年人更多地表现为呼吸困难。要与急性肺动脉栓塞、急性主动脉夹层、急性心包炎及急性胸膜炎等引起的胸痛相鉴别。

（2）迅速评价初始 18 导联心电图：应在 10 min 内完成。18 导联心电图是急诊科诊断的关键。缺血性胸痛患者心电图 ST 段抬高对诊断 AMI 的特异性为 91%，敏感性为 46%。患者初始的 18 导联心电图可用以确定即刻处理方针。

① 对 ST 段抬高或新发左束支传导阻滞的患者，应迅速评价溶栓禁忌证，开始抗缺血治疗，并尽快开始再灌注治疗（30 min 内开始溶栓或 90 min 内开始球囊扩张）。入院时做常规血液检查，包括血脂、血糖、凝血时间和电解质等。

② 对非 ST 段抬高但心电图高度怀疑缺血（ST 段下移、T 波倒置）或有左束支传导阻滞，临床病史高度提示心肌缺血的患者，应入院抗缺血治疗，并做心肌标志物及常规血液检查（同上）。

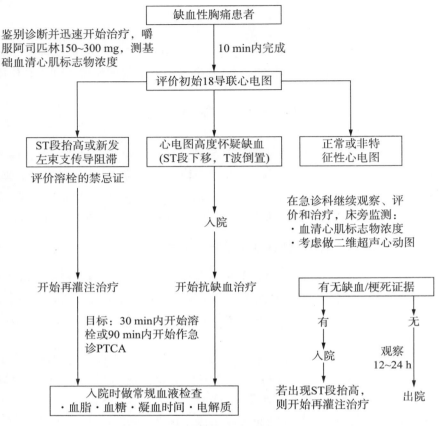

图 4-1　缺血性胸痛和疑诊 AMI 患者的筛查和处理程序

③ 对心电图正常或呈非特征性心电图改变的患者,应在急诊科继续对病情进行评价和治疗,并进行床旁监测,包括心电监护、迅速测定血清心肌标志物浓度及二维超声心动图检查等。二维超声心动图可在缺血损伤数分钟内发现节段性室壁运动障碍,有助于 AMI 的早期诊断,对疑诊主动脉夹层、心包炎和肺动脉栓塞的鉴别诊断具有特殊价值。床旁监测应一直持续到获得一系列血清标志物浓度结果,最后评估有无缺血或梗死证据,再决定是否继续观察或入院治疗。

3. AMI 的诊断

(1) AMI 的诊断标准:必须至少具备下列三条标准中的两条:

① 缺血性胸痛的临床病史;

② 心电图的动态演变;

③ 心肌坏死的血清心肌标志物浓度的动态改变。

部分心肌梗死患者心电图不表现 ST 段抬高,而表现为其他非诊断性心电图改变,常见于老年人及有心肌梗死病史的患者,因此血清心肌标志物浓度的测定对诊断心肌梗死有重要价值(图4-2)。在应用心电图诊断AMI时应注意到超急性期T波改变、后壁心肌梗死、右心室梗死及非典型心肌梗死的心电图表现,伴有左束支传导阻滞时,心电图诊断心肌梗死困难,需进一步检查确立诊断。

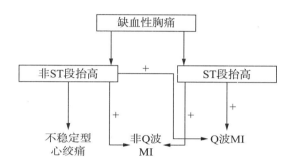

图4-2 缺血性胸痛患者可能的临床转归[*]

[*]"+"表示血清心肌标志物阳性。

（2）血清心肌标志物的测定：AMI诊断时常规采用的血清心肌标志物及其检测时间见表4-12。

表4-12 **AMI的血清心肌标志物及其检测时间**[*]

项 目	肌红蛋白	心脏肌钙蛋白		CK	CK-MB	AST
		cTnI	cTnT			
出现时间(h)	1～2	2～4	2～4	6	3～4	6～12
100%敏感时间(h)	4～8	8～12	8～12		8～12	
峰值时间(h)	4～8	10～24	10～24	24	10～24	24～48
持续时间(d)	0.5～1	5～10	5～14	3～4	2～4	3～5

[*]应同时测定丙氨酸转氨酶(ALT),AST>ALT方有意义;CK:肌酸激酶;CK-MB:肌酸激酶同工酶;AST:天冬氨酸氨基转移酶。

AST、肌酸激酶(CK)、肌酸激酶同工酶(CK-MB)为传统的诊断AMI的血清标记物,但应注意到一些疾病可能导致假阳性,如肝脏疾病(通常ALT>AST)、心肌疾病、心肌炎、骨骼肌创伤、肺动脉栓塞、休克及糖尿病等疾病均可影响其特异性。肌红蛋白可迅速从梗死心肌释放而作为早期心肌标志物,但骨骼肌损伤可能影响其特异性,故早期检出肌红蛋白后,应再测定CK-MB、肌钙蛋白I(cTnI)或肌钙蛋白T(cTnT)等更具心脏特异性的标志物予以证实。肌钙蛋白的特异性及敏感性均高于其他酶学指标,其参考值的范围必须由每一个实验室通过特异的定量研究和质量控制来确定。快速床旁试剂条可用来半定量估计cTnT 或 cTnI 的浓度,用作快速诊断的参考,但阳性结果应当用传统的定量测定方法予以确认。CK - MB 和总 CK 作为诊断依据时,其诊断标准值至少应是正常上限值的 2 倍。

心电图表现可诊断 AMI,在血清标志物检测结果报告前即可开始紧急处理。如果心电图表现无决定性诊断意义,早期血液化验结果为阴性,但临床表现高度可疑,则应以血清心肌标志物监测 AMI。推荐于入院即刻、2~4 h、6~9 h、12~24 h 采血,要求尽早报告结果,或采用快速床旁测定,以迅速得到结果。如临床疑有再发心肌梗死,则应连续测定存在时间短的血清心肌标志物,例如肌红蛋白、CK - MB 及其他心肌标志物,以确定再梗死的诊断和发生时间。

二、急性缺血性胸痛及疑诊 AMI 患者危险性的评估

对到达急诊科的急性缺血性胸痛及疑诊 AMI 的患者常用初始的 18 导联心电图来评估其危险性。患者病死率随 ST 段抬高的心电图导联数的增加而增高。如患者伴有下列任何一项,如女性、高龄(>70 岁)、既往梗死史、心房颤动、前壁心肌梗死、肺部啰音、低血压、窦性心动过速、糖尿病,则属于高危患者。非ST 段抬高的急性冠状动脉综合征反映了从慢性稳定型心绞痛到 ST 段抬高的AMI 的一个连续病理过程。缺血性胸痛表现为非 ST 段抬高者,包括非 Q 波心肌梗死和不稳定型心绞痛,后者也可发展为 ST 段抬高的心肌梗死,其诊断程序见图 1 - 2。心电图正常或无法诊断者,需要对其病因重新评价,疼痛发作时的心电图及其动态变化有助于诊断。

血清心肌标志物对评估危险性可提供有价值的信息。血清心肌标志物浓度与心肌损害范围呈正相关。非 ST 段抬高的不稳定型心绞痛患者,约 30% cTnI或 cTnT 升高,可能为非 Q 波心肌梗死而属高危患者,即使 CK - MB 正常,死亡危险性也增加。肌钙蛋白水平越高,预测的危险性越大。CK 峰值和 cTnI、cTnT 浓度可粗略估计梗死面积和患者预后。

急性心肌梗死

[欧洲心脏病学会/美国心脏病学会(ESC/ACC)]

敏感而特异的血清生化标志物及精确的心脏显像技术的出现,对传统的AMI 诊断方式提出了挑战,2000 年欧洲心脏病学会/美国心脏病学会对 AMI 作了重新定义,得到了普遍的接受,其中符合下列条件之一者可诊断为 AMI 或近

期 MI:①心肌生化标志物心肌肌钙蛋白 T(cTNT)、心肌肌钙蛋白 I(cTNI)的明显升高和逐渐降低,或肌酸激酶 MB 同工酶(CK‐MB)的较快增高和下降,同时至少具有下列情况之一者:心肌缺血症状;心电图出现病理 Q 波;心电图示心肌缺血(ST 段抬高或压低);冠状动脉介入术(例如冠状动脉成形术)。②AMI 的病理变化:目前报道的心肌生化标志物可以大体分成两类:早期标志物和确定标志物。早期标志物指心肌损伤后 6 h 内血中水平升高的标志物。目前比较常用的有 C 反应蛋白(CRP)及心红蛋白(Mb)等,其共同特点是在心肌损伤的早期即增高,但诊断时间窗较短且心肌特异性相对不高,其意义在于早期诊断进而有助于早期治疗,并能较精确推测 MI 发病时间,对于再梗死的识别有重要意义。

急性心肌梗死(预后指数)
(Norris et al)

见表 4‐13。

表 4‐13 急性心肌梗死患者预后指数的分析识别

因子	X	Y	因子	X	Y
年龄 岁(X_1,Y_1)			入院时血压(mmHg)		
<50	0.2		(X_3,Y_3)		
50~59	0.4		<55	1.0	
60~69	0.6	3.9	55~64	0.7	
70~79	0.8		75~84	0.6	
80~89	1.0		85~94	0.5	10.0
			95~104	0.4	
梗死部位(X_2,Y_2)			105~114	0.3	
前壁穿壁性	1.0		115~125	0.1	
左束支传导阻滞	1.0		>125	0	
后壁穿壁性	0.7	2.8			
前壁心内膜下	0.3		心脏大小(X_4,Y_4)		
后壁心内膜下	0.3		正常	0	
可疑增大	0.5	1.5	肺水肿	1.0	
肯定增大	1.0				
			过去心肌缺血史		
肺野(X_5,Y_5)			(X_6,Y_6)		
正常	0		无缺血	0	
充血	0.3	10.0	心绞痛或梗死	1.0	0.4
间质水肿	0.6	3.3			

急性心肌梗死范围的估计

目前急性心肌梗死范围估测有以下方法：

1. 肌酸激海（CK）和肌酸激海同工酶（CK-MB）：根据 CK-MB 升高头 7 小时每小时的值得出时间-浓度曲线，用积分法可推算出预期的心肌梗死范围。

2. 心电图记分法：一种简易实用的估测心肌梗死范围及评价治疗的方法。常用的是 Wagner-Selevester 建立的 37 项 29 分制的记分方法。该方法限常规心电图中的 10 个导联（Ⅰ，Ⅱ，aVL，aVF，V1-6），测量 Q 波和 R 波时限、R/Q 和 R/S 的比幅，按设定的标准记分（表 4-14）。前壁梗死每分代表 3.5%、下壁梗死每分代表 2.5% 的左心室梗死。心电图中有左、右束支或左前分支阻滞及无 Q 波心梗，不适宜应用心电图记分法。

表 4-14　Wagner-Selevester 记分标准

导联	Q 波时限（ms）	R 波时限（ms）	振幅比值	得分	最大得分
Ⅰ	≥30			1	
			R/Q≤1	1	2
Ⅱ	≥40			2	
	≥30			1	2
aVL	≥30			1	
			R/Q≤1	1	2
aVF	≥50			3	
	≥40			2	
	≥30			1	
			R/Q≤1	2	5
			R/Q Q≤2	1	
V1				1	
		≥50		2	
		≥40		1	4
		…	R/S≥1	1	
V2		≤20		1	
		≥30		2	
		≥30		1	

（续表）

导联	Q 波时限（ms）	R 波时限（ms）	振幅比值	得分	最大得分
			R/S≥1.5	1	1
V3		≤30			1
V4	≥20		R/Q 或 R/S≤0.5	2	
			R/Q 或 R/S≤1.5	1	3
				1	
V5	≥30		R/Q 或 R/S≤1		
			R/Q 或 R/S≤3	1	3
				1	
V6	≥30		R/Q 或 R/S≤1	2	
			R/Q 或 R/S≤3	1	3

3. 放射性核素心肌显像：目前最常用的是心肌灌注断层显像，冷区或热区面积可较为准确地反映心肌梗死范围。

4. 磁共振成像或超声心肌声学造影：也可较为准确地反映心肌梗死范围。

急性心肌梗死（实验室诊断标准及疗效判断标准）

实验室诊断标准

当临床上出现与心肌缺血相关的心肌急性坏死时，应被称为"心肌梗死"。满足下列条件任何之一即可诊断。

1. 心肌标记物（cTn 最佳）水平升高超过参考值上限（URL）99％分位值，同时至少伴有下述心肌缺血证据之一者。

（1）心肌缺血的症状；

（2）新的心肌缺血心电图改变（新的 ST 段改变如 ST 段上抬或下移或新出现左束支传导阻滞）；

（3）心电图中有新出现的病理性 Q 波；

（4）影像学证据提示新发的存活心肌丢失或新的局部室壁运动异常。

2. 突发心源性死亡（包括心脏停搏），常有心肌缺血的症状，出现新发 ST 段抬高或左束支传导阻滞，和（或）经冠状动脉造影或尸检证实有新发的血栓，但死亡常发生在获取血标本或心肌标记物之前。

3. 基线 cTn 水平正常的接受经皮冠脉介入治疗（PCI）者，如心肌标记物水平升高超过 URL99％分位值，提示围手术期心肌坏死；心肌标记物水平升高超过 URL99％分位值的 3 倍被定义为 PCI 相关的心肌梗死。

4. 基线 cTn 水平正常的接受冠脉搭桥术（CABG）者，如心肌标记物水平升高超过 URL99％分位值，提示围手术期心肌坏死；与 CABG 相关的心肌梗死则定义为心肌标记物水平升高超过 URL99％分位值的 5 倍，同时合并下述一项：新发病理性 Q 波或左束支传导阻滞；冠状动脉造影证实新发桥血管或冠状动脉闭塞；新出现的存活心肌丢失影像学证据。

疗效判断标准

一、治愈标准

1. 经冠脉造影并作 PTCA 或行冠脉腔内（或静脉）溶栓治疗的急性心肌梗死后，治疗后冠脉再灌注，临床症状消失，心电图 ST 段恢复正常。

2. 发病 4 周内症状消失，心电图上只留 Q 波，ST－T 恢复正常，各项并发症均已痊愈。

二、好转标准

1. 病情明显好转、稳定，或偶有心绞痛发作，各项并发症好转，心电图 ST－T 持续改善。

2. 急性心肌梗死者经治疗后梗死症状消失，心电图稳定。

三、无效标准

经治疗后梗死症状无好转或出现严重心脏并发症、甚至死亡。

急性 ST 段抬高型心肌梗死

（中华医学会心血管病学分会、《中华心血管病杂志》编辑委员会）

一、心肌梗死的定义、诊断和分类

（一）定义

2007 年，ACC、AHA、ESC 及世界心脏联盟（WHF）专家组共同制定并发表了关于"心肌梗死全球统一定义"的专家联合共识。中华医学会心血管病学分会及《中华心血管病杂志》编辑委员会专家组一致同意在我国推荐使用"心肌梗死全球统一定义"。

AMI 可从与临床、心电图、生物标志物和病理特征相关的几个不同方面定义。按全球统一定义，心肌梗死在病理上被定义为由于长时间缺血导致的心肌细胞死亡。细胞死亡病理分类为凝固性坏死和（或）收缩带坏死。

（二）诊断标准

AMI 主要是由于冠状动脉粥样硬化斑块破裂，引起血栓性阻塞所致。心肌梗死一词应该用于临床上有因心肌缺血致心肌坏死证据者。存在下列任何一项时，可以诊断心肌梗死。

1. 心脏生物标志物：（最好是肌钙蛋白）增高或增高后降低，至少有 1 次数值超过参考值上限的 99 百分位（即正常上限），并有以下至少 1 项心肌缺血的证据：

（1）心肌缺血临床症状；

（2）心电图出现新的心肌缺血变化，即新的 ST 段改变或左束支传导阻滞〔按心电图是否有 ST 段抬高，分为急性 ST 段抬高型心肌梗死（ST-elevation myocardial infarction，STEMI）和非 STEMI〕；

（3）心电图出现病理性 Q 波；

（4）影像学证据显示新的心肌活力丧失或区域性室壁运动异常。

2. 突发、未预料的心脏性死亡：涉及心脏停跳，常伴有提示心肌缺血的症状、推测为新的 ST 段抬高或左束支传导阻滞、冠状动脉造影或尸体检验显示新鲜血栓的证据，死亡发生在可取得血标本之前，或心脏生物标志物在血中出现之前。

3. 在基线肌钙蛋白：正常、接受经皮冠状动脉介入治疗（PCI）的患者，心脏生物标志物升高超过正常上限提示围手术期心肌坏死。按习用裁定，心脏生物标志物升高超过正常上限的 3 倍定为 PCI 相关的心肌梗死，其中包括 1 种已经证实的支架血栓形成相关的亚型。

4. 基线肌钙蛋白值：正常、行冠状动脉旁路移植术（CABG）患者，心脏生物标志物升高超过正常上限，提示围手术期心肌坏死。按习用裁定，将心脏生物标志物升高超过正常上限的 5 倍并发生新的病理性 Q 波或新的左束支传导阻滞，或冠状动脉造影证实新移植的或自身的冠状动脉闭塞，或有心肌活力丧失的影像学证据，定为与 CABG 相关的心肌梗死。

5. 有 AMI 的病理学发现。

（三）临床分类

1 型：与缺血相关的自发性心肌梗死，由 1 次原发性冠状动脉事件（例如斑块侵蚀及破裂、裂隙或夹层）引起。

2 型：继发于缺血的心肌梗死，由于心肌需氧增加或供氧减少引起，例如冠状动脉痉挛或栓塞、贫血、心律失常、高血压、低血压。

3 型：突发、未预料的心脏性死亡，包括心脏停跳，常有提示心肌缺血的症状，伴有推测为新的 ST 段抬高，新出现的左束支传导阻滞，或冠状动脉造影和（或）病理上冠状动脉有新鲜血栓的证据，但死亡发生于可取得血样本之前或血中生物标志物出现之前。

4a 型：伴发于 PCI 的心肌梗死。

4b 型：伴发于支架血栓形成的心肌梗死。

5 型：伴发于 CABG 的心肌梗死。

本指南主要阐述"全球统一定义"1 型，即自发性急性 STEMI 的诊断和治疗，这些患者大多数出现典型的心肌坏死的生物标志物升高，并进展为 Q 波心肌梗死。

二、临床和实验室评价、危险分层

（一）临床评估

1. 病史采集：病史采集应迅速和有针对性，重点是胸痛和相关症状。STEMI 引起的胸痛通常位于胸骨后或左胸部，可向左上臂、下颌、颈、背、肩部或左前臂尺侧放射；胸痛持续＞10～20 min，呈剧烈的压榨性疼痛或压迫感、烧灼感，常伴有恶心、呕吐、大汗和呼吸困难等；含硝酸甘油不能完全缓解。应注意非典型疼痛部位、无痛性心肌梗死和其他不典型的表现，特别是女性、老年、糖尿病及高血压患者。既往史包括冠心病史（心绞痛、心肌梗死、CABG 或 PCI），未控制的严重高血压，糖尿病，外科手术或拔牙，出血性疾病（包括消化性溃疡、脑血管意外、大出血、不明原因贫血或黑便），脑血管疾病（缺血性卒中、颅内出血或蛛网膜下隙出血），以及应用抗血小板、抗凝和溶栓药物。

2. 体格检查：应密切注意生命体征。观察患者的一般状态，有无皮肤湿冷、面色苍白、烦躁不安、颈静脉怒张等；听诊肺部啰音、心律不齐、心脏杂音、心音分裂、心包摩擦音和奔马律；神经系统体征。采用 Kiilip 分级法评估心力功能，Ⅰ级：无明显的心力衰竭；Ⅱ级：有左心衰竭。肺部啰音＜50％肺野，奔马律，窦性心动过速或其他心律失常，静脉压升高，肺淤血的 X 线表现；Ⅲ级：肺部啰音＞50％肺野,可出现急性肺水肿;Ⅳ级:心源性休克,有不同阶段和程度的血液动力学障碍。

STEMI 患者的分诊和转运推荐见图 4-3。

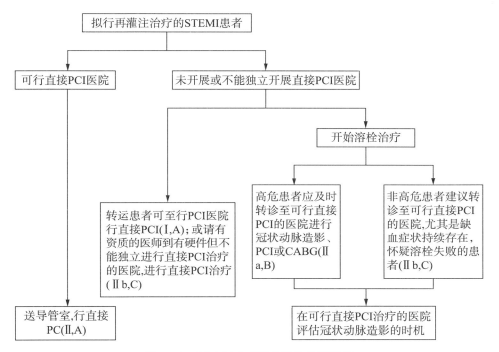

图 4-3 STEMI 患者的分诊和转运推荐

(二) 实验室检查

1. 心电图:对疑似 STEMI 胸痛患者,应在到达急诊事后 10 min 内完成心电图检查(下壁心肌梗死时需加做 $V_{3R} \sim V_{5R}$ 和 $V_7 \sim V_9$)。如早期心电图不能确诊时,需 5～10 min 重复测定。T 波高尖可出现在 STEMI 超急性期。与既往心电图进行比较,有助于诊断。左束支传导阻滞患者发生心肌梗死时,心电图诊断困难,需结合临床情况仔细判断。强调尽早开始心电监测,以发现恶性心律失常。

2. 血清生化标志物:敏感的心脏标志物测定可发现无心电图改变的小灶性梗死。建议于入院即刻、2～4 h、6～9 h、12～24 h 测定血清心脏标志物。肌钙蛋白是诊断心肌坏死最特异和敏感的首选标志物。AMI 症状发生后 2～4 h 开始升高,10～24 h 达到峰值。肌钙蛋白超过正常上限结合心肌缺血证据即可诊断 AMI。肌酸激酶同工酶(CK-MB)对判断心肌坏死的临床特异性较高,AMI 时其测值超过正常上限并有动态变化。由于首次 STEMI 后肌钙蛋白将持续升高一段时间(7～14 d),CK-MB 适于诊断再发心肌梗死。连续测定 CK-MB 还可判定溶栓治疗后梗死相关动脉开通。此时 CK-MB 峰值前移(14 h 以内)。由于磷酸肌酸激酶(CK)广泛分布于骨骼肌,缺乏特异性,因此不再推荐用于诊断 AMI。天冬氨酸氨基转移酶、乳酸脱氢酶和乳酸脱氢酶同工酶对诊断 AMI 特异性差,也不再推荐用于诊断 AMI。肌红蛋白测定有助于早期诊断,但特异性较差。

3. 影像学检查:二维超声心动图有助于对急性胸痛患者的鉴别诊断和危险分层。但心肌缺血和陈旧性心肌梗死可有局部室壁运动障碍,应根据病史、临床症状和心电图等作出综合判断。

必须指出,不应该因等待血清心脏生化标志物测定和影像学检查结果,而延迟 PCI 和溶栓治疗。

(三)危险分层

危险分层是一个连续的过程,需根据临床情况不断更新最初的评估。高龄、女性、Killip 分级 Ⅱ～Ⅳ 级、既往心肌梗死史、心房颤动(房颤)、前壁心肌梗死、肺部啰音、血压<100 mmHg(1 mmHg=0.133 kPa)、心率>100 次/min、糖尿病、肌钙蛋白明显升高等独立危险因素使 STEMI 患者死亡风险增加。另外,溶栓治疗失败(胸痛不缓解、ST 段持续抬高)或伴有右心室梗死和血液动力学异常的下壁 STEMI 患者病死率高。STEMI 新发生心脏杂音时,提示可能有室间隔穿孔或二尖瓣反流,超声心动图检查有助于确诊,这些患者死亡风险增大,需尽早施行外科手术。

急性 ST 段抬高性心肌梗死(实验室诊断标准)

必须至少具备下列三条标准中的二条。
1. 缺血性胸痛的临床病史。
2. 心电图的动态演变。
3. 心肌坏死的血清标记物浓度的动态变化。

部分心肌梗死患者心电图不表现 ST 段抬高,而表现为其他非诊断性心电图改变,常见老年人及有心肌梗死病史的患者,因此心肌坏死的血清标记物测定有重要价值。在应用心电图诊断急性心肌梗死时应注意超急性期 T 波改变、后壁心肌梗死、右心室梗死及非典型急性心肌梗死的心电图表现,伴有左束支传导阻滞时,心电图诊断急性心肌梗死困难,需进一步确立诊断。

无 Q 波型急性心肌梗死

（Maisel AS et al）

根据文献报道,无 Q 波型急性心肌梗死（NQAMI）的诊断标准可归纳为以下几点。

1. 特征性的心前区痛持续 30 min 以上。

2. CK 和 CK - MB 升高至少为正常上限的 2 倍。

3. 心电图无病理性 Q 波,但有下列改变之一者。

（1）除 aVR 导联外,任何一个或几个导联上 J 点后 0.08 s ST 段压低≥ 1.0 mV,伴或不伴 T 波倒置,对应导联上无 ST 段抬高;

（2）对称性 T 波倒置,深度至少 1.0 mm,伴或不伴 ST 段轻度抬高,持续至少 72 h;

（3）在两个以上的前壁或下壁导联或Ⅰ、aVL 导联上 J 点后 0.02 s ST 段抬高至少 0.1 mV,伴有对应导联 ST 段压低。

引自

Gibson RS et al. 1986. Diltiazem and reinfarction in Patients with non-Q-wave myocardial infarction results of a double-blind, randomized, multicenter trial. N Engl J Med, 315：423.

Maisel AS et al. 1985. Complex ventricular arrhythmias in patients with Q wave versus non-Q-wave myocardial infarction,Circulation,72：963.

Maisel AS at al. 1985. Prognosis after extension of myocardial infarction：the role of Q wave or non Q wave infarction. Circulation,71：211.

无 Q 波型急性心肌梗死

（Ambrose et al）

诊断标准：

（1）长时间胸痛;

（2）新的持续 48 h 以上的 ST - T 改变,无新的 Q 波;

（3）CK 总活力为正常的 2 倍以上。

无 Q 波型心肌梗死

（日本　杉浦昌也　他）

无 Q 波型心肌梗死（NQMI）是指心电图不呈现异常 Q 波的心肌梗死。其诊断标准依 Madias、士师等定为：

（1）有胸痛发作；

（2）心电图有相应的 ST、T 的动态变化，不伴有异常 Q 波；

（3）血心肌酶值升高，CPK 一过性上升，其最高值在正常值上限的 2 倍以上为心肌坏死的确切证据。

具备上述 3 点可诊断。有剧烈胸痛和心肌坏死证据，无明显心电改变可拟诊 NQMI。

无 Q 波型心肌梗死

（Nixon JV et al）

（1）缺血性胸痛持续 30 min 以上；

（2）EKG：ST 及（或）T 波改变持续 48 h 以上，具有动态演变过程，ST 段抬高（肢体导联 $\geqslant 0.1$ mV，$V_1 \sim V_4 \geqslant 0.2$ mV）或压低（水平或下垂型压低 $\geqslant 0.1$ mV）和（或）T 波对称性倒置，无病理性 Q 波和排除左束支传导阻滞和预激综合征；

（3）血清心肌酶（GOT、LDH、CK 和 CK - MB）浓度增高。

无 Q 波型心肌梗死

（1）典型缺血性胸痛持续 30 min 以上；

（2）血清心肌酶学（SGOT、LDH、CK 和 CK - MB）浓度升高；

（3）适合下述 ECG 标准：ST 段抬高（肢体导联抬高 $\geqslant 1$ mm、$V_{1\sim4} \geqslant 2$ mm）或 T 波倒置和（或）ST 段压低（水平型或下垂型压低 $\geqslant 1$ mm）；ST - T 波改变的动态演变；无病理性 Q 波和排除左束支传导阻滞和预激综合型。

引自

Nixon JV. 1986. Southwestern internal medicine conference： non-Q-wave myocardial infarction. Am J Med Sci，292：173.

无 Q 波型心肌梗死的心电图分型

依 Ogawa 分型,根据发病 24 h 内的 ECG 特征将 NQWMI 分为 3 型:

(1) ST 型压低型;

(2) ST 段抬高型;

(3) T 波变化型。

引自

Ogawa H et al. 1985. Classification of non-Q-wave myocardial infarction according to electrocardiographic changes. Br Heart J,54: 473.

无并发症心肌梗死

无并发症心肌梗死(NMI)定义:发病 4 天内无死亡、再梗死、复发缺血、卒中、休克、心衰(Killip 分级>1),不需行冠脉架桥术、主动脉内球囊反搏、紧急心导管检查(为评价临床病情不稳定的症状或体征)、电复律或电除颤者。

濒临心肌梗死

（日本　横田千晶等）

濒临心肌梗死(IMI)判定标准是:

(1) 入院后长效硝酸甘油 80～160 mg、钙拮抗剂(硝苯地平 40～80 mg 或硫氮草酮 120～240 mg)并用治疗中,安静时心绞痛反复发作,伴有 ST 段上升 0.2 mV 或下降 0.1 mV 以上;

(2) 至少有一次在使用硝酸甘油静脉注射情况下,其心绞痛也持续 15 min 以上;

(3) 为确定下一步治疗措施而行紧急冠脉造影(CAG)的病例。

室性早搏的形态诊断急性心肌梗死

根据室性早搏的形态诊断 AMI 时,应符合下列标准:

（1）必须以 QRS 主波向上的室性早搏作诊断，而不能以 QRS 主波向下的早搏作诊断；

（2）室性早搏必须呈 qR、QR 或 QRS 型（QS 型无诊断意义），起始 q 波大多≥0.04 s；

（3）必须以面向心脏外膜面的导联作诊断，而不能从面向心室腔的导联（aVR、V_1）作诊断。

引自

Reeves WC et al. 1981. Two-dimensionai echocardiographic assement of electrocardiographic criteria for right artrial enlargement. Circulation，64：387.

Wahl JM et al. 1986. Limitations of premature ventricular complex morphology in the diagnosis of myocardial infarction. J Electrocardiol，19：131.

急性心肌梗死的心电图分类

1988 年，外国学者 Spodick 将 AMI 的心电图表现分为 4 类：

（1）A 类为 QRS 梗死；

（2）B 类为 ST－T 梗死；

（3）C 类为 QRS－T 梗死；

（4）D 类为心电图无改变或改变不明显的梗死。

详细分类见表 4-15。

表 4-15　心肌梗死的心电图分类

类别	分类情况说明
A 类	QRS 梗死 （1）初始向量异常 　　a. 异常 Q 波 　　b. 其他初始向量异常 （2）R 波异常 　　a. R 波降低 　　b. R 波增高（见于 V_1，正后壁心梗时） （3）新近发生的心室内传导阻滞 　　a. 左束支传导阻滞 　　b. 室内传导延迟 　　c. 右束支传导阻滞 　　d. 分支阻滞 　　e. R 或 S 波增大伴有明显的 ST 段偏移 （4）一时性的（1）、（2）或（3）项出现 （5）新近消失的间隔 Q 波 （6）进一步分类：累及的导联

（续表）

类别	分类情况说明

B类	ST - T 梗死
	（1）ST 段
	    a. ST 段压低（累及导联的数目及 ST 段最大偏移）
	    b. ST 段抬高（累及导联的数目及 ST 段最大偏移）
	    c. a＋b（对应改变或其他），最大抬高对压低的相对比例
	    d. 不能确定为 a、b 或 c 之一
	（2）T 波
	    a. T 波高尖（超急期）
	    b. T 波倒置
	    c. 伪性改善
	    d. 不能确定为 a、b 或 c 之一
	（3）ST - T：（1）或（2）的组合
	（4）进一步分类：累及导联

C类	QRS - T 梗死 A、B 两类中任一项之组合
D类	心电图无改变或改变不明显的梗死

心肌梗死的心电图定位标准

（1）间隔梗死：V_1、V_2 导联病理性 Q 波；

（2）前壁梗死：V_3、V_4 导联病理性 Q 波；

（3）侧壁梗死：V_5、V_6、Ⅰ、aVL 导联病理性 Q 波；

（4）下壁梗死：Ⅱ、Ⅲ、aVF 导联病理性 Q 波；

（5）下侧壁梗死：Ⅱ、Ⅲ、aVF、V_5、V_6 导联病理性 Q 波；

（6）下间壁梗死：Ⅱ、Ⅲ、aVF、V_1、V_2 导联病理性 Q 波；

（7）下后壁梗死：Ⅱ、Ⅲ、aVF 导联病理性 Q 波，V_1、V_2 呈 R 或 RS 型；

（8）正后壁梗死：V_7、V_8 导联病理性 Q 波，V_1、V_2 导联呈 R 或 RS 型；

（9）高侧壁梗死：Ⅰ、aVL 导联病理性 Q 波。

病理性 Q 波代表透壁性心肌梗死，但心肌梗死也可不伴 Q 波。梗死限于心内膜下，表现在室前壁、侧壁或下壁导联 ST 显著压低＞2 mm，伴心肌酶谱上升，称心内膜下心肌梗死或非透壁性心肌梗死，也有部分病例，病检上证明为心内膜下心肌梗死，但心电图上出现 q 波，因此，心肌梗死又可分为 Q 波型心肌梗死和无 Q 波型心肌梗死。

心肌梗死也可波及心房和右心室。

1. 心房梗死

(1) P-Ta 抬高；

(2) P 波增宽；

(3) 伴房性心律失常；

(4) 由心室梗死所并发。

2. 右心室梗死

(1) $V_{3R} \sim V_{5R}$ 出现 Q 波；

(2) $V_{3R} \sim V_{5R}$ ST 段抬高；

(3) 常伴下壁心肌梗死。

心肌梗死的分期

(1) 超急性期：疼痛开始后 6～12 h T 波高耸，T 点上移；

(2) 急性期：出现病理性 Q 波，ST 段抬高，形似单相曲线，48 h 后 ST 段逐渐下降，T 波开始倒置，2～4 周内 ST 段恢复到等电位线，T 波倒置最深，形成冠状 T 波；

(3) T 波演变期：5～6 周后 T 波逐渐变浅，形成低平或直立 T 波，历时数月；

(4) 陈旧性心肌梗死：心电图不再演变，保留 Q 波。部分病例历时 1 年以后 $V_{1 \sim 3}$ 导联、Ⅱ、Ⅲ、aVF 导联 Q 波可消失，丧失陈旧性梗死的痕迹。

心肌梗死面积的计算

心肌梗死面积依据常规心电图 Wagner 积分法进行估算，并根据积分分成小面积组（≤5 分）、中面积组（6～9 分）、大面积组（≥10 分）。（表 4-16）

表 4-16　Wagner 心电图积分诊断法

导联	时限	积分	电压比值	积分	最高分值
Ⅰ	Q≥30	1	R/Q≤1	1	2
Ⅱ	Q≥40	2			
	Q≥30	1			2
aVL	Q≥30	1	R/Q≤1	1	2
aVF	Q≥50	3	R/Q≤1	2	
	Q≥40	2			

（续表）

导联	时限	积分	电压比值	积分	最高分值
	Q≥30	1	R/Q≤2	1	5
V_1	任何 Q	1			
	R≥50	2			
	R≥40	1	R/S≥1	1	4
V_2	任何 Q 或 R≤0	1			
	R≥60	2			
	R≥50	1	R/S≥1.5	1	4
V_3	任何 Q 或 R≤20	1			
V_4	Q≥20	1	R/Q 或 R/S≤0.5	2	
			R/Q 或 R/S≤1	1	3
V_5	Q≥30	1	R/Q 或 R/S≤1	2	
			R/Q 或 R/S≤2	1	3
V_6	Q≥30	1	R/Q 或 R/S≤1	2	
			R/Q 或 R/S≤3	1	3

急性前间隔梗死并发束支阻滞

（1）住院后发生束支阻滞；
（2）急性梗死前 6 个月内心电图检查无束支阻滞；
（3）V_1 呈 QR 型，但以往无梗死。

急性心肌梗死和脑卒中的国际诊断标准

　　多年来，研究心肌梗死（MI）和卒中的许多中心均有各自的一套诊断标准，为适应当前缺血性心脏病（IHD）研究的需要，本文推荐一种新的诊断标准。
　　这一新的诊断标准，主要是根据 Framingham 心血管疾病调查研究组的标准拟定的，同时参考了美国近年来所有大学临床研究采用的标准，美国共同监测研究及 WHO 心肌梗死和卒中登记中应用的标准等。在制定本标准的过程中，曾与 WHO 保持联系，并将草案分送给流行病学以及和临床有关的专家评阅，其间进行了反复的修改,最后译成计算机语言。本标准已由明尼苏达州心脏调查中心、斯坦福等五城市研究机构应用于临床。

致死性冠状动脉疾患

一、确诊的致死性心肌梗死

1a. 4 周内死亡的确诊(标准见下)的 MI;或

1b. 尸检报告:AMI。

2. 根据死亡鉴定、尸检报告、住院病历或医生记录,除动脉粥样硬化或心脏-动脉粥样硬化的病程外,患者生前无其他可能致死的疾患。

二、确诊的冠心病突然死亡

1. 证实是由于严重的心脏症状(长期心绞痛、呼吸急促、晕厥等)导致患者在 1 h 内死亡;或患者死前 1 h 无任何症状。

2. 死亡前 4 周无确诊的 AMI 的记录。

3. 根据死亡鉴定、尸检报告、住院病历或医生记录,除动脉粥样硬化或心脏-动脉粥样硬化病变外,患者生前无其他可能致死的疾患。

三、确诊致死性冠心病

1. 死亡鉴定与潜在的或急性原因一致(ICD - 9 code 410 - 414)。

2. 死亡前 4 周无 AMI 的记录。

3. 不符合猝死标准。

4. 根据死亡鉴定、尸检报告、住院病历或医生记录,除动脉粥样硬化或心脏-动脉粥样硬化的病变外,患者生前无其他的可能致死性疾患。

5a. 根据亲属、医生提供的材料,或住院病历,有陈旧性确诊或疑诊的 MI 病史;或

5b. 尸检报告:严重冠状动脉粥样硬化或陈旧性 MI,无 AMI(两支以上冠脉近端狭窄>50%或一支以上>75%);或

5c. 快速死亡:严重的心脏症状或无症状后 1~24 h 发生死亡。

四、可疑致死性冠心病

1. 死前四周无确诊的 AMI。

2. 不符合猝死标准。

3. 无确诊的致死性冠心病记录。

4. 死亡鉴定与潜在或立即原因一致（ICD - 9 code 410 - 414）。

5. 根据死亡鉴定、尸检报告、住院病历或医生记录，除动脉粥样硬化或心脏-动脉粥样硬化病变外，患者生前无其他可能致死的疾患。

非致死性心肌梗死

一、确诊

1. 有变化的诊断性 ECG；和（或）

2. 诊断性 ECG 和酶学异常；和（或）

3. 持续时间较长的心绞痛和酶学异常。

二、疑诊：符合以下一项或多项（Dxcodelo）

1. 酶检查可疑阳性和 ECG 可疑（伴或不伴有疼痛）。

2. 酶检查可疑阳性和诊断性 ECG（无疼痛）。

3. 酶检查异常和其他 ECG（无疼痛）。

4. 酶检查异常和 ECG 可疑（无疼痛）。

5. 唯有酶学异常（无疼痛，缺少 ECG 或伪 ECG）。

6. 持续时间较长的心绞痛和酶可疑（缺少 ECG 或伪性 ECG）。

7. 持续时间较长的心绞痛和可疑 ECG（酶资料不完整）。

8. 持续时间较长的心绞痛和诊断性 ECG（酶可疑或不完整）。

9. 持续时间较长的心绞痛（ECG 和酶学资料不完整）。

10. 持续时间较长的心绞痛，属"其他项（见下）"的 ECG。不可疑。

11. 持续时间较长的心绞痛，属"其他项（见下）"的 ECG，酶资料不完整。

定义：持续时间较长的心绞痛、当疼痛具下列特征时。

（1）在前胸、左手臂或下颌任何一处发生疼痛，可牵涉至背部、肩、右手臂、腹部一侧或双侧；

（2）时间＞20 min。

ECG：

A. 有动态变化的诊断性 ECG：在一系列 ECG 上出现一个有诊断意义的演变过程[根据 ECG 的演变形式可作出 AMI 的诊断。在下列导联组中出现或消失，前壁（$V_1 \sim V_5$）；侧壁（Ⅰ、aVL、V_6）；下壁（Ⅱ、Ⅲ、aVF）。该分类应在入院后做两次或两次以上 ECG。

（1）出现诊断性 Q 波（Minn code 1 - 1 - 1 至 1 - 2 - 5 加上 1 - 2 - 7）。或

（2）出现可疑 Q 波（Minn code 1 - 2 - 8 或任何 - 3code）和无明显 ST 段下

降;出现诊断性 Q 波及明显 ST 段下降(Minn code 4-1;或 4-2)。或

(3) 出现可疑 Q 波,但 ST 无升高;以后出现病理性 Q 波加上 ST 段升高(Minn code 9-2)。或

(4) 可疑 Q 波和明显 T 波倒置,以后出现病理性 Q 性,T 波仍倒置(Minn code 5-1 或 5-2)。或

(5) 无 Q 波,也不符合 Minn code 4-1 或 4-2,以后出现可疑 Q 波加上 4-1 或 4-2。或

(6) 无 Q 波,无 Minn code 9-2,以后出现可疑 Q 波加上 9-2。或

(7) 无 Q 波,无 Minn code 5-1 或 5-2,以后出现可疑 Q 波加上 5-1 或 5-2。

B. 诊断性 ECG

(1) Minn code 1-1-1 至 1-2-5 和 1-2-7,诊断性 Q 波和 QS 形成。或

(2) Minn code 9-2:ST 段升高加 T 波降低。见 5-1 或 5-2。(上述 T 波降低均不能在心室传导阻滞时应用)。

C. 可疑 ECG

(1) 出现 Q 波和 QS 形成,Minn code 1-2-8 通过 1-3-6。或

(2) ST 连接(J 点)和 ST 段降低。Minn code 4-1 至 4-3。或

(3) T 波改变,Minn code 5-1 至 5-3。或

(4) ST 段升高,Minn code 9-2。

D. 其他 ECG:所有其他发现,包括正常 ECG。

E. 伪性 ECG

(1) 遗漏导联(导联接错);

(2) 基线不稳定(在 1~20 之间),掩盖 ST-T;

(3) 肌肉颤动,造成波与波之间波动>2 mm;

(4) 其他技术环节造成 Q 波测量困难,如中心缺乏等;

(5) 明显的 QRS 形态异常:如完全性束支传导阻滞、人工起搏心律等。

F. 缺 ECG:无 ECG。

ECG 被认为是标准中的较重要条件,其中演变性 ECG>诊断性 ECG>可疑 ECG>其他。

心脏酶学:酶异常是指超过实验室正常值的上限。

A. 在入院后或急性发作后 72 h 内,应测量总 CPK 和 CPK-MB。

B. 入院后或急性发作后 72 h 内,观测 CPK、LDH 和 SGOT 之一种。

酶异常:

(1) 有关 CPK-MB:如医院标准采用定性法,则 CPK-MB 须阳性;若医院采用定量法,则至少达正常上限值的 2 倍。总 CPK 至少达正常上限值的 2 倍。或

（2）总 CPK 至少达正常上限值的两倍和 LDH 或 SGOT 之一达正常上限值的 2 倍。

当酶值仅在实验室标准的正常上限，则属可疑。

酶可疑：

（1）入院或急性发作后 72 h 内测 CPK－MB 和总 CPK。若医院标准为定性法，则 CPK－MB 须阳性；若为定量法，则 CPK－MB 仅在正常值上限，而总 CPK 不到正常上限值的 2 倍。或

（2）入院或急性发作后 72 h 内测 CPK、LDH 或 SGOT，至少一种超过正常上限值，但未达酶异常的诊断标准。或

（3）按标准，CPK－MB、CPK、SGOT 或 LDH 均属"异常"，但有非缺血性原因存在（如除颤、外科手术、肝脏疾病、注射等）。

酶"正常"：未达上述"异常"或"可疑"标准。

酶"不完全"：未达上述酶"异常"或"可疑"标准。

心房梗死(一)

1925 年，Clerc 和 Lery 首次报道一例尸检证实的右心房栓塞；1937 年首次描述心房梗死的心电图表现，其诊断是在尸解后回顾作出的；1938 年，Bean 报道了 287 例心肌梗死的病理改变，其中有心房梗死 2 例，占 0.7%；1942 年，Cushing 等报道了最大系列尸检证实的心房梗死，182 例心肌梗死中心房梗死 31 例，占 17%；1948 年根据心电图上存在完全性心脏阻滞的 PTa 段改变首次在生前作出心房梗死的诊断。尸检研究心房梗死的最高发生率为 42%。所报道的心房梗死发生率差异如此之大，反映出尸检时心房作为坏死区是否得到了特别重视。

Liu 等提出了临床诊断心房梗死的心电图主要和次要标准。

主要标准包括：

（1）$V_{5\sim6}$ 导联 PTa 段抬高＞0.5 mm，$V_{1\sim2}$ 交互压低；

（2）Ⅰ导联 PTa 段抬高＞0.5 mm，Ⅱ、Ⅲ交互压低；

（3）PTa 段在胸导联压低＞1.5 mm，Ⅰ～Ⅲ导联压低 1.2 mm 伴各型房性心律失常。

次要标准包括：

（1）异常 P 波，呈 W 或 M 形、不规则或有切迹；

（2）PTa 段小幅度压低不伴其他导联的交互抬高不能单独作为诊断心房梗死的依据。

最近 Maguga 和 Singer 增加两个标准：
（1）动态观察 P 波形态、J 点和 PR 段的演变；
（2）反复发作的房性心律失常和 P 波形态及 PR 段的改变。

心房梗死（二）

最近，Maguga 等对 Liu 的诊断标准作了以下补充：
（1）在连续观察中，P 波形态，J(a) 点及 PR 段出现动态演变；
（2）在 P 波形态及 PR 段发生改变的同时出现房性心律失常。他们还进一步指出，在原有 P 波异常时，分析 PR 段等指标时要谨慎。除常规体表心电图，使用特殊心电图如高增益（highain）体表心房电图、房内心电图或 Lewis 导联可能更有助于心房梗死的诊断。

心房梗死（三）

心电图主要标准：
（1）V_5、V_6 PR 段抬高 >0.5 mm，V_1、V_2 PR 段相应压低；或
（2）Ⅰ 导联 PR 段抬高 >0.5 mm，Ⅱ、Ⅲ 导联 PR 段相应压低；或
（3）胸前导联 PR 段压低 >1.5 mm，Ⅰ～Ⅲ 导联 PR 段压低 >1.2 mm 并发房性心律失常。
次要标准：
P 波异常（W 形、M 形、不规则、切迹）。

右心室梗死（一）

（1）有急性下壁或后壁心肌梗死；
（2）颈静脉怒张或压力 >10 cmH$_2$O；
（3）听诊肺部清晰；
（4）肺部 X 线检查无间质性肺水肿或肺部浸润；
（5）右心室舒张末压等于或高于肺楔嵌压 2 mmHg 以上。

右心室梗死(二)

（日本　延吉正清）

（1）心电图示下壁、后壁心肌梗死图形；

（2）无肺部淤血而呈现低血压、休克，并有颈静脉怒张等右心室功能不全征象；

（3）血流动力学检查示有右心室充盈压升高、心排血量降低者。

右心室梗死(三)

右心室梗死（RVMI）和其他部位 AMI 临床表现不同，有以下特殊之处，可作为诊断的依据：

（1）颈静脉压升高，颈静脉怒张；

（2）Kussmall 征阳性：正常人吸气时胸内压降低，因此颈静脉压也降低，但 RVMI 时在吸气末静脉压升高，因此颈静脉充盈；

（3）因大循环淤血发生急剧，故可无其他大循环淤血征象，如肝脏可以无淤血胀大，下肢仍无水肿等表现；

（4）肺部听诊呼吸音清晰，无湿性啰音；

（5）X 线肺部检查无淤血征象；

（6）常可听到右心室奔马律。约 2/3 患者在吸气时可听到病理性 S_3 与 S_4 奔马律；

（7）若右心室乳头肌功能不全，可在三尖瓣区听到三尖瓣反流性杂音；

（8）大循环血压下降，发生心源性休克；

（9）若卵圆孔未闭，由于右心压力升高，可以发生右向左分流，因此出现低氧血症；

（10）心包积液，RVMI 比左心室梗死多出 4 倍；

（11）右心室附壁血栓增多，RVMI 比左心室梗死多出 30 倍，因此肺栓塞明显增多，可以多出 9 倍以上。但有时两者左心腔内附壁血栓相等；

（12）约 48％并发房室传导阻滞，其中 12％～25％为二度至三度房室传导阻滞；

（13）全身动脉栓塞多出 4 倍；

（14）慢性肺部病变比左心室梗死多出 4 倍；

（15）右心室肥厚比左心室梗死多出 1.5 倍；

（16）RVMI 的漏诊率比左心室梗死高出 50～80 倍，主要因为在下壁/后壁 AMI 不常规描记 V_3R～V_5R 之故。

右心室心肌梗死

Rackley 等提出：

1. 下-后壁梗死

2. 临床表现

（1）右心室功能正常或抑制；

（2）休克；

（3）三尖瓣关闭不全；

（4）室间隔破裂。

3. 血流动力学测定

（1）右心房压异常升高；

（2）右心室及肺动脉收缩压正常；

（3）右心室与左心室充盈压比值升高；

（4）右心室功能曲线压低。

4. 闪烁扫描图

（1）右心室游离壁摄取；

（2）右心室体积增大及室壁运动减退。

5. 超声心动图

（1）右心室体积增加；

（2）无心包渗出。

6. 心脏酶：与左心室功能障碍相比之下酶值增加。

7. 心导管

（1）右冠状动脉或左回旋支受损；

（2）右心室无动力。

8. 鉴别诊断

（1）急性心肌梗死伴低血压；

（2）心脏压塞；

（3）缩窄性心包炎；

（4）肺栓塞。

下壁心肌梗死
（Dwyer EM et al）

（1）aVF 导联的 Q 波≥0.03 s，深度超过 R 波的 25%，Ⅱ、Ⅲ 导联也有 Q 波；

（2）Ⅲ 导联的 Q 波≥0.04 s，深度等于 R 波高，Ⅱ、aVF 导联也有 Q 波。

急性正后壁心肌梗死

结合文献，急性正后壁心肌梗死（DPAMI）的诊断可依据以下几点：

（1）临床有心肌梗死症状；

（2）心电图 V_7、V_8 导联之 Q/S 比值逐渐增至≥1/3，Q 波渐增宽至≥0.03 s，电压逐渐降低，$V_1 R/S$ 渐增至≥1 或比值增加 1.5 倍以上，R 波稍增宽；$V_2 R/S>1$；

（3）血清心肌酶学 CPK、AST、LDH_1 增高；

（4）心向量：QRS 环前方面积＞QRS 环总面积的 70%；QRS 环向前运行时限≥50 ms；QRS 环前向指数＞1，向前力＞0.6 mV；QRS 及 T 环最大向量≥+20°；

（5）超声心动图提示左心室后壁运动减弱；

（6）排除与 DPAMI 心电图、心向量图相近的右心室肥大，极度顺钟向转位，左中隔支阻滞，不完全右束支传导阻滞及正常变异。

心内膜下心肌梗死

Madigan 指出心内膜下心肌梗死的诊断标准为：

（1）典型心绞痛持续 15 min 以上；

（2）血清心肌酶浓度升高；

（3）心电图 T 波倒置和（或）ST 段压低持续 48 h 以上，无病理性 Q 波以及

P 向量未明显消失。

青年急性心肌梗死

（1）常在高度精神紧张、过度体力活动或大量饮酒后突然发病，绝大多数患者出现典型心绞痛发作；

（2）平素看来健康，发病前多无心绞痛发作史；

（3）既往多有高血压、高血脂和（或）吸烟饮酒等病史；

（4）心肌梗死多数发生在前壁，其中约 80% 为广泛前壁心梗；

（5）心律失常、休克和急性左心衰竭的发生率较低。

青壮年急性心肌梗死

（1）冠脉基础病少而有此家族史者易发病；

（2）青壮年组发生 AMI 前有阵发性心前区疼痛不适（变异或新发生心绞痛），老年组为原有心绞痛或心功不全症状加重，此点对早期诊断及预后有一定意义；

（3）吸烟、酗酒是青壮年组突出的诱因；

（4）青壮年组均呈典型心前区或胸骨后压榨样疼痛伴恐惧；

（5）青壮年组心电图早期多为 ST－T 动态变化，老年组均有典型心电图表现；

（6）青壮年组住院期间 78.1% 的人有 ST－T、Q 波及胸痛的动态变化，且与精神紧张、休息不良、止痛不力有关；

（7）青壮年组男多于女（比例为 9.66∶1）；

（8）青壮年组严重并发症明显少于老年组；

（9）青壮年组病死率明显低于老年组（$P<0.05$）。

妇女心肌梗死

妇女心肌梗死有以下特点：

（1）发病年龄较男性迟；

（2）高血压、高脂血症、糖尿病、吸烟、家族史等与男性无明显差异，均系心肌梗死的易患因素；

（3）绝经系妇女心肌梗死的一个重要因素；

（4）妇女新近发生和剧烈的心绞痛易发生心肌梗死；

（5）妇女心肌梗死死亡者均属高龄患者；

（6）妇女有易患因素者心肌梗死后并发症多。

再发性心肌梗死

1. 既往有肯定的心肌梗死史。

2. 临床上有急性心肌梗死的表现和（或）酶学改变。

3. 心电图上有下面 3 项中 1 项改变。

（1）出现新的病理性 Q 波；

（2）原有梗死 Q 波消失，QRS 振幅降低；

（3）缺血性 ST－T 改变。

再发性心肌梗死(实验室诊断标准)

符合下列条件之一即可诊断。

1. 心电图中新出现的进展性的病理性 Q 波（伴或不伴症状）。

2. 影像学证据显示新发的存活心肌丢失（变薄、无收缩），缺乏非缺血性的原因。

3. 病理学检查提示正在或已经愈合的部位出现心肌梗死病理改变。

2007 年欧洲心脏学会、美国心脏学院、美国心脏病学会和世界心脏联会（ESC/ACCF/AHA/WHF）还对急性心肌梗死进行临床分型：

1 型：自发性心肌梗死：由原发的冠脉事件，如斑块侵蚀/破裂、裂隙或夹层等引起的心肌缺血所致。

2 型：继发性心肌梗死：继发于氧耗增加或氧供减少所致的心肌缺血，如冠脉痉挛、冠脉栓塞、贫血、心律失常、高血压或低血压等。

3 型：突发心源性死亡（包括心脏停搏），常有心肌缺血的症状，出现新发 ST 段抬高或左束支传导阻滞，和（或）经冠状动脉造影或尸检证实有新发的血栓，但死亡常发生在获取血标本或心肌标记物之前。

4a 型：PCI 相关的心肌梗死。

4b 型：支架内血栓形成相关性心肌梗死；尸检或冠状动脉造影证实支架内血栓形成。

5 型：CABG 相关的心肌梗死。

川崎病心肌梗死

川崎病心肌梗死的特点为：

（1）男性多见，为女性 2.5 倍以上；

（2）多发生于病后第 1 年内（72.8%）；

（3）常发生于睡眠及休息时；

（4）主要症状为休克、烦躁不安、呕吐、腹痛、胸痛，值得注意的是 31% 无症状；22% 死于首次发作，总病死率 32.3%；存活者 57% 有心功能紊乱。

梗死前综合征

有相当一部分心肌梗死者在梗死前数天或数周内，由于冠状动脉粥样斑块水肿、出血、痉挛或其他原因使已狭窄的冠状动脉供血更为恶化，由此而出现下列任何一点表现者称为梗死前综合征：

（1）新近出现的渐增型心绞痛；

（2）原有心绞痛已有一阶段未发，而最近又复发，且进行性加重；

（3）原有心绞痛，而最近突然加重，发作增多，疼痛加剧，疼痛持续时间延长（但超过 30 min 以上的少见），硝酸甘油变为无效或疗效明显变差；

（4）出现休息时或睡眠中发作的重型心绞痛，所谓"卧位型心绞痛"。患者一般有虚弱、心悸、气短、多汗、体力不如前等表现，但不出现心力衰竭和心源性休克，除非已发生急性心肌梗死。不在疼痛时心电图也可以是正常的，但一般有心肌缺血的表现，疼痛时更加重。若既往无心肌梗死，则不应有异常的 Q 波。酶学检查无心肌坏死的证据。

心肌梗死后综合征

心肌梗死后综合征（PMIS）最先由 Dressler（1955）提出，指发生心肌梗死后经过一段时间（通常 2～10 周左右）出现反复发作的胸膜炎、心包炎和肺脏炎

（pneumonitis）变化的一组病征。其诊断如下。

1. 具有肯定的急性或陈旧性心肌梗死的临床表现。

2. 于急性心肌梗死后的1～2周，突然发高热、胸痛、呼吸困难、咳嗽，出现胸膜炎、心包炎和肺脏炎的相应症状和体征。

（1）胸膜炎：可为一侧性，也可为两侧性；可为纤维素性炎症，也可有较多的积液。常有刺激性咳嗽、呼吸困难、胸痛，随深呼吸、咳嗽而加重。可闻有胸膜摩擦音和发现积液。

（2）心包炎：胸闷、胸痛、气短、心率增快、脉压变小，心音弱而远、心包摩擦音，出现奇脉和心力衰竭症状。个别患者可有较严重的心脏压填塞表现。

（3）肺脏炎：为小叶性，体征不明显，靠X线胸透发现。

3. 抗生素对本征无治疗效果，仅可用做预防合并感染。肾上腺皮质激素的疗效比较确实，唯于好转后可再发。

心肌梗死后综合征

（Welin）

心肌梗死后1周以上发生下列症状：

（1）胸膜心包疼痛；

（2）发热37.5℃以上；

（3）血沉（ESR）＞40 mm/h。

如果仅有上述中的两条，则诊断为可能的PMIS。

心 肌 顿 抑

缺血心肌血供恢复后，心肌功能不能及时得到恢复，而需要持续数小时、数天，甚至数月时间。这种心肌缺血后冠状动脉血流虽已恢复，但心肌的机械功能、生化和超微结构持续性异常的现象，称为心肌顿抑（MS）。其特点是：

（1）发生于可逆性缺血（2～20 min）再灌注之后；

（2）心肌功能障碍是可逆的，可完全恢复；

（3）局部心肌血流正常或几乎正常；

（4）局部高能磷酸盐储备降低。

引自

Rolli R. 1992. Myocardial "stunning" in man. Circulation，86：1671.

心 肌 冬 眠

近年来大量研究表明,心肌缺血后心肌功能状态和心肌存活与否直接取决于心肌缺血的严重程度和持续时间：①严重、持续的心肌缺血（包括冠状动脉完全阻塞引起的）导致局部心肌收缩功能的完全丧失和心肌的坏死；②严重短暂心肌缺血（一般＜20 min）后心肌功能延迟恢复,称为心肌震荡（myocardial stunning,又有译为心肌顿抑或心肌眩晕）；③慢性持续心肌缺血,导致心功能持续降低,称为心肌冬眠（myocardial hibernation，MH）。

1978 年,Diamond 首先提出心肌冬眠这个概念,认为心肌冬眠是冠心病患者的一种持续的心肌室壁运动异常,当冠脉血供恢复正常后,这种异常是可逆的。Rahimtoola 在 1989 年提出心肌冬眠是静息心肌血流量减少时的一种相对少见的反应,心肌降低其功能使心肌血流量和心肌功能再次达到新的平衡。他还提出了心肌冬眠的定义：①心脏能自动适应心肌慢性低灌注状态；②心肌灌注和心肌功能之间能达到一种新的平衡。③这种新的平衡可维持相当长的一段时间。目前对心肌冬眠的含义理解尚包括：①心肌冬眠是心肌对低灌注状态的一种适应性反应；②冬眠心肌是存活的；③冬眠心肌具有一定的功能储备,当小剂量正性肌力作用药物短暂使用时,可使心肌功能暂时提高；④当恢复心肌灌注时,心肌功能可恢复。

心肌冬眠的诊断包括 3 个方面：①心肌的低灌注状态,即局部心肌静息血流量减少；②心肌功能的减退,包括心肌收缩和舒张功能的减退；③恢复灌注后心肌功能的恢复。第三点特别重要,一些作者把它看做是诊断心肌冬眠的金标准,但这是一种回顾性的诊断,故应先根据前两条做出心肌冬眠的初步诊断,再在恢复灌注后做出明确诊断。

心 源 性 休 克
（日本　松尾　汎）

1. 收缩期血压：90 mmHg 以下,或比血压的前值下降 30 mmHg 以上,除外出血、药物疼痛、迷走神经反射等引起者。

2. 呈有效血容量减少所见。

（1）尿量在 20 ml/h 以下；

（2）神志模糊；

（3）周围血管收缩所见（皮肤苍白、冷感、湿润、发绀等）。

心 源 性 休 克
［世界卫生组织（WHO）］

在有明确心脏病因的基础上，如急性心肌梗死、急性心脏压塞、急性瓣膜功能障碍、严重心律失常等，根据以下两条即能确诊。

1. 收缩期血压低于 85 mmHg；或原有高血压的患者，低于原基础水平 30 mmHg。

2. 有下述一种或多种组织血流灌注不足的表现。

（1）神志改变；

（2）在无肾脏病因或血容量不足的情况下，尿量少于 20 ml/h；

（3）外周血管收缩（或阻力增加），表现为四肢发凉，皮肤指压苍白时间延长，伴有或不伴有冷汗；

（4）代谢性酸中毒。在无明确心脏病的基础上，若血容量不足、血管迷走反应、药物作用、微循环障碍导致的回心血量不足，严重酸中毒、严重缺氧等因素已得到纠正，但休克征象仍继续存在，而且符合上述两条标准，诊断即可成立。

心 源 性 休 克
（北京地区防治冠心病协作组）

（1）确诊为冠心病心肌梗死急性期的患者；

（2）具有周围循环衰竭症状；

（3）梗死前血压正常者，此时收缩压下降至 80 mmHg 或低于 80 mmHg。患者原有高血压，此时收缩压比梗死前下降 30 mmHg；

（4）无其他原因所致血压下降者，例如心律失常、药物影响、临终状态等。

心 源 性 休 克
（全国"三衰"会议）

1. 急性心肌梗死的客观资料。

2. 临床表现

(1) 低血压：收缩压≤10.7 kPa(80 mmHg)；原有高血压者,收缩压较原水平下降 4.0 kPa；

(2) 尿少：尿量<25 ml/h；

(3) 意识异常；

(4) 末梢循环灌注不足：苍白、发绀、湿冷、胸骨部皮肤指压阳性(压后再充盈时间>2 s)、皮肤花纹等。

3. 经抗心律失常、解除疼痛、给氧或扩容等处理后,休克综合征仍存在。

心 源 性 休 克
（美国心肌梗死研究所）

(1) 动脉收缩压<12 kPa(90 mmHg)或低于原基础血压4 kPa(30 mmHg)；

(2) 神志改变：神志朦胧、淡漠、昏迷、躁动等；

(3) 末梢血管收缩表现：皮肤湿冷、常伴有发绀；

(4) 尿量：少于 20 ml/h；

(5) 在纠正一些使血压下降和心排血量减少的心外因素后仍然持续性休克(如心律失常、疼痛、迷走神经张力增高、低血氧症、酸中毒、低血容量等)。

心 源 性 休 克
（日本　鬼頭義次）

(1) 心搏出量低下[2.2 L/(min·m²)以下]；

(2) 左心房压或肺动脉楔入压(PCWP)上升(18 mmHg 以上)；

(3) 混合静脉血氧饱和度下降(SvO₂ 60%以下,动静脉氧含量 5.5 Vol%以上)；

(4) 氧消耗量降低[100 ml/(min·m²)以下]；

(5) 末梢血管阻力上升[2 500 dyn/(S·cm⁵)以上]；

(6) 代谢性酸中毒。

心源性休克(疗效判断标准)

1. 治愈标准：经治疗血压、尿量正常,周围循环衰竭症状与体征消失。

2. 好转标准：经治疗血压上升、尿量增多，周围循环衰竭症状与体征改善。

3. 无效标准：经治疗血压、尿量仍不正常，周围循环衰竭症状与体征仍无缓解。

顽固性心源性休克

心源性休克（cardiogenic shock）是指因心脏功能严重受损而引起的休克综合征。而顽固性心源性休克则是指心源性休克经抗休克治疗后短期内仍无明显逆转征象的心源性休克。顽固性心源性休克在整个心血管疾病发病构成比中所占比例并不高，一旦发生，多难以逆转，病死率极高。

休　　克
（美国　MIRU）

1. 收缩压＜90 mmHg，或低于通常的血压 30 mmHg。

2. 脏器循环障碍

（1）尿量＜20 ml；

（2）意识障碍；

（3）末梢血管收缩（皮肤冷而湿润等），但应除外因迷走神经反射、心律不齐等引起的低血压。

休　　克
（Allgower）

Allgower 休克指数以综合血压与脉搏数作为休克时血循环状态的指标，为脉搏数/收缩期血压。

0.5 为正常。

1.0 为中度休克。

1.5 为重度休克。

1.0 以上循环血容量丧失 20%～30%。

1.5 以上循环血容量丧失 30%～50%。

休克的分类
（日本 安藤富男）

1. 循环血量减少性休克：出血性休克、热灼伤性休克等，由于循环血量降低所致。
2. 心源性休克：由于心排出量低下所致。
3. 败血症性休克：细菌性、内毒素性休克等，由于末梢血管阻力降低所致。
4. 过敏性休克：过敏性药物性休克等，由于末梢血管阻力降低所致。
5. 神经源性休克：神经源性、原发性休克等，由于末梢血管阻力降低所致。

冷 休 克
（全国急性"三衰"会议）

1. 有诱发休克的病因。
2. 临床表现
（1）神志异常；
（2）脉细速＞100 次/分，或不能触之；
（3）四肢湿冷，胸骨部位皮肤指压试验阳性（压后再充盈时间大于 2 s），皮肤发花，黏膜苍白或发绀；
（4）尿量＜30 ml/h 或尿闭。
3. 血压
（1）收缩压＜80 mmHg；
（2）脉压＜20 mmHg；
（3）原有高血压病者，收缩压较原水平下降30％以上。
凡符合 1 和 2 项中之两条和 3 项中之一条可诊断休克。
上述脉搏、尿量、血压数字均指成人而言，小儿可参考小儿正常数值。

急性心肌梗死合并休克
（美国心肌梗死研究所）

1. 有急性心肌梗死的诊断依据

（1）典型病史；

（2）特异的心电图相；

（3）特异的酶学改变。

2. 有休克的指征

（1）动脉压小于 10.7 kPa(80 mmHg)，或原有高血压者，收缩压低于梗死前水平 4.0 kPa(30 mmHg)；

（2）有脑血流降低（精神混乱或减退），末梢血流量降低（肢端绀、冷、湿），肾血流量降低（尿量少于 20 ml/h)；

（3）心脏指数小于 2.2 L/(min·m²)。

3. 有心衰及休克病因的指征

（1）可排除剧痛、缺氧、酸中毒、迷走反射、严重贫血、血容量不足、心律失常；

（2）左心室（充盈）压超过 2.7 kPa(20 mmHg)。

急性心肌梗死后休克
（Mir MA et al）

诊断依据为：

1. 收缩压≤80 mmHg。

2. 低血压并非由心律失常所引起的，给予止痛剂及吸氧后不减轻，持续 1 h 以上。患者每 30 min 测血压、脉率、中心静脉压和尿量；每 2 h 测腋温并观察皮肤颜色与湿度。大脑功能状态系通过对话来判断，包括以下几点。

（1）行为改变（不安或激动）；

（2）定向力（地点、人物和时间）；

（3）理解力（简单算术，如 100−7 重复计算下去）。入院时患者呈半昏迷或木僵列为显著意识障碍（Ⅳ级）；3 个试验均异常为重度（Ⅲ级）；2 个试验异常为中度（Ⅱ级）；仅 1 个试验异常为轻度（Ⅰ级）。

急性心肌梗死后休克的分型
（Mir MA et al）

患者按其主要临床表现分为下列 3 组：

（1）血管收缩型：特点是皮肤苍白、冷而多汗、腋温低于 35.5℃，提示周围血管阻力高；Ⅱ到Ⅳ级的意识障碍；无尿或少尿（每小时＜20 ml）。

（2）血管舒张型：特点是腋温高于 37℃、少汗或无汗、无面色苍白，提示周围血管阻力正常或低；Ⅰ到Ⅱ级的意识障碍；尿量稍减少（每小时 30～40 ml）。

（3）中间型：混合以上两型的临床特点。

急性心肌梗死所致心力衰竭
（Killip et al）

Killip 等根据急性心肌梗死的病情轻重及有无心力衰竭及其程度，结合体检所见，作如下四度分类（表 4－17）。

表 4－17　**Killip 等急性心肌梗死所致心力衰竭四度分类**

临床症状	心律失常出现率（%）	病死率（%）
Ⅰ度：无心力衰竭者	83	6
Ⅱ度：有心力衰竭、肺罗音、第三心音、静脉压上升者	90	17
Ⅲ度：重度心力衰竭并肺水肿	100	38
Ⅳ度：心源性休克，收缩压<90 mmHg，末梢循环衰竭（少尿、发绀、出汗）	100	81

Killip 等指出下列几点供分型、分度参考：

（1）本症 1/3 病例无心力衰竭；

（2）轻、中度心力衰竭占 1/3；

（3）伴肺水肿或心源性休克者占 1/3；

（4）心律失常出现率占全部病例的 90%，心力衰竭越重，心律失常出现率越高；

（5）有肺水肿或心源性休克者，全部病例都有心律失常；

（6）各种重症心律失常的出现与有无休克有直接关系。无休克组心律失常率为 45%，有休克组可高达 94%，后者病死率最高，占 81%。

急性心肌梗死所致心力衰竭
（Forrester et al）

Forrester 等根据患者的临床末梢血管灌注不良（低血压、速脉、精神症状、发绀、尿少）和有无肺充血（肺啰音、X 线肺部阴影）亦将本症分为 4 度（表 4－18）。

表 4 - 18　Forrester 等临床及血流动力学分型与病死率

分度	肺充血	末梢循环不良	病死率（％）	
			临床	血流动力学
Ⅰ	－	－	1	3
Ⅱ	＋	－	11	9
Ⅲ	－	＋	18	23
Ⅳ	＋	＋	60	51

急性心肌梗死心脏破裂的早期诊断

早期诊断对心脏破裂抢救成功至关重要，主要依据如下。

1. 临床特征，AMI 后出现

（1）持久剧烈的胸痛；

（2）急性心脏压塞征；

（3）急性左心衰、肺水肿；

（4）出现新的心脏杂音；

（5）难以解释的严重心源性休克；

（6）无先兆突然意识丧失，电-机械分离状态。

2. 心电图（ECG）特点：多种心律失常迅速演变，如窦性心动过速伴异位搏动，很快变为窦性心动过缓伴房室传导阻滞，室上速或各种异位心律，起搏点常呈逐渐下移趋势，最后心室自搏、停搏。每一类型心律失常可持续数秒、数分钟或数小时不等。

3. 超声心动图（UCG）特点

（1）心肌壁线破裂回声区使心包回声中断，有心包液性暗区；

（2）室间隔回声中断，心室水平的分流；

（3）乳头肌破裂可伴二尖瓣反流；

（4）心室壁破裂区变薄，局部无运动，UCG 有关键性诊断价值。

4. 血流动力学监测：心房漂浮导管血流动力学监测对诊断和治疗都有重要价值。心脏破裂时典型改变是低心排血状态和心脏舒张功能障碍所致的心搏指数降低和右心室压及肺毛细血管压升高。在心室舒张期压力曲线呈早期低垂，然后迅速升高的平台波，心室顺应性差。

其他检查如同位素描记和心血管造影等方法虽有很高的诊断准确性，但因病情急且重,常不能实施。

引自

Coma C et al. 1983. Subacute left ventricular free wall rupture following AMI. Am Heart J，106：278.

Hemoui Y et al. 1986. Two-dimensional echo-cardiography in cardiac rupture. Am J Cardiol，57：180.

Wunderink RG. 1984. Incidence of pericardial effusion in AMI. Chest，85：494.

急性心肌梗死心脏破裂

（日本诊断标准）

1. 预测可能发生心脏游离壁破裂的参考条件

（1）无心绞痛、心肌梗死病史的高龄急性心肌梗死者；

（2）有高血压病史,心肌梗死后,血压无明显下降,甚至高血压持续不降者；

（3）心肌梗死后,反复发作性或迁延性胸痛者；

（4）心肌梗死后,无心衰征象出现者。

2. 诊断心脏游离壁破裂的主要标准

（1）部分患者心脏游离壁破裂即发生猝死,部分进展较慢,可能出现心脏压塞症状；

（2）若上述有心脏游离壁破裂可能的患者,突然陷入死亡状态或发生发绀,迅速出现颈静脉怒张、血压降低、速脉、心音减弱、面色苍白等症状,必须考虑心脏破裂；

（3）怀疑心脏游离壁破裂时,可做心包穿刺,若抽出血液,即可诊断；

（4）心脏游离壁破裂的心电图表现,常见的是窦性心动过缓→结性心律→室性逸搏心律或临终前心电图表现,但也可出现房性心动过速、房颤,这可能是由于心包积血、压塞、刺激了迷走神经或心房所致。胸前导联可出现 T 波高尖或原来负性 T 波变为直立 T 波,有可能是由于红细胞溶解后,导致心包内高钾或心外膜下心肌受压导致缺血所引起。患者若突然意识丧失、呼吸停止、脉搏触不到,而心电图仍然保持原来心律的 2～3 min,这种状态称为电-机械分离,是心脏破裂的特征性表现。

心 脏 破 裂
（美国纽约心脏病学会标准委员会）

（1）急性前间隔或后间隔心肌梗死的患者，突然出现室间隔缺损的改变；

（2）急性心肌梗死的患者突然出现严重的二尖瓣关闭不全表现；

（3）X线检查时证明心包腔内有心导管或起搏器电极导线；

（4）当静脉注射造影剂后，心包腔内出现造影剂；

（5）手术中证实这种损伤的存在。

符合以上标准中的一项，即可诊断心脏破裂（包括游离壁、室间隔或乳头肌）。

心肌梗死区室壁扩展的诊断标准
（Fraker）

在急性心肌梗死 24 h 后出现复发性胸痛、心律失常或临床症状恶化合并下列改变中两项以上：

（1）新 QRS 改变（新 Q 波出现或 R 波消失）；

（2）血清 CK - MB 再次升高；

（3）CK 出现新高峰，其中以 CK - MB 再升高价值最大。

急性心肌梗死继发脑梗死

（1）急性心肌梗死（AMI）和脑梗死（CI）均是新鲜病灶；

（2）具备 AMI 继发 CI 的依据，前者可通过尸检证实，后者则应结合病理组织学检查和临床资料进行判断。

有时候临床资料对诊断更有意义。因为部分 AMI 发病不久即继发 CI，病理组织学上难以区分病变发生的先后，而临床上则可根据其心脑症状发生的先后进行判断。

引自

Komracl MS et al. 1984. Myocardial infarction and stroke. Neurology，24：1403.

Thompson PL et al. 1978. Stroke after myocardial infarction. Br Med J，2：457.

急性心肌梗死性脑症状的分型

Alpers 将其分为 5 型：
（1）晕厥型：可无心前区疼痛，但有晕厥发作，应速作心电图检查；
（2）偏瘫型：可两者同时发生或在心肌梗死后数小时至数天内发生，ECG 多示心前、侧壁性心肌梗死；
（3）高血压危象型：可无心前区痛；
（4）脑干型：ECG 多示心前壁广泛性心肌梗死；
（5）大脑型：起病突然，头痛、意识障碍、抽搐、视力减退、精神运动性兴奋、濒死感及谵妄状态。

冠 状 动 脉 瘤

冠状动脉瘤样扩张（CE）亦称冠状动脉瘤，是指冠状动脉的局限或弥漫性扩张，其直径超过了相邻正常冠脉的 1.5～2.0 倍。常用的分型有两种。

1. 根据受累范围将 CE 分为 4 型：

Ⅰ型：2～3 支血管弥漫性扩张。

Ⅱ型：1 支血管弥漫性扩张伴另 1 支血管局限性扩张。

Ⅲ型：仅有 1 支血管弥漫性扩张。

Ⅳ型：仅有 1 支血管局限性扩张。

2. 根据形态，将病变分成 5 型：

Ⅰ型：梭形扩张。

Ⅱ型：囊样扩张。

Ⅲ型：球形扩张。

Ⅳ型：弥漫性扩张。

Ⅴ型：混合型扩张。

冠 状 动 脉 瘘

冠状动脉瘘（coronary artery fistula，CAF）是一种先天性心脏病，是冠状循环畸形，可存活至成年。

一、定义

冠状动脉瘘是指冠状动脉主干或其分支与某一心腔或血管之间存在的异常通道。

二、分型

1. 根据交通部位血流动力学可分两大类：动-静脉瘘：①与右心房、室或肺动脉、腔静脉的右心系统交通者；②体循环的内瘘：与左心房、室或肺静脉的左心系统交通者。

2. 根据瘘管开口的位置分为两大类：①冠状动脉-血管瘘：主要有冠状动脉间的沟通、冠状动脉-冠状静脉间的沟通、冠状动脉-肺动脉瘘、冠状动脉-上腔静脉瘘；②冠状动脉-心腔瘘：主要有冠状动脉-右心房瘘、冠状动脉-右心室瘘、冠状动脉-左心房瘘、冠状动脉-左心房瘘。

3. Sakarupare 根据瘘管开口的位置将冠状动脉瘘分为 5 型：Ⅰ型：引流入右心房；Ⅱ型：引流入右心室；Ⅲ型：引流入肺动脉；Ⅳ型：引流入左心房；Ⅴ：引流入左心室。

三、临床特点

本病临床症状及特征与瘘管分流量大小有关。多数病例因瘘管分流量小而无明显症状，仅在体检时发现心脏杂音。部分病例因瘘管分流量大，在体力活动后有心悸、气短、发绀、心绞痛及心力衰竭等症状。瘘入冠状静脉窦者易发生心房纤颤。本病可并发心肌梗死、细菌性心内膜炎、冠状动脉远端栓塞、冠状动脉瘤破裂等。

体检时，脉压可正常或增大。分流量大者脉压增大，出现水冲脉，股动脉枪击音或毛细血管搏动征等周围血管征。多数病例因为瘘道的两端存在压力阶差，可听到心前区连续血管杂音，舒张期增强，有明显的近耳感。杂音最响部位根据瘘道及其交通的心腔不同而异，大多数在胸骨左右缘。冠状动脉左心室瘘，因为收缩期瘘道两端压力相近，可无收缩期杂音，或出现以舒张期为主的双期杂音。

四、诊断

冠状动脉瘘的临床症状不典型，故误诊率高。以下辅助检查有助于诊断。

1. 心电图：常有心肌缺血的表现，但无助于诊断。
2. X线：平片所见，如瘘入右心系统，存在左向右分流，根据分流量的大小，出现不同程度的肺血流量增多,肺动脉段凸出及受血心腔增大。如瘘入左心腔者,则肺血流量正常,左心室增大。如冠状动脉弯曲或扩张形成动脉瘤,则心脏边缘可显示不规则或半圆形阴影。

3. 彩色超声心动图检查:该方法可检出扩张的冠状动脉及扩大的心脏,约有 60%的病例可查到瘘管的位置及开口、冠状动脉的迂曲,并可看到通过瘘管血液的分流。但对于细小的、分流少的瘘管,没有确诊意义。

4. 螺旋 CT、磁共振成像检查活体:螺旋 CT、磁共振成像检查对诊断有一定价值且无创伤,可以观察冠状动脉近端管腔的形态及一些较大的冠状动脉瘘,尤其是对并发动脉瘤和(或)其他心血管畸形的冠状动脉瘘更有意义。但对多数冠状动脉瘘没有确诊价值,且价格较贵。

5. 右心导管检查:冠状动脉瘘入左心者血氧变化不明显,肺动脉压力变化由分流量大小决定,如分流量大,则可升高;反之,则无明显变化。瘘入右心者,根据分流量不同,可使压力、血氧含量在正常范围或增高。有阳性发现者,多可确诊分流部位。

6. 心血管造影检查:逆行升主动脉造影或选择性冠状动脉造影可以显示冠状动脉走向及引流部位,瘘口的大小及近心端的冠状动脉分支的分布情况,为手术提供有利条件。

冠状动脉瘘的分型

冠状动脉瘘是一种先天性心脏病,是冠状循环畸形,可存活至成年。

1. 定义:冠状动脉瘘是指冠状动脉主干或其分支与某一心腔或血管之间存在的异常通道。

2. 分型:根据交通部位血流动力学可分两大类。①动-静脉瘘:与右心房、室或肺动脉、腔静脉的右心系统交通者;②体循环的内瘘:与左心房、室或肺静脉的左心系统交通者。

根据瘘管开口的位置分为两大类。①冠状动脉-血管瘘:主要有冠状动脉间的沟通:冠状动脉-冠状静脉间的沟通、冠状动脉-肺动脉瘘、冠状动脉-上腔静脉瘘;②冠状动脉-心腔瘘:主要有冠状动脉-右心房瘘、冠状动脉-右心室瘘、冠状动脉-左心房瘘、冠状动脉-左心室瘘。

Sakarupare 根据瘘管开口的位置将冠状动脉瘘分为五型。Ⅰ型:引流入右心房;Ⅱ型:引流入右心室;Ⅲ型:引流入肺动脉;Ⅳ型:引流入左心房;Ⅴ型:引流入左心室。

前胸壁综合征

前胸壁综合征最早被 Prinzmetal（1955 年）提出，为心肌梗死后 1～2 个月发生的前胸部疼痛，而与心肌病变无关的综合病征。临床表现如下：

（1）于急性心肌梗死发生后 4～6 周发病，也有早自病后数日，或晚至数月始出现本征的，和心肌梗死的部位关系不大。本征可持续存在数月至数年。

（2）疼痛以胸骨部和心脏部位最为剧烈，并为持续性。

（3）疼痛并不向前胸部以上、颈部、双肩或上肢放射；患者每能诉说此种疼痛不论其部位或性质，均与以往的心绞痛或急性心肌梗死的急性期的疼痛不一样，似乎更表浅一些。

（4）疼痛不被硝酸甘油所缓解，多经数小时后能慢慢自行减轻，然后再发。

（5）疼痛虽不被运动所诱发，但每因身体轻微的活动，如头部的屈伸、上肢的抬举等而引起。

（6）胸壁痛，每具有压痛，而具有压痛最明显处，恰是自发痛最严重之处。

肩-手综合征

本征最先由 Stinbrocker 等（1948 年）命名，指一组于心肌梗死后发生的肩关节、腕部和手的肿胀、疼痛、强直、运动障碍和手肌萎缩的病征。本征又称反射性交感神经营养不良（reflex symparthetic dystrophy）综合征。其诊断要点如下：

（1）必须肯定有急性心肌梗死的病史。

（2）于急性心肌梗死发病后的 2～16 周发生本症，最迟者甚至于 14 个月以后始出现本症。

（3）发生于左侧的较发生于右侧或双侧者似乎多一些，但这和心肌梗死发生的部位或原先疼痛放射的方向并无关系。

（4）本征的临床症状，可分为 3 期：

第一期：肩部、手具有疼痛性运动障碍，可持续 3～6 个月。

第二期：肩部和手的疼痛性运动障碍逐渐恢复，开始出现肌肉萎缩，并可持续 3～6 个月。至此，可称本型的"不完全型"。

第三期：手的营养障碍加重，手指活动明显障碍，最后能陷于杜普伊特伦（Dupuytern）挛缩状态，此时谓"完全型"。

上述 3 期,并非每例均必循此发展,中途可停止或治愈。

(5) 和引起本症的其他原发病如脑血管意外遗留的偏瘫、血管疾病和颈椎骨关节炎等做出病因的鉴别。但是,不论病因如何,凡引起本症者,均称作肩-手综合征。

乳头肌功能不全综合征

(日本　楠川礼造)

1. 听诊及心音图所见

(1) 心尖部收缩期杂音,心尖部局限性全收缩期杂音,收缩后期杂音,收缩中期杂音;

(2) 出现第三、四心音;

(3) 心浊音界扩大。

2. 心电图

(1) ST 结合部下降。ST 段低平,T 波倒置;

(2) QT 延长,U 波异常。

3. 超声心动图

(1) 左心室壁运动异常,左心室壁瘤存在;

(2) 左心室腔扩大;

(3) 二尖瓣 B - B′阶段形成,收缩期呈多层回声;

(4) 二尖瓣前后叶收缩时对合不良。

4. 左心室及冠状动脉造影

(1) 二尖瓣反流;

(2) 左心室壁运动异常;

(3) 左心室腔扩大,左心室壁收缩性下降;

(4) 重症冠状动脉病变。

冠状动脉痉挛

(Conti CR et al)

Conti CR 等提出:冠状动脉痉挛(CAS)为血管造影显示的主要的心外膜分支出现一过性的、可逆的、次全或完全性的狭窄为特征同时伴有心肌缺血的表现。后者包括:

（1）胸痛；

（2）ST 段升高或降低；

（3）心室舒张末期压力升高；

（4）左心室运动障碍或运动减弱；

（5）心肌乳酸产生；

（6）一过性的铊- 201 灌注显影缺损，并不要求 6 种表现都同时存在，也不一定要求出现所谓"痉挛的标志"如 ST 段抬高。

冠状动脉痉挛
（Waters DD et al）

其临床诊断标准为：

（1）静息时胸骨后烧灼样或绞窄样疼痛；

（2）舌下含化硝酸甘油后 5 min 内胸痛缓解；

（3）胸痛时 ST 段抬高至少 0.2 mV，胸痛缓解后 ST 段恢复正常；

（4）无心肌坏死证据。

冠状动脉痉挛危象

最近 Yves Grosgogeat 提出以下标准：

（1）在完全正常或由于动脉粥样斑块造成部分狭窄的冠脉节段中，出现短暂的完全阻塞；

（2）发现暂时性狭窄的冠脉节段中，其原发或以后的冠脉造影证实冠脉正常；

（3）症状可自行缓解，或在硝酸甘油作用下冠脉狭窄或阻塞迅速消失。

第五章　高　血　压

高　血　压

（美国国家高血压预防、检测、评价和治疗委员会　2003年）

美国国家高血压预防、检测、评价和治疗委员会以大量的临床研究结果为基础，以为临床医生提供更清晰、简明的高血压治疗指南为目的，对 JNC-6 进行了修改和补充，于 2003 年 5 月发表了第七次（JNC-7）报告。以下对该报告内容作一介绍。

一、血压分类

与 JNC-6 不同的是，JNC-7 在血压分类中增加了"高血压前期"的概念（即血压为 120～139/80～89 mmHg）。另外，将既往定义的 2 级和 3 级高血压合并定义为 2 级高血压（表 5-1）。

表 5-1　高血压分类

血压分类	SBP(mmHg)		DBP(mmHg)
正常血压	<120	和	<80
高血压前期	120～139	或	80～89
1 级高血压	140～159	或	90～99
2 级高血压	≥160	或	≥100

二、血压与心血管疾病危险性

全球高血压病的患病率与发病率不断增加，Framingham 近期研究表明，50 岁以上的正常血压者在其以后的终生时间里进展至高血压病的危险性达 90%。血压水平是 CVD 事件发生的独立危险因素，血压越高，心肌梗死、心衰和脑卒中、肾脏病变的发生率越高。年龄 40～70 岁、血压在 115/75～185/115 mmHg 人群中，SBP 每增加 20 mmHg 或 DBP 每增加 10 mmHg，心血管疾病的危险性即增加 1 倍,鉴于此,JNC-7 提出了"高血压前期"这一概念,此概念有助于临床医生和公共卫生部门采取可行的措施预防人群中高血压的发生。

三、血压控制率

目前,美国的血压控制率(控制的标准:SBP<140 mmHg 和 DBP<90 mmHg)有所提高,2000 年为 34%,但还远低于 2010 年欲达到的 50% 水平。研究发现,在大多数 50 岁以上的老年人中,SBP 是一个较 DBP 更重要的 CVD 危险因素,控制远较 DBP 控制困难。且老年人往往以 SBP 增高更多见,因此,为提高血压控制率,可能需要两种以上的药物联合应用。但有时医生即使用了合适的药物和剂量,却忽视了对调整患者生活方式的指导,结果仍未达到理想的血压控制。

四、血压测量

除了诊所水银计血压测定和动态血压测定外,JNC-7 认为家中自我血压测定是诊断白大衣高血压、患者自我观察降压药物反应、增加患者治疗依从性的有效方法。对家中自测血压平均值>135/85 mmHg 者,一般认为存在高血压病。要指出的是,家用血压仪需定期检测其准确性。

五、患者评估

对高血压患者进行检查和评估有三个目的:①评价其生活方式及伴随的可能影响预后和治疗的心血管病危险因素;②力图寻找高血压病因;③评估有无终末器官损害和心血管病证据。体检包括血压测定、眼底、体重指数、颈动脉超声、心肺腹部及下肢检查。常规辅助检查包括心电图、尿常规、血糖、血钾钙、血肌酐、血脂(禁食 9~12 h 后)等,也可给予尿蛋白定量等检查。

高 血 压
[欧洲高血压协会/欧洲心脏病协会(ESH/ESC) 2003 年]

一、引言与目的

为了制定 2003 年欧洲高血压治疗指南,ESH 和 ESC 联合设立专家委员会,旨在为高血压治疗提供最有效的治疗方案,并对所有相关信息作出公正评价。同时,该指南得到国际高血压协会认可。

二、高血压的定义和分类

1. SBP、DBP 和脉压作为预测因子：SBP、DBP 的升高与心血管危险呈一种简单而直接的关系，但常被以下事实混淆：成年人 SBP 随着年龄的增大而升高，而男性 DBP 峰值出现在 60 岁左右，女性则为 70 岁，此后会逐渐下降。有证据表明，与单纯 SBP 或 DBP 相比，脉压大对心血管不良事件具有更强的预测作用。55 岁以后脉压与心血管危险的增加有关。

2. 高血压的分类：仍按 1999 年 WHO/ISH 的分类，但删去了临界高血压（表5-2）。

表5-2　血压水平的定义和分类

分　　类	SBP(mmHg)	DBP(mmHg)
理想	<120	<80
正常	120～129	80～84
正常高值	130～139	85～89
1 级高血压（轻度）	140～159	90～99
2 级高血压（中度）	160～179	100～109
3 级高血压（重度）	≥180	≥110
单纯收缩期高血压	≥140	<90

当患者的 SBP 和 DBP 进入不同的级别时，应采用较高的级别；单纯收缩期高血压根据收缩压水平分级。

3. 总心血管危险：总心血管危险分层衍生于 1999 年 WHO/ISH 指南中的方案，但扩充正常或正常高值组的危险分层（表5-3）；又对 1999 年 WHO/ISH 指南中有关影响预后的危险因素进行了若干方面的修改和补充（表5-4）。

表5-3　定量预后的风险分层*

其他危险因素和病史	血压(mmHg)				
	正常 SBP 120～129 或 DBP 80～84	正常高值 SBP 130～139 或 DBP 85～89	1 级 SBP 140～159 或 DBP 90～99	2 级 SBP 160～179 或 DBP 100～109	3 级 SBP≥180 或 DBP≥110
无其他危险因素	常态危险	常态危险	低危	中危	高危
1～2 危险因素	低危	低危	中危	中危	极高危

（续表）

其他危险因素和病史	血压(mmHg)				
	正常 SBP 120～129 或 DBP 80～84	正常高值 SBP 130～139 或 DBP 85～89	1 级 SBP 140～159 或 DBP 90～99	2 级 SBP 160～179 或 DBP 100～109	3 级 SBP≥180 或 DBP≥110
≥3 危险因素或 TOD 或糖尿病	中危	高危	高危	高危	极高危
ACC	高危	极高危	极高危	极高危	极高危

* ACC：相关临床情况；TOD：靶器官损害。

表 5-4 影响预后的各种因素*

用于心血管疾病分层的危险因素	TOD	糖尿病	ACC
SBP 和 DBP 的水平 男性＞55 岁 女性＞65 岁 吸烟 血脂异常 总胆固醇＞6.5 mmol/L（＞250 mg/dl），LDL-C＞4.0 mmol/L（＞155 mg/dl）或 HDL-C 男性＜1.0 mmol/L（＜4.0 mg/dl），女性＜1.2 mmol/L（＜48 mg/dl） 早发冠心病家族史（男性＜55 岁，女性＜65 岁） 腹部肥胖 （腹围：男性≥102 cm，女性≥88 cm） C 反应蛋白≥1 mg/dl	左心室肥厚（心电图：Sokolow Lyons＞38 mm，Cornell＞2 440 mm·ms；LVMI 男性 125 g/m²，女性 110 g/m²） 动脉血管壁厚度的超声证据（颈动脉 IMT≥0.9 mm）或动脉硬化斑块 血清肌酐的轻度增加（男性 115～133 μmol/L，女性 107～124 μmol/L） 微蛋白尿（30～300 mg/24 h，白蛋白/肌酐比男性≥22 mg/g，女性≥31 mg/g）	空腹血糖＞7.0 mmol/L（＞126 mg/dl） 餐后血糖＞11.0 mmol/L（＞198 mg/dl）	脑血管疾病：缺血性卒中；脑出血；短暂性脑缺血发作 心脏疾病：心肌梗死；心绞痛；冠脉成形术；充血性心力衰竭 肾脏疾病：糖尿病肾病；肾功能不全（血清肌酐 男性＞133 μmol/L，女性＞124 μmol/L），蛋白尿（＞330 mg/24 h） 外周血管疾病 晚期视网膜病变：出血或渗出，视盘水肿

* LVMI：左心室质量指数；IMT：血管内膜厚度；较低总胆固醇和 LDL-C 水平亦增加危险。

三、诊断评估

诊断步骤：①确定血压水平；②识别高血压的继发病因；③寻找其他危险因素、TOD 及并发症，或伴随临床情况来评价总心血管危险。

1. 血压测量：高血压的诊断应当在不同的场合下，以多次血压测量为依据。

（1）诊所血压测定：根据 Korotkoff 音Ⅰ相出现和Ⅴ相的消失分别确定为 SBP 和 DBP。

（2）动态血压检测：动态血压的检测值通常低于诊所血压。临床判断则以 24 h 血压的平均值、白天或夜间值为依据，但更倾向前者（表 5－5）。其他指标如血压标准差、谷峰比值和平滑指数等在临床上可能也有价值，但目前仍处于研究阶段。

表 5－5　不同测压方法对高血压定义的血压水平

不同测压分类	SBP(mmHg)	DBP(mmHg)
诊所测定血压	140	90
24 h 动态血压	125	80
家庭自测血压	135	85

（3）家庭自测血压：患者在家中自测血压无白大衣效应，且重复性好，比诊所血压更能预测 TOD 的进程。

（4）运动试验或实验室紧张性刺激下的 SBP：以中年男性为例，在踏车试验最初 6 min 时 SBP 升高＞200 mmHg，提示心血管病病死率增加 1 倍。在实验室紧张性刺激下所获得的血压值，不能作为其后果的预测因子。

（5）单纯性诊所高血压或白大衣高血压诊断：诊所血压≥140/90 mmHg（多次随测），24 h 动态血压＜125/80 mmHg。调查：可能存在的代谢危险因素和（或）TOD。处理：生活方式改变和密切随访；如有 TOD 证据予以药物治疗。

2. 家族史和临床病史：家族史和临床病史见以下要点：①既往高血压水平及其病程。②继发性高血压指征：肾脏疾病家族史（多囊肾）；肾脏疾病、尿路感染、血尿、滥用止痛药（肾实质疾病）；服用诱发高血压的药物；出汗、头痛、不安、心悸等（嗜铬细胞瘤）；肌肉乏力和手足搐搦（醛固酮增多症）。③危险因子：高血压和心血管疾病的家族史和个人史；高脂血症的家族史和个人史；糖尿病的家族史和个人史；吸烟习惯；饮食习惯；肥胖；运动量；性格。④TOD 的症状：脑和眼睛表现为头痛、眩晕、视力损害、短暂性脑缺血发作、感觉或运动的障碍；心脏为心悸、胸痛、气短和踝部水肿；肾脏为口干、多尿、夜尿、血尿；外周动脉疾病为四肢末端发冷、间歇跛行。⑤既往抗高血压治疗：使用药物的疗效和不良反应。⑥个人、家族和环境因素。

3. 体格检查：除测量血压外，体格检查应寻找其他危险因素（尤其是腹部肥胖），以及引起继发性高血压的体征和 TOD 的证据。

4. 实验室检查：常规检查应包括化学法检测血糖（以空腹为主）、总胆固醇、高密度脂蛋白胆固醇、三酰甘油、尿酸、肌酐、血钠、血钾、血红蛋白、血细胞比容、尿液分析和心电图。当空腹血糖＞6.1 mmol/L(110 mg/dl)时，就应检测餐后血糖或行葡萄糖耐量试验。现以空腹血糖7.0 mmol/L(126 mg/dl)或餐后2 h血糖11 mmol/L(198 mg/dl)为糖尿病诊断的界限值。因为有证据支持C反应蛋白用于一级预防的治疗评估，所以，目前推荐高敏法测定其水平，尤其对伴有代谢综合征的高血压患者。

5. 寻找TOD证据：新近研究表明，如无心血管超声对左心室肥厚和血管（颈动脉）壁厚度或斑块的检查，就有50%的高血压患者可能被错划于低危或中危组，而有心脏或血管受损理应认定为高危患者。

（1）心脏：虽然心电图对左心室肥厚的检测敏感性低，但Sokolow - Lyonsz指数或Corell校正指数阳性仍表明是心血管事件的独立预测因子。

（2）血管：系列研究证实，颈动脉超声方法能检测其内膜中层复合物的厚度和斑块以预示卒中和心肌梗死的发生。颈动脉内膜中层厚度与心血管事件的关系呈连续性，现将＞0.9 mm作为有明显改变的保守阈值。

（3）肾脏：高血压引起肾脏损害的诊断，则以血清肌酐值升高或肌酐清除率下降，以及发现微白蛋白尿和巨白蛋白尿为依据。近来，轻度肾功能不全定义为：男性肌酐≥133 μmol/L(1.5 mg/dl)，女性≥124 μmol/L(1.4 mg/dl)；或肌酐清除率＜60～70 ml/min。

（4）眼底：视网膜Ⅰ级和Ⅱ级变化能否作为TOD的证据，进行总心血管危险分层仍值得商榷，但Ⅲ级和Ⅳ级无疑可作为严重高血压并发症的指标。

（5）脑：头颅CT是诊断卒中的标准方法，但除迅速识别颅内出血外，正逐渐被MRI技术所替代。弥散加权序列MRI可以在动脉闭塞数分钟内确定局部缺血性损伤。此外，老年人的认知障碍也与高血压有关。因此，对老年高血压患者应经常进行合适的认知量表评估。

四、筛选继发性高血压

在少数（＜5%～10%）成人高血压患者中，可能要识别血压升高的特殊原因。血压重度升高、高血压突然发作及降压治疗反应欠佳时，提示可能为继发性高血压。

1. 肾实质高血压：肾实质性疾病是继发性高血压的最常见病因。在肾脏解剖结构的检查中，目前肾脏超声几乎完全替代了静脉尿路造影术。同时对肾实质性疾病应做适当的功能性筛选检查，评定尿中是否含有蛋白、红细胞和白细胞，并测定血清肌酐浓度。

2. 肾血管性高血压：肾血管性高血压中约 75％ 的患者（尤其是老年患者）是由粥样硬化所致肾动脉狭窄，纤维肌性发育不良占 25％（常见于年轻人）。超声测量肾脏纵径可作为一项筛选检查：以两侧肾脏长度相差 1.5 cm 以上为肾动脉狭窄的诊断标准，有 60％～70％ 的肾血管性高血压患者符合上述条件。一旦高度怀疑肾动脉狭窄，就必须施行动脉内 DSA 的检测加以证实。

3. 嗜铬细胞瘤：本病大多数患者的去甲肾上腺素、肾上腺素等分泌明显升高。临床上高度怀疑本病时，如尿中儿茶酚胺及其代谢产物的分泌为临界状态或正常，应做胰高血糖刺激试验。

4. 原发性醛固酮增多症：血清钾的检测可作为本病的筛选试验。低血浆肾素活性（$<1\ \mathrm{ng \cdot ml^{-1} \cdot h^{-1}}$）和高血浆醛固酮水平（须在停用影响肾素的药物如 β 受体阻滞剂、ACE 抑制剂、血管紧张素受体拮抗剂和利尿剂后测定）即可诊断本病。血浆醛固酮与血浆肾素活性的比值＞50 应高度怀疑原发性醛固酮增多症。

5. 库欣综合征：高血压是库欣综合征一种非常常见的临床表现，临床表现率约为 80％。测定 24 h 尿可的松分泌物是最实用和可靠的指标，其值超过 110 nmol（40 μg）时高度提示本病。

6. 主动脉缩窄：在儿童和青年中，主动脉缩窄是继发性高血压的罕见类型。

7. 药物诱发的高血压：引起血压升高的药物有甘草、口服避孕药、类固醇、非甾体类抗炎药、可卡因、安非他明、促红细胞生成素和环孢素等。

8. 基因分析：高血压患者常有家族史，提示遗传在高血压发病机制中起着一定作用；但最常见的高血压类型——原发性高血压就具有高度异质性，即为多病因与多基因异常。在人类已认识到血压主控系统的基因编码存在着若干突变时，由于其在原发性高血压发病机制中的确切作用仍未完全阐明，因此，目前不主张对个体高血压患者进行候选基因突变的检测。

高 血 压

（中国高血压防治指南修订委员会　2004 年）

2004 年中国高血压防治指南修订委员会参考国内外最新研究报告和指南，对 1999 年《中国高血压防治指南》进行修订。全文将于 2005 年发表。先行发表初稿（实用本），以概述其要点，广泛征求临床医生与基层防治工作者的意见。

一、血压的定义与分类(表 5-6)

表 5-6　血压水平的定义和分类*

类　别	收缩压(mmHg)	舒张压(mmHg)
正常血压	<120	<80
正常高值	120~139	80~89
高血压	≥140	≥90
1 级高血压(轻度)	140~159	90~99
2 级高血压(中度)	160~179	100~109
3 级高血压(重度)	≥180	≥110
单纯收缩期高血压	≥140	<90

　　*若患者的收缩压与舒张压分属不同级别时,则以较高的分级为准。单纯收缩期高血压也可按照收缩压水平分为 1、2、3 级。将血压 120~139/80~89 mmHg 列为正常高值是根据我国流行病学数据分析的结果,血压处在此范围内者,应认真改变生活方式,及早预防,以免发展为高血压。

二、血压与心血管病危险

　　高血压的危险分层:高血压患者的治疗决策不仅根据其血压水平,还要考虑:①有无其他危险因素;②有无靶器官损害或糖尿病;③有无并存的临床情况,如心、脑、肾脏病变(表 5-7)。并根据我国高血压人群的危险度分层标准进行危险度分层和确定治疗方案(表 5-8)。

表 5-7　影响预后的因素*

心血管病的危险因素	靶器官的损害(TOD)	糖尿病	并存的临床情况(ACC)
收缩压和舒张压水平(1~3 级)	左心室肥厚	空腹血糖≥7.0 mmol/L(126 mg/dl)	脑血管病
男性>55 岁	心电图		缺血性卒中史
女性>65 岁	超声心动图:LVMI	餐后血糖≥11.1 mmol/L(200 mg/dl)	脑出血史
吸烟	或 X 线		短暂性脑缺血发作史
血脂异常	动脉壁增厚		心脏疾病
TC≥5.7 mmol/L	颈动脉超声 IMT≥0.9 mm		心肌梗死史
(220 mg/dl)	或动脉粥样硬化性斑块的超声表现		心绞痛

(续表)

心血管病的危险因素	靶器官的损害（TOD）	糖尿病	并存的临床情况（ACC）
或 LDC - C ＞3.3 mmol/L (130 mg/dl) 或 HDL - C ＜1.0 mmol/L (40 mg/dl)	血清肌酐轻度升高 男性 115～133 μmol/L (1.3～1.5 mg/dl) 女性 107～124 μmol/L (1.2～1.4 mg/dl)		冠状动脉血运重建 充血性心力衰竭 肾脏疾病 糖尿病肾病 肾功能受损（血清肌酐） 男性＞133 μmol/L (1.5 mg/dl)
早发心血管病家族史 一级亲属，发病年龄 ＜50 岁 腹型肥胖 WC 男性≥85 cm 女性≥80 cm 或肥胖 BMI≥ 28 kg/m² C 反应蛋白≥ 1 mg/dl	微量白蛋白尿 30～300 mg/24 h 白蛋白/肌酐比： 男性≥22 mg/g (2.5 mg/mmol) 女性≥31 mg/g (3.5 mg/mmol)	—	女性＞124 μmol/L (1.4 mg/dl) 蛋白尿（＞300 mg/24 h） 肾功能衰竭 血肌酐浓度 ＞177 mol/L(2.0 mg/dl) 外周血管疾病 视网膜病变：出血或渗 出，视盘水肿

* TC：总胆固醇；LDC - C：低密度脂蛋白胆固醇；HDL - C：高密度脂蛋白胆固醇；LVMI：左心室质量指数；IMT：内膜中层厚度；BMI：体重指数；WC：腰围。

表 5 - 8　按危险分层，量化地估计预后*

其他危险因素和病史	血压（mmHg）		
	1 级高血压 SBP 140～159 或 DBP 90～99	2 级高血压 SBP 160～179 或 DPB 100～109	3 级高血压 SBP≥180 或 DBP≥110
Ⅰ 无其他危险因素	低危	中危	高危
Ⅱ 1～2 个危险因素	中危	中危	很高危
Ⅲ ≥3 个危险因素或靶器官损害或糖尿病	高危	高危	很高危
Ⅳ 并存的临床情况	很高危	很高危	很高危

* 表 5-8 仍沿用 1999 年指南的分层，量化估计预后应根据我国队列人群 10 年心血管发病的绝对危险，若按低危患者＜15%、中危患者 15%～20%、高危患者 20%～30%、很高危患者＞30%，作为中国人的标准，将高估我国人群的危险，尚待对上述标准进行评议，以最终确定适合我国的危险度分层标准。

三、诊断性评估

评估包括 3 个方面：①确定血压值及其他心血管危险因素；②高血压的原因(明确有无继发性高血压)；③靶器官损害以及相关的临床情况。

根据患者的病史、家族史、体格检查及实验室检查作诊断性评估,其目的是对于高血压原因的鉴别诊断、心血管病危险因素的评估、指导诊治措施及判断预后。

1. 家族史和临床病史：重点了解高血压、糖尿病、血脂紊乱、冠心病、卒中、肾病、心律失常及心力衰竭的病史,可能存在的继发性高血压、危险因素、靶器官损伤的症状和既往药物治疗。

2. 体格检查：正确测量双上肢血压(必要时测下肢血压)、体重指数(BMI)、腰围(WC)；检查眼底,观察有无库欣(Cushing)面容、神经纤维瘤性皮肤斑、甲状腺功能亢进性突眼征、下肢水肿；听诊颈动脉、胸主动脉、腹部动脉及股动脉有无血管性杂音；甲状腺触诊；全面的心肺检查；检查腹部有无肾脏扩大、肿块；检查四肢动脉搏动；神经系统检查。

3. 实验室检查

(1) 常规检查：血生化(血钾、空腹血糖、血清总胆固醇、三酰甘油、高密度脂蛋白胆固醇、低密度脂蛋白胆固醇、尿酸和肌酐)；血红蛋白和血细胞比容；尿液分析：比重、尿蛋白、糖和尿沉渣镜检；心电图；糖尿病和慢性肾病患者应每年至少查 1 次尿蛋白。

(2) 需要时进一步检查的项目：24 h 动态血压监测、超声心动图、颈动脉和股动脉超声、餐后血糖或糖耐量试验(当空腹血糖≥6.1 mmol/L 或 110 mg/dl 时测量)、C 反应蛋白(高敏感性)、微量白蛋白尿(糖尿病患者必查项目)、尿蛋白定量(纤维素试纸检查为阳性者检查此项目)和胸片。

可疑继发性高血压者,根据需要分别进行以下检查：血浆肾素活性,血、尿醛固酮,血、尿儿茶酚胺,大动脉造影,肾和肾上腺超声,CT 或 MRI。

四、血压测量

1. 诊所血压

(1) 选择符合标准的水银柱式血压计或符合国际标准(BHS 和 AAMI)的电子血压计进行测量。

(2) 袖带的大小适合患者的上臂臂围,至少覆盖上臂臂围的 2/3。

(3) 被测量者至少安静休息 5 min。

(4) 被测量者最好坐于有靠背的座椅上,裸露出右上臂,上臂与心脏同一水平,如果怀疑外周血管病,首次就诊时应测量四肢血压。特殊情况下可以取卧位或站立位。老年人、糖尿病患者及出现直立性低血压情况者,应加测站立位血压。

(5) 将袖带紧贴缚在被测者上臂,袖带下缘应在肘弯上 2.5 cm。将听诊器胸件置于肘窝肱动脉处。

(6) 在放气过程中仔细听取柯氏音,观察柯氏音第 Ⅰ 时相(第 1 音)和第 Ⅴ 时相(消失音)水银柱凸面的垂直高度。收缩压读数取柯氏音第 Ⅰ 时相,舒张压读数取柯氏音第 Ⅴ 时相。<12 岁儿童、妊娠妇女、严重贫血、甲状腺功能亢进、主动脉瓣关闭不全及柯氏音不消失者,以柯氏音第 Ⅳ 时相(变音)作为舒张压读数。

(7) 应间隔 1~2 min 重复测量,取两次读数的平均值记录。如果收缩压或舒张压两次读数相差 5 mmHg 以上,应再次测量,以 3 次读数的平均值作为测量结果。

2. 动态血压:使用符合国际标准(BHS 和 AAMI)的监测仪。动态血压的国内正常值参考标准:24 h 平均值<130/80 mmHg,白昼平均值<135/85 mmHg,夜间平均值<125/75 mmHg。正常情况下,夜间血压值比白昼血压均值低 10%~20%。

高 血 压
(中国高血压防治指南修订委员会 2010 年)

诊 断 性 评 估

要点 1:高血压患者诊断性评估
● 确定高血压水平及其他心血管危险因素
● 判断高血压的病因,明确有无继发性高血压
● 寻找靶器官损害以及相关临床情况

诊断性评估的内容包括以下三方面:(1)确定血压水平及其他心血管危险因素;(2)判断高血压的病凶,明确有无继发性高血压;(3)寻找靶器官损害以及相关临床情况。从而作出高血压病因的鉴别诊断和评估患者的心血管风险度,并予以指导诊断与治疗。

一、病史

应全面详细了解患者病史,包括以下内容:(1)家族史:询问患者有无高

血压、糖尿病、血脂异常、冠心病、脑卒中或肾脏病的家族史;(2)病程:患高血压的时间,血压最高水平,是否接受过降压治疗及其疗效与不良反应;(3)症状及既往史:目前及既往有无冠心病、心力衰竭、脑血管病、外周血管病、糖尿病、痛风、血脂异常、支气管哮喘、睡眠呼吸暂停综合征、性功能异常和肾脏疾病等症状及治疗情况;(4)有无提示继发性高血压的症状:例如肾炎史或贫血史,提示肾实质性高血压,有无肌无力、发作性软瘫等低血钾表现,提示原发性醛固酮增多症;有无阵发性头痛、心悸、多汗等提示嗜铬细胞瘤;(5)生活方式:膳食脂肪、盐、酒摄入量,吸烟支数,体力活动量以及体重变化等情况;(6)药物引起的高血压:是否服用使血压升高的药物,例如口服避孕药、生胃酮、麻黄素类滴鼻药、可卡因、安非他明、类固醇、非甾体类抗炎药、促红细胞生长素、环孢菌素以及中药甘草等;(7)心理社会因素:包括家庭情况、工作环境、文化程度及有无精神创伤史。

二、体格检查

仔细的体格检查有助于发现继发性高血压线索和靶器官损害情况,体格检查包括:正确测量血压和心率,必要时测量立、卧位血压和四肢血压;测量 BMI、腰围及臀围;观察有无库欣面容、神经纤维瘤性皮肤斑、甲状腺功能亢进性突眼征或下肢水肿;听诊颈动脉、胸主动脉、腹部动脉和股动脉有无杂音;触诊甲状腺;全面的心肺检查;检查腹部有无肾脏增大(多囊肾)或肿块;检查四肢动脉搏动和神经系统体征。

三、实验室检查

基本项目:血液生化(钾、空腹血糖、总胆固醇、三酰甘油、高密度脂蛋白胆固醇、低密度脂蛋白胆固醇和尿酸、肌酐);全血细胞计数、血红蛋白和血细胞比容;尿液分析(蛋白、糖和尿沉渣镜检);心电图。

推荐项目:24 h 动态血压监测、超声心动图、颈动脉超声、餐后 2 h 血糖(当空腹血糖≥6.1 mmoL/L 时测定)、血同型半胱氨酸、尿白蛋白定量(糖尿病患者必查项目)、尿蛋白定量(用于尿常规检查蛋白阳性者)、眼底、胸部 X 线检查、脉搏波传导速度以及踝臂血压指数等。

选择项目:对怀疑为继发性高血压患者,根据需要可以分别选择以下检查项目:血浆肾素活性、血和尿醛固酮、血和尿皮质醇、血游离甲氧基肾上腺素及甲氧基去甲肾上腺素、血和尿儿茶酚胺、动脉造影、肾和肾上腺超声、CT 或磁共振成像(MRI)、睡眠呼吸监测等。对有并发症的高血压患者,进行相应的脑功能、心功能和肾功能检查。

四、血压测量

血压测量是评估血压水平、诊断高血压以及观察降压疗效的主要手段。目前,在临床和人群防治工作中,主要采用诊室血压、动态血压以及家庭血压3种方法。

诊室血压由医护人员在诊室按统一规范进行测量,目前尚是评估血压水平和临床诊断高血压并进行分级的标准方法和主要依据。动态血压监测则通常由自动的血压测量仪器完成,测量次数较多,无测量者误差,可避免白大衣效应,并可测量夜间睡眠期间的血压。因此,既可更准确地测量血压,也可评估血压短时变异和昼夜节律。家庭血压监测通常由被测量者自我完成,这时又称自测血压或家庭自测血压。但也可由家庭成员等协助完成。因为测量在熟悉的家庭环境中进行,因而,也可以避免白大衣效应。家庭血压监测还可用于评估数日、数周甚至数月、数年血压的长期变异或降压治疗效应,而且有助于增强患者的参与意识,改善患者的治疗依从性。

要点2:诊室血压测量的步骤

● 要求受试者坐位安静休息5 min后开始测量

● 选择定期校准的水银柱血压计或者经验证的电子血压计。大多数的成年人使用气囊长22～26 cm、宽12 cm的标准规格袖带

● 测量坐位时的上臂血压,上臂应置于心脏水平位置

● 以柯氏音第Ⅰ音和第Ⅴ音(消失音)确定SBP和DBP水平。连续测量2次。每次至少间隔1～2 min,若2次测量结果差别比较大(5 mmHg以上),应再次测量

● 首诊时要测双臂血压,以后通常测量较高读数一侧的上臂血压

● 对疑似有体位性低血压,应测量直立位后血压

● 在测量血压的同时,应测定脉率

1. 诊室血压:具体方法和要求如下:

(1)选择符合计量标准的水银柱血压计,或者经过验证(BHS、从MI和ESH)的电子血压计。

(2)使用大小合适的气囊袖带,气囊至少应包裹80%上臂。大多数成年人的臂围25～35 cm,可使用气囊长22～26 cm、宽12～14 cm的标准规格袖带(目前国内商品水银柱血压计的气囊的规格:长22 cm,宽12 cm)。肥胖者或臂围大者应使用大规格气囊袖带;儿童应使用小规格气囊袖带。

(3)测血压前,受试者应至少坐位安静休息5 min,30 min内禁止吸烟,饮咖啡、茶和排空膀胱。

(4)受试者取坐位,最好坐靠背椅,裸露上臂,上臂与心脏处在同一水平。

如果怀疑外周血管病,首次就诊时应测量左、右：臂血压,以后通常测量较高读数一侧的上臂血压,必要时加测下肢血压,选择宽度>16 cm的袖带。特殊情况下可以取卧位或站立位。老年人、糖尿病患者及出现体位性低血压情况者,应加测站立位血压。站立位血压应在卧位改为站立位后1 min和5 min时测量。

(5) 将袖带紧贴缚在被测者的上臂,袖带的下缘应在肘弯上2.5 cm。将听诊器探头置于肱动脉搏动处。

(6) 使用水银柱血压计测压时,快速充气,使气囊内压力达到桡动脉搏动消失后,再升高30 mmHg,然后以恒定的速率(2～6 mmHg/s)缓慢放气。心率缓慢者,放气速率应更慢些。获得DBP读数后,快速放气至零。

(7) 在放气过程中仔细听取柯氏音,观察柯氏音第Ⅰ时相(第一音)和第Ⅴ时相(消失音)水银柱凸面的垂直高度。SBP读数取柯氏音第Ⅰ时相,DBP读数取柯氏音第Ⅴ时相。12岁以下儿童、妊娠妇女、严重贫血、甲状腺功能亢进、主动脉瓣关闭不全及柯氏音不消失者,可以柯氏音第Ⅳ时相(变音)为DBP。

(8) 血压单位在临床使用时采用毫米汞柱(mmHg),在我国正式出版物中注明毫米汞柱与千帕斯卡(kPa)的换算关系,1 mmHg=0.133 kPa。

(9) 应间隔1～2 min重复测量,取2次读数的平均值记录。如果SBP或DBP的2次读数相差5 mmHg以上,应再次测量,取3次读数的平均值记录。

(10) 使用水银柱血压计测压读取血压数值,末位数值只能为0、2、4、6、8,不能出现1、3、5、7、9,并应注意避免末位数偏好。

2. 动态血压：具体使用方法和指征如下：

(1) 使用经BHS、AAMI和ESH方案验证的动态血压监测仪,并每年至少1次与水银柱血压计进行读数校准,采用Y或T型管与袖带连通,两者的血压平均读数相差应<5 mmHg。

(2) 测压间隔时间可选择15 min、20 min或30 min。通常夜间测压间隔时间可适当延长至30 min。血压读数应达到应测次数的80%以上。最好每小时有至少1个血压读数。

(3) 目前动态血压监测的常用指标是24 h、白天(清醒活动)和夜间(睡眠)的平均SBP与DBP水平,夜间血压下降百分率以及清晨时段血压的升高幅度(晨峰)。24 h、白天与夜间血压的平均值反映不同时段血压的总体水平,是目前采用24 h动态血压诊断高血压的主要依据,其诊断标准包括：24 h≥130/80 mmHg,白天≥135/85 mmHg,夜间≥120/70 mmHg。夜间血压下降百分率：(白天平均值－夜间平均值)/白天平均值。10%～20%：杓型；<10%：非杓型。SBP与DBP不一致时,以SBP为准。血压晨峰：起床后2 h内的SBP平

均值一夜间睡眠时 SBP 最低值(包括最低值在内 1 h 的平均值),≥35 mmHg 为晨峰血压增高。

(4)动态血压监测也可用于评估降压疗效。主要观察 24 h、白天和夜间的平均 SBP 与 DBP 是否达到治疗目标,即 24 h 血压<130/80 mmHg,白天血压<135/85 mmHg,且夜间血压<120/70 mmHg。

(5)动态血压监测可诊断白大衣性高血压,发现隐蔽性高血压,检查顽固难治性高血压的原因,评估血压升高程度、短时变异和昼夜节律等。随着其价格的下降,动态血压监测将在临床工作中更广泛应用。

3. 家庭血压:家庭血压监测需要选择合适的血压测量仪器,并进行血压测量知识与技能培训:

(1)使用经过验证的上臂式全自动或半自动电子血压计(BHS、AAMI 和 ESH)。

(2)家庭血压值一般低于诊室血压值,高血压的诊断标准为≥135/85 mmHg,与诊室血压 140/90 mmHg 相对应。

(3)测量方案:目前还没有一致方案。一般情况建议,每天早晨和晚上测量血压,每次测 2～3 遍,取平均值;血压控制平稳者,可每周只测 1 天血压。对初诊高血压或血压不稳定的高血压患者,建议连续家庭测量血压 7 天(至少 3 天),每天早晚各 1 次,每次测量 2～3 遍,取后 6 天血压平均值作为参考值。

(4)家庭血压适用于:一般高血压患者的血压监测,白大衣高血压识别,难治性高血压的鉴别,评价长时血压变异,辅助降压疗效评价,预测心血管风险及评估预后等。

(5)最好能够详细记录每次测量血压的日期、时间以及所有血压读数,而不是只记录平均值。应尽可能向医生提供完整的血压记录。

(6)家庭血压监测是观察数日、数周甚至数月、数年间长期变异情况的可行方法,未来通过无线通讯与互联网为基础的远程控制系统将可实现血压的实时、数字化监测。

(7)对于精神高度焦虑患者,不建议自测血压。

五、评估靶器官损害

高血压患者靶器官损害(心、脑、肾、血管等)的识别,对于评估患者心血管风险,早期积极治疗具有重要意义。从患高血压到最终发生心血管事件的整个疾病过程中,亚临床靶器官损害是极其重要的中间环节。采用相对简便、花费较少、易于推广的检查手段,在高血压患者中检出无症状性亚临床靶器官损害是高血压诊断评估的重要内容。

要点 3：各种血压测量方法评价

- 诊室血压目前尚是临床诊断高血医和分级的标准方法和主要依据
- 动态血压监测不仅用于高血压的诊断评估，还可用于：
  ◆ 诊断白大衣性高血压
  ◆ 发现隐蔽性高血压
  ◆ 检查顽固难治性高血压的原因
  ◆ 评估血压升高程度和昼夜节律
- 家庭血压监测不仅可测量长期血压变异，也可避免白大衣效应，并可了解患者生活常态下的血压水平；改善治疗依从性

1. 心脏：心电图检查可以发现左心室肥厚、心肌缺血、心脏传导阻滞或心律失常。近年来有报道，aVL 导联 R 波电压与左心室重量指数密切相关，甚至在高血压不伴有心电图左心室肥厚时，也可以预测心血管事件的发生。胸部 X 线检查可以了解心脏轮廓、大动脉及肺循环情况。超声心动图在诊断左心室肥厚和舒张期心力衰竭方面优于心电图。必要时采用其他诊断方法：心脏 MRI 和磁共振血管造影（MRA），计算机断层扫描血管造影（CTA），心脏同位素显像，运动试验或冠状动脉造影等。

2. 血管：颈动脉内中膜厚度（IMT）和粥样斑块可独立于血压水平预测心血管事件。大动脉僵硬度增加预测并评估心血管风险的证据日益增多。多项研究证实，脉搏波传导速度（PWV）增快是心血管事件的独立预测因素。踝/臂血压指数（ABI）能有效筛查外周动脉疾病，评估心血管风险。

3. 肾脏：肾脏损害主要根据血清肌酐升高，估算的肾小球滤过率（eGFR）降低或尿白蛋白排出量（uAE）增加。微量白蛋白尿已被证实是心血管事件的独立预测因素。高血压患者尤其合并糖尿病的患者应定期检查尿白蛋白排出量，24 h 尿白蛋白排出量或晨尿白蛋白/肌酐比值为最佳，随机尿白蛋白/肌酐比值也可接受。eGFR 是一项判断肾脏功能的简便而且敏感的指标，可采用"肾脏病膳食改善试验（MDRD）"公式，或者我国学者提出的 MDRD 改良公式来计算。eGFR 降低与心血管事件发生之间存在着强相关性。血清尿酸水平增高，对心血管风险可能也有一定预测价值。

4. 眼底：视网膜动脉病变可反映小血管病变情况。常规眼底镜检查的高血压眼底改变，按 Keith – Wagener 和 Backer 四级分类法，3 级或 4 级高血压眼底对判断预后有价值。高分辨率眼底成像系统有望成为检查眼底小血管病变的工具。

5. 脑：头颅 MRI、MRA 或 CTA 有助于发现腔隙性病灶或脑血管狭窄、钙化和斑块病变。经颅多普勒超声对诊断脑血管痉挛、狭窄或闭塞有一定帮助。目前认知功能的筛查评估主要采用简易精神状态量表。

高血压分类与分层

要点4：高血压分类与分层

● 高血压定义：在未使用降压药物的情况下。SBP≥140 mmHg 和
(1) DBP≥90 mmHg；根据血压升高水平，又进一步将高血压分为1级、2级
和3级。一般需要非同日测量3次来判断血压升高，尤其是轻、中度血压升
高者

● 心血管风险分层根据血压水平、心血管危险因素、靶器官损害、临床并发
症和糖尿病，分为低危、中危、高危和很高危4个层次

● 3级高血压伴1项及以上危险因素；合并糖尿病；合并临床心、脑血管病
或慢性肾脏疾病等并发症，均属于心血管风险很高危者

一、按血压水平分类

目前我国采用正常血压(SBP<120 mmHg 和 DBP<80 mmHg)、正常高值
血压[SBP 120～139 mmHg 和（或）DBP80～89 mmHg]和高血压[SBP≥
140 mmHg和（或）DBP≥90 mmHg]进行血压水平分类。以上分类适用于18岁
以上的男、女性成年人。

将血压水平120～139/80～89 mmHg 定为正常高值血压，是根据我国流行
病学调查研究数据的结果确定的。血压水平120～139/80～89 mmHg 的人群，
10年后心血管风险比血压水平110/75 mmHg 的人群增加1倍以上；血压120～
129/80～84 mmHg 和 130～139/85～89 mmHg 的中年人群，10年后分别有
45％和64％成为高血压患者。

表5-9　血压水平分类和定义*

分　类	SBP(mmHg)		DBP(mmHg)
正常血压	<120	和	<80
正常高值血压	120～9	和(或)	8～89
高血压	≥140	和(或)	≥90
1级高血压(轻度)	140～159	和(或)	90～99
2级高血压(中度)	160～179	和(或)	100～109
3级高血压(重度)	≥180	和(或)	≥110
单纯收缩期高血压	≥140	和	<90

*当 SBP 和 DBP 分属于不同级别时，以较高的分级为准。

高血压定义为：在未使用降压药物的情况下，非同日 3 次测量血压，SBP≥140 mmHg 和(或)DBP≥90 mmHg。SBP＞140 mmHg 和 DBP＜90 mmHg 为单纯性收缩期高血压。患者既往有高血压史，目前正在使用降压药物，血压虽然低于 140/90 mmHg，也诊断为高血压。根据血压升高水平，又进一步将高血压分为 1 级、2 级和 3 级(表 5-9)。由于诊室血压测量的次数较少，血压又具有明显波动性，在不能进行 24 h 动态血压监测时，需要数周内多次测量来判断血压升高情况，尤其对于轻、中度血压升高者。如有条件，应进行 24 h 动态血压监测或家庭血压监测。

二、按心血管风险分层

脑卒中、心肌梗死等严重心脑血管事件是否发生、何时发生难以预测，但发生心脑血管事件的风险水平不仅可以评估，也应该评估。虽然高血压及血压水平是影响心血管事件发生和预后的独立危险因素，但是并非惟一决定因素。大部分高血压患者还有血压升高以外的心血管危险因素。因此，高血压患者的诊断和治疗不能只根据血压水平，必须对患者进行心血管风险的评估并分层。高血压患者的心血管风险分层，有利于确定启动降压治疗的时机，有利于采用优化的降压治疗方案，有利于确立合适的血压控制目标。有利于实施危险因素的综合管理。

本指南仍采用 2005 年指南的分层原则和基本内容，将高血压患者按心血管风险水平分为低危、中危、高危和很高危 4 个层次(表 5-10)。根据以往我国高血压防治指南实施情况和有关研究进展，对影响风险分层的内容作了部分修改(表 5-11)。将糖耐量受损和(或)空腹血糖异常列为影响分层的心血管危险因素；将判定腹型肥胖的腰围标准改为：男性≥90 cm，女性≥85 cm；将 eGFR＜60 m^{-1} · min^{-1} · 1.73 m^{-2}，颈、股动脉脉搏波速度≥12 m/s 和踝/臂血压指数＜0.9 列为影响分层的靶器官损害指标界值。

表 5-10　高血压患者心血管风险水平分层*

其他危险因素和病史	1 级高血压	2 级高血压	3 级高血压
无	低危	中危	高危
1~2 个其他危险因素	中危	中危	很高危
≥3 个其他危险因素或靶器官损害	高危	高危	很高危
临床并发症或合并糖尿病	很高危	很高危	很高危

*1 级高血压：SBP140~159 mmHg 和(或)DBP 90~99 mmHg，2 级高血压：SBP 160~179 mmHg 和(或)DBP 100~109 mmHg，3 级高血压：SBP≥180 mmHg 和(或)DBP≥110 mmHg。

表 5 - 11　影响高血压患者心血管预后的重要因素*

心血管危险因素	靶器官损害	伴临床疾患
· 高血压(1～3 级) · 男性＞55 岁;女性＞65 岁 · 吸烟 · 糖耐量受损(餐后 2 h 血糖 7.8～11.0 mmol/L)和(或)空腹血糖受损(6.1～6.9 mmol/L) · 血脂异常 TC≥5.7 mmol/L(220 mg/dl)或 LDL - C＞3.3 mmol/L(130 mg/dl)或 HDL - C＜1.0 mmol/L(40 mg/dl) · 早发心血管病家族史(一级亲属发病年龄男性＜55 岁。女性＜65 岁) · 腹型肥胖(腰围:男性≥90 cm,女性≥85 cm)　或肥胖(BMI≥28 kg/m²) · 血同型半胱氨酸升高(≥10 μmol/L)	· 左心室肥厚　心电图:Sokolow - Lyon＞38 mm或 cornell＞2 440 mm·ms;超声心动图 LVMI;男≥125 g/m³,女≥120 g/m² · 颈动脉超声 IMT≥0.9 mm或动脉粥样斑块 · 颈-股动脉脉搏波速度≥12 m/s · 踝/臂血压指数＜0.9 · eGFR 降低(eGFR＜60 ml·min⁻¹·1.73 m⁻²)或血清肌酐轻度升高:　男性 115～133 μmol/L(1.3～1.5 mg/dl),　女性 107～124 μmol/L(1.2～1.4 mg/dl) · 微量白蛋白尿:30～300 mg/24 h 或　白蛋白/肌酐比:≥30 mg/g(3.5 mg/dl)	· 脑血管病　脑出血,缺血性脑卒中,短暂性脑缺血发作 · 心脏疾病　心肌梗死史,心绞痛,冠状动脉血运重建史,慢性心力衰竭 · 肾脏疾病　糖尿病肾病,肾功能受损,血肌酐:　男性≥133 μmoL(1.5 mg/dl),　女性≥124 μmoL(1.4 mg/dl),　蛋白尿(≥300 mg/24 h) · 外周血管疾病 · 视网膜病变 · 血同型半胱氨酸升高(≥10 L)出血或渗出,视乳头水肿 · 糖尿病　空腹血糖≥7.0 mmoL/L(126 mg/dl),餐后 2 h 血糖≥11.1 mmoL/L(200 mg/dl),糖化血红蛋白≥6.5%

＊ TC:总胆固醇;LDC - C:低密度脂蛋白胆固醇;HDL - C:高密度脂蛋白胆固醇;BMI:体质指数;LVMI:左心室质量指数;IMT:颈动脉内中膜厚度;eGFR:估算的肾小球滤过率。

高 血 压 指 南
(ESH/ESC)

一、引言与目的

为了制定 2003 年欧洲高血压治疗指南,欧洲高血压协会(ESH)和欧洲心脏病协会(ESC)联合设立专家委员会,旨在为高血压治疗提供最有效的治疗方案,并对所有相关信息作出公正评价。同时,该指南得到国际高血压协会认可。

二、高血压的定义和分类

1. SBP、DBP 和脉压作为预测因子

SBP、DBP 的升高与心血管危险呈一种简单而直接的关系，但常被以下事实混淆：成年人 SBP 随着年龄的增大而升高，而男性 DBP 峰值出现在 60 岁左右，女性则为 70 岁，此后会逐渐下降。有证据表明，与单纯 SBP 或 DBP 相比，脉压大对心血管不良后果具有更强的预测作用。55 岁以后脉压与心血管危险的增加有关。

2. 高血压的分类

仍按 1999 年 WHO/ISH 的分类，但删去了临界高血压（表 5-12）。

表 5-12　血压水平的定义和分类*

分　类	SBP(mmHg)	DBP(mmHg)
理想	＜120	＜80
正常	120～129	80～84
正常高值	130～139	85～89
1 级高血压（轻度）	140～159	90～99
2 级高血压（中度）	160～179	100～109
3 级高血压（重度）	≥180	≥110
单纯收缩期高血压	≥140	＜90

＊当患者的 SBP 和 DBP 进入不同的级别时，应采用较高的级别；单纯收缩期高血压根据收缩压水平分级。

3. 总心血管危险

总心血管危险分层衍生于 1999 年 WHO/ISH 指南中的方案，但扩充正常或正常高值组的危险分层（表 5-13）；又对 1999 年 WHO/ISH 指南中有关影响预后的危险因素进行了若干方面的修改和补充。

表 5-13　定量预后的风险分层*

其他危险因素和病史	血压(mmHg)				
	正常 SBP120～129 或 DBP80～84	正常高值 SBP130～139 或 DBP85～89	1 级 SBP140～159 或 DBP90～99	2 级 SBP160～179 或 DBP100～109	3 级 SBP≥180 或 DBP≥110
无其他危险因素	常态危险	常态危险	低危	中危	高危
1～2 危险因素	低危	低危	中危	中危	极高危
≥3 危险因素或 TOD 或糖尿病	中危	高危	高危	高危	极高危
ACC	高危	极高危	极高危	极高危	极高危

＊ACC：相关临床情况；TOD：靶器官损害。

高血压(疗效判断标准)

1. 治愈标准：血压恢复正常，临床症状消失，靶器官损害恢复。

2. 好转标准：舒张压下降≥2.6 kPa(20 mmHg)，症状减轻或消失。

(1) 显效：舒张压(DBP)下降≥10 mmHg且降至正常范围，或 DBP 下降≥20 mmHg；

(2) 有效：DBP 下降＜10 mmHg，但已降至正常范围或 BDP 下降 10—19 mmHg，或收缩压(SBP)下降 30 mmHg。

3. 无效标准：未达到以上标准。

高血压的分类
（日本　上田英雄）

见表 5 - 14。

表 5 - 14　高血压的分类

分类	WHO 高血压分期		Keith-Wage Ner-Purker 分级
	血压值(mmHg)	分期	
正常血压	收缩压≤140 舒张压≤90		0
临界血压	收缩压 140～160 舒张压 90～95	Ⅰ期 无脏器损伤	Ⅰ
高血压	收缩压≥160 舒张压≥95	Ⅱ期 左心室肥大，视网膜动脉变细、蛋白尿阳性、肌酐升高	Ⅱ
恶性高血压	坏死性动脉炎，视网膜出血，渗出	Ⅲ期 左心衰、脑出血、视盘水肿，视网膜出血、渗出(一)	Ⅲ
		视盘水肿(＋)	Ⅳ

高血压的分类

（美国合同委员会　1988 年）

1. 舒张压

85 mmHg 以下：正常血压。

85～89 mmHg：正常血压高值。

90～104 mmHg：轻度高血压。

105～114 mmHg：中度高血压。

115 mmHg 以上：重度高血压。

2. 收缩压（舒张压在 90 mmHg 以下时）

140 mmHg 以下：正常血压。

140～159 mmHg：临界收缩期性高血压。

160 mmHg 以上：收缩期性高血压。

高血压的分类

（美国高血压检测、评价及治疗委员会）

（1）正常血压：收缩压＜140 mmHg，舒张压＜85 mmHg；

（2）高限正常血压：舒张压 85～89 mmHg；

（3）轻度高血压：舒张压 90～104 mmHg；

（4）中度高血压：舒张压 105～114 mmHg；

（5）重度高血压：舒张压≥115 mmHg；

（6）临界孤立性收缩期高血压：收缩压 140～159 mmHg，舒张压＜90 mmHg；

（7）孤立性收缩期高血压：收缩压≥160 mmHg，舒张压＜90 mmHg。

高血压的分类

［美国全国联合委员会（JNC）］

见表 5-15。

表 5 - 15　美国全国联合委员会(JNC)制定的高血压分类

类　别	收缩压 kPa(mmHg)	舒张压 kPa(mmHg)
正常血压	<17.3(130)	<11.3(85)
正常血压高限	17.3～18.5(130～139)	11.3～11.9(85～89)
血压Ⅰ级(轻)	18.6～21.2(140～159)	12.0～13.2(90～99)
血压Ⅱ级(中)	21.3～23.9(160～179)	13.3～14.5(100～109)
血压Ⅲ级(重)	24.0～27.9(180～209)	14.6～15.9(110～119)
血压Ⅳ级(非常重)	≥28.0(210)	≥16.0(120)

高血压的分类

（世界卫生组织专家委员会　1996 年）

见表 5 - 16。

表 5 - 16　根据血压水平的高血压分类

类　别	SBP kPa(mmHg)		DBP kPa(mmHg)
正常血压	<18.7(<140)	和	<12.0(<90)
轻度高血压	18.7～24.0(140～180)	或	12.0～14.0(90～105)
亚组:临界状态	18.7～21.3(140～160)	或	12.0～12.7(90～95)
中度和重度高血压*	>24.0(180)	或	>12.7(105)
孤立性收缩期高血压	>18.7(>140)	且	12.0(<90)
亚组:临界状态	18.7～21.3(140～160)	且	12.0(<90)

＊根据实际的收缩压和舒张压测值显示其危险性。

高血压的分类

［世界卫生组织/国际高血压协会（WHO/ISH）　1999 年］

见表 5 - 17。

表 5 - 17　高血压的分类（WHO/ISH）

类　　别	SBP(mmHg)	DBP(mmHg)
理想血压	<120	<80
正常血压	<130	<85
正常偏高血压	130～139	85～89
一级高血压（轻度）	140～159	90～99
亚组：临界高血压	140～149	90～94
二级高血压（中度）	160～179	100～109
三级高血压（重度）	≥180	≥110
收缩期高血压	≥140	<90
亚组：临界高血压	140～149	<90

高血压的分类

一、按血压水平分类

　　2005 年《中国高血压防治指南》修订版中把血压分为正常、正常高值及高血压。按血压水平将高血压分为 1、2、3 级（表 5 - 18）。JNC - 7 将血压水平分为正常、高血压前期、高血压 1 级、高血压 2 级。血压 120～139/80～89 mmHg 定为高血压前期。2003 年欧洲高血压指南仍然保留了 1999 年 WHO/ISH 的分类标准，但对"临界"高血压亚组未予保留。

表 5 - 18　血压水平的定义和分类

类　　别	收缩压(mmHg)	舒张压(mmHg)
正常血压	<120	<80
正常高值	120～139	80～89
高血压：	≥140	≥90
1 级高血压（轻度）	140～159	90～99
2 级高血压（中度）	160～179	100～109
3 级高血压（重度）	≥180	≥110
单纯收缩期高血压	≥140	<90

　　若患者的收缩压与舒张压分属不同的级别时，则以较高的分级为准。单纯

收缩期高血压也可按照收缩压水平分为1、2、3级。

二、按病因分类

1. 原发性高血压：绝大多数的高血压患者的病因不明，称为原发性高血压，占总高血压患者的95％以上。原发性高血压，又称为高血压病，除了高血压本身有关的症状之外，长期高血压还可能成为多种心脑血管疾病的重要危险因素，并影响重要脏器如心、脑、肾的功能，最终还可导致这些器官的功能衰竭。

2. 继发性高血压：高血压患者中5％～10％可找出高血压的病因。血压升高是某些疾病的临床表现，称为继发性高血压。通过临床病史、体格检查和常规实验室检查可对继发性高血压进行简单筛查。以下线索提示有继发性高血压可能：①严重或顽固性高血压；②年轻时发病；③原来控制良好的高血压突然恶化；④突然发病；⑤合并周围血管病的高血压。

（1）肾实质性高血压：是最常见的继发性高血压。病因有多种，以慢性肾小球肾炎最为常见，其他包括肾间质纤维化、多囊肾、肾囊肿、慢性肾盂肾炎和梗阻性肾病等。

（2）肾血管性高血压：是继发性高血压的第二位原因。大多学者认为肾动脉狭窄≥70％，狭窄远近端收缩压差＞30 mmHg，具有功能意义，会引起肾血管性高血压。肾动脉狭窄的病因很多，常见有动脉粥样硬化、大动脉炎、肌纤维发育不良等。国外肾动脉狭窄患者中约75％是由动脉粥样硬化所致（尤其是老年人）。我国大动脉炎是年轻人肾动脉狭窄的重要原因之一。肌纤维发育不良在我国较少见。

（3）嗜铬细胞瘤：是一种少见的继发性高血压，起源于肾上腺髓质和交感神经组织，分泌去甲肾上腺素、肾上腺素、多巴胺等多种血管活性物质。肾上腺嗜铬细胞瘤、异位嗜铬细胞瘤及肾上腺髓质增生均分泌儿茶酚胺，临床表现相似，统称为儿茶酚胺增多症。

（4）原发性醛固酮增多症：表现为高血压、低血钾、血浆醛固酮增高、血浆肾素活性受抑制。

（5）库欣综合征（Cushing综合征）：也称为皮质醇增多症，患者中的80％伴高血压。

（6）降主动脉缩窄：是一种少见的继发性高血压形式，好发于儿童及青年人，是由于胸降主动脉狭窄引起的区域性高血压。可以是先天性主动脉狭窄或大动脉炎累及降主动脉造成狭窄。

（7）睡眠呼吸暂停综合征（OSAS）：较为常见，近年受到临床的重视。定义为：在7小时睡眠过程中，呼吸暂停≥30次，每次＞10秒，或每小时睡眠中的睡眠呼吸暂停低通气指数（Apnea Hypopnea Index，AHI）≥5，同时伴有血氧饱和度下降＞40％。分为中枢性、阻塞性、混合性三种，其中阻塞性最常见。本病患者 50%～80%伴有继发性高血压,以中年肥胖男性居多,与原发性高血压合并存在,可加重高血压程度,是一种独立危险因素。

(8) 多囊卵巢综合征(polycystic ovary syndrome,PCOS):是育龄女性最常见的内分泌紊乱性疾病,发病率达 5%。典型的临床表现为卵巢多囊性增大、长期无排卵、闭经或月经稀少、不孕、多毛、痤疮、肥胖等。主要的诊断标准包括不排卵(1 年<6 次)和排除其他内分泌疾病引起的雄激素水平增高。

(9) 大动脉炎与高血压:大动脉炎是指主动脉及其主要分支的慢性进行性非特异性炎症病变,导致不同部位的动脉狭窄或闭塞,少数患者因炎症破坏动脉壁的中层,而致动脉扩张或动脉瘤。因病变部位不同,其临床表现也不同。①病变位于主动脉弓及其分支曾称为无脉病;②累及胸降主动脉者,则表现为不典型的主动脉缩窄;③累及肾动脉可引起肾血管性高血压;④累及肺动脉可能产生肺动脉高压;⑤波及冠状动脉可产生心绞痛或心肌梗死。本病多见于青年女性,高血压约占 60%。

(10) 药物诱发的高血压:升高血压的药物有甘草、口服避孕药、类固醇、非甾体抗炎药、可卡因、安非他明、促红细胞生成素和环孢菌素等。

三、按病情缓急分类

根据起病和病情进展的缓急及病程的长短,高血压病可分为两型,缓进型(chronic type)和急进型(accellered type)高血压。前者又称良性高血压,绝大部分患者属此型;后者又称为恶性高血压,仅占高血压病患者的 1%～5%。

1. 缓进型高血压病:多为中年后起病,有家族史者发病年龄可较早。起病多数隐匿,病情发展慢,病程长。早期患者血压波动,血压时高时正常,为脆性高血压阶段,在劳累、精神紧张、情绪波动时易有血压升高,休息、去除上述因素后,血压常可降至正常。随着病情的发展,血压可逐渐升高并趋向持续性或波动幅度变小。患者的主观症状和血压升高的程度可不一致,约半数患者无明显症状,只是在体格检查或因其他疾病就医时才发现有高血压,少数患者则在发生心、脑、肾等器官的并发症时才明确高血压病的诊断。

2. 急进型高血压:在未经治疗的原发性高血压病患者中,约 1%可发展为急进型高血压,发病可较急骤,也可发病前有病程不一的缓进型高血压病史。男女比例约 3∶1,多在青中年发病,近年来此型高血压已少见,可能和早期发现轻中度高血压患者并及时有效地治疗有关。其表现基本上与缓进型高血压病相似,但症状如头痛等明显,病情严重、发展迅速、视网膜病变和肾功能很快衰竭等特点。血压显著升高,舒张压多持续在 17.3～18.7 kPa(130～140 mmHg)或更高。各种症状明显,小动脉的纤维样坏死性病变进展迅速,常于数月至 1～2 年内出现严重的脑、心、肾损害,发生脑血管意外、心力衰竭和尿毒症。并常有视力模糊或失明,视网膜可发生出血、渗出物及视神经乳头水肿。血浆肾素活性升高。由于肾脏损害最为显著,常有持续蛋白尿,24 小时尿蛋白可达 3 克,血尿和管型尿,最后多因尿毒症而死亡,但也有死于脑血管意外或心力衰竭。

四、按血压升高类型分类

1. 单纯收缩期高血压(ISH):收缩压≥140 mmHg 和舒张压<90 mmHg。

2. 单纯舒张期高血压(IDH):收缩压<140 mmHg 和舒张压≥90 mmHg。

3. 收缩舒张期高血压(SDH):收缩压≥140 mmHg 和舒张压≥90 mmHg。

五、按对盐是否敏感分类

1. 盐敏感性高血压:大部分人增加饮食中盐量并不引起血压升高,一部分患者高盐摄入可引起血压升高,限制盐的摄入可降低血压,称为盐敏感性高血压。

盐敏感性高血压的临床特点:①盐负荷后血压明显升高;②血压的昼夜差值缩小、夜间"谷"变浅;③血压的应激反应增强;④肾脏靶器官损害出现早、尿微量白蛋白排泄量增加、肾脏的钠清除率降低;⑤有胰岛素抵抗表现;⑥左心室重量增加。

盐敏感性高血压患者左心室重量增加主要表现为室间隔和左心室后壁增厚,其原因与盐敏感者肾素-血管紧张素系统对饮食的摄入反应迟钝,致使血浆醛固酮水平相对升高、血浆儿茶酚胺升高(特别于盐负荷后)、钠的转运异常,以及盐敏感者血压的昼夜节律改变、夜间"谷"变浅等有关。

2. 盐抵抗高血压:盐抵抗高血压属于钠容量非依赖性高血压,血浆肾素活性正常或升高。利尿剂对这型高血压往往无效。

六、特殊人群高血压

1. 老年高血压:欧美国家对老年的界定一般以 65 岁为界。2005 年《中国高血压防治指南》修订本提出的老年界限为>60 岁。由于>65 岁者 2/3 血压高,血压控制最差,难度大,尤其单纯收缩期高血压(ISH),对心血管危险较单纯舒张期血压升高更大,故老年高血压极重要。大量随机化临床试验均证实,无论是收缩/舒张期高血压,还是单纯收缩期高血压,降压治疗均可减少老年患者脑卒中事件及冠心病事件。

老年人降压治疗的用药:大量随机化临床试验均已明确,各年龄段(<80岁)高血压患者均受益于利尿剂、钙拮抗剂、β受体阻滞剂、ACEI 等抗高血压治疗。

2. 少儿高血压：青少年和儿童高血压诊断时应多次测量血压，调整年龄、身高和性别后血压仍高于该人群 95% 上限，可诊断高血压。

儿童及重度高血压（血压较 95% 上限 >20 mmHg 以上）患者中，继发高血压较常见。因此，临床医生应警惕青少年血压升高的诱因。青少年中慢性高血压越来越多，通常伴随肥胖、久坐型生活方式以及高血压和其他心血管疾病的家族史。青少年和儿童高血压同样可伴有左心室肥厚（LVH）等靶器官损害，应注意排查。提倡生活方式干预，若反应不明显或血压较高可给以药物治疗。药物选择与成人相似，但剂量要少并应仔细调整。锻炼可以降低血压，无并发症的血压升高不应作为限制儿童体育活动的理由。禁止服用类固醇类激素，并积极干预以减少现有的可逆性危险因素（如肥胖、活动缺乏、抽烟等）。

3. 妊娠高血压：妊娠期高血压仍然是孕妇、胎儿及新生儿发病和死亡的重要原因之一。生理状况下，妊娠中期（怀孕 4～6 个月）血压通常下降，比妊娠前几乎均低 15 mmHg。在妊娠末期（怀孕 7～9 个月），血压又回升甚至超过怀孕前水平。这种波动在正常血压、既往有高血压史以及即将出现妊娠期高血压的妇女中都存在。

以前通常认为妊娠中期血压高于妊娠早期（怀孕 1～3 个月）或孕前水平，即可诊断妊娠高血压；现在更倾向于依据血压的绝对值来定义（收缩压 ≥140 mmHg 或舒张压 ≥90 mmHg）。

妊娠高血压并不是一个单一概念，包括：

（1）孕前高血压（1%～5% 的妊娠妇女）：定义为妊娠前或妊娠期的前 20 周血压 ≥140/90 mmHg，产后持续 42 日以上，可出现蛋白尿。

（2）孕期高血压：指怀孕诱发的高血压，不伴蛋白尿。孕期高血压如合并明显蛋白尿（>300 mg/L 或 >500 mg/24 h 或尿纤维素试纸检查 ≥2＋）则称为先兆子痫。高血压通常在怀孕 20 周后发生，大部分情况下，持续至产后 42 日内。孕期高血压的特征是组织器官灌注不良。

（3）孕前高血压合并蛋白尿的孕期高血压：指怀孕 20 周后，先前存在的高血压进一步恶化，24 小时尿蛋白排泄率 ≥3 g/d；以前称为"慢性高血压先兆子痫"。

（4）分娩前未分类的高血压：高血压伴有或不伴有全身表现（怀孕 20 周后首次测量血压）。应在产后第 42 日或 42 日后再次测量血压，如果高血压已经消失，则归为伴有或不伴有蛋白尿的孕期高血压；如果高血压还持续存在，则归为孕前高血压。

水肿的发生率在正常妊娠妇女中高达 60%，因而不再用于先兆子痫的诊断。

绝大多数孕前高血压且肾功能正常的妇女，母子预后都较好，通常考虑非药物治疗。包括严格管理、限制活动、床上休息时采取左侧卧位等。建议正常饮食,不用限盐。干预的目的是减少孕期高血压(尤其是先兆子痫)的发生率,方法包括补钙(2 g/d)、补充鱼肝油、小剂量阿司匹林治疗。甲基多巴、β受体阻滞剂、血管扩张剂(钙通道阻滞剂)对胎儿更安全。ACEI、ARBs 对胎儿有致畸作用,应禁止用于孕妇或准备怀孕的妇女。有先兆子痫早期发作(<28 周)史的妇女可预防性应用小剂量阿司匹林。先兆子痫可发展为高血压亚急症或急症,需住院治疗,并加强监测,提前分娩,使用胃肠外降压药或抗惊厥药治疗。

4. 难治性高血压

(1)定义:在应用改善生活方式和至少 3 种抗高血压药治疗的措施持续 3 个月以上,仍不能将收缩压和舒张压控制在目标水平时,称为难治性高血压(或顽固性高血压)。

(2)难治性高血压的原因:①可能的原因包括未查出的继发原因;②降压治疗依从性差;③仍在应用升压药(口服避孕药、肾上腺类固醇类、可卡因、甘草、麻黄等);④改善生活方式失败(体重增加、重度饮酒);⑤容量负荷过重(利尿剂治疗不充分,进展性肾功能不全,高盐摄入)。

假性难治性高血压包括单纯性诊所(白大衣)高血压和假性高血压。

一些患者的诊所血压始终较高,而日间或 24 小时血压正常,这种情况通常称为"白大衣高血压",但"单纯性诊所高血压"可能更准确。若患者多次诊所血压均≥140/90 mmHg 且 24 小时动态血压<125/80 mmHg,即可诊断为单纯性诊所高血压。单纯性诊所高血压并非少见(在一般人群中为 10%),在诊断为高血压的人群中占有不可忽视的比例。应检查患者有无代谢危险因素和靶器官损害。若有靶器官损害或心血管高危证据存在,应给予药物治疗。对不需要药物治疗的单纯性诊所高血压患者,应建议其改善生活方式并须密切随诊。

老年人由于动脉硬化,使用血压计测出的血压值,常常高于实际的动脉内血压,称"假性高血压"。下列情况应当高度怀疑假性高血压:①显著的高血压而无靶器官损害;②抗高血压治疗在没有血压过低时产生低血压样的症状(头晕、疲倦);③X 线显示肱动脉钙化征;④上肢动脉血压比下肢血压更高;⑤严重的和单纯收缩期高血压。临床上可以将气囊施加压力超过所测得的收缩压值,仍可触摸到桡动脉者称为假性高血压。测量方法不当(患者上臂较粗时未使用较大的袖带)也可造成假性难治性高血压。

处理原则:找出原因处理后,仍无效果时,基层医生应把难治性高血压患者转至高血压专科进行治疗。在所有努力失败后,在进行严密观察下停用现有降压药,重新开始应用一种新的简单的治疗方案可能有助于打破这种恶性循环。

5. 高血压危象:高血压危象包括高血压急症和高血压次急症。

(1)高血压急症(Hypertensive emergencies):特点是血压严重升高(BP>

180/120 mmHg)并伴发进行性靶器官功能不全的表现。高血压急症需立即进行降压治疗以阻止靶器官进一步损害。高血压急症包括高血压脑病、颅内出血、急性心肌梗死、急性左心室衰竭伴肺水肿、不稳定性心绞痛、主动脉夹层动脉瘤、肾上腺素能危象(嗜铬细胞瘤高血压危象)、子痫等。

（2）高血压次急症(Hypertensive urgencies)：是高血压严重升高但不伴靶器官损害，可在 24～48 小时内使血压逐渐下降。

继发性高血压

（中国高血压防治指南修订委员会　2010 年）

继发性高血压是病因明确的高血压，当查出病因并有效去除或控制病因后，作为继发症状的高血压可被治愈或明显缓解；继发性高血压在高血压人群中约占 5％～10％；常见病因为肾实质性、内分泌性、肾血管性高血压和睡眠呼吸暂停综合征，由于精神心理问题而引发的高血压也时常可以见到。继发性高血压患者发生心血管病、脑卒中、肾功能不全的危险性更高，而病因常被忽略以致延误诊断。提高对继发性高血压的认识，及时明确病因并积极针对病因治疗将会大大降低因高血压及其并发症造成的高致死及致残率。近年来对继发性高血压的鉴别已成为高血压诊断治疗的重要方面。

一、肾实质性高血压

病因为原发或继发性肾脏实质病变，是最常见的继发性高血压之一，其血压升高常为难治性，是青少年患高血压急症的主要病因。常见的肾脏实质性疾病检查包括：尿常规；血电解质（钠、钾、氯）、肌酐、尿酸、血糖、血脂检查；24 小时尿蛋白定量或尿白蛋白/肌酐比值、12 小时尿沉渣检查。如发现蛋白尿、血尿及尿白细胞增加，则需进一步行中段尿细菌培养、尿蛋白电泳、尿像差显微镜检查，明确尿蛋白、红细胞来源及排除感染；肾脏 B 超，了解肾脏大小、形态及有无肿瘤；如发现肾脏体积及形态异常，或发现肿物，则需进一步做肾脏 CT/MRI 以确诊并查病因；眼底检查；有条件的医院可行肾脏穿刺及病理学检查。肾实质性高血压需与高血压引起的肾脏损害和妊娠高血压相鉴别，肾实质性高血压肾脏病变的发生常先于高血压或与其同时出现；血压水平较高且较难控制、易进展为恶性高血压；蛋白尿/血尿发生早、程度重、肾脏功能受损明显。患肾实质性高血压者多于妊娠 20 周内出现高血压伴蛋白尿或血尿、易发生先兆子痫或子痫、分娩后仍有高血压。

肾实质性高血压应低盐饮食（每日＜6 g）；大量蛋白尿及肾功能不全者，宜选择摄入高生物价蛋白,并限制在 $0.3\sim0.6$ g·kg^{-1}·d^{-1};在针对原发病进行有效治疗的同时,积极控制血压在<130/80 mmHg,有蛋白尿的患者应首选 ACEI 或 ARB 作为降压药物;长效 CCB、利尿剂、β 受体阻滞剂、α 受体阻滞剂均可作为联合治疗的药物;如肾小球滤过率<30 ml·min^{-1}·1.73 m^{-2}或有大量蛋白尿时,噻嗪类利尿剂无效,应选用襻利尿剂治疗。

二、内分泌性高血压

内分泌组织增生或肿瘤所致的多种内分泌疾病,由于其相应激素如醛固酮、儿茶酚胺、皮质醇等分泌过度增多,导致机体血流动力学改变而使血压升高,也是较常见的继发性高血压,如能切除肿瘤,去除病因,高血压可被治愈或缓解。

1. 原发性醛固酮增多症(原醛症)

原醛症是由于肾上腺自主分泌过多醛固酮,而导致水钠潴留、高血压、低血钾和血浆肾素活性受抑制的临床综合征。常见原因是肾上腺腺瘤、单侧或双侧肾上腺增生,少见原因为腺癌和糖皮质激素可调节性醛固酮增多症(GRA)。以往将低血钾作为诊断的必备条件,故认为原醛症在高血压中的患肾小球肾炎、多囊肾,慢性肾小管-间质病变(慢性肾盂肾炎、梗阻性肾病),代谢性疾病肾损害(痛风性肾病、糖尿病肾病),系统性或结缔组织疾病肾损害(狼疮性肾炎、硬皮病),也较少见于遗传性肾脏疾病(Liddle 综合征)、肾脏肿瘤(肾素瘤)等。肾实质性高血压的诊断依赖于:①肾脏实质性疾病病史;蛋白尿、血尿及肾功能异常多发生在高血压之前或同时出现。②体格检查往往有贫血貌、肾区肿块等。建议对早发高血压、难治性高血压、伴有持续性或利尿剂引起的低血钾(血钾<3.5 mmol/L)、肾上腺意外瘤的高血压和有原醛症家族史的高血压患者进行原醛症的筛查。

建议上述患者到有条件的医院做血浆醛固酮和肾素活性测定并计算比值进行初步筛查,阳性者进一步进行确诊试验;确诊试验包括口服盐负荷试验、盐水输注试验、卡托普利试验等,试验前应停用对测定有影响的药物;低血钾、心功能不全和严重高血压的患者禁做高钠负荷试验,如上述 $1\sim2$ 个试验证实醛固酮不被抑制则可确诊;可进一步行肾上腺 CT 薄层($2\sim3$ mm)扫描来进行原醛症亚型分类及定位,鉴别腺瘤与增生,除外肾上腺皮质癌;MRI 对原醛症亚型的诊断并不强于 CT,分辨率较差,不推荐使用。确诊后如选择手术治疗,需进一步行选择性肾上腺静脉取血来测定醛固酮水平,以鉴别是单侧肾上腺腺瘤或双侧肾上腺增生病变,但方法为侵入性检查,费用较高,故应强调适应证并由有经验和条件的医院进行。

如确诊原醛症患者年龄<20 岁,且有原醛症或青年卒中的家族史,则应做

基因检测以确诊或排除 GRA。确诊为单侧醛固酮分泌瘤或单侧肾上腺增生患者，先服用盐皮质激素受体拮抗剂，待血压、血钾正常后行腹腔镜单侧肾上腺手术切除术，如为肾上腺肿瘤所致则手术切除肿瘤后高血压可得到纠正。也可用导管消融术治疗。如患者不能手术，推荐用盐皮质激素受体拮抗剂进行长期治疗；如为双侧肾上腺增生，推荐用盐皮质激素受体拮抗剂治疗，螺内酯为一线用药，依普利酮为选择用药；推荐用小剂量肾上腺糖皮质激素治疗 GRA 患者，以纠正高血压和低血钾。成人地塞米松开始剂量为 0.125～0.25 mg/d，泼尼松开始剂量为 2.5～5 mg/d；仅有少数原醛症使用 CCB、ACEI、ARB 治疗，这些药物有抗高血压作用，但无明显拮抗高醛固酮的作用。

2. 嗜铬细胞瘤

嗜铬细胞瘤是一种起源于肾上腺嗜铬细胞过度分泌儿茶酚胺，引起持续性或阵发性高血压和多个器官功能及代谢紊乱的肿瘤。嗜铬细胞瘤可起源于肾上腺髓质、交感神经节或其他部位的嗜铬组织。嗜铬细胞瘤 90% 以上为良性肿瘤，80%～90% 发生于肾上腺髓质，其中约 90% 为单侧单个病变。起源肾上腺以外的嗜铬细胞瘤约占 10%，恶性嗜铬细胞瘤占 5%～10%，可造成淋巴结、肝、骨、肺等转移。嗜铬细胞瘤间断或持续的释放儿茶酚胺作用于肾上腺素能受体，引起持续性或阵发性高血压，伴典型的嗜铬细胞瘤三联征，即阵发性"头痛、多汗、心悸"，同样可造成严重的心、脑、肾血管损害；肿瘤释放的大量儿茶酚胺入血可导致剧烈的临床症候如高血压急症、低血压休克及严重心律失常等称为嗜铬细胞瘤危象。但是如果能早期、正确诊断并行手术切除肿瘤，它又是临床可治愈的一种继发性高血压。

临床特征：①高血压：为阵发性或持续性伴阵发性加重；压迫腹部、活动、情绪变化或排大、小便可诱发高血压发作；一般降压药治疗常无效。②高血压发作时伴头痛、心悸、多汗三联征表现。③高血压患者同时有体位性低血压。④高血压患者伴糖类、脂肪代谢异常、腹部肿物。⑤高血压伴有心血管、消化、泌尿、呼吸、神经系统等相关体征，但不能用该系统疾病解释的高血压患者应进行嗜铬细胞瘤的临床评估及确诊检查。

嗜铬细胞瘤的诊断依赖于肿瘤的准确定位和功能诊断，CT、MRI 可以发现肾上腺或腹主动脉旁交感神经节的肿瘤，对肾上腺外嗜铬细胞瘤诊断的敏感性较低，而间位碘苄胍（MIBG）扫描弥补了 CT、MRI 的缺点，尤其是对肾上腺外、复发或转移肿瘤的定位具有一定的优势，对于嗜铬细胞瘤的定位诊断具有重要的价值；嗜铬细胞瘤的功能诊断主要依赖于生化检测体液中的儿茶酚胺含量，其中包括肾上腺素、去甲肾上腺素和多巴胺及其代谢产物；间甲肾上腺素类物质是儿茶酚胺的代谢产物，具有半衰期较长、不易产生波动、受药物影响小的特点，被认为其诊断价值优于儿茶酚胺的测定。多数嗜铬细胞瘤为良性,手术切除是最有效的治疗方法。但手术有一定的危险性,术前需做好充分的准备;^{131}I-MIBG 治疗是手术切除肿瘤以外最有价值的治疗方法,主要用于恶性及手术不能切除的嗜铬细胞瘤的治疗。控制嗜铬细胞瘤导致的血压升高、心动过速、心律失常和改善临床症状,首选 α 受体阻滞剂,必要时选用 β 受体阻滞剂。

3. 库欣综合征

库欣综合征即皮质醇增多症,其主要病因分为促肾上腺皮质激素(ACTH)依赖性或非依赖性库欣综合征两大类;前者包括垂体 ACTH 瘤或 ACTH 细胞增生(即库欣病)、分泌的垂体外肿瘤(即异位 ACTH 综合征);后者包括自主分泌皮质醇的肾上腺腺瘤、腺癌或大结节样增生。

建议伴有下述临床症状与体征的肥胖高血压患者进行库欣综合征临床评估及确诊检查:①向心性肥胖、水牛背、锁骨上脂肪垫;满月脸、多血质;皮肤菲薄、瘀斑、宽大紫纹、肌肉萎缩。②高血压、低血钾、碱中毒。③糖耐量减退或糖尿病。④骨质疏松或有病理性骨折、泌尿系结石。⑤性功能减退,男性阳痿,女性月经紊乱、多毛、不育等。⑥儿童生长、发育迟缓。⑦神经、精神症状。⑧易感染、机体抵抗力下降。

三、肾动脉狭窄

肾动脉狭窄的根本特征是肾动脉主干或分支狭窄,导致患肾缺血,肾素-血管紧张素系统活性明显增高,引起高血压及患肾功能减退。肾动脉狭窄是引起高血压和(或)肾功能不全的重要原因之一,患病率占高血压人群的 1%～3%。动脉粥样硬化是最常见的病因,据估计在我国占所有肾动脉狭窄的 70% 以上,其次为大动脉炎(约 20%)及纤维肌性发育不良(约 5%)。其中大动脉炎所致的主动脉及肾动脉狭窄是我国年轻人继发性血管源性高血压的主要原因,这与欧美国家有明显差别。

肾动脉狭窄诊断包括:①恶性或顽固性高血压;②原来控制良好的高血压失去控制;③高血压并有腹部血管杂音;④高血压合并血管闭塞证据(冠心病、颈部血管杂音、周围血管病变);⑤无法用其他原因解释的血清肌酐升高;⑥ACEI或 ARB 降压幅度大或诱发急性肾功能不全;⑦与左心功能不匹配的发作性肺水肿;⑧高血压并两肾大小不对称。如果线索越多,则肾动脉狭窄的可能性越大,但单凭临床线索作出正确诊断的可能性不到一半。目前有许多无创诊断方法,主要包括两方面:肾动脉狭窄的解剖诊断(多普勒超声、MRA、CTA)和功能诊断(卡托普利肾图、分肾肾小球滤过率、分肾静脉肾素活性),可根据临床需要和医院的技术条件予以选择。有创检查经动脉血管造影目前仍是诊断肾动脉狭窄的金标准。

治疗措施包括药物治疗和肾动脉血运重建两大类。药物降压是基本步骤，ACEI 或 ARB 控制肾血管性高血压十分有效，但可能导致患肾肾功能损害，对于双侧或单功能肾的肾动脉狭窄患者，可能诱发急性肾功能不全。对于禁用 ACEI 或 ARB 的患者，CCB 和 β 受体阻滞剂为较安全有效的降压药物，其他药物如 α 受体阻滞剂、非特异性血管扩张剂及中枢性降压药也可考虑适当合用。药物降压时宜保持血压在适当水平。目前认为，对于肾功能尚能维持在正常范围的一侧肾动脉狭窄患者，使用 ACEI 或 ARB 可能有心血管系统保护作用，药物治疗期间需定期测量肾体积及分肾功能，如患肾出现萎缩趋势或肾功能明显下降，则有血运重建的指征。对于双侧或单功能肾的肾动脉狭窄患者单用药物治疗疗效差，建议进行血运重建治疗。肾动脉血运重建，尤其是经皮支架术，对于确定的肾血管性高血压和（或）缺血性肾病患者，已成为临床上首选的治疗方法，但对于不确定的患者该方法是否优于单纯药物治疗尚无定论。

大动脉炎及纤维肌性发育不良所致肾血管性高血压常 <40 岁发病，多见于育龄女性。对位于肾动脉主干或主要分支的局限病变，多数研究报告显示经皮动脉成形术成功率高，中远期临床获益大。此类患者的血压如果持续升高，依赖降压药，则应该接受经皮介入治疗，以免高血压的长期不良影响。由于单纯经皮球囊动脉成形术治疗的效果很好，血管内支架仅用于经皮动脉成形术失败的补救措施。

四、主动脉缩窄

主动脉狭窄系少见病，包括先天性主动脉缩窄及获得性主动脉狭窄。先天性主动脉缩窄表现为主动脉的局限性狭窄或闭锁，发病部位常在主动脉狭窄部原动脉导管开口处附近，个别可发生于主动脉的其他位置；获得性主动脉狭窄主要包括大动脉炎、动脉粥样硬化及主动脉夹层剥离等所致的主动脉狭窄。主动脉狭窄只有位于主动脉弓、降主动脉和腹主动脉上段才会引发临床上的显性高血压，升主动脉狭窄引发的高血压临床上常规的血压测量难以发现，而肾动脉开口水平远端的腹主动脉狭窄一般不会导致高血压。本病的基本病理生理改变为狭窄所致血流再分布和肾组织缺血引发的水钠潴留和肾素-血管紧张素系统激活，结果引起左心室肥厚、心力衰竭、脑卒中及其他重要脏器损害。由于主动脉狭窄远端血压明显下降和血液供应减少，可导致肾动脉灌注不足。因此，这类高血压的发生虽然主要因机械阻力增加所致，但与肾脏缺血后释放肾素增多也有关。

主动脉缩窄主要表现为上肢高血压，而下肢脉弱或无脉，双下肢血压明显低于上肢，听诊狭窄血管周围有明显血管杂音。无创影像检查如：多普勒超声以及 MRA,CTA 可明确狭窄的部位和程度。一般认为如果病变的直径狭窄≥ 50%,且病变远、近端 SBP 差≥20 mmHg,则有血流动力学的功能意义。主动脉狭窄一经确定诊断,如无手术禁忌,应及早手术解除狭窄,达到根治的目的。手术方法有外科治疗和介入治疗。如狭窄部位局限,无重要的侧支血管,则首选介入治疗。

五、阻塞性睡眠呼吸暂停低通气综合征(OSAHS)

睡眠呼吸暂停低通气综合征是指由于睡眠期间咽部肌肉塌陷堵塞气道,反复出现呼吸暂停或口鼻气流量明显降低,临床上主要表现为睡眠打鼾,频繁发生呼吸暂停的现象,可分为阻塞性、中枢性和混合性三型,以 OSAHS 最为常见,占睡眠呼吸暂停低通气综合征的 80%～90%,是顽固性高血压的重要原因之一。至少 30% 的高血压患者合并 OSAHS,而 OSAHS 患者中高血压发生率高达 50%～80%,远远高于普通人群的 11%～12%。其诊断标准为每晚 7 小时睡眠中,呼吸暂停及低通气反复发作在 30 次以上和(或)呼吸暂停低通气指数(AHI) 5 次/小时呼吸暂停是指口鼻气流停止 10 秒以上。低通气是指呼吸气流降低到基础值的 50% 以下并伴有血氧饱和度下降超过 4%。本病临床表现为:①夜间打鼾,往往是鼾声—气流停止—喘气—鼾声交替出现,严重者可以憋醒。②睡眠行为异常,可表现为夜间惊叫恐惧、呓语、夜游。③白天嗜睡、头痛、头晕、乏力,严重者可随时入睡。部分患者精神行为异常,注意力不集中、记忆力和判断力下降、痴呆等。④个性变化,烦躁、激动、焦虑;部分患者可出现性欲减退、阳痿;患者多有肥胖、短颈、鼻息肉;鼻甲、扁桃体及悬雍垂肥大;软腭低垂、咽腔狭窄、舌体肥大、下颌后缩及小颌畸形;OSAHS 常可引起高血压、心律失常、急性心肌梗死等多种心血管疾病。多导睡眠监测是诊断 OSAHS 的"金标准";AHI 是指平均每小时呼吸暂停低通气次数,依据 AHI 和夜间 SaO_2 值,分为轻、中、重度。轻度:AHI 5～20,最低 SaO_2≥86%;中度:AHI 21～60,最低 SaO_2 80%～85%;重度:AHI>60,最低 SaO_2<79%。

减轻体重和生活模式改良对 OSAHS 很重要,口腔矫治器对轻、中度 OSAHS 有效;而中、重度 OSAHS 往往需用持续正压通气;注意选择合适的降压药物;对有鼻、咽、腭、颌解剖异常的患者可考虑相应的外科手术治疗。

六、药物性高血压

药物性高血压是常规剂量的药物本身或该药物与其他药物之间发生相互作用而引起血压升高,当血压>140/90 mmHg 时即考虑药物性高血压。主要包括:①激素类药物;②中枢神经类药物;③非类固醇类抗炎药物;④中草药类药物;⑤其他。原则上,一旦确诊高血压与用药有关,应该停用这类药物,换用其他药物或者采取降压药物治疗。

难治性高血压定义

（中国高血压防治指南修订委员会　2010 年）

在改善生活方式的基础上,应用了足量且合理联合的 3 种降压药物（包括利尿剂）后,血压仍在目标水平之上,或至少需要 4 种药物才能使血压达标时,称为难治性高血压（或顽固性高血压）,占高血压患者的 15%～20%。

高血压的分期

［世界卫生组织/高血压学会（WHO/ISH）　1993 年］

第 1 期：无各器官病变的客观指标。

第 2 期：以下的指标至少有 1 个以上：

左心室肥大（X 线、心电图、超声心动图）；

视网膜动脉弥漫或局部狭窄；

蛋白尿和（或）血浆肌酐浓度轻度升高（1.2～2.0 mg/dl）；

超声波或 X 线检查见动脉粥样硬化所见（颈动脉、主动脉、股动脉、髂动脉）。

第 3 期：有器官损害的临床表现：

心脏：心绞痛、心肌梗死、心力衰竭；

脑：一过性脑供血不足、脑卒中、高血压性脑病；

眼底：视网膜出血和白斑（伴或不伴有视盘水肿）；

肾脏：血清肌酐浓度 2.0 mg/dl 以上,肾功能衰竭；

血管：夹层主动脉瘤,伴有临床症状的动脉闭塞性疾病。

高血压的分期

（1996 年）

见表 5-19。

表 5-19　根据器官损害程度的高血压分类

分期	分　类
一期 （无器质性 改变的表现）	—
二期 （至少有下列 器官受累的 表现之一）	• 左心室肥大（由 X 线、心电图、超声心动图检出） • 肾动脉普遍性和局灶性狭窄 • 微量蛋白尿、蛋白尿和（或）血清肌酐轻度升高（1.2～2.0 mg/dl） • 超声或放射线检查发现动脉粥样硬化斑块的证据（主动脉、颈动脉、髂动脉 或股动脉内）
三期 （器官损害的 症状和体征 均已显露）	• 心脏 　　心绞痛 　　心肌梗死 　　心脏衰竭 • 脑 　　卒中 　　一过性缺血发作 　　高血压脑病 　　血管性痴呆 • 眼底 　　视网膜出血和渗出，伴或不伴视盘水肿（这些表现是恶性或急进性高血 　　压的特征性表现——见 1996 年 WHO 报告第六节） • 肾 　　血清肌酐积聚＞2.0 mg/dl 　　肾脏衰竭 • 血管 　　夹层动脉瘤 　　症状性动脉闭塞性疾病

高血压的分期

　　以往制订的高血压分期标准，均系依据血压的测定值结合脏器的病损程度而进行判定的。但多年来观察结果提示，两者严重程度往往并不平行，造成判定上的困难。因此，依据血压值、脏器病损程度制订各自分期，未进行判定。

一、血压严重程度的分期

　　参照 1978 年 WHO 所推荐的正常、临界、高血压值的定义，1983 年 WHO/ISH（国际血液学学会）所提出的轻症高血压的治疗方针，以及美国、日本近 10 年来所使用的标准，将血压的严重程度分为五期（表 5-20）。

表 5 - 20　血压严重程度的分期(MMHG)

分期	0	I	II	III	IV
收缩压	<140	140~159	160~184	185~219	≥220
舒张压	<90	90~94	95~104	105~119	>120
平均血压	<107	107~116	117~131	132~152	≥153

血压值分期的判定：须依收缩期和舒张期两者血压为准,如两者严重程度不一致时,则应计算其平均血压(舒张压＋脉压/3)作为判定标准。

二、脏器病损严重程度的分期

脏器病损严重程度的分期,除根据高血压性心血管病变外,还参考所并发的动脉硬化所引起的病变。主要观察脑、心、肾和眼底。也分为五期进行判定(表 5 - 21)。

表 5 - 21　脏器病变严重程度的分期

病理类型	0	I	II	III	IV
脑血管障碍	无症状及体征	有头痛、头晕、手足麻木;无体征	有脑出血、脑梗死史,但无后遗体征,有半侧腱反射亢进,病理反射或 TIA	有脑出血、脑梗死史,现仍遗有神经体征,但能生活自理	有高血压脑病、脑出血、脑梗死史,现仍遗有神经体征或精神障碍,生活不能自理或多发性脑梗死而痴呆
心：心胸比例	≤50%	51%~55%	56%~60%	61%~70%	≥70%
心电图	无左心室肥大、无 ST-T 改变、无异位节律、无传导阻滞	Rv₅＋Sv₁>3.5 mV,一过性房扑、房颤,偶发早搏,一度 AVB	ST 下移 0.05~0.1 mV 胸导联 T<R 1/10 或 T 倒置<0.5 mV,持续性房扑、房颤,频发早搏、室上速,二度 AVB	ST 下移>0.1 mV 或 T 倒置≥0.5mV,多源性室早、短阵室速,Ⅲ度 AVB、LBBB、窦房结功能不全	同前或更重伴有严重症状的心律失常
冠心病	无	无	有劳力性或静息性心绞痛,但目前无发作	目前有心绞痛发作或在治疗中者;有心肌梗死史,现无症状	现有心肌梗死,日常生活受限

（续表）

病理类型	0	I	II	III	IV
心力衰竭	无	无	日常生活轻度受限,一般活动有心悸、气短	日常生活受限,轻度活动有心悸、气短	不能过日常生活,安静时有心悸、气短
肾:血清肌酐	<1.1 mg/L	12～15 mg/L	16～20 mg/L	21～3.4 mg/L	≥3.5 mg/L
尿蛋白	—	+	+	+	+
尿沉渣	正常	异常	异常	异常	异常
PSP:15分钟眼底	≥25%	24%～20%	19%～15%	14%～10%	≤9%
高血压性改变	0	1	2	3	4
动脉硬化性改变	0	1	2	3	4

脑血管障碍中,直接与高血压密切相关者为脑小动脉的纤维性坏死和细小动脉硬化引起的脑出血,还可促发高血压脑病、蛛网膜下隙出血。高血压间接的常促进颅内外较大的动脉硬化,引起脑梗死、一过性脑缺血发作(TIA)。脑部这些病变,在急性期与慢性期其严重程度的分期不同。因此,只能根据当时的神经、精神方面的症状、体征、生活自理的情况以及参考其他脏器病变程度判定。

心脏障碍的分期,包括 X 线片上心胸比例、心电图上左心室肥厚、ST-T 改变、异位节律、传导障碍,有无冠心病或心力衰竭。以其中最严重者作为判定依据。

肾脏障碍的分期,主要以血清肌酐值,PSP 试验,尿沉渣以 RBC 在 200 倍镜检下＞4～5 个为异常。判定时以各项中最重者为依据。

眼底血管障碍的分期,以往多偏重于高血压性所见。目前按 Scheie 分类法,将高血压性和动脉硬化性所见分别判记。但动脉壁硬化的光反射亢进现象与检查者的主观判定关系较大,因此应重视交叉部的改变。在高血压性改变中,动静脉直径比值的判定也较困难,因而判定时应重视口径不一致的改变(表5-22)。

表 5 - 22 眼底血管障碍严重程度的分期(Scheie)

项目	0	I	II	III	IV
高血压性改变	无	轻度小动脉狭细,小于伴随静脉 1/2	小动脉明显狭细,小于伴随静脉 1/3,动脉粗细明显不同	高度小动脉狭细,直径粗细不同,视网膜出血,有渗出物和血管痉挛	III 之外尚有视盘水肿
动脉硬化性改变	无	动脉壁光反射轻度亢进和轻度动静脉交叉部变形,但静脉粗细不变	动脉壁光反射明显亢进,明显动静脉交叉现象,交叉部静脉狭细	铜丝状动脉、动脉静脉交叉部部分静脉断缺	银丝状动脉和重度动静脉交叉部压迫现象

单纯舒张期高血压

所谓单纯舒张期高血压(IDH),是指收缩压在正常范围,舒张压孤立性升高,其诊断标准是收缩压小于 18.6 kPa(140 mmHg),舒张压大于或等于 12.0 kPa(90 mmHg)。

引自

Seymour GB, Samuel JM, Gary OJ et al. 1995. Isolated elevation of diastolic blood pressure：real an artificial. Hypertension，26：383~389.

轻 度 高 血 压
(世界卫生组织及国际高血压学会会议备忘录)

轻度高血压的定义：舒张期(第 5 期)持续在 90~105 mmHg(12~14 kPa)之间者,定为成人轻度高血压。舒张压偶然超过 90 mmHg,应隔 4 周后进行 2 次复查。如 4 周内及以后复查舒张压降至 100 mmHg 以下,在 3 月内可不用药物治疗;对隔 4 周多次复查舒张压仍持续超过 100 mmHg,则应开始抗高血压治疗。经过 3 个月观察舒张压持续超过 95 mmHg,则应开始药物治疗。舒张压保持在 90~94 mmHg,导致血管疾病的危险增加,因而以后复查舒张压超过 95 mmHg,应开始药物治疗。

轻型高血压
（世界卫生组织与国际高血压学会会议备忘录）

本备忘录由第四次轻型高血压会议制定，这次会议于 1985 年 12 月在原联邦德国柯尼施泰因（Konigesteia）举行。

成人轻型高血压定为舒张压持续在 90～104 mmHg（12～14 kPa）水平而无明显左心室肥厚，心脏或其他器官损害。在实际工作中，若初次测得的舒张压（均值）≥90 mmHg，应在 4 周内至少复查 2 次。收缩压与舒张压的复查测值常比初次测值低得多，因此，必须识别持续高血压或进行性高血压患者。

在 4 周内舒张压降到 90 mmHg 以下者，应该在 1 年中每隔 3 个月复查 1 次。在 4 周内血压持续在 90～104 mmHg 者，应予以治疗，治疗意见（略）。

边缘性高血压
（Julius S）

（1）血压总是在正常血压与高血压之间；

（2）有时血压在边缘性或高血压范围内，偶尔为正常血压；

（3）没有靶器官损害。如果患者的血压读数属边缘性高血压，但示有 I 或 II 级高血压眼底病变；或心电图示左心室肥大；或肾功能损害则应列为高血压。

急进型高血压
（日本 增山善明）

1. 甲型：同时具备以下 4 项者。

（1）治疗前舒张期血压持续在 130 mmHg 以上；

（2）急剧进展的肾功能损害，如不治疗可迅速发展为肾功能衰竭；

（3）眼底伴有视盘水肿的 Keith-Wagner IV 级；

（4）全身症状急剧恶化，特别是肾脏损害和血压加剧。

2. 乙型

（1）舒张压在 130 mmHg 以下，120 mmHg 以上，具备甲型其他 3 项者；

（2）Keith-Wagner Ⅲ级高血压性视网膜病变，同时具备甲型其他 3 项者；

（3）虽有肾功能损害，但未发展到肾功能衰竭，具备甲型其他 3 项者。

说明：因为急进型高血压在年龄大者少见，所以在 60 岁以上者诊断本病必须慎重，所谓急剧进行是指 6 个月左右而言，另外血浆肾素活性可供参考。

附：Keith-Wagner 分级法

Ⅰ级：小动脉轻度变细到硬化，动静脉比例为 4∶5。

Ⅱ级：动脉中度到重度硬化，小动脉屈曲度减少，动静脉比例为 3∶5。

Ⅲ级：小动脉呈痉挛性和硬化性视网膜病变（水肿、白斑、出血）。

Ⅳ级：在Ⅲ级的基础上伴有视盘水肿。

急进型高血压病
（日本厚生省医疗研究班恶性高血压委员会）

急进型高血压又称恶性高血压。

（1）血压：治疗前舒张压通常在 130 mmHg 以上；

（2）眼底：Keith-Wagner 分类Ⅳ度，视盘水肿；

（3）肾脏：急速进行性肾功能障碍，如不治疗则达肾功能衰竭；

（4）病程：全身症状急速恶化，尤其在血压、肾脏障碍同时多并发脑症状及心衰[①]。

诊断标准：

A 组恶性高血压：全部具备以上 4 项。

B 组恶性高血压：

（1）舒张压不到 130 mmHg，但超过 120 mmHg，并具备其他 3 项；

（2）Keith-Wagner Ⅲ度高血压视网膜改变；

（3）虽有肾功能障碍，但未达到肾功能衰竭，并具备其他 3 项。

急进型高血压的分型
（日本　增山善明）

（1）根据原发疾病：主要为原发性高血压及慢性肾小球肾炎，依次为急性肾小球性肾炎、慢性肾盂肾炎、肾血管性高血压、嗜铬细胞瘤、原发性醛固酮增多

---

① 急速进行一般是指 6 个月左右进行达此程度，并应参考血浆肾素活性的升高。

症等；

（2）根据病理生理学：血浆肾素活性增高、血浆醛固酮增多、血浆儿茶酚胺增加，由于原发疾病不同，增加程度亦不同；

（3）原发性高血压分型和分度（表5-23）。

表5-23 原发性高血压分型和分度

分型	PRA	PAC	PNA	UNA	重　　度
Ⅰ	正常	正常	正常	正常	轻度—中度
Ⅱ	正常或增加	正常	增加	增加	轻度—中度（交感神经亢进性）
Ⅲ	减少	正常	减少	减少	轻度—中度（低肾素型）
Ⅳ	增加	正常或增加	增加	减少	严重（包括急性型高血压）

＊PRA：血浆肾素活性；PAC：血浆醛固酮；PNA：血浆去甲基肾上腺素；UNA：尿去甲基肾上腺素。

低肾素型高血压
（日本厚生省低肾素型高血压研究班）

（1）在每日200 mmol的钠摄取量下，呋塞米＋立位负荷4 h，测定PRA值；

（2）在控制钠摄取量25 mmol/d，连续4天后测定PRA值；

（3）低钠饮食（10 mmol/d，3～5 d），立位（2～4 h），呋塞米（20～40 mg 静脉注射或80～120 mg 口服，或两者联合应用），测定PRA值。

上述三者刺激均不产生反应，即PRA的基础值及刺激后的反应值均不超过正常值下界[1.0 ng/(ml·h)]者为低肾素型高血压（LREH）。

低肾素型高血压
（日本　竹田亮祐 等）

1. 符合日本厚生省LREH研究班所制定的诊断标准第一和第二条者。

2. 排除其他具有低肾素性高血压症状的疾患，如下。

（1）正常血钾性原发性醛固酮症；

（2）糖原反应性醛固酮症；

（3）Liddle 综合征；

（4）慢性甘草中毒症；

（5）脱氧皮质酮分泌瘤；

（6）18-羟-脱氧皮质酮分泌瘤等。

肾 性 高 血 压
（Fraley EE）

（1）无高血压病的家族史，起病在 20 岁以下或 50 岁以上者；

（2）有肾脏损害者；

（3）有血栓史；

（4）血压急剧升高；

（5）静脉肾盂造影异常；

（6）药物治疗无效。

肾 性 高 血 压
（日本 国府达郎）

有以下情况之一的高血压应怀疑为肾性高血压。

（1）既往有肾疾患史，如急、慢性肾小球肾炎，肾盂肾炎，梗阻性肾病，妊娠肾病等病史；

（2）过去有肾手术史或肾周围组织手术史以及肾外伤史；

（3）缺少遗传性高血压因素；

（4）与年龄无关，突然发生高血压，或已有的高血压突然上升；

（5）降压剂无效；

（6）高血压发病时有并发症者，例如出现发热、腹痛、腰痛、恶寒、呕吐、蛋白尿、血尿等症状时；

（7）排尿障碍；

（8）贫血；

（9）青年人舒张压特别高；

（10）有和血压不相适应的明显的尿检异常和肾功能障碍；

（11）现在或过去出现大动脉炎综合征等血管疾病；

（12）在上腹部、背部、脐周围能听到血管杂音时。

肾性高血压(疗效判断标准)

1. 治愈标准：血液恢复正常，症状体征消失。
2. 好转标准：症状、体征减轻，血压达到控制目标或接近控制目标。
3. 无效标准：症状、体征加重，血压不降或升高。

急性肾小球肾炎所致的高血压
（日本　国府达郎）

（1）多发于小儿或 20 岁左右(5～20 岁)；

（2）继发于上呼吸道传染病、扁桃体炎、猩红热、急性细菌性心内膜炎等 1～2 周后；

（3）伴有水肿、蛋白尿、血尿；

（4）高血压发生于少尿、水肿期，并随水肿消退而好转；

（5）收缩压、舒张压同时上升，但收缩压大多止于 130～170 mmHg。

患者多有全身倦怠、食欲不振、少尿，以及出现高血压时 BUN（血尿素氮）值上升等现象。

慢性肾小球肾炎所致的高血压
（日本　国府达郎）

（1）详查病历：有明显的急性期，蛋白尿先于高血压出现；

（2）青年人；

（3）GFR（肾小球滤过率）比 RPF（肾血浆流量）减少的更多，FF（滤过率）下降；

（4）贫血、低蛋白血症，BUN 值上升均明显；

（5）眼底很少出现高血压性视网膜症状；

（6）肾活检证据。

慢性肾盂肾炎所致的高血压
（日本　国府达郎）

（1）详查病历有无诱因、并发症,例如排尿障碍、妊娠、糖尿病、痛风、应用过泌尿科器械史等;

（2）菌尿,含菌量在 $1 \times 10^5/ml$ 以上;

（3）尿检可见脓球,白细胞块、白细胞管型,管型多于蛋白尿通常的含量;

（4）肾盂造影;

（5）肾活检:急性肾盂肾炎几乎都不引起高血压,慢性肾盂肾炎所致的高血压需和原发性高血压相鉴别,故本项应反复进行,肾活检虽未能发现肾盂肾炎现象,但也不能排除本症。

肾素分泌增多症
（日本　国府达郎）

本症又称肾小球旁细胞瘤。有如下特点:

（1）难治的明显的青年人高血压;

（2）继发性醛固酮症的症状（低钾血症等）;

（3）高肾素血症（不受体位和日间变动影响）;

（4）节段性肾静脉 PRA（血浆肾素活性）测定呈典型的单侧性;

（5）两肾功能正常;

（6）未见两侧肾动脉狭窄;

（7）肾动脉造影发现肿瘤显影。

肾血管性高血压
（日本　国府达郎）

（1）问诊:有否高血压家族史,过去曾否进行过肾及其周围组织的手术,有否外伤史,年龄等;

（2）血压:降压剂无效,舒张期血压高并呈固定性;

（3）血管杂音:在上腹部、左右两侧季肋下都可闻及收缩期、连续性的高调杂音；

（4）单侧性患者的综合肾功能检查（BUN、血清肌酸肌酐值、PSP 试验、浓缩力、清除率试验等）正常；

（5）肾盂造影：肾的形状、大小、造影剂显影时间、浓度差、肾盂和输尿管变形，位置异常，特别是快速连续肾盂造影可提高诊断价值；

（6）肾 X 线摄片的各相之左右差；

（7）肾闪烁照相；

（8）血浆肾素活性（PRA）测定，游出试验；

（9）类血管紧张素制剂注入试验；

（10）肾动脉造影可见肾动脉狭窄；

（11）节段性肾静脉血的血浆肾素活性测定，可见狭窄肾静脉血的血浆肾素活性明显升高。

注：本症极易在门诊阶段漏诊，故应在详细的、有选择性的肾动脉造影和分别测定左右侧血浆肾素活性以及分泌刺激试验下才能确诊。

肾血管性高血压

（全国肾血管性高血压专题讨论会 1988 年）

在本讨论会上，由中国医学科学院提出判断肾动脉狭窄程度与血压升高程度的标准。

（1）动脉造影观察：肾动脉腔大于正常肾动脉直径的 1/2 为轻度，等于正常肾动脉直径的 1/2 者为中度，小于正常肾动脉直径的 1/2 者为重度，肾动脉影像完全消失者为完全阻塞。

（2）血压：收缩压≤150 mmHg 者为轻度，在 160～190 mmHg 之间为中度，≥200 mmHg 者为重度；舒张压≤104 mmHg 者为轻度，105～114 mmHg 为中度，≥115 mmHg 者为重度。

肾性高血压分类

（日本 国府达郎）

肾性高血压分类有按病因疾病分类和按肾功能障碍所在部位分为两种。

肾性高血压的病因分类

一、肾实质性(有肾实质病变者)

1. 急性或慢性肾小球肾炎。

2. 肾盂肾炎。

3. 代谢性疾病所引起的肾病——糖尿病性肾病、淀粉样变肾病、痛风性(尿酸)肾病等。

4. 胶原病(结缔组织病)所引起的肾病(结节性多动脉炎、系统性红斑狼疮、系统性硬皮病等)。

5. 放射性肾炎。

6. 肾发育不全。

7. 多囊肾。

8. 肾结核。

9. 肾外伤(肾周围炎、肾周围血肿)。

10. 肾盂积水。

11. 游走肾。

12. 肾肿瘤(肾癌、肾母细胞瘤、肾素分泌增多症即肾小球旁细胞瘤等)。

二、肾血管性(由肾动脉或肾内动脉的病变所引起者)

1. 动脉硬化症。

2. 肌纤维肥厚症。

3. 大动脉炎综合征。

4. 肾动脉瘤。

5. 肾动静脉瘘(包括外伤性)。

6. 肾梗阻。

7. 因肿瘤、血肿、纤维组织所压迫的肾动脉症。

8. 肾静脉血栓。

三、尿路阻塞性

1. 尿路结石。

2. 输尿管肿瘤。

3. 尿路压迫。

按单肾性和两肾性对肾性高血压的分类

一、两肾性高血压(多难治愈)

1. 慢性肾小球肾炎。
2. 慢性肾盂肾炎。
3. 胶原病所致的肾病变。
4. 糖尿病性肾病。

二、单肾性高血压(可能治愈)

1. 一侧性肾血管性高血压。
2. 一侧性肾盂肾炎。
3. 一侧性肿瘤。
4. 一侧性肾盂积水。
5. 一侧性肾结核。
6. 一侧性肾结石。

高血压病肾损害

1. 高血压病肾损害的诊断：①高血压病；②出现蛋白尿前一般已有4～5年或以上持续血压升高(＞140/90 mmHg)；③有持续性蛋白尿(一般为轻、中度)或尿微量白蛋白排泄增加等；④排除了各种原因的原发性肾小球疾病和继发性肾疾病。

2. 肾脏损害的早期诊断指标：微量白蛋白尿和蛋白尿。微量白蛋白尿是指单位时间内尿液中白蛋白排泄率(UAE)高出正常水平,但低于标准实验室检测方法测定尿蛋白质最低限的蛋白尿。尿白蛋白的排泄率受诸多因素的影响,如体位、运动、饮食及血压等。日间尿白蛋白排泄率变化较大,UAE的差异可以高达31%～52%。因此,患者UAE应以3次不同时间测定的尿白蛋白排出率均值为宜。微量白蛋白尿的检测可以采用24 h内尿液中白蛋白量(30～300 mg/24 h),随意尿液中尿白蛋白尿肌酐比值(30～300 mg/g 或 2.5～25 mg/mmol)或晨尿中白蛋白浓度(30～300 mg/L)等方法表示。晨尿中白蛋白浓度的测定可能是患者筛选的理想方法,而24 h尿白蛋白排出率(20～200 μg/min)是可靠的监测指标。

蛋白尿也是监测高血压病患者早期肾脏损害程度的重要观察指标。未接受降压治疗的高血压病患者 4%～16% 表现有蛋白尿（>200 mg/24 h）。另外，血 β_2-微球蛋白（β_2-MG）也可以反映早期肾小球功能障碍，在高血压病肾损害的早期，血与尿的 β_2-MG 可明显增加。

高血压良性小动脉硬化

临床上诊断高血压良性小动脉肾硬化主要依据为：

（1）有确切和持续高血压病史；

（2）高血压的发病年龄虽在 25～45 岁，但病程往往在 10 年以上，年龄越大发病率越高；

（3）伴有高血压的其他脏器损害，如左心室肥厚、眼底血管病变等；

（4）临床上突出表现为肾小管间质损害，如夜尿增多、尿渗透浓度低、尿浓缩功能减退，部分患者可表现为轻度蛋白尿及少量红细胞尿，少数表现为血清肌酐升高；

（5）肾脏 B 超检查病变晚期双肾缩小，CT 检查肾表面呈颗粒状凹凸不平；

（6）排除原发性肾脏病伴有高血压的病例；

（7）一般不做肾活检，当肾活检时，可呈现以肾小动脉硬化为主的病理改变。

肺 性 高 血 压

肺性高血压是根据临床表现和长期观察，发现支气管哮喘和慢性支气管炎发作或活动性炎症过程（感染）中，血压升高，当不用降血压剂而应用抗生素、肾上腺皮质激素、溶痰剂时血压就可降低。

肺源性高血压

诊 断 标 准

1. 慢性阻塞性肺部疾病（COPD）发病后 4～7 年开始出现血压升高。

2. 在 COPD 恶化期血压升高。

3. 在 COPD 缓解期血压下降。

4. 虽然应用拟交感神经药和糖皮质类固醇,高血压也会随支气管的阻塞综合征的缓解而下降或恢复正常。在诊断肺源性高血压(LH)时除根据上述 4 条标准外,还应考虑以下 3 个因素。

(1)遗传性(近亲中慢性非特异性肺部疾病的患病率);

(2)心房钠尿肽的活性较低;

(3)激发试验(应用蛋白水解抑制剂和踏车运动试验)结果。

肺性高血压的分型

(1)不稳定型:血压升高发生于支气管痉挛期,当痉挛解除后可以降低。此型血压具有不稳定的特点。

(2)稳定型:高血压持续存在,常呈哮喘状态,如给予肾上腺素治疗效果较差,且应用时血压更高。

高原性高血压

(1)高原高血压病患病率远高于平原的患病率;

(2)舒张压升高者占 3/4;

(3)临床表现并不一致,一般与慢性高原反应相似,主要为神经衰弱的症状,很少引起心肾损害;

(4)高原高血压可同时合并其他型高原适应不全症,如心脏病型及红细胞增多症等;

(5)返回低地后血压很快恢复正常。

妊 娠 高 血 压

(中国高血压防治指南修订委员会 2010 年)

患病率与定义

妊娠合并高血压的患病率占孕妇的 5%～10%,其中 70% 是与妊娠有关的高血压,其余30%在妊娠前即存在高血压。妊娠合并高血压分为慢性高血压、妊娠期高血压和先兆子痫3类。慢性高血压指的是妊娠前即证实存在或在妊娠的前20周即出现的高血压。妊娠期高血压为妊娠20周以后发生的高血压,不伴有明显蛋白尿,妊娠结束后血压可以恢复正常。先兆子痫定义为发生在妊娠20周以后的血压升高伴临床蛋白尿(24小时尿蛋白≥300 mg);重度先兆子痫定义为血压≥160/110 mmHg,有大量蛋白尿,并出现头痛、视力模糊、肺水肿、少尿和实验室检查异常(如血小板计数下降、氨基转移酶异常),常合并胎盘功能异常。

妊娠性高血压

孕妇的高血压标准和正常非妊娠时有所不同。正常孕妇的收缩压和舒张压都较非妊娠时低,尤其是舒张压下降更明显,并在妊娠16~20周最为显著,血压下降与妊娠时周围血管抵抗力降低有关。孕妇的正常舒张压平均为75 mmHg左右,如舒张压≥85 mmHg,一般即可以认为高血压;如舒张压≥100 mmHg,则可以认为是严重高血压。

引自

Fairley KF, Symonds EM. 1981. Proceeding 8th International Congress of Nephrology, 440.

妊娠高血压综合征
(中国高血压防治指南 1999年)

定义:妊娠20周后,孕妇发生高血压、蛋白尿及水肿,称为妊娠高血压综合征。

高血压:血压升高达≥140/90 mmHg,或血压较孕前或孕早期升高≥25/15 mmHg,至少2次,间隔6 h。

蛋白尿:单次尿蛋白检查≥30 mg,至少2次,间隔6 h,或24 h尿蛋白定量≥0.3 g。

水肿:体重增加>0.5 kg/周为隐性水肿。按水肿的严重程度可分为(+):局限踝部及小腿;(++):水肿延及大腿;(+++):水肿延及会阴部及腹部。

妊娠高血压:仅有高血压,伴或不伴有水肿,不伴有蛋白尿。

先兆子痫是多系统受累的情况,主要的母体异常发生于肾、肝、脑及凝血系统,由于胎盘血流减少可引起胎儿生长迟缓或胎死宫内。

轻度先兆子痫:有高血压并伴有蛋白尿的存在。

重度先兆子痫:血压≥160/110 mmHg;蛋白尿≥3 g/24 h;伴有头痛、视物不清、恶心、呕吐、右上腹疼痛;眼底不仅有痉挛还有渗出,或出血;肝、肾功能异常,或有凝血机制的异常;伴有心衰和(或)肺水肿的存在。

子痫:妊娠高血压综合征的孕产妇发生抽搐。

妊娠高血压疾患分类

(世界卫生组织妊娠高血压疾患研究组 1985 年)

1. 妊娠高血压:舒张压≥12 kPa(90 mmHg),两次测量间隔在 4 h 以上;如舒张压达 14.7 kPa(110 mmHg),则一次测量即可。蛋白尿≤0.3 g/L。

(1) 出现于妊娠 20 周后;

(2) 出现于临产前和(或)分娩后 48 h 内。

2. 未分类妊期高血压

(1) 血压首次测量时间在妊娠 20 周后;

(2) 血压首次测量时间在临产前和(或)分娩后 48 h 内。

如产褥期血压恢复正常,则应归入妊娠高血压,但其中部分患者可能为肾脏疾患所致的潜在高血压。

3. 妊娠蛋白尿(蛋白尿≥0.3 g/L)

(1) 出现于妊娠 20 周后;

(2) 出现于临产前和(或)分娩后 48 h 内。

4. 先兆子痫:妊娠高血压与蛋白尿≥0.3 g/L 同时并存

(1) 出现于妊娠 20 周后;

(2) 出现于临产前和(或)分娩后 48 h 内。

5. 子痫

(1) 产前;

(2) 产间;

(3) 产后。

6. 潜在高血压或肾脏疾患:例如多次妊娠有孕期血压高而妊娠间隔期血压正常或年龄较大时又有持久的高血压病史者。

(1) 潜在性高血压;

(2) 潜在性肾脏疾患;

（3）已知有其他原因的高血压，例如嗜铬细胞瘤。

7. 孕前已存在高血压或肾性高血压和（或）妊娠蛋白尿

（1）孕前已有高血压；

（2）孕前已有肾脏疾患；

（3）孕前已有其他原因的高血压。

8. 附加的先兆子痫或子痫

（1）孕前已有高血压，附加先兆子痫或子痫［舒张压较孕前至少升高 2 kPa（15 mmHg）］，伴有蛋白尿出现或加重；

（2）孕前已有肾脏疾患，附加先兆子痫或子痫。

当患者临床表现有下列之一项者，应为重度妊娠高血压征：收缩压≥21.3 kPa（160 mmHg），舒张压≥14.7 kPa（110 mmHg）；肝酶化验不正常和（或）黄疸；血小板<100 000/mm³；尿量<400 ml/24 h；蛋白尿>3 g/L 或任意一次尿中蛋白达（＋＋＋＋）；上腹疼痛；视物有暗点及其他视力障碍或重度前额疼痛，视网膜出血，肺水肿，昏迷。

直立性高血压

直立性高血压是指卧位时血压正常（舒张压≤90 mmHg）而立位时血压升高（舒张压>90 mmHg）。

直立性高血压多见于轻型与边缘性高血压者。Hull 发现 21 例边缘性高血压中，15 例（71％）是直立性高血压，其临床特点如下：

（1）从卧位到立位，体位性舒张压升高为（16.3±0.9）mmHg，远高于正常血压者的（8.9±0.8）mmHg 或持续性高血压者的（9.5±0.5）mmHg，同时伴体位性心动过速加剧，使用充气压力服可减少体位性舒张压升高；

（2）直立性高血压者 PRA 略高于持续性高血压者；

（3）使用利尿剂治疗常诱发或加重这类患者的症状和直立性血压升高；

（4）目前尚无证据认为这类高血压有任何不良的远期后果，不宜使用常规的阶梯降压治疗方法。

睡眠呼吸障碍性高血压

睡眠呼吸障碍与心血管的关系近年来受到重视。本症是指睡眠期间反复发作性呼吸暂停，每次持续超过 10 s，每夜 30 次以上。它分为阻塞性和中枢性两种类型,其中阻塞性睡眠呼吸暂停综合征(obstructive sleep opnea syndrome,OSAS)与高血压的关系已获得证实。

临 床 特 点

(1)多见于中年以上肥胖男性。

(2)临床表现为日间嗜睡、清晨头痛、乏力、记忆力减退,夜间多尿、遗尿及经常夜间苏醒或梦游。

(3)Holter 心电监护可见各种类型心律失常,包括窦性静止、窦房阻滞、房性早搏、房颤、室性早搏(联律与多源性)和室性心动过速。

(4)夜间睡眠期间常有重度打鼾,或称为习惯性打鼾,并且反复发生呼吸暂停。

(5)血流动力学研究表明,夜间血压呈周期性升高。

(6)用多视野电视荧光屏和纤维光镜直视检查可发现气道阻塞的主要部位是咽喉部,咽喉部肌肉收缩及狭窄(前后径或左右径)、增生的腺体和扁桃体组织、舌根部脂肪浸润后垂等是主要原因。OSAS 实际上常伴有重度打鼾,但重度打鼾者 OSAS 的发生率则还不清楚。打鼾可被看作是 OSAS 的前驱。

(7)睡眠期间用多导生理记录仪同步做呼吸波幅描记、热敏电阻法测口与鼻气流以及自动血压计血压监测具有诊断意义。

肥胖性高血压

(1)大多数表现为轻、中型高血压,然而其并发冠心病、心力衰竭与脑卒中的发生率都较高。

(2)有多种内分泌激素分泌异常,高胰岛素血症是常见的表现。胰岛素可促进肾脏肾小管重吸收钠增加,引起体内水钠潴留。肥胖性高血压者交感活性增加,卧位与立位血浆去甲肾上腺素浓度约高于年龄配对的非肥胖者 30%,并且对立位刺激和等长握力试验的反应性增加。血浆肾上腺素浓度也升高,甲状腺素 T_4 转化为 T_3 增加,PAC 虽正常,但 PCA/PRA 比值随体重指数增加而升高,因此,血浆醛固酮被认为有不成比例的增加。

(3)脂质代谢紊乱:肥胖性高血压者大多有高三酰甘油血症、高胆固醇血症、血清高密度脂蛋白胆固醇(HDL-C)降低。

(4)血流动力学表现为心搏量与心排血量增加,总周围血管阻力降低,患者以心脏负荷增加为主。

(5)控制热量摄入,减轻体重有明显降压效果,许多临床试验已予证实。

神经解剖源性高血压

过去,虽然人们都认为神经-精神因素在高血压发病中起重要作用,但真正发现高血压者神经解剖结构上有异常者极少。1985 年,Jannetta 提出神经解剖源性高血压,即颅底搏动性血管异常压迫影响左侧迷走神经和左侧延脑而引起高血压。

临 床 特 点

(1) 主要发生在中、老年患者,可伴有三叉神经痛、面肌痉挛、舌咽神经痛、动眼神经麻痹等症状、体征;

(2) 病变的血管主要涉及椎动脉和小脑后下动脉及其分支,当病变血管压迫迷走神经或左侧延脑时才引起高血压;

(3) 用显微外科手术成功的血管减压可有效地控制高血压。

促肾上腺皮质激素依赖性高血压

自从 Laragh 提出高血压的血浆肾素活性(plasma renin activity,PRA)分型以来,低肾素性高血压始终是一个令人感兴趣而又困惑不解的研究领域。由于在部分低 PRA 高血压者中肾上腺盐皮质类固醇活性增加,去氧皮质酮(deoxycorticosterone,DOC)、18 羟 DOC(18 - OHDOC)排泄增加,血浆醛固酮浓度(plasma aldosterone concentration,PAC)相对于 PRA 不成比例地增高,地塞米松可有效地治疗某些盐皮质类固醇分泌过多的高血压,不少学者认为在高血压中可能涉及肾上腺皮质激素生物合成通路异常,这类高血压称之为促肾上腺皮质激素(ACTH)依赖性高血压。

临 床 特 点

(1) PRA 分型属低肾素型,机体内可交换钠与细胞外容量增加提示有钠潴留;

(2) 血浆 DOC、18 - OHDOC、脱氧皮质醇浓度均可升高,但在正常基础状态下不明显,当使用超生理剂量 ACTH 25 μg 快速静脉注射,可揭示出与其他类型高血压的差别;

（3）虽然 PRA 低，但醛固酮分泌不受抑制，PAC 正常；

（4）低盐饮食、螺内酯或地塞米松可有效地降低血压。

原发性醛固酮增多症性高血压

（1）有高血压及高血压所致的临床表现；

（2）低血钾、高血钠性碱中毒表现；

（3）醛固酮分泌量，不被扩容方法所控制；血浆肾素活性降低。

嗜铬细胞瘤性高血压

（1）持续或间歇性高血压伴儿茶酚胺释放增多的临床表现；

（2）高血压伴有"甲状腺功能亢进症"的临床表现，而甲状腺^{131}I 吸收率及血清 T_3、T_4 正常；

（3）阵发性高血压与休克表现相间出现；

（4）轻度创伤、手术、注射或排尿时出现高血压危象或休克；

（5）实验室检查有提示嗜铬细胞瘤的依据，包括苄胺唑啉试验、组胺激发试验、胰高血糖素激发试验、邻苯二酚胺、3-甲氧基-4-羟基苦杏仁酸的测定、儿茶酚胺测定或肿瘤的定位检查等。

库欣综合征性高血压

（1）进行性肥胖伴血压升高；

（2）有糖皮质激素分泌过多引起的综合征（向心性肥胖、多血质、皮肤紫纹、多毛发、性功能障碍及骨质疏松或病理性骨折）；

（3）17-羟皮质类固醇、17-酮类固醇 24 h 尿排泄量增加。

甲状腺功能亢进性高血压

（1）收缩压升高，舒张压降低，脉压差增大，循环时间缩短；

（2）具有甲状腺功能亢进症的临床表现和实验室证据；

（3）甲亢控制后血压恢复正常。

药物性高血压

（1）用药前血压正常，在长期持续或间断大量用药（糖皮质激素、激素类避孕药、生胃酮、麦角胺咖啡因、α受体兴奋剂等）过程中发生高血压；

（2）停药后血压逐渐恢复正常。

环孢素性高血压

环孢素可引起许多毒副作用，其中高血压是环孢素常见的毒副作用之一。

异基因骨髓移植患者环孢素性高血压的诊断标准：平素血压正常，应用环孢素过程中，舒张压≥90 mmHg，持续2天以上，同时排除其他原因的继发性高血压。

降压药引起的高血压

低肾素型高血压使用常规剂量β阻滞剂后，部分患者可引起血压增高。约8％的高血压患者服用普萘洛尔后，起初血压有增高，个别病例可产生严重高血压。这可能是β受体阻滞剂阻滞了β受体后，α受体的活性失去拮抗而相对亢进，引起外周血管收缩所致。普萘洛尔和噻吗洛尔与可乐定并用，也有暂时血压上升。利舍平、胍乙啶、可乐定、甲基多巴、苄胍硫酸盐、异喹胍等静脉注射后均可有短暂血压上升。因此，上述这些药物不适用于治疗高血压危象，以免高血压进一步恶化。此外，可乐定、普萘洛尔、甲基多巴、胍乙啶、利舍平、苄胍、利尿剂、硝普钠等突然停药时，可引起反跳性血压升高，甚至有发生死亡的报道。因此，停药时宜缓慢，如一旦出现严重反跳性高血压，最好的治疗方法是恢复原用药物。

肥厚型心肌病性高血压

1985年，Topol从3 485例超声心动图检查的患者中发现21例左心室有严重向心性肥厚(室壁厚度≥16 cm,间隔/后壁为1∶1),左心室腔缩小的高血压病例。他把这些病例看成是肥厚型心肌病的一种类型。本型除左心室肥厚比大多数高血压患者严重得多以外,还表现有肺充血、呼吸困难、心绞痛和晕厥,但血压一般多为轻度至中度增高。β受体阻滞剂和钙通道阻滞剂对本病有效,而一般临床上常用的降压药或扩血管药不但无效,甚至可招致严重后果。

午夜增高型高血压

有作者报告6例原发性高血压,其特点为午夜血压升高,早晨起床时感到头晕、乏力,活动后症状消失,血压亦恢复正常。个别病例合并其他因素,白天血压也可增高,但午夜后的血压更高,仍具有午夜增高的特点。他建议将这一类高血压诊断为午夜增高型原发性高血压。

白大衣性高血压(一)

12%～21%轻型高血压是白大衣性高血压(WCH)。

1940年,Ayman和Goldshine曾报道诊所和家庭血压有差异。凡在诊所时血压升高而在诊所外血压正常者,被命名为"白大衣性高血压"。此名称首次见于Kleinert的一篇报道,93例轻型未经治疗的高血压患者中,诊所血压(19.7/12.5 kPa)高于家庭血压(18.5/11.9 kPa)或24 h平均血压(17.5/11.9 kPa)。Pickering报道在临界高血压(舒张压12～13.7 kPa)患者中,白大衣性高血压的发生率是21%。白大衣性高血压多见于女性、年轻人、体型瘦以及曾有短时期高血压史者。在这类患者中规律性的反复出现的应激方式,例如上班不会引起血压升高。

白大衣性高血压(二)

白大衣性高血压患者与持续性高血压患者相比有以下特点:
(1)多见于中老年人,并且与高血压家族史无显著相关;
(2)女性多见;
(3)与血胆固醇增多显著相关;

（4）空腹及餐后胰岛素水平显著降低。

引自

Hernan dez del Rey R Armario P，Sanchez P et al. 1995. Frequency of white coat arterial hypertension in mild hypertension：Profile of cardiovascular risk and early organic involvement. Med Clin Barc，105：287～291.

白大衣性高血压（三）

1940 年，Ayman 和 Goldshine 首先观察到医生测定的血压比家庭成员测定的血压值高，这种现象逐渐引起人们的注意。小沢等利用携带型血压计，每隔 5 min 测定 1 次血压，结果诊疗室和候诊室血压值差为（17.2±1.4）/（7.2±0.9）mmHg。Mancia 等研究发现，医生在场时患者血压可增加 27/15 mmHg。大塚等用 ABPM 法每隔 5 min 测定一次就诊患者的血压，发现就诊前后的收缩期血压差为 27.0 mmHg（±20.1％），舒张期血压差为 12.4 mmHg（±14.6％），这种无意识紧张反应被称为"白大衣性高血压"（white coat hypertension），女性比男性更显著。Pickering 等报告，临界高血压的患者中"白大衣性高血压"者占 21％。

青年高血压病
（日本厚生省全国性年青型高血压调查研究班）

（1）大于 20 岁者，在 120 mmHg 以上；
（2）小于 20 岁者，在 110 mmHg 以下；
（3）多伴有高血压性视网膜病变和肾功能障碍；
（4）对一般降血压药物治疗具有抵抗性。

青年高血压病
（日本　川崎晃一）

青年高血压病并非专指其一特定的疾病或病理表现，探讨其定义时应对其年龄范围及血压值制定一标准。

(1) 年龄标准：欧美多将 15 岁以下小儿期及 20 岁左右青春期（adolescenee）的高血压统称为青年（jnvenile）高血压，有时亦包括 30 岁左右者。

(2) 血压值标准：集团检查或流行病学调查时，一般按 WHO 规定：以 140～159 mmHg 和（或）90～94 mmHg 为临界高血压；以160 mmHg 以上和（或）95 mmHg 以上为高血压；以 140/90 mmHg 以下为正常血压。此规定已被应用于所有年龄组，但是否亦适用于青少年还有探讨之必要。

高血压性心脏病

有较严重高血压（不论是原发性高血压或继发性高血压），有左心室肥厚证据（心电图、X 线或体格检查）即可诊断为高血压性心脏病。反之，仅有左心室肥厚而血压不高者，不能诊断为高血压性心脏病；有明显左心室肥厚，虽伴有轻度高血压，血压高度与左心室肥厚程度不相应者，也不能诊断为高血压性心脏病。

高血压性心脏病（疗效判断标准）

1. 治愈标准：血压降至正常或下降≥20 mmHg，临床症状及体征消失，心电图、胸片、心脏超声检查基本正常。

2. 好转标准：血压降至正常或下降＜20 mmHg，临床症状及体征，心电图、胸片、心脏超声检查好转。

3. 无效标准：血压、症状体征及检查无变化或恶化。

高血压-肥厚性心肌病综合征

(1) 5 年以上高血压病史，无肥厚性心肌病家族史；

(2) 室间隔增厚≥16 mm，伴回声增强；

(3) 室间隔呈向心性肥厚，或不对称性增厚，与后壁厚度比值≥1.3；

(4) 心电图左心室肥大劳损；

(5) 左心腔＜45 mm；

(6) 左心室流出道＜20 mm。

其中(1)、(2)为必备条件，加上(3)～(6)中任何一条即可诊断"高血压-肥厚性心肌病综合征"。

高血压性肾损伤

（1）年龄在 40 岁以上；
（2）有原发性高血压；
（3）出现蛋白尿前一般已有 4 年以上持续血压升高（＞20.0/13.3 kPa）；
（4）有持续性蛋白尿（一般为轻、中度）或尿微量白蛋白排泄增加等；
（5）有视网膜动脉硬化或动脉硬化性视网膜病变；
（6）排除了各种原因的原发性肾小球疾病和继发性肾疾病。

高血压性心脏病合并冠心病

据 Fricderg CK 的意见，高血压性心脏病出现：
（1）心绞痛；
（2）心肌梗死；
（3）充血性心力衰竭；
（4）心电图有心室内传导阻滞等情况，而又排除主动脉瓣狭窄时，可以考虑为合并冠心病。

高血压性视网膜病变的分级

据 1964 年高血压及心血管内科学术会议（兰州）的规定，本病的眼底病变可分为 4 级：
Ⅰ级：视网膜动脉痉挛。
Ⅱ级：A：视网膜动脉轻度硬化。B：视网膜动脉显著硬化。
Ⅲ级：Ⅱ级加视网膜病变（出血或渗出）。
Ⅳ级：Ⅲ级加视盘水肿。

高血压急症
（日本　福山正纪）

高血压急症是指血压显著升高、有导致脏器严重受损的危险而需迅速处置使血压下降的病症。最近将此症分为两类,即需在 1 h 内使过高血压迅速降低的高血压急症和观察 1 h 后可于 24 h 内逐步使血压降低的高血压紧急症(hypentensive urgency)。

1. 高血压急症

(1) 高血压脑病;

(2) 伴颅内出血的高血压;

(3) 伴肺水肿的急性左心衰竭;

(4) 伴有急性心肌梗死的高血压;

(5) 夹层性动脉瘤;

(6) 子痫;

(7) 肾上腺危象(嗜铬细胞瘤等)。

2. 高血压紧急症

(1) 恶性高血压;

(2) 不稳定型心绞痛;

(3) 手术前后需降压的病例;

(4) 先兆子痫。

高 血 压 急 症

高血压急症的标准为具有下列任何一项者:

(1) 舒张压≥17.33 kPa(1 kPa=7.5 mmHg)和(或)收缩压≥29.33 kPa;

(2) 高血压脑病;

(3) 高血压引起的心绞痛;

(4) 高血压引起的急性左心功能不全。

高血压急症和亚急症定义
(中国高血压防治指南修订委员会　2010 年)

高血压急症和高血压亚急症曾被称为高血压危象。高血压急症是指原发性或继发性高血压患者,在某些诱因作用下,血压突然和显著升高(一般超过 180/120 mmHg),同时伴有进行性心、脑、肾等重要靶器官功能不全的表现。高血压急症包括高血压脑病、颅内出血(脑出血和蛛网膜下隙出血)、脑梗死、急性心力衰竭、肺水肿、急性冠状动脉综合征(不稳定性心绞痛、急性非 ST 段抬高和 ST

段抬高心肌梗死)、主动脉夹层、子痫等,应注意血压水平的高低与急性靶器官损害的程度并非呈正比。一部分高血压急症并不伴有特别高的血压值,如并发于妊娠期或某些急性肾小球肾炎的患者,如血压不及时控制在合理范围内会对脏器功能产生严重影响,甚至危及生命,处理过程中需要高度重视。并发急性肺水肿、主动脉夹层、心肌梗死者,即使血压仅为中度升高,也应视为高血压急症。

高血压亚急症是指血压显著升高但不伴靶器官损害。患者可以有血压明显升高造成的症状,如头痛、胸闷、鼻出血和烦躁不安等。相当多的患者有服药顺从性不好或治疗不足的问题。

血压升高的程度不是区别高血压急症与高血压亚急症的标准,区别两者的惟一标准是有无新近发生的急性进行性的严重靶器官损害。

高血压急危象
(中华人民共和国卫生部医政司　2009 年)

高血压急危象指血压突然或持续升高至舒张压大于 16.0 kPa(120 mmHg),常伴有进行性靶器官(脑、心、肾等)功能障碍,为防止或逆转严重并发症,需要迅速降低血压。根据病情的严重性和降压的紧急程度可以分为高血压急症(hypertensive emergency)和高血压次急症(hypertensive urgency)两大类。高血压急症有严重的急性或进行性靶器官损害,需要在几分钟至 1 小时内迅速降压。高血压次急症没有或仅有轻度靶器官损害,需要在几小时到 24 小时内降压。

临 床 类 型

(1) 急进型-恶性高血压:舒张压通常大于 17.3 kPa(130 mmHg),可发生左心衰竭、脑卒中、肾功能不全、眼底检查有小动脉收缩、火焰状出血、棉絮状渗出、伴或不伴有视乳头水肿,有上述眼底改变时可称为急进型-恶性高血压;急进型-恶性高血压可能为一种肾素依赖性的高血压类型:血管反应性异常增高和循环中血管紧张素 Ⅱ、去甲肾上腺素、加压素水平升高可引起"压力性尿钠排出",使血压持续性升高,并形成恶性循环。

(2) 高血压脑病:头痛为主要症状,呈持续性跳痛,可伴有呕吐,大脑功能异常还表现为意识模糊、烦躁、视力障碍。严重时可有抽搐、癫痫样发作、昏迷,眼底改变明显。高血压脑病是过高的血压突破了脑血管的自身调节机制,导致脑血流"突破性"灌注过多,液体越过血脑屏障渗到血管周围组织,引起脑水肿。

（3）停药综合征：在停用有效降压药 24～48 小时后，血压迅速升高至用药前水平或更高，并有交感神经活性增高表现如心动过速、出汗、烦躁不安等，严重时可发生高血压脑病、心绞痛、急性心肌梗死、猝死。诱发因素为：停止服用中枢神经药物（可乐宁、甲基多巴）、β 受体阻滞剂、转换酶抑制剂、联合用药；原血压水平较高；肾素水平较高；肾血管性高血压等。

高 血 压 危 象

（美国 Edward K Chung）

（1）舒张压突然或持续升高到 120 mmHg 以上；

（2）视盘水肿；

（3）肾功能进行性减退；

（4）神经系统功能障碍表现。

符合以上 4 项中 2 项或 2 项以上可诊断。

高 血 压 危 象

（Ram CVS）

高血压危象（HC）诊断主要依据下列几点：

（1）DBP 和（或）SBP 骤升，伴相应脑、心、肾的功能障碍；

（2）具有三大主要症状：前额剧痛（HC 的早期表现）、HC 脑病（定向障碍、呕吐、昏迷或抽搐）、肾功能衰竭；

（3）易患原发病有肾炎、子痫、原发性高血压、肾型高血压及嗜铬细胞瘤等；

（4）以 DBP＞16.0 kPa 为其重要特征。

美国目前将 HC 分为两大类：

1. 高血压急症（HE）：DBF＞16.0 kPa（120 mmHg）伴有严重靶器官损害者，应在症状出现 1 h 内将血压降至安全水平。所属情况为：DBP＞16.0 kPa，并伴有下述 1 项或以上者。

（1）颅内出血、血栓性脑血管意外或蛛网膜下隙出血；

（2）高血压脑病；

（3）急性主动脉夹层瘤；

（4）急性肺水肿；

（5）子痫；

（6）嗜铬细胞瘤危象；

（7）高血压眼底病变Ⅲ°或Ⅳ°；

（8）急性肾衰；

（9）心肌功能不全综合征（不稳定心绞痛、急性心肌梗死）；

（10）儿茶酚胺过量综合征：降压药撤停综合征、头颅外伤、烧伤及药物互相作用。

2. 高血压危象（HU）：DBP＞16.0 kPa 不伴或仅伴轻度靶器官损害，应在24 h 内将血压降至安全水平。所属情况如下。

（1）DBF＞16.0 kPa 的重度高血压，但无 HF 所述情况；

（2）高血压眼底病变Ⅰ°或Ⅱ°；

（3）术后高血压；

（4）术前未控制或治疗的高血压。

HU 较 HE 近期并发症少且预后较佳，但不及时治疗预后亦恶劣。

引自

Houston MC. 1989. Pathopysiology，clinical aspects，and treatment of hypertensive. Crises Prog Cardiovasc D，2：99.

Ram CVS. 1983. Hypertensive Crises. Prim Care，10：41.

高 血 压 危 象

高血压危象是指收缩期和舒张期血压突然升高引起中枢神经系统、心脏或肾的功能紊乱，成年人发生高血压危象时舒张压通常超过 120 mmHg，局限于枕部的剧烈头痛常常是高血压危象的早期症状；高血压危象的另一症候是高血压脑病，其临床特征是定向力障碍、呕吐，最后发生伴有呼吸功能紊乱的昏迷和惊厥；高血压危象的晚发症状是肾功能障碍。

高血压危象的特征是指血压在数分钟或数小时突然升高，伴有高血压靶器官的功能损害体征，高血压危象可持续数分钟、数小时或数日。

高血压危象（疗效判断标准）

1. 治愈标准：高血压危象经积极治疗后，症状消失，血压及实验室检查恢复至发作前水平。

2. 好转标准：高血压危象经治疗后舒张压下降≥20 mmHg 或下降达到临界高血压，症状减轻或消失。

3. 无效标准：症状和体征加重，血压下降或升高。

高血压危象的分型

凡高血压过程中由于某种诱因在或长或短时间内使血压剧烈升高，病情急剧恶化，引起一系列神经-血管加压性危象及某些器官性危象症状，及随之而来的体液反应，称为高血压危象。

根据其临床表现可分为两型（表 5-24）。

表 5-24　高血压危象的分型*

	Ⅰ型	Ⅱ型
病情	较轻	较重
发作时间	短暂（几分钟→几小时）	较长
起病	迅速	较缓
发生基础	多见于早期	多见于晚期
大脑功能	兴奋占优势者易发	抑制占优势者易发
血压	主要是收缩压升高（后者为主）脉压不升	收缩压、舒张压均升脉压明显升高
生理改变	脉率、心排血量增加，部分可见心电图改变（ST 段压低，QRS 增宽） 血肾上腺素活性物总量减低（E 增高，NE 减少）	脉率、心排血量改变不大，心电图改变较明显 血肾上腺素活性物总量增高（NE 明显增高，E 减少）
生化改变	血糖增高，血凝固性短时升高 卵磷脂/胆固醇无变化或升高 白细胞升高不多	血糖不变，血凝固性相当持久升高，凝血酶原升高 卵磷脂/胆固醇降低 白细胞大多升高，中度血液浓缩

* E 肾上腺素；NE 去甲肾上腺素。

高血压与心功能不全

一、临床诊断

高血压的诊断标准按 WHO、美国、欧洲制定的标准,凡收缩压＞140 mmHg 和(或)舒张压＞90 mmHg 即可判为高血压。近年来认识到,除左心室泵功能障碍使左心室容积增大、射血分数减少外,舒张期顺应性下降也可使心室充盈减少,输出量减少,心排血量下降,而此时射血分数正常。这两种类型的心功能不全的病理生理及临床症状差别对于药物的选择具有重要意义。

二、实验室诊断

临床诊断参照纽约心脏病协会分类标准。

高血压左心室肥厚者心电图的阳性率仅为 5％,超声心动图阳性率可达 15％～20％。

超声心动图、血池扫描、磁共振等无创性方法可测量心脏的收缩功能,而超声心动图检查还可判断患者是否存在舒张功能障碍。舒张功能障碍时由于充盈压增高,容易误判为正常,应予注意。

心血池扫描也可了解左心室的舒张功能,借助于漂浮导管可准确测量肺循环阻力、心输血量和心脏指数。综合评价舒张、收缩功能及负荷时的血流动力学变化。呼吸量测量法是测量心肺负荷容量的一种无创性方法。

高血压合并心力衰竭

（中国高血压防治指南修订委员会　2010 年）

临 床 特 点

研究表明,在既往健康的人群中高血压是心力衰竭的主要归因危险。大多数心力衰竭患者无论有无左心室扩张和左心室射血分数(LVEF)降低,均有高血压史。长期和持续的高血压促进了病理性心肌细胞肥大和心肌损伤,后者又引起 RAAS 和交感神经系统的过度兴奋,导致一系列神经内分泌因子的激活,从而产生心肌重构,而心肌重构反过来又使 RAAS 和交感神经系统进一步兴奋,加重心肌重构,形成恶性循环,最终发生心力衰竭。

顽固性高血压(一)

一般认为顽固性高血压的定义是:3 种降压药联合应用,剂量足够,血压仍未降到 150/90 mmHg。这 3 种药是口服利尿剂(氢氯噻嗪 25 mg/d)、抗交感药(β 受体阻滞剂氨酰洛尔 100 mg/d 或可乐定 0.6 mg/d 或哌唑嗪 20 mg/d 或甲基多巴 2 g/d),其他药如卡托普利 100 mg/d,Losartan 100 mg/d,钙拮抗剂如硝苯地平 30 mg/d、维拉帕米 480 mg/d、地尔硫䓬 360 mg/d。

顽固性高血压(二)

最近世界卫生组织(WHO)/国际高血压联盟(ISH)(1999)公布的高血压治疗指南中建议将高血压定义为:在未使用抗高血压药物的情况下,收缩压≥18.6 kPa(140 mmHg,1 mmHg=0.133 kPa)和(或)舒张压≥12.0 kPa(90 mmHg);既往有高血压史,目前正在使用抗高血压药物,现血压虽未达上述水平,亦应诊断为高血压。将收缩压≥18.6 kPa(140 mmHg)和舒张压<12.0 kPa(90 mmHg)者单独列为单纯性收缩期高血压。顽固性高血压指治疗计划包括生活方式措施和足够剂量的药物联合应用后,不能使典型原发性高血压患者的血压降至 18.6/12.0 kPa(140 mmHg/90 mmHg)以下,或者单纯收缩期高血压者收缩压不能降至 18.6 kPa(140 mmHg)以下。国外有报道大约 10%的高血压为顽固性高血压。

直立性低血压(一)

临床诊断依据:在取直立位后(至少 1 min),收缩压下降≥3.99 kPa(30 mmHg),舒张压下降≥1.99 kPa(15 mmHg),同时出现低血压的症状,绝大多数是脑供血不足的症状,如黑矇、头晕,甚至昏倒,少数有心绞痛表现。

直立性低血压(二)

患者站立时记录平均血压,如血压迅速或逐渐降低>10~15 mmHg 可诊断为直立性低血压。

直立性低血压（实验室诊断标准及疗效判断标准）

直立性低血压（orthostatic hypotension，OH）又叫体位性低血压，是由于体位的改变，如从平卧位突然转为直立，或长时间站立发生的低血压。

实验室诊断标准

一、1996 年美国自主神经协会和美国神经病学学院的标准

OH 为站立至少 1 分钟后收缩压下降＞20 mmHg 或舒张压下降＞10 mmHg。

二、2003 年美国预防、检测、评估与治疗高血压全国联合委员会第七次报告（JNC7）诊断标准

1. 由卧位到站立时收缩压下降 20 mmHg，舒张压下降 10 mmHg，或两者之一。

2. 可同时出现低血压症状，如大脑供血不足（头晕、头昏、站立不稳，甚至晕厥、摔倒、诱发心绞痛或心肌梗死、脑卒中等）。

常出现于老年人收缩期高血压、合并糖尿病，以及服用利尿剂、血管扩张剂（如硝酸盐类、β受体阻滞剂及西地那非类药物）、抗精神病药物时。这些患者应监测直立位血压，并注意避免血容量不足和快速点滴降压药物。

疗效判断标准

在治疗前测患者从平卧位变为直立位的收缩压值，于 15 天及 30 天再重复测量。以治疗后直立位收缩压与治疗前直立位收缩压的差值为疗效判定指标，治愈（显效）≥20 mmHg，好转（有效）≥10～19 mmHg，无效＜10 mmHg，使用同一台式血压计测量。

神经源性直立性低血压的分类

神经源性直立性低血压（NOH）分为原发性及继发性两大类。前者的病因

尚不清楚,包括:

(1) 纯自主神经功能衰竭(PAF)。

(2) Shy-Drager 综合征(SDS):伴帕金森综合征,伴小脑及锥体束征,伴多系统萎缩。

(3) 急性或亚急性自主神经功能异常。

继发性 NOH 系由于其他疾病影响了自主神经的功能或存在生化缺陷所致。包括:

(1) 中枢性:脑肿瘤,尤其是第三脑室或颅后窝肿瘤;多发性硬化;延髓空洞症及年龄相关性自主神经功能障碍。

(2) 脊髓病变、横贯性脊髓炎、脊髓空洞症、脊髓肿瘤。

(3) 周围神经病变:影响到传入神经,如吉兰-巴雷综合征、脊髓结核、Holmes-Adie 综合征;影响到传出神经,如糖尿病、淀粉样变性,外科手术,如内脏切除术、多巴胺-β-羟化酶缺乏;影响到传入及传出神经,如家族性自主神经功能异常,即 Riley-Day 综合征。

(4) 其他原因:自体免疫及胶原病、肾功能衰竭、肿瘤及人类免疫缺陷病毒(HIV)感染。

(5) 药物:包括作用于中枢神经系统的可乐定、甲基多巴、利舍平、巴比妥盐及麻醉剂;作用于周围神经系统的胍乙啶、酚苄明、哌唑嗪、普萘洛尔及噻吗洛尔。

(6) 神经源性晕厥:包括血管迷走性晕厥、颈动脉窦超敏、排尿性晕厥及舌咽迷走神经痛性晕厥。

低排血量综合征

(Kazuo)

一般为在心脏手术尤其心脏直视手术后发生的严重循环障碍,临床以低血压、脉压减低、无尿、四肢厥冷、发绀等为主征。

(1) 收缩压低于 89 mmHg;

(2) 中心静脉压超过 20 cmH$_2$O(左心房平均压力为 25 cmH$_2$O 以上);

(3) 尿量少于 0.5 ml/(kg·h);

(4) 皮肤冷、湿,口唇及指甲发绀;

(5) 心排血量低于 2.5 L/(min·m^2),混合静脉血氧分压低于 40 mmHg。

第六章　慢性肺源性心脏病
（肺心病）

肺　心　病
［世界卫生组织（WHO）］

WHO 专家委员会制订的肺心病定义是："肺功能和（或）肺结构改变引起的右心室肥厚，并除外继发于左心及先天性心脏病者。"该定义已被普遍地接受。

肺　心　病
（全国第二次肺心病专业会议　1977 年）

慢性肺源性心脏病（简称肺心病）是慢性支气管炎、肺气肿、其他肺胸疾病或肺血管病变引起的心脏病，有肺动脉高压、右心室增大或右心功能不全。

1. 慢性肺胸疾病或肺血管病变主要根据病史、体征、心电图、X 线，并可参考放射性同位素、超声心动图、心电向量图、肺功能或其他检查判定。

2. 右心功能不全主要表现为颈静脉怒张、肝肿大压痛、肝颈反流征阳性、下肢水肿及静脉压增高等。

3. 肺动脉高压、右心室增大的诊断依据

（1）体征：剑突下出现收缩期搏动、肺动脉瓣区第二音亢进，三尖瓣区心音较心尖部明显增强或出现收缩期杂音；

（2）X 线诊断标准，见第 309 页；

（3）心电图诊断标准，见第 309 页；

（4）超声心动图诊断标准，见第 311 页；

（5）心电向量图诊断标准，见第 310 页；

（6）放射性同位素：肺灌注扫描，肺上部血流增加下部减少，即表示可能有肺动脉高压。

注：（4）～（6）项有条件的单位可作诊断参考。本标准在高原地区仅供参考。

肺心病(超声标准)

一、超声心动图表现

1. 二维与 M 型超声

(1) 二维超声:①心脏位置显著下移,常在剑下切面才能清晰显示心脏结构;②右心房、右心室扩大,右心室流出道增宽,肺动脉显著扩张;③右心室壁及室间隔增厚,右心室显著扩大时室间隔与左心室后壁呈同向运动;④下腔静脉:下腔静脉扩张,吸气时下腔静脉直径小于呼气时最大直径的 40%。下腔静脉可能出现血栓。

(2) M 型超声:①右心室流出道≥30 mm,右心室流出道与左心房比值>1.4;②右心室内径≥20 mm,左心室系统内径正常;③右心室前壁厚度≥5 mm,或有搏幅≥6 mm;④肺动脉显著扩张,右肺动脉内径≥18 mm;⑤肺动脉瓣后叶 a 波减低或消失,当 a 波小于 2 mm 时,提示肺动脉高压。肺动脉瓣 CD 段形态异常,出现扑动或切迹,呈"W"形收缩中期半关闭及"V"形提前关闭征象。

2. 多普勒超声

(1) 彩色多普勒:①肺动脉血流显色呈暗蓝色;②合并三尖瓣反流时,三尖瓣上显示五彩镶嵌的反流信号;③合并肺动脉瓣时,肺动脉瓣下显示五彩镶嵌的反流信号。

(2) 脉冲多普勒:肺动脉瓣上血流速度减慢,射血前期延长,射血时间缩短,峰值前移,频谱形态呈"匕首"状。

(3) 连续波多普勒:①合并三尖瓣关闭不全时,多普勒置于三尖瓣上探及收缩期高速血流频谱;②合并肺动脉关闭不全时,肺动脉瓣下可探及舒张期高速血流频谱;③估测肺动脉压力:利用三尖瓣最大反流速度估测肺动脉收缩压。公式为:肺动脉收缩压(mmHg)$=4V^2+$右心房压(V 为三尖瓣最大反流速度;右心房压:当右心房内径正常时为 5 mmHg,轻至中度扩大时为 8~10 mmHg,重度扩大时为 15 mmHg);利用肺动脉瓣最大反流速度估测肺动脉舒张压。公式为:肺动脉舒张压(mmHg)$=4V^2+6$(V 为肺动脉瓣舒张期最大反流速度;6 代表右心室舒张末期压力)。

3. 三维超声:能较准确的评价右心室心功能,肺心病患者收缩末容量增大,射血分数减低。

二、超声心动图诊断要点

1. 主要条件:①右心室流出道≥30 mm;②右心室内径≥20 mm;③右心室

前壁厚度≥5 mm,或有搏幅≥6 mm;④右肺动脉内径≥18 mm;⑤左、右心室内径比值<2.0;⑥右心室流出道与左心房比值>1.4;⑦肺动脉瓣后叶运动曲线出现肺动脉高压征象。

2. 次要条件:①室间隔厚度≥12 mm,搏幅<5 mm 或出现矛盾运动征象者;②右心房增大≥25 mm(剑突下区探查);③三尖瓣前叶曲线的 DE、EF 速度增快,E 峰呈高尖型或有 A-C 间期延长者;④二尖瓣前叶曲线幅度低,CE<18 mm,CD 段上升缓慢延长,呈水平位或有 EF 下降速度减慢<90 mm/s。

凡有胸部疾病的患者,具有上述 M 型超声心动图两项条件者(其中必具一项主要条件),且除外其他容量负荷和压力负荷导致右心系统扩大和增厚的疾病,可提示为肺心病。

慢性肺源性心脏病(疗效判断标准)

1. 治愈标准
(1) 呼吸道感染、心衰、呼衰得到控制;
(2) 心电图、肺动脉检查恢复正常。
2. 好转标准:呼吸道感染基本控制,心衰、呼衰纠正或明显改善。

肺心病合并冠心病

对肺心病合并冠心病的诊断应首先确诊肺心病的诊断,在此基础上如遇下述情况应考虑合并冠心病的可能。

1. 有利于诊断肺心病合并冠心病的一些症状、体征:①50～60 岁以上,患有高血压、高脂血症、糖尿病,无其他原因可解释的猝死;②有典型心绞痛或非典型的心绞痛,不随呼吸系统疾病症状的改善而缓解,含服硝酸甘油 5 min 内有效;③无呼吸道感染或呼吸衰竭等诱因,而突然出现或反复发生左心衰竭、肺水肿;④有严重呼吸道感染而心率不快;⑤有主动脉粥样硬化症表现:如收缩压稍高,脉压差大,主动脉区收缩期杂音,主动脉区第二心音大于肺动脉区第二心音;⑥乳头肌功能不全的表现:引起二尖瓣闭锁不全的杂音多变,一般比较柔和,极少伴有收缩期震颤;⑦左心室肥大征象,可除外高血压或心肌病等引起者。

2. 肺心病合并冠心病的 ECG 特点:①QRS 电轴右偏不显著,但有肺型 P

波,P电轴>+80°;②I、aVL、V_3、V_5出现恒定的ST段水平型或下斜型下降及T波倒置;③左前分支或左束支或双束支阻滞,Ⅱ~Ⅲ度房室传导阻滞,病态窦房结综合征,可除外由心肌病、洋地黄类药物中毒引起者;④如发生急性心肌梗死,可山现急性心肌梗死的心电图演变过程;⑤QRS电轴有动态改变,随病情好转,短期内电轴左移明显。

3. 胸部X线检查左心室扩大或左右心室均扩大,主动脉型心脏、主动脉迂曲延伸钙化,提示有肺心病合并冠心病的可能。

青年人肺心病
(全国第五次肺心病专业会议 1987年)

(1) 原发病以支气管扩张、肺结核、胸膜粘连及胸廓畸形等疾病为多;

(2) 白细胞增多明显;

(3) 易发生急性呼吸性酸中毒;

(4) 三尖瓣区收缩期杂音及肺动脉第二音亢进者多;

(5) 心电轴右偏及aVR导联R/S>1的阳性率明显增高;

(6) 胸部X线:心脏扩大者较多。

肺心病(病理诊断标准一)
(全国肺心病病理协作组 1983年)

(1) 有原发于肺、支气管、胸廓和肺血管的疾病;

(2) 伴有右心室肥大,即肺动脉瓣下2 cm左右的右心室游离壁厚≥5 mm,当伴发右心室扩张时≥4.5 mm,或左心室游离壁+室间隔重量/右心室游离壁重量≤2。

肺心病(病理诊断标准二)
(全国肺心病病理协作组 1990年)

1990年,全国肺心病病理协作组提议,将判断肺心病的右心室壁厚度的低限定在4 mm,具有减少漏诊的意义。

肺心病（X 线诊断标准）

（全国第二次肺心病专业会议　1977 年）

1. 右肺下动脉干扩张

（1）横径≥15 mm；

（2）右肺下动脉横径与气管横径比值≥1.07；

（3）经动态观察，较原右肺下动脉干增宽 2 mm 以上。

2. 肺动脉段中度凸出或其高度≥3 mm。

3. 中心肺动脉扩张和外围分支纤细，两者形成鲜明对比。

4. 圆锥部显著凸出（右前斜位 45°）或"锥高"≥7 mm。

5. 右心室增大（结合不同体位判断）。

具有上述 1～4 项中的 1 项可提示，2 项或以上者可以诊断，具有第 5 项情况者即可诊断。

肺心病（心电图诊断标准）

（全国第二次肺心病专业会议　1977 年）

主　要　条　件

（1）额面平均电轴≥＋90°；

（2）V_1 导联 R/S≥1；

（3）重度顺钟向转位（V_5 R/S≤1）；

（4）$R_{V_5}＋S_{V_1}$＞1.05 mV；

（5）aVR 导联 R/S 或 R/Q≥1；

（6）$V_{1～3}$呈 Qs，Qr，qr（需除外心肌梗死）；

（7）肺型 P 波：①P 电压≥0.22 mV 或②电压≥0.2 mV，呈尖峰型，结合 P 电轴＞＋80°，或③当低电压时 P 电压＞1/2R，呈尖峰型，结合电轴＞＋80°。

次　要　条　件

（1）肢体导联低电压；

（2）右束支传导阻滞（不完全性和完全性）。

具有一条主要的即可诊断，两条次要的为可疑肺心病的心电图表现。

肺心病（心电向量图诊断标准）

（全国第三次肺心病专业会议　1980 年）

在胸肺疾病基础上，心电向量图具有右心室和（或）右心房增大指征者均符合诊断。

（一）右心室肥厚

1. 轻度右心室肥厚

（1）横面 QRS 环呈狭长形，逆钟向运行，自左前转向右后方，其 S/R>1.2，或 X 轴上（额面或横面）右/左向量比值>0.58，或 S 向量角<－110°伴 S 向量电压>0.6 mV。

（2）横面 PRS 环呈逆钟向运行，其右后面积占总面积 20％以上伴额面 QRS 环呈顺钟向运行，最大向量方位>＋60°，或右下或右上面积占总面积的 20％以上。

上述两条中，具有其中一条之一项即可诊断。

2. 中度右心室肥厚

（1）横面 QRS 环呈逆钟向运行，其向前＋右后面积>总面积 70％以上且右后向量>0.6 mV。

（2）横面 QRS 环呈"8"字形，主体及终末部均向右后方位。

以上两条具有一条即可诊断。

（3）重度右心室肥厚：横面 QRS 环呈顺钟向运行，向右向前，T 环向左后。

（二）右心房增大

1. 额面或侧面最大 P 向量电压>0.18 mV。

2. 横向 P 环呈顺钟向运行。

3. 横面向前 P 向量>0.06 mV。

以上 3 条符合 1 条即可诊断，额面最大 P 向量>＋75°作为参考条件。

可疑肺心病：横面 QRS 环呈肺气肿图形（环体向后，最大 QRS 向量沿＋270°轴后伸，环体幅度减低和变窄），其额面最大 QRS 向量方位>60°或肺气肿图形其右后面积占总面积的 15％以上。

合并右束支传导阻滞或终末传导延缓作为参考条件。

肺心病（超声心动图诊断标准）

（全国第三次肺心病专业会议　1980 年）

主 要 条 件

（1）右心室流出道内径≥30 mm；

（2）右心室内径≥20 mm；

（3）右心室前壁的厚度≥5.0 mm，或有前壁搏动幅度增强；

（4）左/右心室内径比值＜2；

（5）右肺动脉内径≥18 mm，或肺动脉干≥20 mm；

（6）右心室流出道/左心房内径比值＞1.4；

（7）肺动脉瓣曲线出现肺动脉高压征象（a 波低平或＜2 mm，有收缩中期关闭征等）。

参 考 条 件

（1）室间隔厚度≥12 mm，搏幅＜5 mm 或呈矛盾运动征象；

（2）右心房增大，≥25 mm（剑突下区）；

（3）三尖瓣前叶曲线 DE、EF 速度增快，E 峰呈尖高形，或有 AC 间期延长；

（4）二尖瓣前叶曲线幅度低，CE＜18 mm，CD 段上升缓慢、延长、呈水平位或有 EF 下降速度减慢，＜90 mm/s。

说 明

（1）凡有胸肺疾病的患者，具有上述两项条件者（其中必具一项主要条件）均可诊断肺心病；

（2）上述标准仅适用于心前区探测部位。

肺心病（基层诊断参考条件）

（全国第二次肺心病专业会议　1977 年）

（1）慢性胸肺疾病病史和（或）具有明显肺气肿征；

（2）气急、发绀能除外其他心脏病所致者,或出现无其他原因可以解释的神志改变；

（3）剑突下明显增强的收缩期搏动和(或)三尖瓣区心音较心尖部明显增强或出现收缩期杂音；

（4）肝大压痛、肝颈反流征阳性和(或)踝以上水肿伴颈静脉怒张；

（5）静脉压增高；

（6）既往有肺心病或右心衰竭史者。

以(1)为基数,加上(2)～(6)中任何一条即可诊断为肺心病。

肺心病病情分级

（全国第二次肺心病专业会议 1977 年）

肺心病分期和分级标准

1. 肺心病缓解期。

2. 肺心病急性发作期。

（1）心功能不全标准：按原标准(分心功能不全Ⅰ、Ⅱ、Ⅲ级)。

Ⅰ级：较重体力劳动则有症状,体力活动稍受限制。

Ⅱ级：轻微体力活动即有明显症状,休息后稍减轻,体力活动大受限制。

Ⅲ级：即使在安静休息状态下亦有明显症状,体力活动完全受限。

（2）呼吸功能不全临床标准：根据呼吸困难、发绀等临床表现分为 3 级。肺功能检查及血液气体分析可作为参考(表 6-1)。

表 6-1 动脉血液气体检查结果分级标准

类别	轻 症	中 症	重 症
PaO_2	>50 mmHg	30～50 mmHg	<40 mmHg
SaO_2	>80%	60%～80%	60%
$PaCO_2$	<50 mmHg	50～70 mmHg	>70 mmHg

Ⅰ级(轻度)：中度劳动时即感到呼吸困难、轻度发绀。

Ⅱ级(中度)：轻度活动时即感呼吸困难、中度发绀。

Ⅲ级(重度)：静息时即感呼吸困难、重度发绀。

肺 性 脑 病

（全国第三次肺心病专业会议　1980 年）

肺性脑病是由慢性肺胸疾患伴有呼吸功能衰竭，出现缺氧、二氧化碳潴留而引起精神障碍、神经症候的一个综合征，应注意与脑动脉硬化、严重电解质紊乱、单纯性碱中毒、感染中毒性脑病等相鉴别。

肺性脑病临床分级

（全国第三次肺心病专业会议　1980 年）

（1）轻型：神志恍惚、淡漠、嗜睡、精神异常和兴奋，多语而无神经系统异常体征者；

（2）中型：半昏迷，谵妄、躁动、肌肉轻度抽动或语无伦次，对各种反应迟钝、瞳孔对光反应迟钝而无上消化道出血或弥散性血管内凝血等并发症；

（3）重型：昏迷或出现癫痫样抽搐，对各种刺激无反应；反射消失或出现病理性神经体征、瞳孔扩大或缩小，可合并上消化道出血、弥散性血管内凝血或休克。

肺性脑病并发脑疝

1. 符合肺性脑病的诊断和临床分级标准。

2. 有脑水肿和颅内压增高的表现：头痛，呕吐，脉搏慢、弱，血压增高，呼吸变慢，眼结膜充血和水肿，视盘水肿。

（1）头痛突然显著加剧，是脑疝发生的前奏；

（2）意识障碍加重，尤其是躁动不安，预示脑疝的来临；

（3）瞳孔改变：开始双侧瞳孔可缩小，或忽大忽小，继则双侧瞳孔不等大；

（4）患者出现颈痛或颈强时应警惕枕骨大孔疝发生；

（5）呼吸骤停是枕骨大孔疝发生的征兆；

（6）临床表现颅内压增高征，但腰椎穿刺时脑脊液压力不高，应怀疑枕骨大孔疝存在，可能从颅腔通向椎管的道路有梗阻，腰椎穿刺所测的压力未能真正反映颅内压力。

肺心病合并肺部炎症

（1）咳嗽和气促加重；

（2）痰量增多，痰色由白变黄；

（3）肺部听诊有大小不等的湿性罗音；

（4）末梢血白细胞数增多或核左移；

（5）体温增高。

凡具备前3项指标时，可确诊肺部有炎症感染，后两条可作为支持条件。

肺心病合并肺栓塞

凡有下列情况时可提示诊断：

（1）黏痰带血；

（2）心动过速兼有左心或右心衰竭；

（3）心脏病，特别是有充血性心力衰竭，突然发生病情恶化者；

（4）心动过速、心房颤动对洋地黄无反应者；

（5）X线有肺实质病变；

（6）心电图 T_{V_3}、T_{V_4} 倒置，呈 $S_1Q_3T_4$ 型与有肺性 P 波者。

肺心病合并上消化道出血

（1）肺心病患者常因感染、缺氧、酸中毒等因素而导致上消化道出血；

（2）临床上以黑粪、呕吐咖啡色液体多见，常发生于重症、晚期肺心病患者，病死率高；

（3）单纯用止血药不易见效，而采取综合治疗措施，上述诱因去除，出血可能止住；

（4）能排除其他原因引起的上消化道出血。

肺心病合并心律失常

（1）原无心律失常的肺心病患者因感染、缺氧、电解质紊乱等原因而出现心律失常；

（2）心律失常主要表现为窦性心动过速、室性期前收缩、房性期前收缩、心房颤动、室上性心动过速、一度房室传导阻滞、不完全性右束支传导阻滞及窦房结游走节律等中的任何一种或一种以上，尤其在年老体弱的重症患者多见，呈继发性、暂时性和可变性；

（3）单纯用抗心律失常的药物无效或见效甚微；

（4）心律失常随肺心病治疗的好转而好转或消失；

（5）排除其他原因引起的心律失常。

肺心病合并休克

肺心病者具有皮肤苍白、发绀严重、四肢厥冷、出冷汗、呼吸急促、表情淡漠或烦躁不安、脉细数、血压下降低于 80 mmHg（指收缩压）等综合征象即可诊断。

肺心病合并休克的分型

（1）肺心病合并感染性休克型；

（2）肺心病合并出血性休克型；

（3）肺心病合并心源性休克型；

（4）混合型。

肺心病合并肾功能衰竭

（1）确诊为肺心病患者；

（2）常因缺氧、酸中毒、感染、心衰等因素而导致尿少、尿常规异常、尿素氮升高、电解质紊乱、水肿、贫血、高血压等肾功能衰竭的临床表现；

（3）经单纯治疗肾衰无效，而在肺心病经治疗好转后肾衰亦随之好转；

（4）排除其他原因引起的肾功能衰竭。

慢性肺心病继发高黏血症

对慢性肺心病继发高黏血症的诊断提出如下诊断依据：

（1）确诊为慢性肺心病患者，有发绀、慢性呼吸衰竭，或伴有心衰者；

（2）全血比黏度及血浆黏度升高者；

（3）红细胞数＞5.5×10^{12}/L 或血红蛋白＞150 g/L；

（4）血细胞比容＞0.52；

（5）血浆纤维蛋白原升高或正常；

（6）无脾脏肿大及血小板增多。

肺心病合并弥散性血管内凝血

临床表现除一般肺心病固有症状进一步加重外，若突然出现难以用原发病解释的少尿、尿闭、恶心、呕吐、腹痛、腹泻、背痛、惊厥、昏迷、出血、低血压以及呼吸困难顽固性加重等可作下列筛选试验：

（1）血小板计数在 10×10^{10}/L 以下；

（2）血浆纤维蛋白原在 200 mg 以下；

（3）凝血酶原时间比对照组延长 3 s 以上。

如 3 项中仅两项异常，需再加一项纤溶活性检查，例如 3P 试验与优球蛋白溶解试验，若阳性即可确诊。

肺心病合并弥散性血管内凝血的分期

Ⅰ期：高凝状态期。

Ⅱ期：弥散性血管内凝血期。

Ⅲ期：纤溶亢进低凝状态期。

肺心病并发低渗血症

（1）有慢性支气管炎等胸肺疾患引起阻塞性肺气肿和肺心病的病情；

（2）呼吸道感染征象已控制，病情仍不见好转，仍有衰弱、淡漠、卧床不起、胃纳差、恶心等症状；

（3）经纠正呼吸衰竭后，仍有程度不等的意识障碍者；

（4）简易血氧测定或 Astrup 法测定血气，可排除肺性脑病[和（或）肺性脑病并存]者；

（5）有低渗血症，或血钠、钾、氯皆有降低者；

（6）经应用提高晶体渗透压治疗后，病情迅速显著改善者；

（7）低渗血症时有高渗尿液，肾功能异常，合并有 SIADH 征象，除应用提高晶体渗透压治疗外，并在限制入水量后病情迅速好转者。

肺动脉粥样硬化为主所致肺源性心脏病

（1）多数发生于女性，多在 20～40 岁，症状逐渐明显，家族中可能有相似病例；

（2）症状多是运动性呼吸困难，可能与运动时加重通气或血流比例失调有关，伴心悸、胸痛、晕厥及咯血；

（3）程度不同的发绀、杵状指及红细胞增多症；

（4）右心室肥大、肺动脉第二音亢进及三尖瓣或肺动脉瓣相对关闭不全所产生的杂音；

（5）X 线特点有心室肥厚、肺动脉段明显突出，肺动脉主要分支扩张，而外周肺纹理纤细稀疏；

（6）心电图示右心室肥厚。

肺心病合并高血压性心脏病

1. 血气的改变是诊断的基础，慢性阻塞性肺疾病一般均合并有呼吸衰竭、肺功能损伤，必然要产生低氧血症和（或）高碳酸血症。

2. 可以考虑以下几点。

（1）心界扩大且有 $A_2 > P_2$ 者，除外其他原因；

（2）胸部 X 线检查：左心室增大为主或双心室增大，能除外其他原因引起者；

（3）心电图电轴左偏，左心室高电压，ST-T 改变以左心室导联为主，无心绞痛和（或）心肌梗死病史者。

肺心病合并冠心病

主要诊断标准

（1）典型心绞痛或可疑心绞痛而口含硝酸甘油 5 min 内可缓解者；

（2）有高血压病史伴 X 线左心室增大，主动脉结钙化，心电图左心室高电压者；

（3）有陈旧性心肌梗死者，心电图有心肌梗死图形，可除外其他原因引起的类梗死图形者；

（4）心电图电轴左偏，左胸前导联有 ST-T 改变者；

（5）心电图在左束支，左前分支阻滞，二至三度房室传导阻滞，病窦综合征可除外心肌病者；

（6）心电图存在左心室肥厚伴劳损，运动负荷试验阳性者；

（7）左前半分支阻滞并 Ptf-V$_1$≤3 ms 者；

（8）左心室扩大或肥厚，可除外心肌病引起者；

（9）电轴左偏≤−30°，伴有 A$_2$＞P$_2$ 或心尖部收缩期杂音，用其他原因不能解释者；

（10）肺部感染控制后，房颤持续存在者；

（11）肺部感染控制后，室性期前收缩持续存在者；

（12）X 线透视检出冠状动脉钙化者。

次要诊断标准

（1）心电图 T$_{V_1}$＞T$_{V_5}$ 或 T$_{V_6}$ 者；

（2）左胸前导联心肌缺血性改变，肺部感染控制后持续存在者；

（3）高脂血症加心电图 ST-T 改变或完全性右束支阻滞，多发性室早，不能用其他原因解释者；

（4）心动过缓或相对性缓脉而伴明显动脉硬化者；

（5）心电图示电轴正常或左偏有异常 Q 波者；

（6）X 线胸片示心脏呈主动脉型，能排除高血压及风湿性心脏病者；

（7）心功能示血黏度高，外周阻力大，心排血量和心排血指数等指标降低明显；

（8）超声心动图示左心室后壁运动幅度降低或左心室舒张末期内径差≤10 mm 者。

凡已确诊肺心病者，如具有上述主要诊断标准一条，或次要标准两条者可确诊肺心病合并冠心病，仅具备次要诊断标准这一条者为可疑冠心病。

肺心病合并冠心病（心电图表现）

目前，本病心电图表现国内已趋向一致。

(1) 心电图呈急性或陈旧性心肌梗死图形,经动态观察能排除酷似心肌梗死图形;

(2) 完全性左束支传导阻滞,左前半阻滞或双束支阻滞;

(3) 左心室肥厚、劳损,且除外高血压者;

(4) 二至三度房室传导阻滞;

(5) 电轴重度左偏,除外高血压者。

肺心病合并隐性左心衰竭

为了早期发现左心衰竭,给予积极的治疗,以降低肺心病、呼吸衰竭患者的病死率,以下几点应引起重视:

(1) 白天尿量减少,晚间尿量增加、体重增加;

(2) 血压较平时高,尤脉压差减少者;

(3) 平卧或夜间卧床后出现干咳;

(4) 增加活动后,即感心慌、胸闷、气促加重,且呼吸、脉搏加快;

(5) 睡眠中突然出现胸闷、气短或喘息者;

(6) 两肺底部突然出现湿性罗音;

(7) 咳嗽加重,白色泡沫痰量增加;

(8) 第一心音变钝或减弱;

(9) EKG 示左心室高电压,ST-T 异常;

(10) 胸部 X 线示肺野肺纹理增粗加重。

结缔组织病肺心病

(华东地区第七次肺心病专业研讨会　1990 年)

结缔组织病(CTD)肺心病有如下特点:

(1) 40 岁以下女性多见;

(2) 均有 CTD 的一般表现,雷诺现象尤为多见;

(3) X 线和 ECG 显示明显肺动脉高压和右心室肥大,而右心衰竭较少;

(4) 多伴有弥散性肺间质纤维化和明显肾病变,Ⅰ型呼吸衰竭和肺部感染是常见的死亡原因和诱因;

(5) 形成肺心病的过程短,预后差。

脊椎后侧弯胸廓畸形所致肺心病

与一般的慢阻肺引起的肺心病相比,脊柱后侧弯胸廓畸形所致的肺心病有以下几个特点:

(1) 年龄较轻;

(2) 其病情发作无明显季节性,终年反复发作;

(3) 病情严重、复杂,治疗困难;

(4) 可逆性因素较少,病情进展快;

(5) 预后不良。

血吸虫病性肺心病

(1) 流行病学资料:血吸虫病的临床表现,以及无其他原因,尤其是不存在慢性阻塞性肺病变的肺动脉高压、肺源性心脏病的临床表现,甚至出现右心室功能不全。

(2) X 线检查:心脏主要可见右心室增大。早期可见心腰饱满,肺动脉段突出,呈二尖瓣型心脏,心脏横径一般不大。严重者右心房亦增大,晚期右心室可明显肥大,心脏多呈顺钟向转位。肺动脉段突出明显者可呈瘤样隆起,肺动脉及其分支可有轻中度扩张性搏动。

双肺可见弥漫性粟粒大结节影,多以中下肺野为主,内带较外带明显。结节样阴影直径一般为 2～3 mm,密度较高,边缘较清。双肺门阴影多增宽。

(3) 心电图检查:主要表现为右心室肥大,电轴右偏和顺钟向转位。

(4) 实验室检查:周围血象、白细胞计数增加、嗜酸粒细胞可高达 30％～60％。尿液(埃及血吸虫)、粪便(曼氏和日本血吸虫)或直肠活检可找到虫卵,参照以上诸点,在血吸虫病流行区域有涉水史、肝脾肿大、病原学可以确诊为血吸虫病的患者,如伴有气急、右心室肥大,甚至右心功能不全等肺心病的临床表现,并且除外其他能致肺心病的病因,可以确诊为血吸虫性肺心病。

青 年 肺 心 病

本病有如下特点:

（1）发病率低，占同期内科肺心病住院人数的 1.51%。

（2）原发病以支气管哮喘、支气管扩张多见。多数患者在幼年期有反复发生呼吸道感染或患麻疹后并发肺炎的病史，以后病情迁延不愈，终于演变为肺心病。其他病因还有胸廓脊柱畸形、肺结核或其他先天性胸肺疾病如多囊肺等。

（3）临床症状明显，以咳喘为主，心脏改变显著，常有剑突下心尖搏动增强，二尖瓣区收缩期杂音和肺动脉瓣第二心音亢进，X 线有肺动脉段突出及右下肺动脉增宽，心电图为心脏顺钟向转位，肺型 P 波和右心室肥厚。而较典型的右心功能不全表现不明显，发生心衰及心律失常者少。

（4）发生感染时，白细胞增高明显，易发生低氧血症和呼吸性酸中毒，而电解质紊乱者少见。

第七章　心　肌　病

心肌病定义和分类

［世界卫生组织/国际心血管学会（WHO/ISFC）　1995 年］

疾病分类是未知和已知病因之间的桥梁。以前心肌病定义为"原因不明的心肌疾病"，以与已知原因的特异性心肌疾病相鉴别。随着对病因学和发病机制认识程度的增加，心肌病与特异性心肌疾病的差别已变得不十分明确。由于原来心肌病的三个类型已被临床广泛接受并应用，该命名仍予以保留。现在，心肌病是以主要的病理生理学或如果可能的话以病因学发病机制为基础进行分类的。

1. 定义和分类：心肌病是指伴有心功能障碍的心肌疾病。可分为扩张型心肌病、肥厚型心肌病、限制型心肌病和致心律失常性右心室心肌病等。

（1）扩张型心肌病：以左心室或双心室扩张并伴收缩功能受损为特征。可以是特发性、家族性/遗传性、病毒性和（或）免疫性、酒精性/中毒性，或虽伴有已知的心血管疾病但其心肌功能失调程度不能用异常负荷状况或心肌缺血损伤程度来解释（见下述）。组织学检查无特异性，常表现为进行性心力衰竭、心律失常、血栓栓塞、猝死，且可发生于任何阶段。

（2）肥厚型心肌病：以左心室和（或）右心室肥厚为特征，常为不对称肥厚并累及室间隔。典型者左心室容量正常或下降，常有收缩期压力阶差。有家族史者多为常染色体显性遗传，细肌丝收缩蛋白基因突变可致病。典型的形态学变化包括心肌细胞肥大和排列紊乱，周围区域疏松结缔组织增多，常发生心律失常和早发猝死。

（3）限制型心肌病：以单侧或双侧心室充盈受限和舒张容量下降为特征，但收缩功能和室壁厚度正常或接近正常。可有间质纤维化增加，可为特发性，也可伴有其他疾病（淀粉样变，伴或不伴有嗜伊红细胞增多的心内膜心肌疾病等）。

（4）致心律失常性右心室心肌病：指右心室正常心肌逐渐进行性被纤维脂肪组织所取代。早期呈典型的区域性，晚期可累及整个右心室甚至部分左心室，累及室间隔相对较少。家族性发病常见，为常染色体显性遗传，不完全外显，隐性型也有报道。心律失常、猝死常见，尤其在青年患者。

（5）不定型的心肌病：包括一些不完全符合上述任何一组的心肌病（如纤维弹性组织增生症、非致密性心肌病、收缩功能不全但心室仅略扩张者、线粒体疾病等）。一些患者可能表现出不止一种心肌病的临床表现（如淀粉样变、系统性高血压）。现已认识到心律失常和传导系统疾病可能是原发的心肌异常，然而，现尚未将之列入心肌病的范畴。

2. 特异性心肌病：指伴有特异性心脏病或特异性系统性疾病的心肌疾病，过去被定义为特异性心肌疾病。

（1）缺血性心肌病：表现类似扩张型心肌病，出现不能被冠状动脉病变或缺血损伤的程度来解释的收缩功能受损。

（2）瓣膜性心肌病：表现为与异常负荷状态不符的心室功能障碍。

（3）高血压性心肌病：表现为左心室肥厚，伴有扩张型或限制型心肌病的表现，并有心力衰竭。

（4）炎症性心肌病：伴有心脏功能不全的心肌炎。心肌炎是心肌的一种炎症性病变，已有组织学、免疫学、免疫组化的诊断标准。可为特发性、自身免疫性、感染性引起。炎症性心肌疾病也与扩张型心肌病及其他心肌病如南美洲锥虫病（Chagas 病）、艾滋病病毒、肠道病毒、腺病毒、巨细胞病毒感染性心肌病的发病机制有关。

（5）代谢性心肌病：包括内分泌性：毒性甲状腺肿、甲状腺功能减弱、肾上腺皮质功能不全、嗜铬细胞瘤、肢端肥大症、糖尿病；家族性累积性或浸润性疾病：如血色病、糖原累积症、Hurler 综合征、Ref-sum 综合征、Niemann-Pick 病、Hand-Schuller-Christian 病、Fabry-Anderson 病、Morquio-Ullrich 病；营养物质缺乏：如钾代谢异常、镁缺乏、营养异常（如 Kwashiorkor 病、贫血、脚气病、硒缺乏）；淀粉样变：原发性、继发性、家族性、遗传性心肌淀粉样变；家族性地中海热、老年淀粉样变性等。

（6）全身系统疾病：包括结缔组织疾病，如系统性红斑狼疮、结节性多动脉炎、风湿性关节炎、硬皮病、皮肌炎。浸润性和肉芽肿性疾病包括结节病和白血病。

（7）肌萎缩：包括 Duchenne、Becker 型和肌强直性肌萎缩。

（8）神经肌肉性疾病：包括 Friedreich 共济失调、Noonan 综合征和着色斑病。

（9）过敏性和中毒性反应：包括对酒精、儿茶酚胺、蒽环类、辐射和其他损害的反应。酒精性心肌病可有大量的饮酒史，目前对酒精的作用是致病的或仅是条件致病的尚不能明确。

（10）围生期心肌病：指首次发病在围生期的心肌病，可能是一组混杂性的疾病。

本次研讨会专家组认为,总体上,我国可采纳 WHO/ISFC 关于心肌病的定义及分类,但结合我国目前情况,在特异性心肌病中高血压性心肌病和炎症性心肌病的命名暂不予采用。

近年来,快速心律失常引发的心肌病即"心动过速性心肌病"已引起重视,但未包括在该分类之中,临床上亦应予以注意。

原发性心肌病的分类

（Goodwin）

（1）肥厚型心肌病(HCM)：又分为梗阻型(HOCM)和非梗阻型(HNOCM)；

（2）充血型(CCM)；

（3）闭塞型；

（4）限制型。

后两型又统称为限制型。

心 肌 病

［世界卫生组织/国际心血管学会(WHO/ISFC)专题小组］

一、定义

心肌病是原因不明的心肌疾病。

二、分类

1. 扩张型心肌病：左心室或右心室或两侧心室扩大。扩大常很严重,且均伴有肥厚。心室收缩功能减退,可以伴有或不伴有充血性心力衰竭。室性或房性心律失常常见,可于任何一期死亡。

2. 肥厚型心肌病：左心室呈不对称性肥厚,偶尔右心室亦然,典型者室间隔的累及较游离壁为甚,但偶尔可呈同轴性。典型者左心室容积正常或减低,收缩期压力阶差常见。

通常是由常染色体显性基因遗传,外显不完全。可有特征性的形态学改变,通常以室间隔为最严重。

3. 限制型心肌病：可伴有或不伴有心室腔闭塞。限制型心肌病包括心内膜心肌纤维化及 Loffler 心肌病（壁层纤维形成性心内膜炎）。建议将这一情况归于嗜酸粒细胞性心内膜心肌疾病。

心内膜心肌瘢痕形成常累及一侧或两侧心室，并限制充盈。房室瓣常被累及，但流出道未受累，严重病例的特征是有心室闭塞。

4. 未分类心肌病：包括不能分入上述各组的少数患者，以及某些具有次要异常，以后将进展或不进展至明显心肌病的病例。这类病例曾归为隐匿性心肌病。

心 肌 病
（世界卫生组织心脏病专家委员会　1983 年）

一、扩张型（充血型）心肌病

1. 临床诊断：诊断依靠除外其他原因的心脏病。其临床表现并无特异性，主要为进行性呼吸困难、乏力，渐出现下肢水肿和腹水等。心力衰竭症状出现之前常有上呼吸道感染史，查体可见严重的收缩性衰竭，即心肌收缩功能减退的征象。心脏明显扩大，常可听得第三、四心音及二尖瓣、三尖瓣反流所致的收缩期杂音。颈静脉压力多升高，常见三尖瓣反流所致的颈静脉搏动。心房颤动和室性心律失常亦较为常见，前者约占患者的 $10\% \sim 30\%$。血压一般正常。此外，有的患者出现周围静脉血栓形成、肺栓塞或周围血管栓塞的表现。心电图无特异性改变，可出现低电压、T 波平坦或倒置、心前导联出现 Q 波、左束支传导阻滞等。做冠状动脉造影前往往难以或不可能（老年患者）排除冠状动脉硬化性心脏病；然而，扩张型心肌病患者常无心绞痛或心肌梗死史，可资鉴别参考。

2. 诊断检查

（1）非创伤性检查

X 线检查：由于各心腔扩张，故心脏阴影常呈不同程度增大，兼有左心房压力增高征象。

M 型超声心动图：可见一些非特异性异常改变，如左心室收缩期和舒张期内径增大。二尖瓣前叶 E 峰至室间隔距离增大，二维超声心动图示心室内径增大，心室壁收缩运动减弱。本病常见心室弥散性运动功能减退，偶见局限性运动功能减退。

放射性核素心脏显影：对诊断并非必要，但可作为估量心室整体运动、局部室壁运动和射血分数的一种方法。

（2）创伤性检查

心血管造影：示左心室扩大、收缩功能减弱，常见二尖瓣反流。虽然心脏整体运动功能减退，但罕见运动障碍部位。一般来讲，扩张型心肌病是一种累及双侧心室的周身性病变，但亦有个别关于右心室扩张型心肌病亚组的报道。冠状动脉造影对于检查冠状动脉、排除冠状动脉病变至关重要。在冠状动脉硬化性心脏病发病率很低的地区，不做冠状动脉造影亦可依据上述阳性发现，即使对年龄较大的患者亦可确立诊断。

二、肥厚型心肌病

1. 临床诊断：患者可能有本病或猝死的家族史，症状包括劳累后呼吸困难、休息或劳累后心绞痛、头晕、心悸，甚至晕厥。上述症状和阳性家族史为本病的诊断提供了线索。

查体可能无异常发现。有左心室收缩期流出道压力阶差的患者常出现以下3种典型体征：

（1）周围动脉搏动类似水冲脉与重复脉，其冲击波部分较大，而消失部分较小；

（2）可以扪及左心房搏动；

（3）胸骨左缘或心尖部可听到收缩晚期杂音。

根据典型体征和阳性家族史临床上可以诊断本病。若患者无上述体征，但有可疑心绞痛史，心电图示异常 Q 波和 T 波明显倒置，则应考虑冠状动脉硬化性心脏病。无症状的年轻人当心电图出现上述改变时应疑及肥厚型心肌病。对早年曾出现心绞痛的患者亦应考虑本病诊断。

本病主要发生在儿童、青少年和年轻人，所以对这些年龄组中体征异常和（或）心电图异常、伴阵发性晕厥或心律失常，尤其是猝死家族史者，应考虑到本病的可能性。

查体发现收缩期杂音时应注意与主动脉瓣狭窄及瓣膜下狭窄、心室间隔缺损和二尖瓣脱垂鉴别。

患者可能合并高血压。高血压性心脏病和肥厚型心肌病有时难以鉴别。

肥厚型心肌病和健康年青运动员的心脏亦可能鉴别困难。

2. 诊断检查

（1）非创伤性检查

心电图：常示 T 波倒置、左侧心前导联 R 波电压增高和 P—R 间期缩短。这些心电图改变和左心房扩大（有时右心房也扩大）是重要的诊断线索。左侧胸前导联和侧部导联常有异常 Q 波，对诊断亦颇有价值。然而，上述心电图改变常与冠心病和心肌梗死的心电图表现相混淆，左心室明显肥厚、兼有 Q 波和 T

波明显倒置提示肥厚型心肌病。连续心电图监护很重要,可以及时发现室性异位搏动、阵发性室性心动过速和室上性心律失常,并给予适当的治疗。

X线检查:肺部X线检查无特异性改变。后前位胸片示左心缘膨隆,系左心室游离壁明显肥厚所致。常见不同程度的左心房扩大和左心房压力增高的征象,有时可见二尖瓣钙化影,而被误诊为风湿性心脏病。

超声心动图:M型超声心动图检查的典型特征包括间隔呈不对称性肥厚,约为左心室后壁厚度的1.5倍或以上。室间隔活动幅度明显减低,左心室后壁活动正常。左心室收缩期的内径减小;二尖瓣舒张期关闭速度减慢。存在压力阶差时可见二尖瓣收缩期前向运动和主动脉瓣收缩中期关闭现象。

若上述特征同时存在,且病史、体检支持本病诊断,即可确诊,无需再做进一步检查。二维适时超声心动图对检查心室肥厚更具有优越性,可提供较多的诊断指标。检查常示室间隔不对称性肥厚,主要位于其中部、上部或心尖部。

(2)创伤性检查

心血管造影是最重要的诊断检查方法。其典型征象包括乳头肌、室间隔显著肥厚;心室腔狭小,有时仅呈一条狭缝并常呈三角形;轻度二尖瓣反流;收缩末期心室腔一般完全或接近完全闭合。该项检查对确诊有无二尖瓣反流是必不可少的。少数患者二尖瓣反流常很明显。冠状动脉造影示冠状动脉管壁光滑、管腔常扩张。

三、限制型心肌病

1.临床诊断:限制型心肌病的临床表现与心脏舒张疾患相同,症状以气短、乏力为主,心绞痛罕见,本病常侵犯儿童,尤其是热带地区者。

右心室心内膜心肌纤维化患者常有双侧眼球突出,可能出现发绀和腮腺肿大。查体可见中心静脉压升高的一些体征,主要包括腹水、肝脏搏动性肿大、颈静脉搏动性怒张、踝部水肿则相对不明显。由于右心室漏斗部扩张,故在胸骨左侧第2、3肋间可扪及心脏搏动;但右心室体部搏动不能在胸骨下段边缘扪及。另外,常可听到一响亮的高音调舒张早期附加音(第三心音),尽管有明显的三尖瓣反流,但杂音可能很弱或缺如。

左心室心内膜心肌纤维化患者的症状和体征无明显特征,其症状与合并肺动脉高压的左侧心力衰竭的患者相同。在心尖部常可听到二尖瓣关闭不全引起的收缩期吹风样杂音以及舒张早期杂音(第三心音),明显的左心室尖部搏动罕见,但有时可扪及右心室搏动。

双侧心室心内膜心肌纤维化患者兼有左、右心室受累的征象,以右心室的征象较明显。另外,各种类型心内膜心肌纤维化均可发生心包渗出,形成某些病例的明显特征。实验室检查示嗜酸粒细胞增多,以欧洲地区患者常见,热带地区患者较少见。嗜酸粒细胞可能有脱粒改变。热带地区患者常有各种寄生虫感染。

此外,尚可见到某些特殊类型心内膜心肌纤维化。其中心律失常型表现为频发的房性心律失常,导致虚脱,原有右心房明显增大的患者可引起死亡。心包型表现为慢性或反复大量心包渗出。假性肝硬化型反复出现大量腹水,肝脏增大、变硬;腹腔镜检查示肝脏充血或硬化(纤维化)。钙化型在心尖或沿肺动脉流出道部位可见钙化线。

欧洲型似以老年患者为多,肝、肾、脾等多种器官和动脉均可受累。患者往往嗜酸粒细胞过多,但很少合并寄生虫感染。两种类型的心脏病理改变相似,其不同点可能部分与热带地区患者确诊较晚有关。

2. 诊断检查

(1) 非创伤性检查

心电图:大多数右心室心内膜心肌纤维化患者常出现各种房性或房室结区性心律失常,以心房颤动为常见,亦可出现不同程度的房室传导阻滞。部分患者(最多达 3/4)V_1、V_2 导联有异常 Q 波,可能合并 ST 段降低和 T 波倒置。有时可见明显的右心房扩大的 P 波。

左心室心内膜心肌纤维化患者,心电图示左心室肥厚和负荷过重,偶见束支传导阻滞。室上性心律失常较右心室病变者为少。

X 线检查:右心室型患者右心房明显扩大膨隆,漏斗部大多扩张。左心室型心室肥厚,多无心房明显扩大。左心室型示肺部充血,右心室型肺血减少。近心尖部和沿心室流出道部位可能有线性钙化影。

超声心动图:直接征象包括心内膜增厚、致心尖部位的心室腔缩小和乳头肌被包绕(以左心室明显);二维彩色编码超声心动图示心内膜心肌结构回声强度异常。间接征象包括右心室型室间隔矛盾性运动、左心室型室间隔呈 M 型。其他尚有右心室流出道扩张、右心房扩大、二尖瓣叶(主要是后叶)回声异常(如多条回声)。左心室型二尖瓣瓣尖静止不动或膨胀为球形。右心室型 M 型超声示肺动脉瓣舒张期开放现象。M 型(一维)和 B 型(二维)超声是可以代替心血管造影的重要检查方法,尤其是后者可以直接测量心室腔大小。

(2) 创伤性检查

心血管造影:心内膜心肌纤维化可经心血管造影检查确诊。右心室型者,右心室心尖部因心室腔闭塞不能充盈,而流出道常呈室壁瘤样扩张,并且有强烈收缩,约 1/3 病例心室形状异常。右心房扩张,有时明显增大,对比剂可在右心房滞留 11～40 s 或更长时间。可见不同程度的三尖瓣反流。50%～70% 的病例可有心包积液。

左心型心室体积、外形均出现异常改变。心尖部室腔闭塞、心底部扩张,使心室呈方盒形或拳击手套形。约 40% 病例心尖或心缘部可见外向陷凹或隐窝;

约 1/3 病例可见明显的乳头肌柱;约 2/3 病例出现不同程度的二尖瓣反流;1/2 的患者有心包积液。

心内膜心肌活组织检查——活检钳检查的价值:活检钳主要由导管及其两端的切割部件与操纵把手组成。日本对此种活检钳首先作了报道,并用以采取新鲜的心内膜心肌组织进行检查。10 年后欧洲和西方世界其他地区也陆续开展了心内膜心肌活检。对疑有限制型心肌病的患者,如果活检材料发现任何 3 个主要病理期之一,即坏死期、血栓期和纤维化期的特征时,则可进一步肯定临床的诊断。但如果只发现一些胶原组织或脂肪组织,则活检对于诊断无帮助。

特异性心肌疾病

定　义

由已知原因引起的心肌疾病或伴随于其他系统疾病者。

体循环或肺循环高压、冠状动脉疾病、瓣膜性心脏病或先天性心脏畸形所造成的心肌疾病均予除外。如果将这一分类进一步扩大至包括上述情况,将使其范围过大而不再有用。

分　类

1. 感染性:病毒性心肌炎,例如柯萨奇病毒;立克次体心肌炎,例如柯克斯、立克次体属;细菌性,例如葡萄球菌;真菌性,例如曲霉属;原虫性,例如南美洲锥虫病;原生动物,例如丝虫。

2. 代谢性:内分泌:甲状腺毒症、甲状腺功能减退症、肾上腺皮质功能不全、嗜铬细胞瘤、肢端肥大症。

家族性贮积疾病及浸润:血色病、糖原贮积疾病、Hurler 综合征(黏多糖体病)、Refsum 综合征(多神经炎型遗传性共济失调)、Niemann-Pick 病(类脂组织细胞增多病)、Hand-Schiiller-Christian 三氏病(慢性特发性黄瘤病)、Fabry-Anderson 病、Morguioull-rich 病。

缺乏症:钾代谢障碍、镁缺乏症及营养紊乱如恶性营养不良(Kwashiorkor)、贫血及脚气病。

淀粉样变:"原发性"、"继发性"、"家族性":遗传性心脏淀粉样变、家族性地中海热、老年性。

3. 全身性系统性疾病

结缔组织疾病：系统性红斑狼疮、结节性多动脉炎、风湿性关节炎、硬皮病、皮肌炎。

浸润及肉芽肿：结节病、白血病。

4. 家族遗传性

肌营养不良：Duchenne 肌强直性营养不良。

神经肌肉障碍：遗传性共济失调(Friedrichataxia)。

敏感性及毒性反应：磺胺类、青霉素、锑、钴、依米丁、酒精、异丙肾上腺素、炭疽环素、放射性。

大多数特异性心肌疾病伴有心室扩张，但有许多例外。局限性浸润可导致节律或传导障碍，不伴有普遍性心肌功能不良。淀粉样浸润伴有独特的血液动力学障碍，而糖原贮积病可伴有肥厚性表现。

5. 酒精性心脏病：重度酒精摄入可伴发心脏病。目前，尚不能肯定酒精是起有致病性抑或条件性作用，亦尚无确切的诊断指标。

6. 围生期心脏病：心脏病可以首先表现在围生期，这可能是一组不同的疾病。

某些毒素主要影响内膜心肌，例如类癌样心脏病和羟甲丙基甲基麦角酰胺(methy-setgide)，后者亦累及瓣膜。

某些家族遗传性疾病：如 Noonan 综合征和着色斑病可引起一种不能与肥厚性心肌病相鉴别的疾病。遗传性共济失调可引起不对称性肥厚，伴有或不伴有扩张。

某些疾病并不能归入这些组别，应归之为"未分类"，例如心内膜弹性纤维增生症、婴儿型心肌病、伴有组织细胞样改变及"Fiedler 心肌炎"。

特发性心肌病

（Goodwin）

充血型心肌病

一、拟诊项目

第一项，胸部 X 线检查：心影增大（心胸比例≥0.55）。

第二项,心脏功能检查。

1. 有充血性心力衰竭(包括既往病史)。

2. 按纽约卫生协会心脏功能分类为 3 级或 4 级(包括既往病史)。

3. 超声心动图检查:有左心室内径增大,心排血量降低。

注:左心室壁肥厚明显者要与肥厚型鉴别。

第三项,心电图检查。

1. 有 ST-T 异常(能除外预激综合征及束支阻滞时)。

2. 左心室高电压(能除外高血压心脏病、甲状腺功能亢进性心脏病、预激综合征束支阻滞型时)。

3. 有异常 Q 波。

4. 有室性早搏。

5. 有 P 波异常(心房负荷)或心房搏动、心房颤动。

6. 有束支传导阻滞或电轴异常(-30°以上左偏或+110°以上的右偏)。

注:与肥厚型的区别,充血型不伴左心室高电压,甚至呈低电压。

第四项,心音检查:听到第三心音和(或)第四心音。

二、确诊项目

第五项,心血管造影检查:左心室容量增多伴有心排出量降低(<50%)。

注:心室壁明显肥厚者要与肥厚型鉴别。

第六项,心内膜心肌活检:呈阳性改变。

三、判断标准

确诊:凡具有第五项与第六项中任何一项者。

疑诊:具备第一项和第二项 1、2、3 三条中的一条,同时兼有下述条件中任何一条者。

(1) 有第三项的 1 条者;

(2) 有第三项的 2、3、4、5、6 及第四项的 1、2 七条中至少三条者。

注:第二项 1、2、3 三条全部缺如者,诊断特发性心肌病,不作充血型的病型诊断。

肥厚型梗阻性心肌病

一、拟诊项目

第一项,特殊检查。

1. 存在用升压药和 β 受体阻滞药可使之减弱,或降压药和 β 受体兴奋药使之增强的收缩期杂音。

2. 第二心音分裂(除外束支阻滞时)。

3. 颈动脉及心尖搏动图呈双峰性收缩波。

第二项,心电图检查。

1. 有 ST-T 异常(能除外预缴综合征及束支阻滞时)。

2. 左心室高电压(能除外高血压性心脏病、甲状腺功能亢进性心脏病、预激综合征及束支阻滞时)。

3. 有异常 Q 波。

4. 中隔 Q 波消失。

5. P 波异常(心房负荷)。

第三项,心音检查。

1. 听到第三心音。

2. 听到第四心音。

(二) 确诊项目

第四项,心导管检查:左心室流出道(主动脉瓣下部)存在压差。

1. 压差＞20 mmHg。

2. 压差＜20 mmHg,用药物负荷(异丙肾上腺素、亚硝酸异戊酯)后压差增加。

第五项,心血管造影检查:有左心室流出道狭窄(主动脉瓣下透明带、室间隔异常肥厚、主动脉瓣下狭窄)。

第六项,超声心动图检查。

1. 二尖瓣收缩期异常膨隆。

2. 室间隔肥厚(≥14 mm)及舒张期间隔厚度/左心室后壁厚度≥1.3。

(三) 判断标准

确诊:

1. 具备第四项或第五项者。

2. 具备第六项 1 及 2 条者。

疑诊:

1. 具备第一项 1、2、3 中任何一条,同时兼有下列条件中任何一条者。

(1) 具备第二项的 1 及 2;

(2) 具备第二项的 1 或 2 中任何一条,同时兼有第二项 3、4、5 和第三项的 1、2 五条中任何两条者。

2. 具有第六项的 1 条、而 2 条未检查者。

注：缺乏第一项者仅诊断特发性心肌病，不作肥厚型梗阻性病型的诊断。

肥厚型非梗阻性心肌病

一、拟诊项目

第一项，超声心动图检查：室间隔或左心室后壁肥厚，而无左心室内径明显增加及排出量降低，同时无二尖瓣收缩期异常膨隆。

第二项，心电图检查。

1. ST-T 异常（除外预激综合征及束支阻滞时）。

2. 左心室高电压（除外预激综合征及束支阻滞时）。

3. 有异常 Q 波。

4. 中隔 Q 波消失。

5. P 波异常（心房负荷）。

第三项，心音检查。

1. 听到第三心音。

2. 听到第四心音。

二、确诊项目

第四项，心血管造影检查：左心室壁肥厚，而左心室流出道（主动脉瓣下部）狭窄缺如，无左心室容量明显增多及心排出量降低。

第五项，心导管检查：左心室流出道（主动脉瓣下部）压差缺如。

三、判断标准

确诊：具备第四项、第五项者。

注：有充血性心力衰竭时要与充血型相鉴别。

疑诊：具备第一项，同时兼有以下条件任何一条者。

（1）具备第二项的 1 及 2；

（2）具备第二项的 1 及 2 中任何一条，同时有第二项 3、4、5 及第三项的 1、2 五条中的两条者。

注：不具备第二项的仅诊断特发性心肌病，不作肥厚型非梗阻性的诊断。

特发性心肌病

（日本厚生省特定疾患特发性心肌病调查研究班）

定义：原因或关系不明的心肌疾病称作特发性心肌病。产后性心脏病、酒精性心脏病、心内膜-心肌疾病（包括心内膜弹力纤维增生症）应与特发性心肌病区别对待。

除外疾病：符合特发性心肌病的诊断，必须除外以下各种疾病引起的心肌病变：风湿性心脏病、心脏畸形、高血压性心脏病、缺血性心脏病、内分泌性心脏病、贫血性和肺源性心脏病，尤其在壮、老年者需与缺血性心脏病鉴别。

继发性心肌疾病：将下列心肌疾病作为继发性心肌疾病。

（1）心肌炎：包括原因明确或不明确者；

（2）伴有神经-肌肉疾病的心肌疾病；

（3）伴有结缔组织疾病的心肌疾病；

（4）营养性心肌疾病：维生素 B_1 缺乏症等；

（5）伴有代谢疾病的心肌病：Pompe 病、血色病、Hurler 病、Hunter 病等[①]；

（6）其他：淀粉样变性、结节病等。

充血型缺血性心肌病

（1）明确的冠心病病史；

（2）有明显的心脏扩大及心衰的临床表现；

（3）要除外冠心病本身引起的，非长期缺氧、心肌纤维化导致的心功能不全和（或）心脏扩大。

缺血性心肌病

日本学者认为缺血性心肌病（ICD）诊断标准为：左心室射血分数≤30％，有一支或多支主要冠脉分支狭窄≥75％，排除其他心脏病如损伤、瓣膜或先心病。

Petrosian-Ius 等研究指出，ICD 的临床特点是充血性心功能不全、心脏扩

---

① Pompe 病即糖原累积病Ⅱ型；Hurler 病及 Hunter 病分别为黏多糖病Ⅰ型及Ⅱ型。

大、超声检查有大块的瘢痕存在。ICD 患者大部分有冠心病病史,同时有冠心病易患因素如高血压、糖尿病、高血脂及年龄在 50 岁以上。

引自

Petrosiau Lus,Aladashvili Av. 1985. Severe dysfunction of the left ventricle in patients with ischemic heart disease. Kardiologia,25:105.

Roskamm H,Droste C. 1989. Silent myocardial ischemia. Z Kardiol,78:145.

缺血性心肌病
(Yatteau)

1. 左心室造影提示心室收缩功能普遍减低,左心室射血分数(LVEP)＜25％,排除心室局部病变如室壁瘤。

2. 主要冠状动脉一支或多支显著硬化。

3. 无并存的其他病变如瓣膜病、先天性心脏病等。

缺血性心肌病
(实验室诊断标准及疗效判断标准)

实验室诊断标准

1. 多见于中、老年男性,有心绞痛或心肌梗死病史,常伴有高血压病。

2. 心脏扩大,以左心扩大为主,晚期则两侧心脏扩大。

3. 逐渐发生的左心衰,晚期并发右心衰。

4. 各种类型心律失常,以室性早搏、心房颤动、病态窦房结综合征、房室传导阻滞和束支传导阻滞多见。

5. 放射性核素心肌显像示全心扩大,心肌节段性充盈稀疏或缺失。

6. 超声心动图:全心扩大,以左心扩大为主,室壁运动异常,射血分数降低。

7. 冠脉造影:可见多支、多发冠脉严重病变。

疗效判断标准

1. 治愈标准:症状消失,心电图恢复正常,心力衰竭和心律失常得到抑制。

2. 好转标准：经治疗后心功能获得改善，心律失常得到缩小。

充血型心肌病

（日本厚生省特定疾病原发性心肌病调研班）

1. 基本病理：心肌收缩不全。

2. 诊断必须注意排除继发性或其他器质性疾病。

（1）症状：心悸、呼吸困难、胸痛、水肿、眩晕、心律失常、倦怠等依次出现，而心力衰竭是必然出现的，但临床上无症状的病例约占 6%。

（2）胸部 X 线所见：心影扩大，心胸比例在 0.5 以上者可高达 95%。

（3）心电图：ST、T 波异常、室性或房性期前收缩、左心室肥大、房室传导阻滞、房颤、Q 波异常、室性心动过速及左或右束支传导阻滞等，全部病例皆可出现上述的某些异常。

（4）听诊：2～3/6 级收缩期杂音，第Ⅲ、Ⅳ音出现率占 50%～80%。极少数可听到舒张期杂音。

（5）超声心动图：主要所见为左心室舒张末期容量增大而排出量减少，有左心室间隔与左心室后壁增厚的病例，两者比例在 1.30 以下。

（6）心导管：测定右心房压、右心室压、肺动脉压与肺毛细血管压、左心室舒张压及收缩压均高于正常值时即有诊断意义。另外，还可见到心排血指数减少，动静脉血氧降低，肺小动脉及大血管抵抗增大，以及左心室分流时工作指数减少等。

（7）左心室造影：左心室舒张末期内径、末期容量均显著增大，而排出速度明显减缓。左心室前壁厚度虽然有增有减，但左心室重量增大，重症患者还会出现二尖瓣关闭不全（1～2 度）。

（8）冠状动脉造影：左、右冠脉几乎无异常所见。造影目的主要在于鉴别动脉硬化性心脏病，冠脉造影虽正常但心电图呈 QS 型者提示心肌纤维化。

（9）心肌活检：呈阳性改变，尤其细胞核的空泡变性、肌纤维变性及结缔组织增生等，是鉴别肥厚型心肌病的主要区别。

充血型心肌病的分类

（Spodick D H）

特发性：非家族性
　　　　家族性

缺血性
炎症性：感染
　　　　非感染（包括免疫性病变）
代谢性：毒性物质（酒精）
　　　　营养性
　　　　内分泌
　　　　其他
分娩后
并发于神经肌肉疾患
"老年性"

肥厚型心肌病
（日本厚生省特定疾病原发性心肌病调研班）

1. 基本病理：左心室心肌异常肥厚，同时伴有左心室舒张期伸缩率低下。

根据其是否存在左心室流出道的狭窄，把肥厚型心肌病又分为肥厚型非梗阻性心肌病和肥厚型梗阻性心肌病两型。

2. 肥厚型非梗阻性心肌病诊断

（1）症状：心悸、呼吸困难、胸压迫感、胸痛、倦怠等；

（2）心电图：ST、T 波改变，左心室电压增高，Q 波异常、QRS 时限延长；

（3）听诊：出现第四心音，非特异性收缩期杂音；

（4）超声心动图：室间隔肥厚，舒张期室间隔厚度与左心室后壁厚度两者之比≥1.30；

（5）心肌活检：可见形态奇特、肥大的心肌细胞，同时排列紊乱（但非特异性）。

3. 肥厚型梗阻性心肌病诊断：肥厚型梗阻性心肌病诊断，除参考上述各项外尚应参照以下几项。

（1）症状：眩晕及晕厥；

（2）听诊：第二心音可有反常分裂。收缩期杂音在给予升压药、β 受体阻滞剂情况下可减弱，给予降压药、β 受体兴奋剂时则增强；

（3）超声心动图：可见收缩期二尖瓣前叶异常前移及室间隔非对称性肥厚（SAM）；

（4）心导管：左心室流入道及流出道之间收缩压差在 20 mmHg 以上。

应当指出：心导管、心肌活检、造影等创伤性检查项目，除用于一般检查不能确诊或必要的鉴别诊断外，一般不进行。

肥厚型心肌病

（日本　柏树顺一　他）

本病又称恶性 HCM。

Mckenna 等以年龄(幼年预后不良)、有昏厥史、呼吸显著困难以及有 HCM 或猝死家族史等作为猝死的预测指标。Maron 等调查了幼年病死率高的 8 个 HCM 家族,发现死亡多为猝死,并且多为以往无症状的儿童及青年人。这些家族的 HCM 发病均十分急骤,因此称为"恶性"HCM。

肥厚型心肌病 UCG 诊断标准

（全国心肌炎心肌病专题座谈会　1987 年）

(1) 室间隔厚度≥15 mm,室间隔与左心室后壁厚度之比≥1.3;

(2) 心腔不大;

(3) 无导致左心室肥厚的其他原因。

肥厚型心肌病的分型

Maron 根据超声心动图检查将肥厚型心肌病分为 4 型:

Ⅰ型:肥厚的心肌见于前间隔部分。

Ⅱ型:肥厚心肌位于全部室间隔。

Ⅲ型:肥厚心肌除累及全部室间隔外,在室游离壁的部分或全部有不同程度的肥厚。

Ⅳ型:肥厚部分在后室间隔及下壁、前侧壁。

肥厚心肌纤维化的分型

(1) 反应性纤维化:胶原蛋白与心室肌同步增大,胶原蛋白浓度(每克心肌含胶原蛋白量)正常,心肌硬度不变;

(2) 过度纤维化:胶原蛋白增幅大,心肌细胞被厚层胶原裹封,心室顺应性下降;

（3）混合性纤维化：在反应性纤维化的坏死中心发生修复性纤维化，两型纤维化同时存在。由于修复性纤维化的走向与轴线垂直，因此明显地改变心室的顺应性。

早期扩张型心肌病

早期扩张型心肌病也称潜在型（latent）心肌病，是指有不典型心前区疼痛、心悸、气短，脉搏不规则，左心室终末容积指数、射血分数正常，无充血性心力衰竭的心肌病。平时或运动后 LVEDP 增高和心内膜心肌活检有助于诊断。心内膜心肌活检发现病理形态学改变与典型的扩张型心肌病无质的差异，只是量的不同，最终将发展成典型的扩张型心肌病。

引自

Kuhn H et al. 1978. Endomycardial catheter biopsy In：heart disease of unknow etiology，In：Kalteubach M，et al. eds，Cardiomyopathy and Myocardiol Biopsy. New York：Springer Verlag，121.

扩张型心肌病（超声标准）

扩张型心肌病主要的病理改变为心肌细胞广泛变性、坏死、萎缩，间质结缔组织增生。病变组织主要累及左心（左心型）、部分病例右心（右心型），或左右心（全心型）同时受累。心脏扩大，心肌松软，张力降低，心腔内可有附壁血栓形成。房室环可有继发性扩大，伴房室瓣关闭不全。由于心肌细胞广泛变性坏死，心肌收缩力明显减退，心脏排血量减低，心腔残余血量增加，舒张末期压力增高。长期肺淤血导致肺循环阻力增加，继而引起肺动脉高压，最终产生顽固性心力衰竭。

一、超声心动图表现

1. 二维与 M 型超声

（1）各心腔扩大，左心型者以左心房室扩大明显，右心型者以右心房室扩大明显，全心型者各心腔皆明显扩大。射血分值明显减低。

美国心脏病学会提出左心室舒张末期内径≥60 mm，左心室舒张末期容积≥80 ml/m²，心脏总容量≥200 ml/m² 作为左心室明显扩大的标准，可供参考。

（2）室间隔和室壁厚度可正常或略变薄，运动幅度普遍减低，M 型示收缩期增厚率小于 30％，左心室平均短轴缩短率明显减低。少数病例表现为局限性室壁运动减低。

（3）二尖瓣前后叶仍呈反向运动，但开放幅度小，呈现"大心腔小开口"样改变。M型示二尖瓣曲线E峰和A峰变窄、EC幅度减低，呈"钻石"样改变。EPSS明显增大。

（4）血流速度缓慢、淤滞，房室腔内可形成附壁血栓。

（5）心肌组织超声背向散射异常，平均背向散射积分（IB）均高于正常人，而心肌组织背向散射积分的周期性变异值低于正常人，这是扩张型心肌病患者心肌纤维化成分增多、心肌收缩力丧失的表现。

2. 多普勒超声

（1）彩色多普勒

① 各房室内血流速度减慢、显色暗淡，血流显色多出现在房室瓣口和心室流出道内，心尖处可不显色。

② 多组瓣膜反流，以房室瓣口五彩反流束多见。

（2）脉冲多普勒

① 二、三尖瓣口血流频谱形态异常，E、A峰峰值流速减低，血流速度积分减低。

② 主动脉血流速度及流速积分减低。

③ 肺动脉瓣口血流速度减低，血流频谱峰值前移，形成"匕首"状。血流加速时间（AT）及射血时间（ET）缩短、射血前期（PEP）延长，AT/ET比值减小，PEP/ET比值增大。

（3）连续波多普勒：连续波多普勒取样线通过房室瓣反流于探及收缩期负向充填血流频谱，而半月瓣反流时，则探及舒张期正向充填血流频谱。

二、诊断标准

具备上述多普勒超声心动图表现（1）（2）（3）条，且排除特异性心脏病。

扩张型心肌病的分类

从免疫学角度可将其分成5类：

（1）原发性扩张型心肌病；

（2）有明显的细胞毒作用的扩张型心肌病；

（3）有增高的体液免疫活性的扩张型心肌病；

（4）细胞毒作用和体液免疫反应均增高的扩张型心肌病；

（5）活动性心肌炎。

特发性扩张型心肌病

（全国心肌炎、心肌病专题研讨会
组委会　1995 年）

特发性（原发性）扩张型心肌病是一种原因不明的心肌病，其主要特征是心脏扩大和心肌收缩功能减低。由于起病隐匿，早期可表现为心室增大，可能有心律失常，静态时射血分数正常，运动后射血分数降低，然后逐渐发展为充血性心力衰竭。

1. 临床表现为心脏扩大、心室收缩功能减低，伴或不伴有充血性心力衰竭，常有心律失常，可发生栓塞和猝死等并发症。

2. 心脏扩大：X 线检查心胸比＞0.5，超声心动图示全心扩大，尤以左心室扩大为著，左心室舒张期末内径≥2.7 cm/m²，心脏可呈球形。

3. 心室收缩功能减低：超声心动图检测室壁运动弥散性减弱，射血分数小于正常值。

4. 必须排除其他特异性（继发性）心肌病和地方性心肌病（克山病），包括缺血性心肌病、围生期心肌病、酒精性心肌病、代谢性和内分泌性疾病如甲状腺功能亢进、甲状腺功能减退、淀粉样变性、糖尿病等所致的心肌病、遗传家族性神经肌肉障碍所致的心肌病、全身系统性疾病如系统性红斑狼疮、类风湿关节炎等所致的心肌病、中毒性心肌病等才可诊断特发性扩张型心肌病。

有条件者可检测患者血清中抗心肌肽类抗体如抗心肌线粒体 ADP/ATP 载体抗体、抗肌球蛋白抗体、抗 β_1 受体抗体、抗 M_2 胆碱能受体抗体，作为本病的辅助诊断。临床上难与冠心病鉴别者需做冠状动脉造影。

心内膜心肌活检：病理检查对本病诊断无特异性，但有助于与特异性心肌病和急性心肌炎的鉴别诊断。用心内膜心肌活检标本进行多聚酶链式反应（PCR）或原位杂交，有助于感染病因诊断；或进行特异性细胞异常的基因分析。

限制型心肌病（超声标准）

限制型心肌病较少见，以心内膜和心内膜下心肌纤维增生、心室硬化、室腔缩小，引起心脏舒张充盈受限为主要表现的心肌病。其代表性疾病是心内膜心肌纤维化。房室瓣及腱索、乳头肌纤维性增生,可致房室瓣关闭不全,双侧心房扩大。心脏收缩和舒张功能均受限。根据受累部位的不同,限制型心肌病分为右心室型、左心室型和双心室型;根据心室腔有无闭塞分为闭塞型和非闭塞型。临床改变类似于缩窄性心包炎。

一、超声心动图表现

1. 二维及 M 型超声

(1)心室内膜回声增厚、增强,心室壁厚薄不均,尤以心尖部增厚明显,形成一僵硬变形的致密增强区,并常见到附壁血栓,使心尖部心腔闭塞。

(2)心腔形态改变的限制型心肌病患者,心室长径缩短,横径相对增宽,两心房腔明显扩大,两心室腔变小,心室舒张末期内径及容积减少。

(3)左心室后壁和室间隔对称性增厚,室壁运动幅度明显减弱。M 型示收缩期增厚率小于 30%,EF 斜率减慢,A 峰增高。

(4)房室瓣、乳头肌增厚、变形,腱索缩短,可致瓣膜关闭不全,以三尖瓣多见。

(5)心包可出现积液,心包膜无增厚。

(6)肺动脉高压时,肺动脉增宽,肺动脉瓣曲线显示 a 波低平或消失,cd 段收缩期关闭或扑动呈 V 形或 W 形,ef 段平直。

2. 多普勒超声

(1)彩色多普勒:①各房室腔内血流速度减慢,显色暗淡;②心房内出现彩色镶嵌的反流束。

(2)频谱多普勒:①二尖瓣、三尖瓣口出现反流频谱;②二尖瓣血流频谱表现为 E 峰高尖、A 峰低小,E/A>2。

二、诊断标准

具备上述二维及 M 型超声心动图中(1)、(2)、(3)、(4)条可作出诊断。

心肌致密化不全综合征(超声标准)

一、超声心动图表现

1. 受累的心室腔内多发异常粗大的肌小梁和交错深陷的隐窝,交错形成网状结构,病变以近心尖部 1/3 室壁节段最为明显,可波及室壁中段和后外侧游离壁,很少累及室间隔和基底段室壁;如内层致密化不全心肌与外层致密化心肌比例>2,可确诊为此病。

2. 病变区域室壁外层的致密心肌明显变薄呈中低回声,局部低运动状态。

3. 彩色多普勒可测及隐窝间隙之间有低速血流与心腔相通。

4. 晚期病变可有心腔扩大,舒张和收缩功能减低。

5. 由于病变多累及左心室前外侧乳头肌,右心室前组乳头肌,造成乳头肌基底松弛,从而导致房室瓣脱垂,可引起不同程度的二尖瓣和三尖瓣反流。

6. 心肌致密化不全的主要并发症包括心力衰竭,心律失常和血栓栓塞事件,有的患者可伴发室间隔缺损,房间隔缺损,主动脉二瓣畸形及冠状动脉粥样硬化性心脏病等。

二、诊断标准

具备上述 1、2、3 条者即可基本确诊。

右心室心肌病
(Osler et al)

1905 年,Osler 首先描述以右心室肌受累为主的疾病以来,1950 年 Segall、1952 年 Uhl、1971 年 Sosman 和 1977 年 Fontaine 先后报道了羊皮纸心脏、Uhls 畸形、右心室发育不良和心律失常源性右心室发育不良。由于这些疾病均以右心室心肌受累为主,病因和发生机制不清楚,1988 年,Thiene 把它们统称为右心室心肌病。

诊断:不明原因反复发作的左束支阻滞型室性心动过速伴电轴右偏,心脏扩大和右心衰要考虑到右心室心肌病(RVC),同时存在右心室壁弥散性或节段性运动异常排除同一结构的心肺疾患即可诊断。实验室检查有助于诊断,心内膜活检和外科手术可确定诊断。不典型病例诊断依赖组织学检查。

右心室心肌病
(Thiene et al)

主要根据有:右心室扩大、发作性室速呈左束支传导阻滞图形,心前导联($V_{1\sim4}$)T 波倒置,ST 段见小棘波,超声心动图及核素检查右心室功能减退,左心室功能正常,节段性右心室或整个右心室收缩减弱等。不典型病例主要靠造影,心腔内电生理检查以及心内膜心肌活检方能确诊。

右心室心肌病
(McKenna et al)

McKenna 等认为对 RVC 的确定性诊断(金标准),应基于对尸检或外检标本用组织学证实右心室心肌发生贯壁性纤维脂肪取代。由于病变的节段性以及室间隔很少受累,单靠右心室的心内膜心肌活检很难明确诊断。活检标本不能反映贯壁性改变。另外,正常人心脏右心室心肌中也可夹杂着小岛状脂肪组织,故评价活检所见时应慎重。当然,如果活检标本中明确看到心肌的纤维脂肪取代,无疑是有价值的诊断指标。

RVC 的临床诊断主要依据可反映组织病理改变的结构、功能或电生理异常。McKenna 等提出的 RVC 诊断标准见表 7-1。

表 7-1　RVC 的诊断标准*

类别	主要指标	次要指标
Ⅰ普遍或局限性功能与结构改变*	右心室明显扩张,右心室射血分数降低,而左心室不受累或受累很轻 局限性右心室动脉瘤(局部不活动或活动障碍伴舒张期膨出) 右心室明显节段性扩张	右心室轻度普遍扩张和(或)射血分数降低,左心室正常 右心室轻度节段性扩张 局限性右心室活动降低
Ⅱ右心室壁组织性质	心内膜心肌活检证实心肌为纤维脂肪取代	—
Ⅲ复极异常	—	右心前导联(V_2 和 V_3)T 波倒置(患者 12 岁以上,没有右束支传导阻滞)
Ⅳ除极/传导异常	右心前导联($V_{1~3}$)QRS 波群出现 Epsilon 波或局限性延长(>110 ms)	晚电位(信号平均的 ECG)
Ⅴ心律不齐	—	左束支传导阻滞型室性心动过速(持续性和非持续性)(ECG,动态心电,运动试验) 频发性室性早搏(动态心电图 24 h 1 000 次以上)
Ⅵ家族史	尸检或手术证实有家族性发病	家族内有怀疑因 RVC 而猝死者(<35 岁) 家族内有按本标准临床诊断为 RVC 者

*通过超声心动图、血管造影图、磁共振图像或放射性核素闪烁成像检测。

按表 7-1 指标体系,凡具备两项主要指标、或一项主要指标加两项次要指标、或四项次要指标者,可诊断为 RVC。

引自

McKenna WJ, Thiene G, Nava A et al. 1994. Diagnosis of arrhythmogenic right ventricular dysplasia/cardiomypathy. Br Heart J. 71(3): 215~218.

右心室心肌病
(Daubert et al)

RVC 心室造影检查的诊断标准为:①右心室舒张末期容量增加伴室壁运动弥漫性减弱;②左侧位右心室后壁造影剂滞留;③右心室流出道局限性膨出及收缩期运动障碍;④右心室发育不良三角形区域出现局限性运动障碍,收缩期矛盾运动;⑤右心室前壁心尖部节制带远端有横置肥厚的肌小梁被裂沟分隔。其中第 5 条对 ARVC 有高度特异性。

引自

Daubert JC, Descares C, Foulgoo JL et al. 1998. Critical analysis of cine angiographic criteria for diagnosis of ARVD. Am Heart J, 135: 808.

致心律失常性右心室心肌病
(国际专家组 2010 年)

致心律失常性右心室心肌病(ARVC)为常染色体显性遗传性疾病,是运动猝死的常见病因,大多数病例 40 岁前甚至在儿童期死亡。ARVC 的病理特征为右心室心肌萎缩及被纤维脂肪组织替代,典型心电图(ECG)表现为左束支阻滞图形的单形性室性心动过速(VT,提示心动过速的右心室起源)。

ARVC 的诊断标准先后有 3 个版本,分别为 1994 年发表于《欧洲心脏杂志》,由欧洲心脏病学会(ESC)心肌和心包疾病专家组和国际心肌病科学委员会及心脏病联盟制定的《ARVC 诊断标准》(简称 1994 年标准),2002 年哈米德(Hamid)等发表于《美国心脏病学会杂志》的《家族性 ARVC 诊断标准》(简称 2002 年标准),以及 2006 年彼得(Peter)发表于《国际心脏病杂志》的《ARVC 诊断标准》。

2010 年 4 月,国际专家组在《欧洲心脏杂志》[Eur Heart J 2010 31(7):

806]发表了再次修订后的 ARVC 诊断标准(简称 2010 年标准)。此标准的前身在 2009 年欧洲心律失常学会年会上曾被报告,但此次公布的标准与会上报告的有所区别。表 7 - 2 着重介绍 2010 年标准与 1994 年标准的差异。

表 7 - 2　1994 年与 2010 年 ARVC/D 诊断标准的比较*

		1994 年诊断标准	2010 年诊断标准
整体和(或)局部运动障碍及结构改变	主要条件	● 严重的右心室扩张和(或)射血分数降低但无左心室异常(或仅有轻度改变) ● 局限性右心室室壁瘤(舒张期局部膨出,无运动或运动障碍) ● 严重的右心室节段性扩张	● 二维超声:右心室局部无运动、运动障碍或室壁瘤,伴有以下表现之一: ①右心室流出道胸骨旁长轴(PLAXRVOT)≥32 mm[校正体表面积后(PLAX/BSA)≥19 mm/m²];②右心室流出道胸骨旁短轴(PSAXRVOT)≥36 mm[校正体表面积后(PSAX/BSA)≥21 mm/m²];③面积变化分数≤33% ● MRI:右心室局部无运动、运动障碍或右心室收缩不协调伴有以下表现之一: ①右心室舒张末容积/BSA≥110 ml/m²(男);≥100 ml/m²(女);②右心室射血分数(RVEF)≤40% ● 右心室造影:右心室局部无运动、运动减弱或室壁瘤
	次要条件	● 轻度整体性右心室扩张和(或)射血分数降低而左心室正常 ● 右心室轻度节段性扩张 ● 右心室局部运动幅度下降	● 二维超声:右心室局部无运动或运动障碍,伴有以下表现之一: ①PLAXRVOT≥29 mm 至<32 mm[校正体表面积后(PLAX/BSA)≥16 mm/m² 至<19 mm/m²];②PSAXRVOT≥32 mm 至<36 mm[校正体表面积后(PSAX/BSA)≥18 mm/m² 至<21 mm/m²];③面积变化分数>33% 至≤40%。 ● MRI:右心室局部无运动、运动障碍或右心室收缩不协调,伴有以下表现之一: ①右心室舒张末容积/BSA≥100 ml/m² 至<110 ml/m²(男);≥90 ml/m² 至<100 ml/m²(女);②RVEF>40% 至≤45%。
室壁组织学特征	主要条件	● 心内膜活检发现纤维脂肪组织代替心肌细胞	● 至少一份活检标本形态学分析显示残余心肌细胞<60%(或估计<50%),伴右心室游离壁心肌组织被纤维组织取代,伴或不伴脂肪组织取代心肌组织。
	次要条件	—	● 至少一份活检标本形态学分析显示残余心肌细胞为 60%~75%(或估计为 50%~65%),伴右心室游离壁心肌组织被纤维组织取代,伴或不伴脂肪组织取代心肌组织。

(续表)

		1994 年诊断标准	2010 年诊断标准
复极异常	主要条件	—	● 右胸导联(V₁、V₂、V₃)T 波倒置或 14 岁以上(不伴右束支传导阻滞,QRS≥120 ms)。
	次要条件	● 右胸导联(V₂、V₃)T 波倒置(12 岁以上,不伴右束支传导阻滞)	● V₁ 和 V₂ 导联 T 波倒置(14 岁以上,不伴右束支传导阻滞),或 V₄、V₅ 或 V₆ 导联 T 波倒置。 ● V₁、V₂、V₃、和 V₄ 导致 T 波倒置(14 岁以上,伴完全右束支传导阻滞)。
除极/传导异常	主要条件	● Epsilon 波或右胸导联(V₁~V₃)局部 QRS 波延长(>110 ms)	● 右胸导联(V₁~V₃)Epsilon 波(在 QRS 综合波终末至 T 波之间诱发出低电位信号)。
	次要条件	● 晚电位(信号平均心电图)	● 标准心电图无 QRS 波群增宽,在 QRS<110 ms 的情况下,信号平均心电图至少1/3参数显示出晚电位:QRS 滤过时程≥114 ms,<40 μV 的 QRS 终末时程(低振幅信号时程)≥38 ms,终末 40 ms 平方根电压≤20 μV;QRS 终末激动时间≥55 ms,测量 V₁ 或 V₂ 或 V₃ 导联 QRS 最低点至 QRS 末端包括 R′波,无完全性右束支传导阻滞。
心律失常	主要条件	—	● 持续或非持续性左束支传导阻滞型 VT,伴电轴向上(Ⅱ、Ⅲ、aVF 的 QRS 负向或不确定,aVL 正向)
	次要条件	● 左束支传导阻滞型 VT(持续和非持续性)(ECG、Holter 或运动试验)频发室性早搏(24 h >1 000 个)	持续或非持续性右心室流出道 VT,左束支传导阻滞型 VT,伴电轴向下(Ⅱ、Ⅲ、aVF 的 QRS 正向,aVL 负向),或电轴不明确;Holter 提示室性早搏 24 h>500 个。
家族史	主要条件	● 尸检或手术确诊为家族性 ARVC/D	● 一级亲属中有符合专家组诊断标准的 ARVC/D 患者 ● 一级亲属中有尸检或手术病理确诊为 ARVC/D 的患者 ● 经评估后明确患者有 ARVC/D 致病基因的有意义突变
	次要条件	● 可疑 ARVC/D 引起的早年猝死家族史(<35 岁) ● 家族史(符合目前诊断标准的临床诊断)	● 一级亲属中有可疑 ARVC/D 患者但无法证实患者是否符合目前诊断标准 ● 可疑 ARVC/D 引起的早年猝死家族史(<35 岁) ● 二级亲属中有病理证实或符合目前专家组诊断标准的 ARVC/D 患者

（续表）

1994 年诊断标准	2010 年诊断标准
ARVC／D诊断标准	● 具备两项主要条件，或 1 项主要条件加两项次要条件，或 4 项次要条件
● 具备两项主要条件，或 1 项主要条件加两项次要条件，或 4 项次要条件	● 具备两项主要条件，或 1 项主要条件加两项次要条件，或 4 项次要条件 ● 临界诊断：具备 1 项主要条件和 1 项次要条件，或 3 项不同方面的次要条件 ● 可疑诊断：具备 1 项主要条件或 2 项不同方面的次要条件

＊ 2010 年标准摒弃了室壁运动减弱指标；致病性突变指 DNA 改变导致了蛋白质编码改变，且非 ARVC/D 对照人群无或罕见此改变，或突变改变了蛋白质的功能或结构，或突变与相关家系连锁。

右心室心肌病的临床分型

1. 根据临床表现分为 3 型
（1）右心衰竭型：血流动力学异常，射血分数降低；
（2）心律失常型：主要表现为各种室性心律失常，此型最常见；
（3）无症状心脏扩大型：仅有心脏扩大。
2. 根据病理改变分为 3 型
（1）脂肪组织浸润型；
（2）纤维化型；
（3）混合型。

心动过速性心肌病

（Spinale et al）

长期发作的心动过速可导致左心室功能不全，在心率控制后这种功能不全能够部分以至完全恢复正常。近年来研究显示，不论在心动过速发生前是否已经存在心脏疾患，慢性心动过速均可导致心脏的组织学和病理学发生类似心肌病的变化，临床表现为心脏扩大、心功能下降。为此，有作者将此综合征称为心动过速诱发的心肌病，或心动过速性心肌病（TCMP），如符合以下几点即可考虑为 TCMP：

（1）心律失常发作前左心室功能正常；

（2）在频繁或者持续的心动过速发作后，左心室功能进展性损害，并可排除其他导致心功能减退的因素；

（3）心律失常治愈或控制后心室功能改善。部分患者在慢性心律失常控制后缺乏心室功能改善的证据，也不能否定 TCMP，因为心动过速诱发的心肌损害也可能发展至不可逆的阶段。

分型：

（1）单纯型：除心动过速外心脏无其他异常，在整个发病过程中心动过速是导致心功能异常的唯一因素；

（2）不纯型：心脏存在除心动过速以外的病变和（或）除心动过速以外还有其他导致心功能恶化的原因。

心动过速性心肌病的分型

Coleman 等于 1971 年首先报道心动过速可能导致进行性心肌病变和心力衰竭。之后陆续有更多的类似病例被发现，长期发作的心动过速可能导致左心室功能不全，在心率控制后这种功能不全能够部分以至完全恢复正常。晚近研究显示，不论在心动过速发生前是否已经存在心脏病患，慢性心动过速均可导致心脏的组织学和病理生理学发生类似心肌病的变化，临床表现为心脏扩大、心功能下降。有学者将其称为心动过速性心肌病。

分　　型

鉴于 TCMP 可能发生在正常的心脏和有病变的心脏，Fenelon 等建议将 TCMP 分为两型，即单纯型（pure）：除心动过速外心脏无其他异常，在整个发病过程中心动过速是导致心功能异常的唯一因素；不纯型（impure）：心脏存在除心动过速以外的病变和（或）除心动过速以外还有其他导致心功能恶化的原因。

左 心 室 肥 厚
［Romhilt－Estes 记分法（RE）］

1. QRS 高电压

（1）肢体导联 R 或 S 波≥20 mm；

（2）$S_{V_{1\sim2}}$≥30 mm；

（3）$R_{V_{5\sim6}}$≥30 mm（3 分）。

2. ST-T 改变：QRS 主波正向导联 ST 段压低，主波负向导联 ST 段抬高，伴 T 波同向改变(未用洋地黄者 3 分,用洋地黄者 1 分)。

3. 左心房增大或负荷增加,$Ptf\text{-}V_1 \leqslant -0.04\ mm \cdot s$(3 分)。

4. 电轴左偏 $\geqslant -30°$(2 分)。

5. QRS 时限延长 $\geqslant 0.09\ s$(1 分)。

6. VAT 延长 $\geqslant 0.05\ s$(1 分)。

累积记分 $\geqslant 5$ 分时诊断为左心室肥厚。

左 心 室 肥 厚

［修改 Romhilt－Estes 记分法(修改 RE)］

(1) QRS 高电压:$Rv_{5\sim6} \geqslant 26\ mm$,$Sv_1 + Rv_{5\sim6} > 35\ mm$(3 分);

(2) Tv_5 倒置 $\geqslant 1\ mm$(3 分);

(3) 左心房增大或负荷增加:$Ptf\text{-}V_1 \leqslant -0.04\ mm \cdot s$(3 分);

(4) 电轴左偏 $> -30°$(2 分);

(5) QRS 时限延长 $> 0.09\ s$(1 分);

(6) VAT 延长 $\geqslant 0.5\ s$(1 分)。

累积记分 $\geqslant 4$ 分时诊断为左心室肥厚。

左 心 室 肥 厚

［修改纽约心脏病学会标准(修改 NYHAC)］

结 合 标 准

(1) QRS 电压增高:$Sv_{1\sim3} \geqslant 30\ mm$,$Rv_{5\sim6} \geqslant 30\ mm$,$Sv_{1\sim3} + Rv_{5\sim6} \geqslant 40\ mm$,$R_1 > 11\ mm$,$RaVL > 7\ mm$(3 分);

(2) $Ptf\text{-}V_1 \geqslant -0.04\ mm \cdot s$(3 分);

(3) Ⅰ、aVL、$V_{4\sim6}$ ST 段下降和 T 波倒置(2 分);

(4) 电轴左偏 $> +29°$(2 分)。

单 项 标 准

(1) $Sv_1 + Rv_5 \geqslant 50\ mm$(5 分);

(2) Sv_2 或 $Sv_3 \geqslant 40$ mm(5 分);

(3) $R_1 + S_{III} > 25$ mm(5 分);

(4) $R_1 > 15$ mm(5 分)。

累积记分 $\geqslant 5$ 分时诊断为左心室肥厚。

左 心 室 肥 厚
（重修改 NYHAC 标准）

即在修改 NYHAC 结合标准中加入：

(1) QRS 时限 $\geqslant 0.09$ s(1 分);

(2) VAT $V_{5\sim6}$ 延长 $\geqslant 0.05$ s(1 分)和单项标准中 $R_1 > 15$ mm 改为任一肢导联 R 或 S 波 $\geqslant 20$ mm(5 分)，其他标准和评分与修改 NYHAC 相同。

累积记分 $\geqslant 5$ 分时诊断为左心室肥厚。

围生期心肌病
（Demakis et al）

早在 1971 年 Demakis 等设立了诊断围生期心肌病(PPCM)的标准：①心力衰竭在妊娠最后 1 个月或产后 5 个月内进行性加重；②原因不明的心力衰竭；③无妊娠最后 1 个月以前的心脏病的证据；④应排除与围生期心力衰竭有关的因素，如感染、中毒、代谢紊乱、缺血及心脏瓣膜病等；另外，还需排除妊娠后并发症：毒血症、羊膜或肺动脉栓塞等，可诱发充血性心力衰竭。以往 PPCM 的诊断仅建立在临床基础之上，倘若妊娠或产后患者伴有心力衰竭的症状和体征及 X 线特点，即可确立诊断。因而，往往易将进行性高血压、左心室舒张功能不全、系统感染、肺动脉栓塞或妊娠期间高排出血量状态误诊为 PPCM。现代超声技术可识别左心室舒张功能不全的发生，定量分析血流动力学状态，从根本上克服以往诊断的局限性，再结合 Demakis 的 PPCM 诊断标准，将可提高 PPCM 诊断的准确性。

围生期心肌病
［世界卫生组织/国际心血管学会(WHO/ISFC)］

PPCM 是发生在妊娠 28 周及产后 6 个月内的一种特发性扩张型心肌病，较多发生在妊娠 36 周后至产后 5 个月内,早在 1849 年 Ritche 就对本病作了描述。文献对本病的命名极为混乱,1980 年世界卫生组织/国际心血管学会(WHO/ISFC)巴黎会议确定使用围生期心肌病这一名称。

许多学者提出本病诊断标准可归纳为 3 条:

(1) 既往无器质性心脏病;

(2) 心衰首次发生于妊娠 28 周至产后 6 个月内;

(3) 符合扩张型心肌病的严格诊断标准,并排除其他心脏病。

围生期心肌病
(Meadows WR)

Meadows 拟定诊断标准如下:

(1) 妊娠末 3 个月至产后 5 个月内,突然发生心悸、气短等心力衰竭表现;

(2) 在妊娠后期以前无器质性心脏病、高血压及肾炎;

(3) 心电图有心肌损害;

(4) 蛋白尿及高血压,待症状控制后可自然消失;

(5) 心衰控制后,临床和其他检查可排除器质性心脏病。

注:若妊娠前患心肌病,遗留有心律失常,再次妊娠时可因室上性心律失常而促进心衰;若再次妊娠出现的心律失常和心衰发生在围生期,也可列入本病范围。

围生期心肌病
(Gianopoulos JG)

以往无心脏疾患,在妊娠最后 4 周或产后 6 个月内,突发充血性心衰,排除了其他心脏病因,即诊断为围生期心脏病(PPCM)。其特点如下:

(1) 临床表现主要由左心室功能减损而导致心排血量降低的充血性心衰;

(2) 常见于 30 岁左右、多胎、多次妊娠的黑人妇女;

(3) EMB(心内膜心肌活检)有特征性组织病理学改变;

(4) 60%的患者心脏改变可恢复正常,若症状持续至分娩后 6 个月,预后较差;

(5) 50%～60%的病例有复发的危险性,故不宜再次妊娠。

产期前后心肌病

(1) 既往身体健康,产前 1 个月或产后 5 个月内突然发生咳嗽、气喘、不能平卧三大症状,或有典型心力衰竭表现者;

(2) 心脏物理检查或心电图检查肯定有心肌炎证据;

(3) 临床上可伴有暂时性高血压或一过性蛋白尿,但经过治疗很快恢复正常;

(4) 临床及其他检查可排除其他原因引起的心肌病。

家族性肥厚型心肌病

(1) 同一家族中有两个以上的近亲患肥厚型心肌病而死亡;

(2) 死亡者经尸检或临床证实为肥厚型心肌病;

(3) 患者在老年之前(或 25 岁以前)因本病死亡;

(4) 生存者的家属成员有经超声心动图证实患本病者,该病用普萘洛尔(心得安)治疗可减轻症状。

酒精性心肌病
(David et al)

酒精性心肌病是指有心力衰竭的血流动力学变化,临床及影像学所见与扩张型心肌病类似,发病与长期大量饮酒有关,戒酒后病情可缓解或痊愈的一种心肌疾病。一般认为,有心力衰竭的临床表现及长期大量酒精摄入史,乙醇摄入量每日＞125 ml,持续 10 年或更长,排除其他心脏疾患,可考虑酒精性心肌病的诊断。

酒精性心肌病
(日本　金子雅则　他)

小出、木梶等将本病的诊断标准定为:

(1) 系充血型或肥厚型非闭塞性特发性心肌病;

（2）除外其他特异型，如家族性心肌病；

（3）发病前有大量饮酒史，戒酒后见心影明显缩小，心衰好转，则诊断尤为可靠。

酒精性心肌病（国内标准）

诊断条件：①有 10 年以上的大量饮酒史（纯酒精量约 125 ml/d，啤酒 4 瓶，白酒 150 毫升以上）；②有心脏扩大、充血性心力衰竭、心律失常和栓塞的症状和体征；③除外高血压、冠心病、先心病、心肌炎等；④完全戒酒 4～8 周后，临床症状、体征、血流动力学异常可明显减轻，但不易完全恢复正常。再度饮酒，症状可再次加重。

酒精性心肌病（超声标准）

酒精性心肌病是指长期饮酒、酗酒，纯酒精 125 ml/d、白酒 150 g/d 或啤酒 4 瓶/d 以上，持续 6～10 年以上者引起的心肌变性、心律失常、心功能障碍等心肌疾病。病理改变无特异性，与扩张型心肌病基本相同。

一、超声心动图表现

1. 二维和 M 型超声

（1）二维超声

① 心脏扩大，以左心室为主，晚期全心扩大；

② 心肌肥厚，主要表现在室间隔及左心室后壁呈对称性轻度肥厚，心肌重量增加；

③ 左心室心肌内出现异常散在斑点状强回声；

④ 左心室心内膜增厚、回声增强；

⑤ 室壁运动搏幅普遍减低。

（2）M 型超声：各瓣膜开放幅度减低，二尖瓣前后瓣呈"钻石"样。

2. 多普勒超声

（1）彩色多普勒：当心房、心室扩大时，多有二尖瓣反流；晚期可出现多个瓣膜的反流。

（2）脉冲多普勒：早期二尖瓣口血流频谱 E 峰及 A 峰无变化；当发展到一定时期出现形态失常，E 峰加速时间延长及减速度减低，A 峰速度加快，E/A<1。

（3）组织多普勒：左心室壁二尖瓣环收缩期及舒张早期速度降低，舒张晚期速度增高或无明显变化，舒张早期（Em）与晚期速度峰值（Am）比<1，等容舒张期时间延长。

二、诊断标准

长期饮酒史，除外其他心脏病，并具备上述二维超声表现可提示诊断。

糖尿病心肌病（超声标准）

一、超声心动图表现

1. 二维和 M 型超声

（1）二维超声：①心脏扩大，以左心室、左心房为主；②室间隔及左心室后壁增厚，心肌重量增加；③左心室心肌回声增强、欠均匀；④主动脉硬化。

（2）M 型超声：①左心室流出道增宽。②E 峰到室间隔的距离增大。③主动脉搏幅减低。

2. 多普勒超声

① 彩色多普勒：当心房、心室扩大时，出现二尖瓣反流。

② 脉冲多普勒：早期二尖瓣口血流频谱 E 峰/A 峰<1，随之出现收缩功能减低。

③ 组织多普勒：早期表现左心室壁二尖瓣环水平及左心室壁各节段舒张早期速度（V_E）降低，舒张晚期速度（V_A）增高，$V_E/V_A<1$，等容舒张期时间延长。晚期收缩功能减低。

二、诊断标准

具有糖尿病病史，除外其他心脏病，并具备上述二维超声表现可提示诊断。

心脏黏液瘤（超声标准）

一、超声心动图表现

1. 二维与 M 型超声

（1）二维超声

① 心腔内见圆形或椭圆形异常回声，轮廓清晰。

② 瘤体内部回声中等强度,呈点状,分布尚均匀。有液化时中央可见小的散在液性暗区。

③ 瘤体根部与心腔壁附着,瘤体大部分游离于心腔中。活动时形态可变,随心动周期有规律的运动。

④ 左心房黏液瘤,舒张期团块由左心房进入二尖瓣口或左心室,收缩期回到左心房腔。瘤体伸长呈长圆形或舌状。

⑤ 右心房黏液瘤:与左心房黏液瘤类似。

⑥ 左心室黏液瘤:一般位于左心室流出道附近,其根部在左心室壁上。活动度较小,但也可见收缩期向流出道运动,舒张期在左心室腔内运动。

(2)M 型超声:左心房黏液瘤:二尖瓣前叶呈"城墙"样改变,前后瓣叶为镜像,舒张期在二尖瓣前叶曲线下有"云雾"状回声,收缩期消失。

2. 多普勒超声

(1)彩色多普勒:左、右心房黏液瘤于二、三尖瓣黏液瘤两侧舒张期窄束红色或红色为主五彩镶嵌血流信号。

(2)频谱多普勒:左、右心房黏液瘤于二、三尖瓣下黏液瘤两侧记录到舒张期正向部分充填的湍流频谱。

(3)经食管超声心动图更能全面显示左、右心房内黏液瘤的轮廓、附着点、部位,清楚显示左心耳的形态,同时可以追踪上、下腔静脉入左心房情况。

(4)三维超声心动图可获取所需的任意平面的图像,更能清楚地观察黏液瘤的大小、根部附着点,能准确描述出它的形态、空间结构、是否累及瓣膜等信息。

二、诊断标准

具备上述二维超声①②③条可诊断此病。

心腔血栓(超声标准)

一、超声心动图表现

1. 左心房内血栓

(1)心房内形状不规则团块,内部回声中等或偏低;

(2)团块基底宽,与心房壁附着范围广,活动度小或无活动;

（3）血栓机化时为增强回声；

（4）风心病的其他超声表现。

2. 心室血栓

（1）心室心尖部形状不规团块，内部回声强弱不均；

（2）附着在心室壁上，无活动度；

（3）机化时回声可增强；

（4）血栓附着处常存在室壁瘤及室壁运动异常。

二、诊断标准

风湿性心脏病二尖瓣狭窄伴房颤或心肌梗死患者具备上述 1、2 条可诊断此病。

酒精中毒心肌病

（美国纽约心脏病学会标准委员会）

1. 在慢性酒精中毒过程中发生。

（1）心律失常；

（2）或心脏增大；

（3）或心室衰竭。

2. 戒酒后上述异常消失。

3. 无其他原因心脏病者。

心尖肥厚型心肌病

据日本学者的报道诊断包括：

（1）巨大倒置 T 波（>10 mm）并有 QRS 电压增高（$Rv_5 > 26$ mm 或 $Sv_1 + Rv_5 \geq 35$ mm）；

（2）心室造影或超声心动图证实有显著的心尖部向心性心肌肥厚，而无左心室流出道梗阻征象。

血吸虫性心肌炎

Rhomas 和潘世箴相继报道日本血吸虫病引起急性心肌炎，提示血吸虫性心肌炎的证据为心肌内发现：①孤立的虫卵沉着（临床价值较小）；②中心有虫卵沉着的肉芽肿，并有血管充血、间质水肿和胶原纤维化。

血吸虫性心肌炎临床分型

（1）有明显症状者：危重的年轻血吸虫病患者，有显著的全心性充血性心力衰竭表现，同时有"急性心肌炎"的症状，心电图示心肌缺血、房室传导阻滞和弥漫性心肌复极障碍等病变。这些病例在生前颇难作出明确诊断。

（2）亚临床病例：血吸虫病流行地区年轻血吸虫病患者的心电图异常（包括房室传导阻滞和心肌复极障碍）的发生率较非流行地区居民显著为高，在统计学上有显著意义。

急性病毒性心肌炎
（《中华内科杂志》编委会全国心肌炎
心肌病专题座谈会　1987 年）

1. 在上呼吸道感染、腹泻等病毒感染后 1～3 周内或急性期中出现心脏表现（如舒张期奔马律、心包摩擦音、心脏扩大等）和（或）充血性心力衰竭或阿-斯综合征者。

2. 上述感染后 1～3 周内或发病同时新出现的各种心律失常而在未服抗心律失常药物前出现下列心电图改变者。

（1）房室传导阻滞或窦房阻滞、束支传导阻滞；

（2）两个以上导联 ST 段呈水平型或下斜型下移≥0.05 mV，或多个导联 ST 段异常抬高或有异常 Q 波者；

（3）频发多形、多源成对或并行性早搏；短阵、阵发性室上速或室速，搏动或颤动等；

（4）两个以上以 R 波为主波的导联 T 波倒置、平坦或降低＜R 波的 1/10；

（5）频发房早或室早。

注：具有（1）～（3）任何一项即可诊断。具有（4）或（5）或无明显病毒感染史者要补充下列指标以助诊断：①左心室收缩功能减弱（经无创或有创检查证实）；②病程早期有 CPK、CPK-MB、GOT、LDH 增高。

3. 如有条件应进行以下病原学检查。

（1）粪便、咽拭子分离出柯萨奇或其他病毒和（或）恢复期血清中同型病毒抗体滴度较第一份血清升高 4 倍（双份血清应相隔 2 周以上）或首次滴度＞640

者为阳性,320 者为可疑;

（2）心包穿刺液分离出柯萨奇或其他病毒等;

（3）从心内膜、心肌或心包分离出病毒或特异性荧光抗体检查阳性。

4. 对尚难明确诊断者可长期随访,在有条件时可作心肌活检以帮助诊断。

5. 在考虑病毒性心肌炎诊断时,应除外甲状腺功能亢进症、β 受体功能亢进症及影响心肌的其他疾患如风湿性心肌炎、中毒性心肌炎、冠心病、结缔组织病及代谢性疾病等。

成人急性病毒性心肌炎

（全国心肌炎、心肌病专题研讨会组委会 1995 年）

1. 在上呼吸道感染、腹泻等病毒感染后 1～3 周内或急性期中出现心脏表现,如严重乏力（心排血量降低）、第一心音明显减弱、舒张期奔马律、心包摩擦音、心脏扩大、充血性心力衰竭或阿-斯综合征等。

2. 上述感染后 1～3 周内或与发病同时新出现的各种心律失常和（或）心电图异常而在未服抗心律失常药物前出现下列心电图改变者。

（1）房室传导阻滞、窦房阻滞或束支传导阻滞;

（2）两个以上导联 ST 段呈水平型或下斜型下移≥0.05 mV,或多个导联 ST 段异常抬高或有异常 Q 波;

（3）多源、成对室性早搏,自主性房性或交界性心动过速、持续或非持续阵发性室性心动过速,心房或心室扑动、颤动;

（4）两个以上以 R 波为主的导联 T 波倒置、平坦或降低<R 波的 1/10;

（5）频发房性早搏或室性早搏。

注：具有（1）～（3）任何一项即可诊断;具有（4）或（5）,以及无明显病毒感染史者必须具有以下指标之一,以助诊断。

3. 有下列病原学依据之一:

（1）第 2 份血清中同型病毒抗体滴度较第 1 份血清升高 4 倍（两份血清应相隔 2 周以上）或一次抗体效价≥640 者为阳性,320 者为可疑（如以 1：32 为基础者则宜以≥256 为阳性,128 为可疑阳性,根据不同实验室标准作决定）。

（2）病毒特异性 IgM≥1：320 者为阳性（按各实验室诊断标准,但需在严格质控条件下）。

上述（1）、（2）如同时有同种病毒基因阳性者更支持有近期病毒感染。

（3）单有血中肠道病毒核酸阳性,可能为其他肠道病毒感染。

（4）从心内膜、心肌、心包或心包穿刺液中测出肠道病毒或其他病毒基因片段。

4. 左心室收缩功能减弱（经无创或有创检查证实）。

5. 病程早期有 CK、CK-MB、AST、LDH 增高，并在急性期中有动态变化。如有条件可进行血清心脏肌钙蛋白 I 或肌钙蛋白 T、肌凝蛋白轻链或重链测定。

6. 对尚难明确诊断者可长期随访。在有条件时可做心内膜心肌活检进行病毒基因检测及病理学检查。

在考虑病毒性心肌炎诊断时，应除外甲状腺功能亢进症、二尖瓣脱垂综合征及影响心肌的其他疾患如风湿性心肌炎、中毒性心肌炎、冠心病、结缔组织病、代谢性疾病以及克山病（克山病地区）等。如有条件必须进行上述任何一项病原学检查。

成人急性病毒性心肌炎

（《中华心血管病杂志》编辑委员会心肌炎心肌病
对策专题组　1999 年）

心肌炎是指心肌局限性或弥漫性的急性或慢性炎症病变，可分为感染性和非感染性两大类。前者由细菌、病毒、螺旋体、立克次体、真菌、原虫、蠕虫等感染所致，后者包括过敏或变态反应性心肌炎如风湿病以及理化因素或药物所致的心肌炎等。由病毒感染所致心肌炎，病程在 3 个月以内者称急性病毒性心肌炎。

心肌炎的症状轻重不一，病情严重程度不等。轻者可无自觉症状；严重者可表现为猝死、严重心律失常、心源性休克和（或）心力衰竭，导致急性期死亡；也可表现为各种心律失常、心包炎或急性心肌梗死等。成人病毒性心肌炎的临床表现大多较新生儿和儿童病毒性心肌炎为轻，急性期病死率低，大部分病例预后良好。但暴发型与重型患者少数可出现急性期后持续心腔扩大和（或）心功能不全，临床表现与扩张型心肌病类同，又被称为"亚急性或慢性心肌炎"、"扩张型心肌病综合征"等。这些患者的自然病程不尽相同。部分患者病情进行性发展，心腔扩大和心力衰竭致死；也有少数心腔扩大，而无心力衰竭的临床表现，持续数月至数年后，未经治疗，心功能改善并保持稳定；其中一部分患者可能再度病情恶化，预后不佳。

病毒性心肌炎的确诊相当困难。原因是病毒性心肌炎临床表现及多数辅助检查均缺乏特异性。如何结合临床表现与实验室检查结果确诊病毒性心肌炎，国际上尚无统一标准。仅有病毒感染或心肌炎本身的症状都不足以确诊病毒感染心肌。目前我国临床上对急性病毒性心肌炎的诊断多偏宽，有过病毒感染史及心电图发现早搏或仅有胸闷、心悸等非特异性症状加上某些外周血病毒病原学依据就诊断为急性病毒性心肌炎,给患者造成一定的精神和经济负担。为了进一步加强临床医师们对急性病毒性心肌炎的认识,本次研讨会在上两次诊断标准草案的基础上又做了修订,以作为现阶段急性病毒性心肌炎诊断时的参考。

1. 病史与体征:在上呼吸道感染、腹泻等病毒感染后 3 周内出现心脏表现,如出现不能用一般原因解释的感染后重度乏力、胸闷、头昏(心排血量降低所致)、心尖第一心音明显减弱、舒张期奔马律、心包摩擦音、心脏扩大、充血性心力衰竭或阿-斯综合征等。

2. 上述感染后 3 周内新出现下列心律失常或心电图改变

(1) 窦性心动过速、房室传导阻滞、窦房阻滞或束支阻滞;

(2) 多源、成对室性早搏,自主性房性或交界性心动过速,阵发或非阵发性室性心动过速,心房或心室扑动或颤动;

(3) 两个以上导联 ST 段呈水平型或下斜型下移≥0.01 mV 或 ST 段异常抬高或出现异常 Q 波。

3. 心肌损伤的参考指标:病程中血清心肌肌钙蛋白 I 或肌钙蛋白 T(强调定量测定)、CK-MB 明显增高。超声心动图示心腔扩大或室壁活动异常和(或)核素心功能检查证实左心室收缩或舒张功能减弱。

4. 病原学依据

(1) 在急性期,从心内膜、心肌、心包或心包穿刺液中检测出病毒、病毒基因片段或病毒蛋白抗原;

(2) 病毒抗体:第二份血清中同型病毒抗体(如柯萨奇 B 组病毒中和抗体或流行性感冒病毒血凝抑制抗体等)滴度较第一份血清升高 4 倍(2 份血清应相隔 2 周以上)或一次抗体效价≥640 者为阳性,320 者为可疑阳性(如以 1:32 为基础者则宜以≥256 为阳性,128 为可疑阳性,根据不同实验室标准作决定);

(3) 病毒特异性 IgM:以≥1:320 者为阳性(按各实验室诊断标准,需在严格质控条件下)。如同时有血中肠道病毒核酸阳性者更支持有近期病毒感染。

对同时具有上述 1、2[(1)(2)(3)中任何一项]、3 中任何 2 项,在排除其他原因心肌疾病后,临床上可诊断为急性病毒性心肌炎。如同时具有 4 中(1)项者,可从病原学上确诊急性病毒性心肌炎;如仅具有 4 中(2)(3)项者,在病原学上只能拟诊为急性病毒性心肌炎。

如患者有阿-斯综合征发作、充血性心力衰竭伴或不伴心肌梗死样心电图改变、心源性休克、急性肾功能衰竭、持续性室性心动过速伴低血压或心肌心包炎等一项或多项表现,可诊断为重症病毒性心肌炎。如仅在病毒感染后 3 周内出现少数早搏或轻度 T 波改变,不宜轻易诊断为急性病毒性心肌炎。

对难以明确诊断者,可进行长期随访,有条件时可做心内膜心肌活检进行病毒基因检测及病理学检查。

在考虑病毒性心肌炎诊断时,应除外 β 受体功能亢进、甲状腺功能亢进症、二尖瓣脱垂综合征及影响心肌的其他疾患,如风湿性心肌炎、中毒性心肌炎、冠心病、结缔组织病、代谢性疾病以及克山病(克山病地区)等。

病毒性心肌炎
(德国 Bolte 等制定的诊断标准)

(1) 有心力衰竭和心律失常的急性心功能不全,射血分数明显减少,冠状动脉和心脏造影除外冠心病和心脏瓣膜病;

(2) 发病前 8~10 d 有上呼吸道或肠道病毒感染;

(3) 有病毒感染的血清学证据,在感染过程中抗体滴定度升高;

(4) 心肌活检标本中光学显微镜检查示心肌炎改变。

符合以上 4 项中 3 项可诊断本病。

病毒性心肌炎分度

轻度(轻型):一般无明显症状,无心功能障碍,心界不大,有符合心肌炎的心电图改变。病程一般为数周至数月。

中度(中型):多有自觉不适,如心悸、乏力及心前区不适等。有心脏受累的体征,如心动过速、心音低钝及奔马律,心界轻至中等扩大。可有明显的心电图异常,并可发生急性心力衰竭。病程常较迁延,经数年才逐渐恢复。

重度(重型):起病急,多突然出现急性心力衰竭或心源性休克,病情危重及急剧恶化,可在数小时或数日内死亡,个别亦有猝死者。如反复发作心衰呈慢性活动病程,则心脏明显扩大,可并发严重心律紊乱或栓塞等情况。

病毒性或特发性心肌炎

(1) 不少心脏症状合并有上感样症状或消化道症状,皮疹、关节痛、肌肉痛等作为前驱症状或主要症状,也有于无症状时和猝死发病的。

心脏症状:胸痛、晕厥、呼吸困难、心悸、休克、痉挛、发绀等。

上感样症状:发热、头痛、咳嗽、咽喉痛等。

消化道症状:恶心、呕吐、腹痛、腹泻等。

(2)体检心动过速、心动过缓、听诊心音低钝、奔马律(第三、四心音)、心包摩擦音或收缩期杂音等。

(3)心电图通常显示某些异常所见,包括一至三度房室传导阻滞、ST-T改变、室内传导阻滞、低电压、室性和房性早搏、室性心动过速、室上性心动过速、心房颤动、异常Q波等。

(4)往往有血清中心肌酶(肌酸磷酸激酶-MB型、乳酸脱氢酶Ⅰ、Ⅱ型、天冬氨酸氨基转移酶)升高、CRP阳性、血沉加快、白细胞增高等。

(5)胸部X线往往显示心脏扩大。

(6)超声心动图示左心功能减低和心包积液。

(7)上述第(2)~(6)项所见短期内往往有变化。

(8)急性期和缓解期采取的血清病毒抗体效价变化4倍以上对病因诊断有帮助,且诊断困难时,咽拭子、尿、粪便、血液、心包穿刺液、心肌的病毒分离或病毒抗原确定有助病因诊断。

(9)心内膜心肌活检可确诊,但阴性所见也不能否定心肌炎。

(10)必须同急性心肌梗死等相鉴别。

病毒性或特发性心肌炎
(心内膜心肌活检的诊断标准)

1. 急性
(1)多数的大单核细胞浸润(有时出现少数的多核白细胞、巨细胞);
(2)心肌细胞断裂、融解、消失;
(3)间质水肿(有时网状纤维增加)。

2. 亚急性
(1)中等度的大单核细胞浸润;
(2)心肌细胞变性、断裂、排列紊乱(有时反复出现核细胞增加);
(3)心肌间质纤维化、纤维症。

3. 慢性
(1)浸润细胞逐渐减少,成纤维细胞增加;
(2)心肌间质及不规则局灶性纤维化、纤维症(有时脂肪组织增加);

（3）心肌细胞大小不等、肥大、排列紊乱。

4．非活动性：具有慢性心肌炎第 2、3 项组织学所见，浸润细胞极少数时。

病毒性心肌炎（疗效判断标准）

1．治愈标准

① 临床症状、体征消失，实验室检查正常；

② 心电图恢复正常；

③ 心电图显示心胸比例＜50％。

2．好转标准

① 临床症状控制或好转，实验室检查正常或好转；

② 心电图好转；

③ X 线心脏阴影有所缩小，但心胸比例＞50％。

3．无效标准：临床症状、实验室检查和心电图无好转。

心肌梗死样心肌炎

临床上出现流感样症状，胸痛、心脏扩大、奔马律、颈静脉压力增高等；心电图显示心肌梗死图形，而且呈演变过程，心内膜心肌活检显示心肌细胞水肿、坏死、间质和冠状动脉内膜大量淋巴细胞浸润而冠状动脉造影正常者即可诊断为心肌梗死样心肌炎。

急性心肌梗死样病毒性心肌炎

（1）为青年，平素身体健康，首先表现为上呼吸道感染症状，如畏寒、发热，病情发展急剧，无剧烈心绞痛，有心悸、气短等循环功能不全或短阵晕厥表现；

（2）心电图有不同类型传导阻滞，其病理性 Q 波及 ST 抬高、T 波均与急性心肌梗死之演变过程不同，病理性 Q 波恢复较快；

（3）关于该型心肌炎的发病机制，Burch 和 Wood 认为：可能因为病毒的感染使冠状动脉发炎，或者大块的坏死性的心肌致使心电静止，发生 Q 波或心肌细胞坏死后而产生心肌纤维化。

过敏性心肌炎

（美国纽约心脏病学会标准委员会）

（1）出现过敏反应或无任何其他明显原因的系统性嗜酸粒细胞增多；

（2）临床上有下列表现之一或几种：心脏增大、心力衰竭、心律失常和非特异性 ST-T 改变。

药物性心肌炎

1. 有持续或间断大量应用对心肌有毒性的药物史。

2. 在用药过程中出现或加重心肌损害的证据。

（1）心脏扩大、持续性心动过速、奔马律、急慢性心力衰竭及阿-斯综合征；

（2）严重的心律失常；

（3）ST-T 异常和病理性 Q 波；

（4）放射性核素扫描显示心肌受损的征象。

3. 停用其药物后心肌损害多可逐渐恢复。

药物高敏感性心肌炎

药物高敏感性或过敏与药物剂量大小无关，而且可以发生于药物治疗期间的任何时候。虽然近期报告有长期反应的病例，但一般于停药后症状即可消退。相反地，中毒性心肌炎则与药物剂量有关，即使停药后其毒性作用仍继续。Billingham 总结了这两种心肌炎病理上的差异，药物高敏感性心肌炎时有嗜伊红细胞，非典型淋巴细胞和巨细胞，而无成纤维细胞或纤维变性。这些病理损伤都同期出现，而且可伴有肉芽肿浸润和非坏死性血管炎。中毒性心肌炎的病理损伤可不同时期出现，无嗜伊红细胞，无巨细胞，淋巴细胞正常，而有成纤维细胞和纤维变性，并伴坏死性血管炎。

已有 20 多种药物是高敏感性心肌炎的发病原因。主要的致敏药有甲基多巴、磺胺类药物和青霉素，其他药物包括四环素、破伤风类毒素、链霉素、两性霉素、阿米替林、氯噻酮、苯茚二酮、苯妥英钠、螺内酯和保泰松。引起中毒性心肌炎的药物数量相似，包括多柔比星、锂、儿茶酚胺、巴比妥类、氨茶碱、环磷酰胺和百草枯。

药物高敏感性心肌炎的最初临床表现为一般的过敏症状——皮疹、发热和嗜伊红细胞增多,继而出现非特异性的心脏症状,包括窦性心动过速,心电图呈现无诊断价值的 ST-T 变化,心肌酶轻度升高,以及轻度心脏扩大。在早期无论是否出现心脏症状都必须考虑到心脏已经罹患。因为在一组观察中24 例高敏感性心肌炎中 20 人猝死,心脏希氏束传导障碍可致心脏传导阻滞,如果出现室性心动过速可能难以救治。因此早期诊断可能挽救患者生命。药物高敏感性患者(尤其对甲基多巴、磺胺类或青霉素过敏者)所表现的征象是心电图的改变,肌酸磷酸激酶 MB 升高,心脏扩大和持续窦性心动过速,并伴外周血嗜伊红细胞增多。超声心动图能显示心室功能受损。心肌内心室活检能得到组织学的证据,因为患者的反应通常是全身性的,经静脉右心室活检应能得到诊断依据。

感染中毒性心肌炎

1. 有败血症的证据。

2. 在败血症的急性期出现心肌受损的表现。

(1)心脏增大、持续性心动过速与体温不成比例、舒张早期奔马律、急慢性心力衰竭及阿-斯综合征。

(2)严重的心律失常;

(3)心电图有心肌损害的表现。

3. 可伴有感染性心内膜炎及化脓性心包炎。

结核性心肌炎

(1)有明显结核中毒症状(发热、乏力、盗汗等),尤其是患有急性血行播散性结核或浆膜结核;

(2)既往无心脏病,出现心肌炎症状(心悸、气急、胸闷不适)和体征(心率、心律改变,奔马律,心音低,心界扩大);

(3)心电图示 ST-T 改变及心律失常或一至三度房室传导阻滞或室内阻滞;

(4)除外其他原因的心肌炎和心肌病、冠心病及单纯缺氧性 ST-T 改变;

(5)症状与体征随抗结核药治疗后而改善。

伤寒性心肌炎

1. 确诊为伤寒病。
2. 并有以下 1 项者。
（1）心尖部第一心音明显低钝、奔马律、心律失常；
（2）出现心脏增大；
（3）心电图有心肌损害表现；
（4）有心功能不全。

白喉性心肌炎

1. 确诊为白喉。
2. 并有以下 1 项者。
（1）心尖部第一心音减弱、奔马律；
（2）心脏扩大或有心功能不全；
（3）出现房室传导阻滞或束支传导阻滞；
（4）心电图有心肌损害或心律失常改变。

血吸虫性心肌炎

1. 确诊为血吸虫病。
2. 并有以下 1 项者。
（1）出现心率快、奔马律；
（2）出现心功能不全；
（3）心电图显示：①心肌缺血；②房室传导阻滞；③弥漫性心肌复极障碍。
（4）病理检查发现：①心肌内孤立的虫卵沉着（临床价值较小）；②心肌内有虫卵沉着的肉芽肿，并有血管充血，间质水肿和胶原纤维变性。

心内膜弹力纤维增生症

临床上有下列表现时应考虑心内膜弹力纤维增生症（EFE）：

（1）不明原因的顽固的进行性充血性心力衰竭,特别是 2 岁以内的婴幼儿。

（2）无器质性心脏杂音。

（3）85％症状或体征出现在出生后 8 个月内,而很少在 1.5 岁以后。

（4）心电图示左心室负荷过重图形(符合下列任何一项者：$Sv_1 > 20$ mm;$Rv_6 > 20$ mm;$Qv_{5,6} > 3$ mm;V_1 的 R/S 比例小于 $0.2 \sim 0.8$ mm;$Tv_{5,6}$ 平坦或倒置)。

（5）X 线片示显著的心脏增大。

（6）心血管造影示左心室的收缩和舒张期容量无明显变化。

（7）流行性腮腺炎抗原皮肤试验可供诊断参考。

原发性心内膜弹力纤维增生症

（九省市心肌炎协作组　1980 年）

（1）早期发生充血性心力衰竭,多因呼吸道感染或肺炎诱发。对洋地黄类药物虽尚敏感,但心力衰竭常较顽固,反复加重,极少数早期病例可无心力衰竭出现。

（2）杂音较轻或无,少数可有提示二尖瓣关闭不全的Ⅲ级杂音。

（3）X 线检查显示心脏增大,左心为主,透视可见心搏减弱。

（4）心电图示左心室肌厚。除左心前导联电压增高外,常伴左心前区 T 波呈缺血性倒置。极个别病例左心室肥厚不明显,心律不齐少见。

（5）排除其他心血管疾病。

原发性心内膜弹力纤维增生症

（Ino T et al）

（1）早期发生充血性心力衰竭,多因呼吸道感染或肺炎诱发,<2 岁;

（2）X 线胸片显示心脏增大,透视可见心搏减弱;

（3）心电图示左心室肥厚,常伴左胸前导联 T 波呈缺血性倒置及 ST 段改变;

（4）超声心动图或心脏造影示左心室扩大、搏动弱;

（5）排除先天性心脏病及其他心血管疾病。如超声心动图发现心内膜回声增强更支持该诊断。

引自

Ino T，Benson LN，Freedom RM et al. 1988. Natural history and prognostic rick factors in endocardial fibroelastosis，Am J Cardiol，62:431~434.

人造瓣膜置换术后的心内膜炎
（WR Wilson et al）

作者认为诊断本病必须具有以下标准中的两项：

（1）血培养两次以上阳性，且为同一菌种；

（2）手术或尸解标本的病理组织学示有细菌性心内膜炎的改变；

（3）临床有两项以上的下列体征：发热、新近出现的反流性杂音、新近出现的脾脏肿大或周围血管栓塞。

静脉药瘾者感染性心内膜炎

静脉药瘾者（IVDA）患感染性心内膜炎（IE）有以下特点：

（1）青年男性多见，多无基础心脏疾病，人类免疫缺陷病毒感染者发病率较高；

（2）多为急性或暴发性，主要侵犯三尖瓣，超声心动图常发现三尖瓣赘生物，极少听到典型的杂音；

（3）100％的患者均有发热、咳嗽，合并严重的肺部感染；

（4）大多数患者多次血培养阳性，80％以上为金黄色葡萄球菌；

（5）用敏感的抗生素治疗，预后良好，病死率10％；

（6）后期可做赘生物切除术，急性期手术病死率高（27％）。

引自

Ribera E，Martinez-Costa X，Trnos P et al. 1990. Endocar ditis infecciosa en drogadictos：estudio de 71 casos. Med Clin(Barc)，95：5.

Sherchenko Iul，Shikhverdiev NN，Zharavlev VP et al. 1990. Surgical treatment of septic endocarditis in drug addicts. Vestn Khir，144(3):18.

Torres Tortosa M，Gonzalez Serrano M，Perez Guaman E et al. 1992. Endocarditis infecciosa en heroino manos an la provincia de cadiz. Un estudio multicentrico sobre 150 episodios. Med Clin(Barc)，98，521.

Pagbe JJ, Mesana T, Goudard A et al. 1991. Traitement Chirurgical des endocardites bacteriennes du coeur droit presse. Med, 20：1109.

急性、亚急性细菌性心内膜炎
（中华人民共和国卫生部 1992年）

（1）大多有心脏病病史，少数病史不明显。原有心瓣膜病或先天性心血管畸形患者，出现不明原因的发热达 1 周以上，应怀疑本病。如兼有贫血、脾肿大、杵状指（趾），内脏和皮肤周围栓塞等征象以及心脏杂音改变，应考虑本病。

（2）血培养致病菌呈阳性，必要时做骨髓培养、动脉血培养及尿培养。血红细胞和血红蛋白降低，白细胞中度升高，血沉加快。部分患者可出现蛋白尿及镜下血尿。

（3）超声心动图：除原发心脏病表现外，还可显示瓣膜或心内有赘生物。

感染性心内膜炎
（美国心脏病协会）

（1）血液培养阳性，出现新的杂音或原有杂音发生变化，或伴发栓塞现象；

（2）先天性心脏异常或已有瓣膜损害的患者，产生新的杂音或原有杂音发生改变，伴发栓塞现象，或持续发热、贫血和脾大。

判断方法：凡具备上述条件之一者均可确诊。

感染性心内膜炎
（Edward KC）

美国 Edward K. Chung 拟定的诊断标准：

（1）有瓣膜反流性杂音和血培养阳性者。

（2）有难以解释的长期发热（1～2 周以上），并有器质性心脏病或进行瓣膜置换者，血培养阴性。这些患者可开始按心内膜炎治疗，但应继续寻找发热的其他原因。

（3）血培养反复阳性，但无明显器质性心脏病证据（包括无心脏杂音）者。

（4）长期发热而且超声心动图显示有瓣膜赘生物者，血培养可阴性，也可没有心脏杂音。

感染性心内膜炎
（Durack et al）

主 要 标 准

1. 血培养阳性

（1）二次血培养均有典型感染性心内膜炎致病菌（草绿色链球菌、牛链球菌、HACEKG[①] 或社区获得性金黄色葡萄球菌和肠球菌而无原发病灶）生长。

（2）血培养持续阳性（间隔 12 h 以上抽取的血培养均阳性或三次血培养均阳性或 4 次以上血培养中多数阳性，首次和末次血培养至少间隔 1 h）。

2. 心内膜受累的证据

（1）超声心动图有感染性心内膜炎的阳性发现：①在心反流通道的心瓣膜或支持结构或植片上有摆动的心内包块，而无其他解剖原因可解释；②脓肿；③人工瓣出现新的裂痕。

（2）新出现的瓣膜反流（原有杂音变化不典型）。

次 要 标 准

1. 原有基础心脏病或静脉药瘾。

2. 发热：体温 $\geqslant$ 38 ℃。

3. 血管现象：大动脉栓塞、感染性肺栓塞、真菌性动脉瘤、颅内出血、结膜出血或 Janeway 损害。

4. 免疫现象：肾小球肾炎、Osler 结节、Roth 斑或类风湿因子。

5. 病原学证据：血培养阳性但尚不够主要标准[②]，或有与感染性心内膜炎致病菌相一致的致病菌活动性感染的血清学证据。

6. 超声心动图发现：与感染性心内膜炎一致但尚不符合主要诊断标准。

---

① 嗜血杆菌属、放线共生放线杆菌、人心杆菌、埃肯菌属和金氏菌属。

② 单次凝固酶阴性葡萄球菌血培养阳性或非感染性心内膜炎致病菌者除外。

感染性心内膜炎

（Martin）

尽管感染性心内膜炎（IE）诊断的"金指标"是外科手术或尸检的赘生物直接的组织病理学和微生物分析，但是生前 IE 的诊断依然是依据临床表现，尤其是心内膜受累的证据。应用超声技术寻找这一证据，近年来越来越受到重视。

1994 年，Martin 复习了有关的研究和文献，提出了下列结论性意见：①二维超声技术检出赘生物的敏感性为 75％～80％，而经食管超声技术可达 90％；②大于 10 mm 的赘生物导致栓塞的概率大大升高，但是有些在超声并未发现赘生物者不能排除栓塞和其他并发症的可能性；③在二尖瓣上较大的赘生物远比主动脉瓣上相近大小的赘生物所造成栓塞的危险性来得大；④超声多普勒发现被感染的瓣膜仅轻微关闭不全，提示不需要手术治疗；⑤金黄色葡萄球菌 IE 或瓣膜修补手术的 IE 住院早期病死率高，即早期病死率与病原学关系更密切，而不是 IE 的超声心动图特征。

Rohnmann 等（1991 年）指出在抗生素治疗过程中，赘生物增大或无变化者显示比赘生物变小者的愈合时间长或病死率高。绝大多数金黄色葡萄球菌感染者在治疗过程中赘生物有增无减。他还发现 IE 中 50％细菌培养阴性，由于超声研究的深入和超声技术应用越来越广泛，预计细菌培养阴性之 IE 将被检出更普遍。

感染性心内膜炎（超声标准）

感染性心内膜炎（infective endocarditis，IE）常继发于风湿性瓣膜病、先天性瓣膜畸形、室间隔缺损、动脉导管未闭、瓦氏窦瘤破裂等，并有感染、分娩、手术史。于瓣膜及缺损处附着不规则、黄褐色、质松的赘生物，易脱落。可破坏瓣叶、腱索等造成明显关闭不全。

一、超声表现

1. 直接征象：二维超声心动图可见附于瓣叶或其他病损部位的团块状、绒毛絮状或条带状回声。大小不等，2 mm 至 2 cm。多为中等或强回声，典型者边缘模糊，呈篷草状。可发生于多个瓣叶，一般主动脉瓣最多、二尖瓣次之，肺动脉及三尖瓣最少。发生于瓦氏窦瘤破裂及室间隔缺损者多位于破裂口和缺损口出口处和(或)三尖瓣及其腱索上,发生于动脉导管未闭者多位于未闭口肺动脉侧和肺动脉侧壁。

2. 二维及 M 型超声心动图:见赘生物回声随瓣叶活动较大、瓣叶呈连枷样运动,并常可见震颤。

3. 原发病损:可见伴有风湿性瓣膜病损的瓣叶增厚、关闭不全间隙、瓣叶撕裂、穿孔等表现。原发于先天性心脏病及瓦氏窦瘤破裂者可见相应超声表现。

4. 脉冲波及彩色多普勒超声心动图:可见瓣上、瓣下湍流或室缺、瓦氏窦瘤破裂分流图谱。

5. 心腔大小变化:根据原发病损及继发瓣叶破坏情况,各房室大小发生相应变化。

6. 经食管超声心动图:可以清晰显示更小的赘生物,提高诊断率。

二、超声诊断标准

具备上述第 1、2 和 3 条可确诊。

感染性心内膜炎(疗效判断标准)

1. 治愈标准:经 4～6 周以上治疗症状消失,血培养多次阴性,停药后 4 周无复发。

2. 好转标准:血培养阴性,症状改善或遗留部分并发症。

3. 无效标准:治疗后症状、体征无改善,血培养仍为阳性。

细菌性心内膜炎
(Teiichi)

有基础心脏病者

1. 疑诊:原因不明的发热持续 5 d 以上。

2. 确诊:具有下列条件时。

(1) 血培养阳性。

(2) 血培养阴性,但血沉增速、乏力、贫血,并有以下几项:①栓塞症状;②超声心动图证明瓣膜赘生物;③不能以其他原因解释的脾肿大。

无基础疾病者

1. 疑诊：与败血症一致的症状（高热、脾肿大等）。
2. 确诊：具有下列两项时。
（1）新发生的心脏杂音，或超声心动图证明赘生物；
（2）血培养阳性。

Loffler 心内膜炎

本病是发生于温带地区的一种罕见心内膜心肌病，其临床特点为：
（1）患者多为中年男性；
（2）嗜酸粒细胞增生$\geqslant 1.5 \times 10^9$/L，持续至少6个月并累及心、肺和骨髓等器官；
（3）主要临床表现为消瘦、乏力、发热、咳嗽、皮疹以及充血性心力衰竭的症状等体征；
（4）胸片示心脏扩大、肺淤血或浸润，心电图示 ST-T 改变、束支阻滞和心律失常；
（5）超声心动图示双房扩大，心内膜回声增强增厚，二尖瓣后叶活动度受限或消失伴二尖瓣后叶活动度受限或消失伴二尖瓣反流，主要累及左心室流入道和心尖的附壁血栓，收缩功能通常无异常；
（6）心导管检查左心室舒张中晚期充盈压升高，顺应性下降，左心室造影可见二尖瓣反流及心尖部闭塞；
（7）病理学检查可见不同程度的嗜酸粒细胞性心内膜心肌炎、室壁内小冠状动脉的炎症和闭塞，含有嗜酸粒细胞的附壁血栓以及心内膜纤维化。

引自

Braunwald E. 1992. Heart Disease. 4th ed. Philadelphia：W. B. Saunders，1421.

右心内膜炎

主 要 条 件

（1）超声心动图证实三尖瓣和（或）肺动脉瓣有赘生物；

（2）发热和感染征象。

次要条件

（1）多次短期内血培养发现金色葡萄球菌生长；

（2）有细菌性肺栓塞或化脓性肺炎表现；

（3）缺乏全身栓塞表现；

（4）短期内三尖瓣或肺动脉瓣区出现杂音。

诊断必须具备 2 项主要条件或 1 项主要条件加 3 项次要条件。

左心内膜炎

血培养 2 次或 2 次以上有葡萄球菌生长，加上以下两项之一者：

（1）病程中出现显著或变化的心脏杂音；

（2）超声心动图证实心瓣膜或心室壁上有赘生物存在。

顽固性感染性心内膜炎

顽固性感染性心内膜炎的概念

当心内膜炎迁延不愈或并发严重并发症、药物治疗效果不佳时，可考虑顽固性感染性心内膜炎的诊断。感染迁延不愈可表现为：

（1）临床反应：①持续性发热：指微生物学诊断明确，抗生素选择正确，治疗 1 周体温仍不降至正常。②反复性发热：指经治疗体温正常后，再次发热。

（2）微生物学反应：①复发：指初次发病、抗生素治疗后 2 个月以内同一致病菌再次致病。其发生率占感染性心内膜炎的 8％～20％。②反复感染：与迁延不愈不同，反复感染是指出现 2 次或 2 次以上的感染事件。其发生率占感染性心内膜炎的 4％～7％，平均发病间隔 2～3 年。严重并发症主要指多发性栓塞，瓣膜损害，心肌脓肿形成，心肌受损以及肾功能衰竭等。

人 工 瓣 膜

人工瓣膜种类主要分为机械瓣和生物瓣两大类。机械瓣主要为球瓣和碟瓣，生物瓣主要有猪瓣和牛心包瓣。

正常人工瓣声像图

一、碟瓣

有单叶瓣和双叶瓣两种。单叶瓣有 Bjork-Shiley 瓣和 Medtronic Hall 瓣，由瓣环、支架及碟片组成。双叶瓣有 St. Jude 瓣和 Edwards Duromedics 瓣，由瓣环、支架和双碟片组成。超声表现如下。

1. 二维超声心动图：示瓣环为两条强回声光带。二尖瓣位碟瓣叶舒张期向左心室侧开放；单瓣向一侧开放，两叶瓣于中央开放，收缩期关闭贴紧瓣环。主动脉瓣位碟瓣收缩期开放，舒张期关闭。

2. M 型：取样线通过碟片示"城墙样"运动曲线，开放幅度多在 10～15 mm。

3. 脉冲多普勒：取样容积置于二尖瓣位碟瓣开放口下纪录到舒张期宽带、部分充填血流频谱。血流速度在 1～2 m/s。St. Jude 瓣流速约(1.4±0.3)m/s，压力降半时间 60～130 ms。

4. 彩色多普勒：二尖瓣位单瓣下两侧舒张期两束红色血流信号，常见混叠现象。两叶式瓣可见碟片中央及两侧血流束通过。约 5% 正常碟瓣可见左心房内收缩期蓝色血流信号。

二、生物瓣

有猪瓣和牛心包瓣。前者较多用，为将天然猪主动脉瓣经戊二醛处理后缝制于人工瓣环上构成。超声表现如下。

1. 二维超声心动图：支架呈略弧形强光带，心尖长轴切面可见三个瓣叶中的两个，瓣叶为纤细弱回声。短轴切面因支架阻挡常不易显示瓣叶。一般瓣叶开放间距 10～24 mm。

2. 脉冲多普勒：取样容积置于二尖瓣位猪瓣下记录到舒张期宽带、部分充填频谱，流速约(1.65±0.29)m/s，压力降半时间为 90～160 ms。

3. 彩色多普勒：二尖瓣位猪瓣下舒张期一条红色血流束，中心常混叠。约 22% 的正常生物瓣在左心房内显示收缩期蓝色血流信号。

人工瓣并发症(超声标准)

一、人工瓣狭窄

人工瓣狭窄常发生于生物瓣,多于换瓣 7~8 年后出现。少数发生于机械瓣血栓形成,极少数见于机械瓣损毁。

1. 超声表现

(1)生物瓣增厚≥3 mm,回声增强,瓣叶活动幅度<8 mm。

(2)机械瓣叶表面或瓣环处片状或团状低回声附着物,瓣叶开放幅度<8 mm。

(3)脉冲多普勒于二尖瓣位人工瓣下记录到舒张期充填展宽的湍流频谱;主动脉瓣位人工瓣上记录到收缩期充填展宽的湍流频谱。二尖瓣位瓣下流速>2 m/s,碟瓣压力降半时间>130 ms,生物瓣压力降半时间>170 ms;主动脉瓣位碟瓣和生物瓣上流速>3 m/s,压差>36 mmHg(4.8 kPa)。

(4)彩色多普勒示二尖瓣位人工瓣下舒张期窄束五彩镶嵌射流,主动脉瓣位人工瓣上收缩期窄束五彩镶嵌射流。机械瓣血栓形成时血流流向改变,偏向一侧。

2. 超声诊断标准:具备上述第(1)、(2)、(3)条或第(1)、(2)、(4)条可以成立诊断。

3. 评价:由于人工瓣支架回声阻挡超声穿透,可影响瓣叶运动的观察和测量。多普勒取样部位不同,所测速度及时间参数也有差异。故人工瓣狭窄应多方位扫查,多指标综合判断方可提高诊断准确度。此外,人工瓣流速与所换瓣型号有一定关系,应于换瓣后测量流速等参数,作为以后参照的基础值。

二、人工瓣膜关闭不全

人工瓣膜反流主要发生于生物瓣叶破裂、穿孔、关闭不全,也可发生于机械瓣口血栓形成等。

1. 超声表现

(1)彩色多普勒二尖瓣位人工瓣全收缩期蓝色为主五彩镶嵌反流速进入左心房,主动脉瓣位人工瓣反流为全舒张期反流速进入左心室。

(2)脉冲多普勒于二尖瓣位人工瓣上记录到收缩期高速湍流,主动脉瓣位人工瓣下记录到舒张期高速湍流。

(3)生物瓣叶增厚、回声增强、关闭不全间隙,伴有瓣叶撕裂时可见连枷样运动及收缩期抖动等。

(4)机械瓣瓣口较大血栓时可见异常回声团块,关闭不全间隙。

2．超声诊断标准：具备上述(1)、(2)、(3)条可诊断生物瓣关闭不全，具备上述(1)、(2)、(4)条可诊断机械瓣血栓形成、关闭不全。

人工瓣血栓形成与
感染性心内膜炎(超声标准)

人工瓣血栓形成多见于机械瓣，人工瓣感染性心内膜炎多见于人工瓣缝合环周围或生物瓣。

一、超声表现

1．人工瓣碟片或瓣环处异常回声团块附着，瓣叶运动速度减慢。

2．人工瓣膜心内膜炎时二维超声可见绒毛状、不规则形中等强度回声团附着于人工瓣环周围，附着于生物瓣者可见瓣膜连枷样运动。

3．脉冲波及彩色多普勒可检测到狭窄湍流或反流。

二、超声诊断标准

具备上述1和3条，或2和3条可诊断。

人体自身心瓣或置换人造瓣术后
的感染性心内膜炎

（中华人民共和国卫生部医政司　2000年）

感染性心脏瓣膜病是指感染性心内膜炎发生在各个自身的瓣膜以及人造瓣膜置换后的感染性心内膜炎。

诊 断 的 依 据

1．感染源

多种病原体如细菌、真菌、病毒、立克次体、动物寄生虫等，其中细菌性最多见。病原体通过身体任何部位的感染病灶，经血行转移到正常或有病的心瓣膜而发病。也可于拔牙、人工流产后或输液、动静脉插管、静脉注射毒品等导致左、右心腔内的瓣膜感染。心脏瓣膜置换术后的瓣膜感染与置入瓣以及环境的污染、交叉感染等有直接关系。

2. 病理生理

血循环中的病原体多易沉积在受损变粗糙的瓣膜上并与瓣膜表面的纤维素、血液中血小板及有形物沉积，形成不规则的赘生物，且随病原体的繁殖而进一步增大。在急性及亚急性期均可能发生赘生物脱落及相应部位血管栓塞、缺血及功能障碍，亦可向远处散发感染灶。感染后的瓣叶被破坏变形或穿孔，或瓣下腱索断裂，以致瓣叶活动受限制，瓣口狭窄或关闭不全，最终导致心衰等严重后果。人造瓣置换术后的感染赘生物常在瓣口形成阻塞而影响人造瓣的启闭。感染在缝合缘及邻近的组织上形成脓肿或腐蚀穿破等都是产生瓣周漏、人造瓣失灵、感染面积扩大到瓣环周围的原因。如感染进一步累及房室结则引起传导阻滞，发生阿-斯综合征；主动脉瓣周的脓肿可漫延到室间隔，或穿通右心室是形成左向右分流的主要原因。

3. 临床表现

心瓣自身感染，最多见于主动脉瓣。一般起病缓慢，少数为急性发作。主诉有过"感冒"不适或长期迁延发热，并发心慌、气短等心脏病症状，少数有动脉栓塞病史或有近期拔牙或接受过医疗处置等病史。

三尖瓣自身的心内膜炎不同于一般病原体心内膜炎，常发生于反复静脉注射毒品者。三尖瓣迅速被损毁，功能丧失，出现典型三尖瓣关闭不全（颈静脉搏动及压力上升、肝搏动等）症状。如肺内发生菌栓，肺症状及体征明显。

瓣膜置换术后感染患者多为早期体温居高不下或长期波动，且康复迟缓，全身情况差，心脏功能低下或有恶化趋势。

患者发现新的心杂音或原心杂音性质改变，常是瓣膜穿孔；赘生物堵塞瓣口或瓣叶关闭不全、二尖瓣腱索断裂、瓣周漏的杂音，并常伴有病情迅速恶化，以及急性心力衰竭或猝死。

瓣叶上的赘生物如进入肺循环，可产生肺栓塞或肺脓肿，临床表现为呼吸困难、发绀、胸痛及咯血性痰等，严重者发热及咳脓性痰。如赘生物栓子入体循环则出现偏瘫、失语，甚而昏迷等脑梗塞、弥漫性脑膜脑炎等病症。部分患者发生肾动脉、冠状动脉或肠系膜动脉栓塞等相应的症状。如发生血行微小的栓子，则在手掌或足底或大鱼际处形成有压痛的红斑结节（Osler 结），也可在眼底视网膜中看到中心白色出血区域（Roth 点）。

4. 化验与检查

血、尿常规及血沉多可反映体内有炎症反应。

血培养。阳性者有诊断价值，但相当数量患者血培养阴性。为提高血培养的阳性率应遵循以下原则：①使用抗生素前必须先数次采血作培养，同时作需氧和厌氧菌及真菌培养。②急性发作或急诊病例在就诊的最初数小时内应采血

2～3 次作培养;亚急性病例,连续 2～3 天内,每天在不同部位采血,作培养 2～3 次。对用过抗生素治疗者,如有必要及在病情允许时,可停药 7～10 天后再取血培养。③培养时间要够长(2～3 周),以便使生长缓慢的病原体得以繁殖。④取血时要严格无菌操作,以减少污染机会。⑤对确定培养阳性者作药敏试验,以指导治疗。

检查:

心电图:可能显示心室负荷增加,传导阻滞或心肌缺血。

X 线心肺相:心功能不全者心影增大,肺淤血。肺梗塞者或可见梗塞后的阴影。肺脓肿的炎症影呈多发散在片状。

超声心动图:显示瓣膜形态、腱索结构以及运动状况、赘生物的部位及大小、返流量多少,瓣周及瓣环邻近组织是否完整,以及心室腔、室壁的改变。上述检查结果是确定诊断、手术病例选择以及确定手术方案的有力根据。有条件的单位应选用食管超声检查,对主动脉瓣、二尖瓣及三尖瓣上的赘生物和人造瓣置换后失灵、瓣周脓肿等更为敏感。

瓣 周 漏

一、超声表现

1. 彩色多普勒:始于二尖瓣位人工瓣环与房室环或主动脉根部后壁之间的收缩期蓝色为主五彩镶嵌反流束进入左心房;始于主动脉瓣位人工瓣环与主动脉根部前、后壁、侧壁之间的舒张期五彩镶嵌反流束进入左心室。

2. 脉冲多普勒:于上述部位记录相应时相的充填湍流频谱。

3. 瓣周裂隙:瓣周漏较明显时二维超声心动图可见上述部位之间裂隙。

4. 瓣环运动:瓣周漏明显时此处瓣环运动增大。

二、超声诊断标准

具备上述 1 诊断基本成立,1 和 3 条可确诊。

第八章 心 包 炎

心 包 炎
（美国纽约心脏病学会标准委员会）

（1）出现心包摩擦音。

（2）胸痛和特殊的心电图所见，或有心包积液证据。

心电图表现有低电压：两个或三个标准导联，某些或所有心前导联上 ST 段呈弓背向下的抬高，随后 ST 段恢复到基线，除 aVR 导联外，整个心电图上 T 波变平，然后倒置。

（3）心包穿刺抽出纤维素性、浆液纤维素性或脓性渗出液。

符合以上标准之一，可诊断心包炎。

急 性 心 包 炎
（中华人民共和国卫生部医政司　2000 年）

1. 临床诊断

心包摩擦音的存在提示急性心包炎，结合胸痛、心动过速可在临床高度考虑该症诊断。

（1）症状

① 全身症状：有发冷、发热、心悸、出汗、乏力等，可以是原发疾病的表现，也可以是心包炎本身的表现。

② 心前区疼痛：常为急性心包炎的主诉，疼痛的部位与性质不定，通常局限于胸骨下或心前区，常放射到左肩背部、颈部或上腹部，偶有放射至下颌、左前臂和手。疼痛常在体位改变，仰卧、咳嗽、深吸气、吞咽时加剧，坐位或前倾位时减轻。急性非特异性心包炎时疼痛较明显，结核性或尿毒症性心包炎则疼痛较轻。

③ 气急：部分是由于心包胸膜炎性疼痛而作浅呼吸以减轻疼痛，也可能是由于发热或心包内积液的压迫症状。

（2）体征：心包摩擦音是急性心包炎的典型和具诊断价值的体征。呈抓刮样、摩擦感的高频声音，往往盖过心音，有更贴近耳朵之感。典型的心包摩擦音具有三个成分，与心动周期中心房收缩、心室收缩和舒张早期快速心室充盈三个时期的心脏活动相一致。心包摩擦音在心前区均可听到，但在胸骨下部和剑突处、胸骨左缘第三、四肋间最清楚。其强度常受呼吸和体位的影响，患者取坐位，身体前倾，并作深吸气时，以听诊器膜式胸件紧压于胸骨左缘下部易于听到。其存在的时间长短不等，短者仅数小时，长者达数周。心包摩擦音的产生一般认为是由于发炎而变得粗糙的壁层与脏层心包在心脏活动时相互摩擦，故如有多量渗液使两层心包完全分开时，心包摩擦音即消失。

（3）病程：长短不等，视病因而异。非特异性、病毒性、心肌梗死后、心包切开后心包炎多在 2～6 周内自行消退，但少数病例可经数周或数月后复发，或有较大量渗液引起心脏压塞，或最后引起心包缩窄。

2. 实验室诊断

（1）化验检查：在急性心包炎，尤其化脓性心包炎时，白细胞计数及中性粒细胞增多。血清天冬氨酸氨基转移酶、乳酸脱氢酶和肌酸磷酸激酶正常或增高。

（2）心电图检查：急性心包炎因常累及心外膜下心肌而发生心电图改变，具有诊断价值，主要为 ST 段移位，由心肌损伤所致，以及 T 波改变，由于心肌的复极延迟。典型的变化可分为四期：①ST 段抬高并呈弓背向下，T 波高，见于除 aVR 和 V_1 以外各导联，持续 2 天至 2 周；②数天后，ST 段回到等电线，T 波低平；③T 波倒置并加深，可持续数周、数月或更长久；④T 波恢复直立，一般在 3 个月内。病变轻或局限时演变不典型。与 ST-T 改变的同时，可能见到 PR 段移位，除 aVR 和 V_1 导联外，PR 段压低，提示心包膜下心房肌受损。此外窦性心动过速、房性心律失常如早搏、心动过速、扑动扑或颤动也可出现。

（3）X 线检查：急性心包炎无心包积液者可无 X 线变化。

（4）超声心动图检查：急性心包炎无心包积液者无变化。

急 性 心 包 炎

（1）有心前区疼痛、呼吸困难、心动过速及不明原因的体循环静脉淤血等症状。

（2）可闻及心包摩擦音。

（3）心浊音界向两侧扩大且随体位而改变；心尖搏动微弱，位于心浊音界以内或不能扪及；心音低而遥远。

（4）Ewart 征，Rotch 征。

（5）颈静脉怒张、Kassmaul 征、肝脏肿大、肝颈回流试验阳性、下肢水肿、腹水等。

（6）奇脉、动脉收缩压下降，脉压减少，甚至休克。

（7）心电图急性期普遍 ST 段呈弓背向下的抬高，1 至数日后 ST 回到基线，其后出现 T 波低平倒置，及 QRS 低电压和电交替。

（8）X 线可见心脏向两侧增大呈烧瓶形，搏动减弱或消失；肺野清晰，肺血少。

（9）超声心动图可见心包腔内有液性暗区。

（10）心包穿刺证实有心包积液的存在，并可检查心包积液的性质明确病因。

急性心包炎
（实验室诊断标准及疗效判断标准）

实验室诊断标准

一、心包炎诊断临床依据

1. 心包摩擦音。

2. 胸痛和心电图特殊改变，或有心包积液证据。

心电图表现有低电压。两个或三个标准导联、某些或所有心前导联 ST 段弓背向下抬高，随后 ST 段恢复到基线。除 aVR 导联外其他导联 T 波低平，然后倒置。

3. 心包穿刺抽出纤维素性、浆液纤维素性或脓性渗出液。

符合以上标准之一，可诊断为心包炎。

二、心包积液实验室诊断标准。

1. 通过皮肤或切开胸腔心包穿刺，证明有心包积液。

2. 超声心动图证实心包腔内出现异常液层。

3. 心血管造影证明右心房内造影剂外缘与心脏上阴影距离＞5 mm。

4. 放射性核素扫描证实在无胸膜增厚或渗出条件下，肺内和右心房内放射活性物质距离增大。

5. 冠状动脉造影证实显影的血管与邻近心包阴影外缘间距离增大。

符合以上标准之一,可诊断为心包积液。

三、急性心包炎临床诊断依据

1. 临床上多感染史,可有原发病症状及心包炎症状。有心包填塞症状或邻近器官受压症状。如发热、心前区疼痛、呼吸困难、上腹胀痛、食欲不振等。

2. 心包积液量过多或积液发生较迅速时,心浊音界向两侧迅速扩大,并可随体位改变,心尖搏动位于心浊音界内减弱或消失。心音遥远,心率增快,有时有心包叩击音,外周静脉压增高。急性心包填塞时,心率加快,脉搏细弱,动脉收缩压下降,脉压减少,严重者可出现休克。

3. 心电图检查:早期,除 AVR 导联外各导联 ST 段普遍抬高,弓背向下,经数日至数周后恢复。继之 T 波低平或倒置,可持续数周或数日,至心包炎消失后可恢复。心包积液后除 T 变化外,可有肢体导联 QRS 波群低电压,常有窦性心动过速。

4. 有心包摩擦音。

5. X 线检查:心包积液<300 ml 时 X 线征象不多。积液达 300～500 ml 或更多时,心脏阴影普遍性两侧扩大,各心缘弓的正常界限消失,外形呈三角形或烧瓶状,心影形态可因体位不同而改变。

6. CT、MRI 和超声心动图检查显示有心包积液量。

7. 心包穿刺抽液证实积液为渗出性,有助于病因学检查。

符合前三项和后四项之一,可诊断本病。

疗效判断标准

1. 治愈标准:经治疗临床症状消失,CT、MRI 或超声心动图检查显示有心包积液消失,心包结构大致正常。

2. 好转标准:症状改善或遗留部分并发症。

3. 无效标准:治疗后临床症状、体征和 CT 或 MRI 或超声心动图检查心包积液无明显减少。

心 包 积 液

(中华人民共和国卫生部医政司　2000 年)

1. 临床诊断

(1) 症状:视心包病变、积液量及积液速度而定。

有心包积液而心包腔内压力未明显升高者可无症状,偶或有胸部持续压迫感或钝痛。心包积液量大者可产生压迫邻近器官的症状:肺、气管、支气管和大血管受压引起肺淤血、肺活量减少、通气受限制,加重呼吸困难,呼吸浅而速,患者常自动采取前俯坐位,使心包积液向下以及向前移而减轻压迫症状;气管受压可引起咳嗽和声音嘶哑;食管受压可发生吞咽困难。

有心包积液而心包腔内压力增高时即引起心脏压塞,其特征为:①心包腔内压力增高;②心室舒张期充盈进行性受限制;③心搏量与心排血量减少。此时可出现呼吸困难、面色苍白、烦躁不安、发绀、乏力、上腹部疼痛、水肿、严重时发生休克。上述压迫邻近器官症状兼具。

(2)体征:心包积液量少,心包腔内压力未增高者可无特殊体征。心包积液量在 200 ml 以上,或迅速积液时可产生以下体征。

① 心脏体征:心包腔内多量积液时,心尖搏动减弱或消失,或出现于心浊音界左缘内侧处。心浊音界向两侧扩大,相对浊音区消失。患者由坐位转为卧位时,第二、三肋间增宽。心音轻而遥远,心率加快。少数患者在胸骨左缘第三、四肋间可听得心包叩击音,此为一种舒张早期额外音,出现在第二心音后 0.1 秒左右,呈拍击样,一般较响。此音是由于心室舒张时受到心包积液的限制,血流突然中止,形成旋涡和冲击心室壁而产生振动所致。

② 左肺受压迫的征象:大量心包积液时,心脏向后移位,压迫左肺,可引起左肺下叶不张。叩诊示左肩胛下区呈浊音,语颤增强,并可听到支气管呼吸音,构成 Ewart 征。肺实质受压也可听到肺内啰音。

③ 心脏压塞的征象:心包内积液迅速,虽仅 150 ml,但可引起心包腔内压力升高而致心脏压塞,此时心率加速,心排血量迅速减少,血压下降,造成休克。如心包积液比较缓慢,除心率加速、血压较低外,还有一系列静脉回流受限的体征,包括颈静脉怒张、颈静脉搏动并在吸气时扩张、肝肿大伴压痛、腹水、下肢水肿、肝颈反流征阳性等。动脉收缩压常降低、脉压小、脉搏细弱。心脏压塞时的一个特征性体征为奇脉,即在吸气时脉搏减小,与正常时的吸气时脉搏不减小呈相异表现。在严重心脏压塞或合并低血容量时,脉搏在吸气时可以完全消失。奇脉程度可用血压计测得,将袖带缚臂后充气使压力比收缩压高 2.6 kPa(20 mmHg),逐渐放气使只在呼气时听得 Korotkoff 音,然后再放气到同时在呼气和吸气时均可听到 Korotkoff 音,上述两者测得血压水平差可用以代表奇脉的幅度。正常人在吸气时动脉血压可有轻度下降,一般不超过 1.3 kPa(10 mmHg),但周围脉搏不致有明显改变,心包腔内压增高而有心脏压塞时,吸气后脉搏明显减弱或消失,其机制为:a. 吸气时胸腔负压使肺血管容量明显增高,血液潴留于肺血管内,而心脏因受积液的限制,右心室充盈不能相应增加,右心室排血量不足以补偿肺血容量的增加,肺静脉血量减少,于是左心

室充盈减少；b. 心脏被积液限制而容积固定，吸气时右心室充盈增加，体积增大，室间隔向左后移位，左心室容积减小，充盈减少；c. 吸气时横膈下降牵拉紧张的心包，使心包腔内压力进一步增高，左心室充盈更减少。以上三者相结合，结果为左心室排血量锐减，动脉压下降幅度超过 1.3 kPa（10 mmHg），表现为奇脉。

2. 实验室诊断

（1）化验检查：慢性心包积液时因肝淤血而有肝功能损害时，血浆蛋白生成减少。

（2）心电图检查：心包积液时，由于心包炎性纤维蛋白的存在与周围组织水肿，导电较差而出现 QRS 波低电压，但此表现无诊断特异性。大量积液而有心脏压塞时可出现电交替现象，提示心脏在心包腔内摆动。

（3）X 线检查：如有心包积液达 250 ml 以上，即可见心影扩大，肋膈角变钝，心缘的正常轮廓消失，呈烧瓶状，心影随体位而变动。胸水不少见，常位于左侧，可与心力衰竭时的右侧胸水相区别。X 线透视与计波摄影可见心脏搏动减弱。

（4）超声心动图检查：对心包积液的诊断极为重要，不仅可借以肯定诊断，且可了解积液的部位与量，由此指导穿刺抽液。

（5）核素检查：用 ^{99m}Tc 焦磷酸盐作心脏血池扫描，在心包积液时显示心腔周围有空白区，积液量少时在心膈角可出现空白区。

3. 特殊检查诊断

（1）心包穿刺：穿刺的目的为证实心包积液，取液检查和抽液减压。患者取坐位，选下述二部位之一穿刺，一为剑突下，即胸骨剑突与左肋缘相交处，针头向上略向后，紧贴胸骨后面推进，此法不易损伤冠状血管，且不通过胸腔，尤适用于化脓性心包炎以免污染胸腔。另一途径为左侧第五肋间心浊音界内侧1～2 cm，针尖向后向内侧推进，指向脊柱。二维超声心动图对穿刺部位定位很有帮助。穿刺时应注意无菌技术，针头推进宜缓慢，抽液不宜过快。穿刺液取作细胞计数、比重、利乏他试验、蛋白定量、细菌培养、病理细胞检查、病毒分离等。

（2）心导管检查：对肯定心包积液有重要作用。心包积液时右心房压升高，X 降波存在而 Y 降波小或无，若同时穿刺心包腔并测压，可见右心房压与心包腔压均升高并相等，吸气时均下降，在 X 降波时心包腔压略低于右心房压，右心室舒张中期压升高，与右心房压相等，但无心包缩窄时的下陷高原表现。由于右心室与肺动脉脉收缩压是右心室与心包腔内产生压力之和，心脏受压时其数值升高 4.7～6.6 kPa（35～50 mmHg），但在严重心脏受压时反可降低。肺毛细血管压与左心室舒张压也与心包腔内压相等。

心 包 积 液

（美国纽约心脏病学会标准委员会）

（1）通过皮肤或切开胸腔的心包穿刺，证明有心包积液；

（2）心血管造影证明，右心房内造影剂的外缘与心脏上阴影之间的距离大于 5 mm；

（3）超声心动图证明，在背侧或腹侧心壁之上出现异常液层；

（4）放射性核素扫描证明，在无胸膜增厚或渗出的条件下，肺内和右心房内放射活性物质之间的距离增大；

（5）冠状动脉造影证实，显影的血管与邻近心包阴影外缘之间的距离增大。

符合以上标准之一者，可诊断为心包积液。

心包积液（超声标准）

超 声 表 现

1. 少量心包积液（积液量＜200 ml）

（1）多切面显示左心室后壁后方、房室瓣环远端可见弧形液性暗区，收缩期较宽，舒张期较窄，液区＜10 mm，一般 5 mm 左右；

（2）心脏的前方、侧位及心尖部通常无液性暗区。

2. 中等量心包积液（积液量 200～500 ml）

（1）多切面显示左心室后壁脏、壁层心包间液性暗区 10～20 mm；

（2）右心室前壁与壁层心包之间见＜10 mm 的液性暗区；

（3）心脏的外侧、前方及后方均分布带状液性暗区，左心室短轴切面见左心室外周液性暗区呈弧形，但尚未超过房室环区。有时左心房后也可见少量液性暗区。

3. 大量心包积液（积液量＞500 ml）

（1）心脏周围：包括左心房侧均为较宽的液性暗区所包绕，超越房室环区，这是心包斜窦已有积液的表现。左心室后壁脏、壁层心包间液性暗区＞20 mm，有时可见絮状带状回声；

（2）心脏摆动征：右心室前壁，室间隔及左心室后壁呈同向运动，心脏犹如悬吊于囊中呈前后或左右向摆动，称为"摇摆心"；

（3）因积液量大：心腔可变小，腱索长度与心腔内径不成比例，可出现二尖瓣或三尖瓣脱垂。

4. 包裹性心包积液：根据积液量及部位不同，二维超声心动图显示心壁与心包壁层之间局限性液性暗区，液区中可见絮状粘连光带。

5. 心脏压塞

（1）大量心包积液或中等量积液但迅速增加时，可出现心动过速，室壁运动幅度变小；

（2）吸气时右心室增大，左心室变小，右心室前壁向后运动变形，室间隔向左偏移；

（3）二尖瓣 EF 斜率随呼吸而变异，吸气时 EF 斜率减低；

（4）左心室后壁可出现粗大震颤。

心包积液分度

Ⅰ度：小量积液（积液量＜100 ml）。超声心动图上可见液性暗区局限于房室沟及较低部位。

Ⅱ度：中等量积液（积液量为 100～500 ml）。液性暗区分布于左心室后壁及心尖部。

Ⅲ度：大量积液（积液量＞500 ml）。液性暗区包绕整个心脏，暗区直径＞8 mm。

心 脏 压 塞
（美国心脏病协会）

（1）心包抽液及由胸部 X 线、超声心动图、电子计算机断层扫描获得心包积液及心包钙化、肥厚等证据；

（2）有周围循环及肺循环淤血，使左心与右心的舒张末期压同等增高，造成肺动脉压减低。此外，心房压力曲线的 X 波谷和 Y 波谷变深，心室压力曲线于舒张早期出现下陷。

心 包 缩 窄

（中华人民共和国卫生部医政司　2000 年）

1. 临床诊断

（1）症状：急性心包炎过去后数月至数年，逐渐出现症状。初期可有水肿、腹胀，进一步加重可出现气急、咳嗽、端坐呼吸等。乏力、体重、肌肉消瘦等反映长期心排血量低下。

（2）体征

① 心脏体征：心浊音界正常或略增大。心尖搏动减弱或消失，多数呈收缩期回缩。心音轻而远，反映心脏活动受限制，心排血量减少。可听到心包叩击音，由于心室舒张受限所致，此为一舒张早期附加音，在胸骨左缘听到，其时间为第二音主动脉瓣成分之后 0.09～0.12 秒，相当于心室充盈突然停止与舒张高原压力提前出现之时，比第三音早而高调。第二音的主动脉瓣与肺动脉瓣成分相距增宽，其原因是由于心包受压、右心室搏出量在吸气时固定，而吸气时左心室搏击量减少使主动脉瓣提前关闭。心率常加速，可出现心房早搏、扑动或颤动。

② 周围体征：颈静脉怒张常存在，有时成为发现本病的首见线索。仔细观察，可能发现颈静脉波动中有快速下陷的舒张期 Y 降波，在窦性心律时，X 与 Y 降波都能认出，X 降波与颈动脉搏动同时而 Y 降波在其后，此征在心率过快或心律失常时较难检出。心包缩窄后，呼吸时的胸腔压力变化不能传递到心包腔及心腔，因此，吸气时体静脉压与右心房压不减低，回心血流不增加，此与心脏压塞不同。实际上有些心包缩窄患者体静脉压在吸气时增高，出现 Kussmaul 征。舒张充盈受限引起代偿性水钠潴留，进一步增高体静脉压，虽有心包压迫，似求维持舒张充盈。心房利钠因子释放抑制为水钠潴留的机制。静脉压增高与水钠潴留引起肝肿大、腹水、胞腔积液、下肢水肿。心包缩窄时，腹水的出现较水肿为早，且多属大量，其原因可能由于：a. 静脉压缓慢持续而进行性升高，使皮下小动脉痉挛但内脏小动脉则不发生痉挛；b. 心包粘连部位以心包下方肝静脉进入下腔静脉处为最著，因此肝静脉淤血严重，腹部淋巴回流显著受阻，腹腔内易有液体潴留。胸水在长期病程中也常出现。奇脉也可出现，但比心包积液后心脏压塞时少见。心排血量减少使动脉收缩压减低，静脉淤血和反射性周围小动脉痉挛使舒张压增高，因而脉压减小。

2. 实验室诊断

（1）化验检查：缩窄性心包炎时因肝淤血而有肝功能损害时，血浆蛋白生成减少。

(2) 心电图检查：QRS 波电压低，T 波普遍倒置或低平，半数患者示 P 波有切迹，心房颤动不少见。QRS 波低电压与 T 波改变同时存在支持此症诊断。

(3) X 线检查：缩窄性心包炎时，心包钙化为重要的征象，此时心影仅轻度扩大或正常大小。右上纵隔因上腔静脉淤血而可增大，左心房也可增大。心包钙化常位于房室沟与右侧心腔，但见到钙化未必一定有心包缩窄。胸部拍片尚可能提供病因的线索。X 线透视计波摄影可能在心包缩窄时见到心脏搏动减弱。X 线 CT 扫描与磁共振显像在观察心包增厚、上腔静脉扩张、右心室变狭等缩窄性心包炎的变化时有用。

(4) 超声心动图检查：缩窄性心包炎时在 M 型超声心动图中示心包增厚，见两条平行的线表示壁层与脏层心包，其间有 1 mm 以上的间隔。二维超声心动图见心包膜活动受限而致密，早期舒张充盈时心室间隔突然移位，左心室与左心房交接处形态异常。

3. 特殊检查诊断

右心导管检查：缩窄性心包炎时右心房压、右心室舒张末压、左心房与左心室舒张末压均升高而相等，右心房压力曲线示 X 降波、Y 降波深。a 波与 v 波小而等高，形成下陷高原状，呈 M 或 W 型。吸气时右心房平均压无正常的减低或反有所升高。心排血量减少。

缩窄性心包炎

（中华人民共和国卫生部　1992 年）

(1) 有结核性、化脓性或非特异性心包炎及心包损伤史；

(2) 有乏力、气促、心悸、咳嗽、腹胀等，颈静脉怒张、肝大、腹水、下肢水肿，可有胸腔积液；

(3) 心浊音界正常或轻度增大，心尖搏动减弱或消失，心音弱而遥远，心率增快；

(4) 静脉压增高，肝颈静脉回流征阳性，有奇脉；

(5) X 线片示心影正常或稍大，心尖搏动减弱，有的可见心包钙化（特征表现）；

(6) 心电图：普遍低电压，T 波平坦或倒置，双峰 P 波，心房颤动。

缩窄性心包炎（超声标准）

一、超声表现

1. 心包呈单层或双层均匀或局限性增厚，最大厚度可达 10 mm，钙化部位可见强回声。有时在两层增厚的心包间可见液区或杂乱回声，为未能吸收的积液或渗出物所致。

2. 四腔心切面可见心室腔因受压变小，心房腔扩大，故房室腔大小相近，呈现"四腔大小趋似征"。

3. 心尖四腔切面显示室间隔左右摆动，严重时表现为"橡皮筋样抖动"。

4. 吸气时回心血量增加，由于右心室舒张受限，可见房室间隔被推向左心房左心室侧。

5. 在下腔静脉长轴切面，可见下腔静脉明显扩张，同时可见肝静脉扩张，肝脏呈淤血性改变。

6. 增厚的心包限制了心脏的舒张，M 型示心室波群左心室后壁于舒张中晚期运动平坦。

7. 脉冲多普勒检查二尖瓣口舒张期充盈受限，舒张早期血流速度加快，晚期减慢，E/A 比值明显增大。这种现象尤以呼气时更明显，与吸气时相比，增高大于或等于 25%，而减速时间常缩短（<160 ms）。肝静脉血流频谱可见舒张期倒流在呼气开始之后增加，其幅度大于或等于舒张期前向血流的 25%，此即所谓的"缩窄型充盈频谱"。据报道，它对诊断缩窄性心包炎敏感度高，且可预测心包切除术的效果。

二、诊断标准

具备上述 1、2、3、7 条可确定诊断。

心包肿瘤（超声标准）

心包肿瘤（pericardium tumor）分为原发性和继发性两类。原发性肿瘤又分为良性和恶性两种。心包原发性肿瘤极为少见。良性者主要发生在婴儿或儿童，而恶性者往往发生在 20～30 岁。良性肿瘤包括畸胎瘤、纤维瘤、血管瘤、平滑肌瘤等，其中以畸胎瘤最为常见。常见的恶性肿瘤为间皮细胞瘤和肉瘤。这些肿瘤分布广泛,常浸润组织,并包裹心脏和大血管。心包继发性肿瘤较原发性肿瘤多见。继发恶性肿瘤常直接从胸腔内扩散累及心包膜,最常见的是从原发性支气管肺癌蔓延而来,其次来自乳房癌、白血病、霍奇金病和恶性黑素瘤。

超 声 表 现

1. 心包积液,少至中等量或呈包裹性。

2. 心包脏和(或)壁层显示实质性包块。

3. 包块边缘较清晰,内部多为较暗淡并有散在光点回声。畸胎瘤可有多种成分回声。

慢 性 心 包 炎

(1) 可有急性心包炎病史;

(2) 心悸、气急、腹部胀痛不适、食欲减退、消瘦、乏力等;

(3) 颈静脉怒张,心尖搏动减弱或消失,心界正常或稍大,心音低弱,可闻及心包叩击音,血压较低,脉压减小,可有奇脉,肝肿大,腹水,下肢水肿;

(4) 静脉压持续升高,X 线检查心影正常或稍大,心脏搏动减弱或消失,心脏边缘可见钙化阴影;

(5) 心电图示低电压 T 波倒置,可见双峰 P 波、心房颤动等;

(6) 超声心动图示心腔内径减小,心包肥厚,后心包腔区有液性暗区。

慢性缩窄性心包炎
(实验室诊断标准及疗效判断标准)

实验室诊断标准

1. 起病多缓慢,常见的主要症状为呼吸困难、心悸、腹胀、周围水肿、疲劳无力及咳嗽。

2. 有心脏体征及心脏受压体征,心界叩诊正常或稍增大,心尖搏动减弱或消失，心音遥远、心率快，颈静脉怒张、吸气时可观察到颈静脉怒张明显（Kussmaul 征），肝脏肿大，腹水征阳性，血压正常或偏低，脉压差小，奇脉，外周静脉压升高（达 200 mm H_2O 以上）。

3. 心电图示低电压，广泛 T 波低平或倒置。

4. X 线检查心影正常或稍大，或偏小，心脏轮廓不规则、僵直。如单侧胸腔积液而无纵隔移位则是缩窄性心包炎的重要征象。心包钙化、钙化部位广泛也是 X 线改变的主要证据。

5. 超声心动图可见心包膜明显增厚或粘连，回声增强；心房增大而心室不大，室间隔舒张期矛盾运动，下腔静脉异常扩张。

6. CT 及磁共振是诊断缩窄性心包炎的最佳无创性检查，可明确显示心包增厚的程度及右心房扩张与右心室缩小的程度；CT 或 MRI 示心包厚度＞5 mm同时有上述血流动力学曲线缩窄性心包炎诊断可肯定。

7. 心导管检查：右心房、肺动脉、肺微血管压、腔静脉压及左心房舒张末期压力明显增高、趋向于相等。

符合前三项及后四项之一，可诊断本病。

疗效判断标准

1. 治愈标准：经治疗临床症状消失，CT 或 MRI 或超声心动图检查显示心包结构大致正常。

2. 好转标准：症状改善或遗留部分并发症。

3. 无效标准：临床症状无改善，CT 或 MRI 或超声心动图检查心包增厚、心房扩大等。

结核性心包炎

Fowler 提出诊断结核性心包炎的标准很严格，认为必须有下列条件之一才能诊断：

（1）心包组织病理检查有结核病变；

（2）心包积液内有结核菌；

（3）心包以外的组织病理检查有结核病变；

（4）其他体液内有结核菌。

阿米巴心包积液

（1）具有心包积液的症状、体征和 X 线的典型改变；

（2）心包积液涂片或培养检见阿米巴原虫；

（3）心包积液呈巧克力色及抗阿米巴药物治疗有效。

具备其中两条者即可成立诊断。

病毒性心包炎
（Fiala M）

病毒侵犯心脏时可有下列临床表现：

（1）急性心包炎症状；

（2）模拟心肌梗死的胸痛；

（3）进行性充血性心力衰竭；

（4）非特异性流感样症状（发热、头痛、肌痛或关节痛）。

患者先有病毒综合征（发热、头痛、肌痛、胸腔积液或肺炎）史和缺乏近期心绞痛史，这有助于鉴别心肌心包炎与冠心病。

风湿性心包炎

（1）多发生于青年人，常合并风湿性心肌炎与心内膜炎，即所谓全心炎，且心肌炎与心内膜炎的征象常较突出；

（2）风湿性心包炎也常与心脏外风湿性病变并发，最多者为多发性关节炎；

（3）风湿性心脏炎可为干性（纤维素性）或渗出性（浆液纤维素性），极少为血性，液量通常不多，一般不超过 300 ml，但偶尔也可多至 1 000 ml 或以上；

（4）水杨酸制剂及肾上腺皮质激素对此病有良好的疗效。

恶 性 心 包 炎

Marshall 等认为：具备下列一项或几项条件可诊断为恶性心包炎：

（1）心包液细胞检查确诊为恶性；

（2）尸检诊断为心包恶性肿瘤；

（3）心包切除术证实为恶性肿瘤；

（4）心脏超声回波图及胸部 X 线片可见有肿瘤团块。

癌 性 心 包 炎

凡具有：

（1）大量血性心包积液（可能找到癌细胞）；

（2）经抗结核药物或其他抗生素治疗无效的心包炎；

（3）突然发生不明原因且不能为洋地黄类药物所改善的心力衰竭；

（4）有不能解释的心律失常及传导阻滞，发生在近 40 岁的人。

就应想到癌性心包炎或心脏转移癌的可能。

特发性心包炎

（1）尸检证实心包没有恶性肿瘤；

（2）未用抗肿瘤药物治疗；

（3）心包切除术未见心包有恶性病灶；

（4）无胸部放射史。

非特异性心包炎

（1）符合急性心包炎的诊断；

（2）起病前 1～2 周常有上呼吸道感染史,临床经过一般良好,有复发倾向
为特征；

（3）除外其他原因的急性心包炎；

（4）无心包恶性病变的证据及化疗、胸部放疗史。

化脓性心包炎

（1）常有原发感染病灶，伴有明显的毒血症表现；
（2）有急性心包炎的表现；
（3）心包穿刺液为脓性，并且能找到化脓性细菌。

放射性心包炎

（1）既往有胸部照射大于 4 000 rad 的治疗史；
（2）心包有典型放射病理改变；
（3）有符合诊断的病史。

放射性心包炎的分类

Cohn 根据放射性心包炎的不同临床过程曾提出一分类法。Stewart 在此基础上进行少许修改，提出如下分类：
1. 大剂量照射心脏邻近部位时，即时出现的急性心包炎。
2. 迟发性心包炎（delayed pericurditis）：
（1）急性心包炎；
（2）慢性心包炎；
（3）全心炎。

胆固醇性心包炎

胆固醇性心包炎是指心包积液中含有高浓度的胆固醇结晶或胆固醇含量超过 1.8 mmol/L（70 mg/dl）。本病无性别差别，患病年龄在 17～73 岁，目前多认为不是一种独立的疾病，可见于结核病、黏液性水肿、肿瘤、类风湿关节炎、肺吸虫病、高胆固醇血症或胆固醇黄瘤病和外伤，部分原因不明。

透析相关性心包炎

(1) 心包炎出现的时间多在患者接受透析治疗后,尿毒症的症状已经获得改善,生化指标显见好转;

(2) 心包积液多呈血性;

(3) 强化透析治疗无效;

(4) 因液体积聚迅速,较易伴发心脏压塞;

(5) 随着心包炎的出现,常伴有发热、胸痛及白细胞升高。

引自

Bradley JR et al. 1987, Long-term survival in heamodilysis patients. Lancet, 1 (8528): 295.

Suki WN. 1988. Pericarditis Kindey Int, 33(suppl24): 10.

乳糜性心包积液

乳糜性心包积液有如下特点:

(1) 外观呈奶状,也可呈浆液性或血性;

(2) 细胞计数以淋巴细胞占优势;

(3) 培养无细菌生长;

(4) 三酰甘油含量大于血浆水平或血脂正常者,心包积液三酰甘油含量>1.24 mmol/L(110 mg/dl);

(5) 脂蛋白分析发现乳糜颗粒,确立乳糜性心包积液的诊断后,应进一步检查,明确病因。

第九章　肺动脉高压

原发性肺动脉高压症
［美国纽约心脏病协会（NYHA）］

（1）安静时的肺动脉压在 4.00/1.33 kPa（30/10 mmHg）以上，平均 2.00 kPa（15 mmHg）；

（2）仰卧位下肢中等度运动时，肺动脉压力增到 4.00/1.87 kPa（30/14 mmHg）以上，平均 2.67 kPa（20 mmHg）；

（3）胸部 X 线平片见肺总动脉及其主要分支增粗，以及末梢动脉细小、迂曲等变化；

（4）在肺动脉口狭窄及无心房水平由左向右分流的患者，可见右心室增大；

（5）肺静脉高压的存在。

原发性肺动脉高压症
［世界卫生组织（WHO）］

世界卫生组织（WHO）提出的原发性肺动脉高压诊断标准是静息时肺动脉平均压大于 3.3 kPa（25 mmHg），运动时大于 4.0 kPa（30 mmHg）。

引自

Wood P. Pulmonary hypertension. 1968. In：Wood P，ed. Diseases of the Heart and Circulation. 3rd ed. London：Eyre and Spottiswoode，976.

原发性肺动脉高压症
（日本厚生省特定疾病原发性肺高压症研究班）

原发性肺动脉高压症是一种原因不明的肺动脉高压症的临床诊断名称，其基本诊断依据为：肺动脉（或前毛细血管性）高压，和（或）伴有右心室肥厚；必须肯定这一肺高压症是原发性的。其详细诊断依据为需首先确定肺动脉高压伴有右心室肥厚的症状和体征。

1. 主要症状和体征

（1）呼吸困难；

（2）容易疲劳；

（3）劳动时胸骨后部疼痛（肺高压痛）或晕厥；

（4）胸骨左缘或肋弓下有收缩期搏动；

（5）听诊时可听到肺动脉第二音亢进、第四心音、肺动脉瓣区舒张期杂音以及三尖瓣区收缩期反流性杂音。

2. 检查所见

（1）胸部 X 线检查显示肺动脉主干扩大，而末梢肺血管影缩小；

（2）心电图显示右心室肥大；

（3）肺功能正常或有轻度限制性通气障碍（动脉血氧饱和度大致在正常范围内）；

（4）右心导管检查肺动脉压升高（平均 25 mmHg 以上），肺动脉楔入压（左心房压）正常（12 mmHg 以下），颈静脉 a 波增大。

在上述基础上，再按下列程序判定原发性肺动脉高压症：原发性肺高压症，有时可见血沉增快、γ-球蛋白升高、免疫反应异常，也可偶见关节炎、雷诺现象和脾肿大等。

3. 确认既往无心肺的原发性或先天性病变，又无肝硬变，并经组织学检查，肺血管可见中层增厚、向心性内膜纤维化、坏死性动脉炎、丛状损害（plexiform lesion）等病变。

4. 必须除外以下引起肺高压症并导致右心室肥大和慢性肺心病的各种疾病：

（1）引起呼吸道及肺泡通气障碍的原发性疾病：如慢性支气管炎、支气管哮喘、肺气肿、各种肺纤维化症、肺炎、肺肉芽肿（类肉瘤病、铍中毒、组织细胞增多症、结核病等）、胶原病、肺部感染、恶性肿瘤、肺泡微石症、先天性囊肿、肺切除术后、高度缺氧（高山病及其他）以及上呼吸道慢性阻塞性疾病；

（2）胸廓运动功能方面的原发性疾病：如脊柱后侧弯畸形、胸廓成形术后、胸膜肥厚、慢性神经性肥大性疾病（如脊髓灰质炎），伴有低血氧症的肥胖症、原发性肺泡低换气症；

（3）引起肺血管床损害的原发性疾病：如肺血管血栓形成、肺栓塞、胶原病、各种动脉炎、血吸虫病、镰状细胞性贫血、压迫肺血管床的纵隔疾病、肺静脉阻塞症；

（4）引起左心损害的原发性疾病：如各种瓣膜病（特别是二尖瓣狭窄）、左心衰竭；

（5）先天性心脏病：如房间隔缺损、室间隔缺损、动脉导管未闭及其他。

具以上 1、2 项所列条数中半数以上并能满足 3 项的要求，又能排除 4 项所列各种疾病者，可以确诊为肺高压症；具备 1、2 项所列各条的半数以上，并能排除 4 项中所列各种疾病，但未能进行 3 项检查者则为可疑病例。

原发性肺动脉高压症
（Voelkel N，Reests JT）

（1）证实并非由其他心脏病引起的右心室肥大；

（2）经心导管检查肺动脉压增高，但肺动脉楔入压（左心房压）正常；

（3）经病理检查能排除其他病因所致的肺动脉高压症，同时发现肺小动脉有以下的组织学病变者：肺小动脉中层增厚、内膜细胞增生、向心性层状内膜纤维化、坏死性动脉炎、丛状损害等。

肺 动 脉 高 压
（第三届全国肺心病心功能专题讨论会　1989 年）

第三届全国肺心病心功能专题讨论会上提出了我国肺动脉高压（PAH）的统一诊断标准，即静息状态下肺动脉收缩压大于 4.0 kPa（30 mmHg）和（或）肺动脉平均压大于 2.67 kPa（20 mmHg），或运动后肺动脉平均压大于 4.0 kPa（高原地区除外）。

肺动脉高压（疗效判断标准）

1. 治愈标准：临床症状及体征缓解，右心导管检查肺动脉压恢复正常。
2. 好转标准：临床症状及体征好转，肺动脉压降低。
3. 无效标准：较治疗前病情无改善或恶化。

肺动脉高压的分类
（威尼斯会议）

随着近年来 PH 领域研究的迅猛发展，1998 年 WHO 在法国 Evian 举办的第二次肺动脉高压专家工作组会议上制定的肺循环高压诊断分类标准已不能满足基础及临床研究的需要，为此 WHO 于 2003 年在意大利威尼斯举办的第三次肺动脉高压专家工作组会议对诊断分类标准进行了修订，制定了最新的肺循环高压诊断分类标准（表 9-1）。这次修订最大的变化是停止使用"原发性肺动脉高压(primary pulmonary hypertension，PPH)"这个诊断名称。由于 PPH 原指病因未明的肺动脉高压，而目前已发现 BMPR2 基因突变等重要病因，并且"原发性"往往需要"继发性"与之相对应，在临床应用中容易造成混乱。因此用特发性肺动脉高压(idiopathic pulmonary artery hypertension，IPAH)取代，用"家族性肺动脉高压"取代"家族性原发性肺动脉高压"。其他方面的变化体现在：①增加 PH 的遗传学分类；②对肺静脉闭塞病和肺多发性毛细血管瘤的归属重新进行定位；③对先天性体-肺分流性疾病重新进行分类等。

表 9 - 1　2003 年威尼斯会议制定的肺循环高压诊断分类标准

分　类	分 类 标 准
肺动脉高压	(1) 特发性肺动脉高压 (2) 家族性肺动脉高压 (3) 相关因素所致 　① 胶原性血管病 　② 分流性先天性心内畸形 　③ 门静脉高压 　④ HIV 感染 　⑤ 药物/毒性物质：a. 食欲抑制剂； 　　　b. BMPR-Ⅱ 　⑥ 其他：Ⅰ型糖原过多症、Gaucher 病、甲状腺疾病、遗传性出血性毛细血管扩张症、血红蛋白病 (4) 新生儿持续性肺动脉高压 (5) 因肺静脉和(或)毛细血管病变所导致的肺动脉高压 　① 肺静脉闭塞病 　② 肺毛细血管瘤
肺静脉高压	(1) 主要累及左心房或左心室的心脏疾病 (2) 二尖瓣或主动脉瓣疾病
与呼吸系统疾病或缺氧相关的肺动脉高压	(1) 慢性阻塞性肺疾病 (2) 间质性肺疾病 (3) 睡眠呼吸障碍 (4) 肺泡低通气综合征 (5) 慢性高原病 (6) 新生儿肺病 (7) 肺泡-毛细血管发育不良
慢性血栓和(或)栓塞性肺动脉高压	(1) 血栓栓塞近端/远端肺动脉 (2) 远端肺动脉梗阻 　① 肺栓塞[血栓,肿瘤,虫卵和(或)寄生虫,外源性物质] 　② 原位血栓形成
混合性肺动脉高压	(1) 类肉瘤样病 (2) 组织细胞增多症 (3) 纤维素性纵隔炎 (4) 淋巴结增大/肿瘤 (5) 淋巴管瘤病

肺动脉高压的分类

（Fishman）

见表 9-2。

表 9-2　Fishman 的分类

分　　类	代表疾病
原发性肺高压症	原发性
其他肺高压症	
肺血管性疾病	复发性肺栓塞症
肺间质性疾病	结节病
肺泡性缺氧	
正常肺	脊柱后侧弯
通气-血流异常	慢性阻塞性肺疾病

肺动脉高压的分类

［世界卫生组织（WHO）］

原发性

　　原发性肺高压症

继发性

　　先天性心脏疾病

　　肝硬变

世界卫生组织（WHO）根据肺高压的发病机制将其分为五大类。

1. 肺动脉高压

（1）原发性（特发性）肺动脉高压。

（2）家族性肺动脉高压。

（3）伴随相关疾病的肺动脉高压：①胶原血管疾病；②左向右分流型先天性心脏病；③门脉高压；④HIV 感染；⑤药物和中毒：减肥药、菜籽油、L-色氨酸、甲基苯丙胺、可卡因；⑥其他：甲状腺疾病、Ⅰ型糖原累积病、代谢病、遗传性出血性毛细血管扩张症、血红蛋白病、骨髓增生异常、脾切除。

（4）伴随明显的静脉或毛细血管病变的肺动脉高压：肺静脉阻塞性疾病，多发性肺毛细血管瘤。

（5）新生儿持续性肺高压。

2. 左心病变所致的肺高压：左心房或左心室病变，左心系统心脏瓣膜病变。

3. 肺部疾病和（或）低氧所致的肺高压：慢性阻塞性肺部疾病，肺间质疾病，睡眠性呼吸障碍，肺泡通气障碍，长期暴露在高海拔，发育异常。

4. 慢性血栓和（或）栓塞性疾病所致的肺高压：近端肺动脉血栓栓塞，远端肺动脉血栓栓塞，非血栓性肺栓塞（肿瘤、寄生虫、异物）。

5. 其他：结节病，肺郎格罕细胞增生症，淋巴管瘤病，肺血管压迫（腺病、肿瘤、纤维性纵隔炎）。

引自

Simonneau G．Galie N，Nubin LJ et al．2004．Clinical Classification of palmonary hypertension．J Am Coll Cardiol，43（Suppl）：55～125.

肺高压的功能分类

根据肺高压患者的临床表现肺高压可以分为4级。

Ⅰ级：肺高压不影响体力活动，一般的体力活动不引起呼吸困难、疲乏、胸痛或晕厥。

Ⅱ级：肺高压导致体力活动轻度受限，安静时患者感觉舒适，一般的体力活动可引起呼吸困难、疲乏、胸痛或晕厥。

Ⅲ级：肺高压导致体力活动明显受限，安静时患者感觉舒适，轻微的体力活动可引起呼吸困难、疲乏、胸痛或晕厥。

Ⅳ级：肺高压导致体力活动极度受限，患者有右心功能不全的症状，安静时患者感觉呼吸困难和（或）疲乏，任何体力活动均可使症状加重。

引自

British Cardiac Society Guidelines and Medical Practice Committee．2001．Recommendations on the management of Pulmonary hypertension in Clinical Practice．Heart，86（Suppl 1）：11～113.

肺动脉高压严重程度分级

1998 年,Evian 会议上还根据 NYHA 心功能分级方法,制定了 PH 严重程度的分级建议(表 9-3),2003 年威尼斯会议仍沿用此建议。有利于医师根据 PH 的严重程度进行规范化治疗,正确评价患者预后。

表 9-3　1998 年法国 Evian 会议制定的肺动脉高压严重程度分级

分级	判　断　标　准
Ⅰ级	有肺动脉高压,体力活动不受限制 日常活动不会引起呼吸困难、乏力、胸痛或头昏等
Ⅱ级	有肺动脉高压,体力活动轻度受限 休息时没有症状,日常活动能引起呼吸困难、乏力、胸痛或头晕等
Ⅲ级	有肺动脉高压,体力活动明显受限 休息时没有症状,低于日常活动的运动量就能引起呼吸困难、乏力、胸痛或头晕等
Ⅳ级	有肺动脉高压,不能进行任何体力活动 有右心衰的体征,休息时可有呼吸困难和(或)乏力,轻微活动即可引起明显的上述症状

原发性肺动脉高压症的分类
(Wood 分类)

(1) 被动性(肺静脉压升高);

(2) 高动力性(肺血流增加);

(3) 阻塞性肺梗死或血栓形成;

(4) 闭塞性(肺血管容量减少);

(5) 血管收缩性(功能性血管收缩反应);

(6) 多因性(上述机制的一种或多种)。

特发性肺动脉高压

虽然 IPAH 的发病率较低,但目前已发现胶原性血管病、肾性高血压、HIV 感染和减肥药等引起的 PH 临床表现与 IPAH 相似。1998 年第二次 WHO 肺动脉高压专家工作组会议制定了 IPAH 的危险因素分类(表 9 - 4),2003 年威尼斯会议对此未进行修改。

表 9 - 4　1998 年法国 Evian 会议上制定的特发性肺动脉高压危险因素分类

药物和毒物	已明确有致病作用 　阿米雷司 　芬氟拉明(氟苯丙胺) 　右芬氟拉明(右旋苯丙胺) 　毒性菜籽油	有统计学意义的相关因素	明确的相关因素 　性别 可能的相关因素 　妊娠 　高血压 不太可能的相关因素 　肥胖
	高度可疑有致病作用 　安他命(amphetamine,AMP) 　L－色氨酸(L-Tryptophan)		
	可疑有致病作用 　Meta-amphetamine 　可卡因 　化疗药物	疾病	已明确的疾病 　HIV 感染 非常有可能的疾病 　门静脉高压和(或)肝病 　胶原性血管病 　先天性体-肺分流性心脏疾病 可能的疾病 　甲状腺疾病
	不太可能有致病作用 　抗抑郁病 　口服避孕药 　治疗剂量的雌激素 　吸烟		

心 脏 压 塞
[美国纽约心脏病协会(NYHA)]

(1) 心包穿刺及由胸部 X 线、超声心动图、电子计算机断层扫描获得心包积液及心包钙化、肥厚等所见;

(2) 有周围循环及肺循环淤血,使左心与右心的舒张末期压同等增高,造成肺动脉压减低。此外,心房压力曲线的 x 波谷和 y 波谷变深,心室压力曲线于舒张早期出现下陷。

肺 淤 血

［美国纽约心脏病协会(NYHA)］

（1）胸部 X 线平片见肺门阴影(尤其上部)扩大、上肺野的血管扩张及下肺野的间质性水肿,尤其在胸廓 Kerley 线的 B 线出现横膈窦；

（2）出现呼吸困难、端坐呼吸、泡沫样痰等肺静脉压增高的症状,肺部可闻啰音；

必须具备上述任一项,才可诊断为肺淤血。

体 循 环 淤 血

（1）发生水肿、胸水、腹水及肝脏肿大,安静时右心房压力及腔静脉等中心静脉压升高达 5 mmHg(或 70 mm H_2O)以上；

（2）循环血量增加,男性为 2.9 L/(min · m²)以上,女性为 2.6 L/(min · m²)以上；

（3）颈静脉搏动超过胸骨柄水平线。

必须具备上述任一项,才可诊断。

肺 静 脉 高 压

（1）左心房平均压及肺微血管平均压安静时在 12 mmHg 以上,仰卧位中等度下肢运动时在 14 mmHg 以上；

（2）存在于左侧心力衰竭、左心室增大、二尖瓣病变、心包疾病等伴有肺淤血及肺动脉高压时；

必须具备上述任一项,才可诊断。

第十章 心 律 失 常

短 QT 综合征

短 QT 综合征是一种单基因突变引起心肌离子通道功能异常而导致恶性心律失常的遗传性病症。临床上,这个综合征以 QT 间期和心室或心房不应期明显缩短、胸前导联 T 波对称性高而尖,心脏结构无明显异常,眩晕、心悸、阵发性心房颤动(atrial fibrillation,AF)、室性心动过速(ventricular tachycardia,VT)或心室颤动(ventricular fibrillation,VF)以及晕厥的反复发作和(或)心脏性猝死为特征,是 2000 年以来才被逐渐认识、2004 年初才被基本确定并引起广泛关注的一种新的、有猝死高度危险的综合征。

根据全球范围内已有报道的 3 个家系和 15 个病例,可以初步把短 QT 综合征的特点概括为:①所有受累的短 QT 综合征家系成员均无器质性心脏病证据;②所有患者的 QTc 间期均<300 ms;③在接受有创电生理检查期间,患者的心室有效不应期均<170 ms,大部分患者的心室易损性明显增加;④部分患者有阵发性 AF,且这部分患者的心房不应期也明显缩短;⑤患者心脏性猝死的家族史较为明显,但也存在散发病例;⑥从婴幼儿、青少年到中老年均可发病,部分患者在出生后 1 年内死亡,揭示短 QT 综合征与新生儿猝死综合征间可能有密切关系;⑦男女均可发病,提示这个综合征以常染色体显性遗传方式传递。

引自

Brugada R,Hong K,Dunaine R et al. 2004. Sudden death associated with short-QT syndrome linked to mutations in HERG. Circulation,109:30~35.

Gaita F,Giustetto C,Bianchi F et al. 2003. Short QT syndrome:a familial cause of sudden death. Circulation,108:965~970.

Gussak I,Brugada P,Brugada J et al. 2000. Idiopathic short QT interval:a new clinical syndrome? Cardiology,4:99~102.

Gussak I,Brugada P,Brugada J et al. 2002. ECG phenomenon of idiophathic and paradoxical short QT intervals. Card Electrophysiol Rev. 6:49~53.

QT 间期综合征

特发性 QT 间期延长综合征(简称为 QT 间期综合征)最先由 Jervell、lange、Nielsen(1957 年)提出,是指一种伴有聋哑、心电图具有 QT 间期延长,易发生心室颤动致死的遗传性疾病,因而称为"聋心综合征"(surdo-cardiac syndrome),亦称 Jervell-Lange-Niefsen 综合征。其临床表现如下:

(1) 多于青少年时期发病,可具有家族性。平素无症状,可有轻度贫血。

(2) 有阵发性心动过速的症状:心悸、胸闷、气短、晕厥。重者可发生心源性休克和"急性心源性脑缺血综合征。"发作时间比较短暂,多无明显诱因,或者可能与精神刺激有关。

(3) 常于睡眠中发生心律失常,尤其在惊梦中发生猝死。

(4) 心电图改变:非发作时,呈现低钾血症心电图变化,QT 间期显著延长,T 波有时增宽而与 U 波不易区分,并能融合成 TU 波群(TU complex)。发作时,可出现频发性的期前收缩和短程的心室颤动。

(5) Jervell-Lange-Nielsen 综合征常伴有先天性聋哑。

QT 间期综合征(疗效判断标准)

1. 治愈标准:症状体征消失,心电图示 QT 间期正常。
2. 好转标准:症状基本消失,快速性室性心律失常基本控制。
3. 未愈标准:症状体征未改善,心电图仍为 QT 间期延长。

原发性 QT 间期延长综合征

(Schwartz 1985 年)

Schwartz 提出的原发性 QT 间期延长综合征(LQTS)的诊断标准:

主 要 条 件

(1) QT(QTc)>0.44 s;

(2) 精神或体力创伤引起晕厥;

（3）家庭成员有 LQTS 病史。

次 要 条 件

（1）先天性耳聋；
（2）发作性 T 波变化；
（3）心率慢（儿童）；
（4）异常心室复极化。

如果有两个主要条件或一个主要条件和两个次要条件即可诊断。

特发性长 QT 间期综合征

见表 10-1。

表 10-1　特发性长 QT 间期综合征定量积分诊断标准[*]

类别	项　　目	积分（分）
心电图表现	A. QTc>480 ms	3
	460～470 ms	2
	≤450 ms（男性）	1
	B. Tdp	2
	C. T 波电交替	1
	D. 3 个导联具有切迹 T 波	1
	E. 心率低于正常年龄组[△△]	0.5
病史	A. 晕厥与应激有关	2
	与应激无关	1
	B. 先天性耳聋	0.5
家族史[△△△]	A. 家族成员中有确诊 LQTS 者[△]	1
	B. 直系亲属 30 岁前不能解释的心脏性猝死	0.5

　*心电图表现：排除药物及其他疾病引起者；QTc：由 Bazett 公式计算；△确诊 LQTS 患者积分>4；Tdp 与晕厥：两者相互排除；△△静息心率低于正常年龄的 98%；△△△同一家族成员不能在 A 和 B 中同时计算。积分：<1 分者 LQTS 可能性小；2～3 分者 LQTS 可能性较大；>4 分者 LQTS 可能性极大。

引自

Vincent GM et al. 1993. Diagnostic criteria for the long QT syndrome: an update, Circulation, 88: 782~784.

遗传性 LQTS

见表 10-2。

表 10-2 遗传性 LQTS 的诊断*

类别	表现	分值(分)
心电图	1. QTc>480 ms	3
	460~470 ms	2
	>450 ms(男)	1
	2. Tdp	2
	3. T 波交替	1
	4. T 波切迹(3 个导联)	1
	5. 静止心率低于正常 2 个百分位数	0.5
临床	1. 晕厥: 紧张引起	2
	非紧张引起	1
	2. 先天性耳聋	0.5
家族史	1. 家族成员中有肯定的 LQTS	1
	2. 有<30 岁的心源性猝死(直系亲属中)	0.5

* Tdp: 除外继发性 Tdp; >4 分为肯定的 LQTS, 2~3 分为可能的 LQTS。

LQTS 的分型

LQTS 可分为 3 型:
(1) 遗传的有伴耳聋的 Jervell-Lange-Nielsen 综合征;
(2) 不伴耳聋的 Romano-Ward 综合征;
(3) 散发型。

引自

Conti C R et al. 1985. The long QT syndrome. Mod Concepts Cardiovas Dis, 54(9): 46.

LQTS 的分类

Jackman 作了较为详细的分类：

一、停顿诱发的 LQTS

1. 药物引起的 LQTS

（1）抗心律失常药：主要为ⅠA类如奎尼丁、丙吡胺、普鲁卡因胺；Ⅱ类的索他洛尔（sotalol）；Ⅲ类的胺碘酮；Ⅵ类钙离子拮抗剂如苄普地尔（bepridil）等。

（2）吩噻嗪。

（3）三环或四环类抗抑郁药。

（4）红霉素。

（5）有机磷杀虫药。

2. 电解质异常：低钾、低镁、低钙。

3. 营养不良：饥饿或长期低蛋白质饮食。

4. 严重心动过缓：完全性房室传导阻滞、病态窦房结综合征。

5. 特发性停顿诱发的 LQTS。

二、肾上腺素能诱发的 LQTS

1. 典型的（特发性）LQTS

（1）耳聋心脏综合征（Jervell and Lange Nielsen syndrome）：先天性神经性耳聋，常染色体隐性遗传。

（2）Romano-Ward syndrome：正常听力，常染色体显性遗传。

（3）散发性：正常听力，非家族性。

2. 不典型 LQTS：休息时 T、U 波正常，迟发的、非家族性的、颅内病变（特别是蛛网膜下隙出血）。

3. 可能不典型：二尖瓣脱垂、外科影响自主神经系统、婴儿猝死综合征。

三、中间型 LQTS

停顿诱发的 LQTS

本型有如下特点：

（1）停顿后 T、U 波有明显改变（T、U 波有时相混而不能区别），T、U 波增大可引起 Tdp；

（2）U 波改变和其前停顿的长度、停顿前的室率有直接关系，即停顿前室率越快，停顿越长，则产生的 U 波越大，越易引起 Tdp；

（3）先有发作前周期、开始周期，随后发作 Tdp，即呈"短—长—短室速"的模式，第二个短周期较长，但仍落在明显异常的 U 波上；

（4）U 波的振幅在停顿后常有周期性波动，常发生于有心脏病、肾脏病、慢性酒精中毒或大量输注枸橼酸血（库存血）而伴有低血钾、镁、钙的患者；

（5）虽然有些患者 Tdp 可持续（间歇地阵发）几小时到几天，多数 Tdp 是短暂而可耐受的，但一旦发生持续 VT 或发生 VF，常可猝死；

（6）去除诱因，或用异丙肾上腺素，起搏心脏使心率加快可中止发作；

（7）少数患者 QRS 形态多变而呈不典型的尖端扭转，同一患者可因时而异，亦可先为 PVT 而后为 Tdp。

中间型 LQTS

Belhassen 和 Coumel 曾分别提出一类少见的联律间期异常短的 Tdp，其特点为：

（1）无明显器质性心脏病；

（2）呈阵发 PTV，室率快，易引起晕厥；

（3）VT 第一个早搏的联律间期短（280～320 ms），QT 及 T、U 波均正常；

（4）阿托品使发作时间延长；

（5）β 受体阻滞剂、I 类抗心律失常药及胺碘酮无效；

（6）维拉帕米对有些病例显效。

引自

Coumel P et al. 1984. In: Josephson M E, ed. Tachycardiae: Mechenisms Diagnosis, Treatmet. Philadephia: Lea & Febiger, 325.

病态窦房结综合征
（Ferrer）

（1）原因不明的持续性严重窦性心动过缓；

（2）短时间的窦性停搏而无逸搏心律发生，或持续稍长时间后转为心房或房室交界区心律；

（3）长时间窦性停搏而无新的起搏点出现，至全心停搏（继之可有室性心律失常）；

（4）非药物引起的窦房结阻滞；

（5）由于窦房结长时间停搏而引起慢性房颤以及窦性停搏而出现短暂反复的房颤，虽并未给予洋地黄剂治疗，常并发更为缓慢的室性心律，这种房颤多系合并有器质性房室传导阻滞及伴有双结疾病所致；

（6）房颤电复律后，心脏不能恢复窦性心律。

病态窦房结综合征

（《中华内科杂志》邀请有关专家研究制定　1977 年）

一、病窦综合征

1. 主要依据为窦房结的功能衰竭，表现为以下 3 项中的一项或几项，并可除外某些药物、神经或代谢功能紊乱等所引起者。

（1）窦房传导阻滞。

（2）窦性停搏（停搏时间持续 2 s 以上）。

（3）明显的、长时间的（间歇性或持续性）窦性心动过缓（心率常在 50 次/分以下），大多数同时有 1 和（或）2 单独窦性心动过缓者，需经阿托品试验证明心率不能正常地增快（少于 90 次/分）。

2. 作为次要依据的、伴发的心律失常，在主要依据基础上，可有以下表现。

（1）阵发性心房颤动或扑动或房性（或交接性）心动过速，发作终止时，在恢复窦性心律前易出现较长间歇。这类病例常被称为心动过速-心动过缓综合征（快、慢综合征）。部分病例经过一个时期后变成慢性心房颤动或扑动。

（2）交接区功能障碍：以起搏功能障碍较常见，表现为交接性（结性）逸搏发生在间歇后 2 s 以上，或交接性心律频率在 35 次/分以下；亦可出现二至三度房室传导阻滞。这种情况有时被称为"双结性病变"。

3. 在少数病例，诊断依据如下。

（1）慢性心房颤动或扑动，有可靠资料说明以往有上述窦房结功能衰竭的主要依据者；或经电转复（或药物转复），恢复窦性心律后出现这种表现者。

（2）持久的、缓慢的交接性心律，心率常在 50 次/分以下（窦房结持久的停顿），有时可间断地稍增快。

二、可疑病窦综合征

1. 慢性房颤、室率不快（非药物引起），且病因不明，或电转复时窦房结恢复时间超过 2 s，且不能维持窦性心律。

2. 窦性心动过缓，多数时间心率在 50 次/分以下，阿托品试验（一）和（或）窦性停搏停顿时间不及 2 s。

3. 在运动、高热、剧痛、心功能三级等情况下，心率增快明显少于正常反应，平时阿托品试验（一）。

三、说明

1. 病窦综合征一般系指慢性病例（包括急性心肌梗死后遗留下者），但发生于急性心肌梗死或急性心肌炎的较短暂的病态有时被称为急性病窦综合征。

2. "明显的、长时间的（间歇性或持续性）窦性心动过缓"，系指窦性心律在 24 h 中的多数时间内 ≤50 次/分，偶亦可快至 60~70 次/分。

3. 窦性心动过缓、窦房传导阻滞、窦性停搏亦可由下述情况引起，一般不诊断为病窦综合征，应注意鉴别。

（1）药物：洋地黄、β受体阻滞剂、奎尼丁、利舍平、胍乙啶、普尼拉明、维拉帕米、吗啡、锑剂类等。

（2）自主神经功能紊乱。

（3）对迷走神经的局部刺激（机械性刺激如颈动脉窦过敏、局部炎症、肿瘤等刺激），或其他原因引起的迷走神经功能亢进。

（4）排尿晕厥。

（5）中枢神经系统疾病引起颅压增高，间脑病。

（6）黄疸。

（7）血钾过高。

（8）甲状腺功能减退。

4. 以上标准不适用于运动员及儿童。

5. 诊断书写要求：除作出病窦综合征的诊断外，为了全面反映病情，尚应写明以下诊断。

（1）病因诊断，如病因不能肯定可写"病因不明"。

（2）功能诊断：如阿-斯综合征（脑缺血性晕厥），急性左心衰竭等。

（3）详细列述观察到的心律失常，如窦性心动过缓、窦房传导阻滞、交接性逸搏心律、阵发性心房颤动等。

四、阿托品试验

1. 方法：试验前卧位做 L_2 心电图对照。静脉快速推注阿托品 1 mg 或 0.02 mg/kg（可用 2 ml 生理盐水稀释），以后 1、2、3、5、10、15、20 min 时分别描记 L_2 心电图，共 7 次，变化明显者可观察到 30 min。有条件者同时示波连续观察心电图更好。

2. 结果评定

（1）注射后全部观察时间内窦性心律＜90 次/分者为（＋）。

（2）注射后出现交接性自主心律或原有交接性心律持续存在者为（＋）。

3. 注意：前列腺肥大慎用，青光眼患者忌用。

4. 评价：对于鉴别缓慢的窦性心律失常是功能性还是器质性的有辅助诊断价值。有一定假阴性及假阳性，前者多于后者。

病态窦房结综合征
（Bellet）

Bellet 制订的诊断标准：

（1）严重的窦性心动过缓；

（2）窦性停搏伴有室上性快速性心律失常，或较少见的产生一个时期的心脏停搏；

（3）慢性房颤伴有非药物产生的慢室率，电复律后，心脏不能保持正常窦性心律者；

（4）与药物无关的窦房阻滞。

病态窦房结综合征分类
（Rubenstein）

Ⅰ型：无特殊原因而持续的 50 次/分以下的窦性心动过缓。

Ⅱ型：出现逸搏或窦房传导阻滞。

Ⅲ型：在Ⅰ及Ⅱ型变化的基础上，合并阵发性室上性心动过速或阵发性心房颤动（扑动）。

病态窦房结综合征分类

（Ferrer）

病态窦房结综合征（SSS）分成下列 4 类：

（1）持续而严重的窦性心动过缓，<50 次/分；

（2）窦房阻滞，伴或不伴缓慢的逸搏心律；

（3）窦性停搏>2 s 以上，伴或不伴缓慢的逸搏心律；

（4）窦性心动过缓、窦性停搏、窦房阻滞或逸搏心律伴阵发性室上性心动过速、心房颤动或搏动，即所谓心动过缓-过速综合征。

引自

Ferrer M. 1986. The sick sinus syndrome in atrial disease. JAMA，206：645.

病态窦房结综合征的 ECG 表现

（Edward K Chung et al）

1. 明显而持久的窦性心动过缓。

2. 窦性静止和（或）窦房阻滞。

3. 对药物（如阿托品、异丙基肾上腺素）呈抗性的窦性过缓性心律失常。

4. 房性早搏后代偿间歇延长。

5. 心房调搏测定窦房结恢复时间延长（>1 500 ms）。

6. 慢性心房颤动或复发性心房颤动（少数为心房搏动）

（1）伴缓慢心室率；

（2）于其前或其后发生窦性心动过缓、窦性静止或窦房阻滞。

7. 房室连接处性逸搏心律（伴有或不伴有缓慢而易变的窦性搏动）。

8. 颈动脉窦性晕厥（并非每一病例都有）。

9. 电击复律后不能恢复窦性心律。

10. 心动过缓-心动过速综合征。

11. 房室传导阻滞和（或）室内阻滞并存。

12. 上述各种表现联合出现。

家族性窦房结病

(1) 心电图明显窦房结功能衰竭表现,无 QT 延长,阿托品试验阳性;

(2) 临床有脑、心缺血表现,如头晕、心悸、发作性晕厥;

(3) 家系调查有明显家族和遗传史,皆无耳聋。

正常窦性心律

(1) 心电图呈现一系列形状相同的正常形态的 P 波(除在 aVR 导联中倒置外,在其他肢体导联中直立);

(2) P 波有规律地出现,频率在 60～100 次/分;

(3) PR 间期在 0.12～0.20 s;

(4) PP 周期固定,相互之间差别小于 0.12 s。

窦性心动过速

(1) P 波形态正常,其频率在 100～160 次/分;

(2) PR 间期在 0.12～0.20 s 以内。

特 发 性 窦 速

1. 休息或轻微活动心室率超过 100 次/分。

2. 心动过速发作时有相应的症状。

3. 心动过速时 P 波形态为窦性。

4. 除外明显的引起窦速的继发性病因,包括心力衰竭、贫血、健康状态低下、直立性低血压、甲亢及嗜铬细胞瘤等内分泌及代谢性疾病。

5. 需排除以下几种心律失常:

(1) 一般性窦速;

(2) 窦房折返性心动过速;

(3) 折返性房速;

（4）自律性房速。

窦性心动过缓

（1）P 波形态正常，其频率小于 60 次/分；

（2）PR 间期在 0.12～0.20 s 以内；

（3）常伴有窦性心律不齐。

窦性心律不齐

（1）P 波形态正常；

（2）PR 间期在 0.12～0.20 s 以内；

（3）PP 周期不规则，PP 间期之差大于 0.12 s。

窦性静止（窦性停搏）

（1）P 波形态正常；

（2）在一系列 P 波之后出现一个长间歇，此长间歇的时距与正常 PP 间期不成倍数关系；

（3）若停搏时间过长，可出现交界性或室性逸搏等其他节律。

抗心律失常的分类
（各国指南）

在目前已制定的心律失常治疗指南中，以美国心脏病学会（AHA）发表的指南较为有名，已成为中心。现概述 Sicilian Gambit 的药物治疗方略，然后介绍各国的指南和 AHA 指南，最后概述日本的指南。

一、Sicilian Gambit

抗心律失常的分类，多年来沿用的是 Vaughan Williams 分类，随着时间的推移发现了许多不足。到 1989 年 CAST 结果出台，抗心律失常药的使用让世界范围甚为担心。从以往的经验治疗中走出，更合乎理论的以病理生理学为基础选择药物的提案在 Sicilian Gambit 会议上产生了。

第 1 次会议是 1990 年在意大利西西里岛召开，Sicilian Gambit 的名称即为会议召开地地名，国际象棋中皇后的 Gambit（开始的行动）意味着战略上的序幕拉开。第 1 次会议论述了合理使用抗心律失常治疗的基本概念，提出取代 Vaughan Williams 分类的新分类方案。即：①确定"心律失常的机制"。②治疗最容易反应酌电生理学指标"受攻击因素"得到共识。③找出治疗作为"靶点"的细胞水平的通道或受体。④最终目的是从"分类表"中选出作用于靶点的"药物"，这样一个理论过程。

例如，房颤和室颤的机制是折返，折返在维持电生理学的因素当中，特别是容易治疗的因素（受攻击因素）是"传导性"和"不应期"二因素。对"传导性"的靶分子是 Na^+ 通道。但是 CAST 的结果已明确指出 Na^+ 通道阻断剂相关的传导抑制会诱发心律失常。这样另一个受攻击因素就是"不应期"的靶分子，复极过程延迟的 K^+ 通道阻断剂大有希望。但是 K^+ 通道阻断剂使用时，在窦性心律时明显延长 QT 间期，能引起尖端扭转型室速。

在 1993 年第 2 次会议上认识到以 K^+ 通道为靶点的治疗战略失败，在第 1 次会议上形成的倾向基础的论点受到批评，对基础概念如何应用于临床实际进行了讨论。因此在一览表中加上了临床效果和心电图指标的项目。此后 K^+ 通道的研究取得进展，如今 K^+ 通道阻断剂再度受到关注。

1996 年第 3 次会议上虽然没能推出特定方向的药物开发，但讨论了以房颤为中心的新的研究进展，使电重构概念用于治疗。电重构从分子、细胞水平进行解释，明确了抑制靶分子并以此为目标进行了药物的开发。

2000 年 10 月第 4 次会议召开，新的见解出台，特别是各种因子（血管紧张素Ⅱ、儿茶酚胺、醛固酮、细胞因子、自由基等）在重构修复过程中得到证实，特别是重构生成的通道、间隙结合、受体分子水平的异常如何纠正也做了讨论。

以 Sicilian Gambit 为基础，后述的日本《抗心律失常药物指南》是在 2000 年 4 月发表的。

二、各国的指南

AHA 发表的指南系列（ACC/AHA 实践指南），包括"指南"（Guideline for...）与"管理"（A statement for...）两种。前者以推荐内容做一般性分类（Ⅰ类：一般认为有效，Ⅱ类：有效性不定，Ⅲ类：一般认为无效），以指导专科医师为对象。而后者无分类推荐，内容供非专科医生参考。属前者的与心律失常治疗相关的现在有 3 个，后者中与心律失常相关的是《房颤患者的管理》（1996）。

《临床心内电生理学检查与导管射频消融》（1995）关于心内电生理学研究的

指南,最初于 1989 年发行,此后因心律失常治疗的进步,1995 年进行了修订。前半部对窦房结功能障碍、后天性房室传导阻滞、慢性室内传导延迟、窄 QRS 心动过速、宽 QRS 心动过速、QT 延长综合征、WPW 综合征、室早-非持续性室速、原因不明的晕厥、心脏骤停复苏、原因不明的心悸患者作了各种相关项目电生理学检查和适应证的探讨。另外,还涉猎了持续性室速、心脏骤停、既往心梗、AVNRT(房室结结内折返性心动过速)、AVRT(房室折返性心动过速)、房颤伴 WPW 综合征等患者,以药效评价为目的的电生理检查,以及埋藏式心脏起搏器和除颤器携带患者的电生理检查的适应证。

三、日本的指南

上述 Sicilian Gambit 会议的提议对日本抗心律失常药物治疗影响甚大。1996 年 10 月召开的第 3 次 Sicilian Gambit 会议上,初次同意日本委员的参加。以此为契机,日本也以 Sicilian Gambit 为基础,以制定自己的指南为目的,由财团法人日本心脏财团赞助组织了"抗心律失常药物指南委员会 Sicilian Gambit 日本支会",且开始活动。委员会为日本心电学会的下属委员会,1997 年,日本循环学会诊治标准委员会"以 Sicilian Gambit 为基础,抗心律失常药物选择指南制定"研究班开始活动。包含新规定的抗心律失常药物,目前日本可以用的全部药物,以 Sicilian Gambit 概念为基础,做出了基础的和临床电生理学作用、药物动态、心血管系统的作用、不良反应等各自的调查。以调查数据为基础制成了正确地使用抗心律失常药物的指南图,已于 2000 年 4 月完成了《抗心律失常药物指南 CD-ROM 版》。

另外,1998 年日本循环学会学术委员会研究组首先做出了《循环系统疾病的诊断治疗指南》,关于心律失常的治疗在 2000 年发表了"房颤治疗(药物)指南"和"心律失常非药物治疗指南"相关内容如下。

以 Sicilian Gambit 为基础的《抗心律失常药物指南》用 CD-ROM 先以心律失常诊断名进入,然后以对话形式输入患者情况,希望得到最为安全有效的药物,有自动选择的程序。省略了以 Sicilian Gambit 思考过程说明的背景,完全以临床实际使用为目的。尚有些机制不清,靶点分子难以决定的心律失常,此时则特别重视以委员会组成人员为中心的心律失常专科医师的知识、经验进行药物选择。另外,药物选择中始终优先考虑心脏电生理学及药理学的效果。为理解 CD-ROM,已出版相关理论解说书,并为抗心律失常药物的实际选择,作出关于室上性早搏、房颤、房扑、阵发性室上速、室早、持续性室速、室颤的流程图。

(一) 室性心动过速

室性心动过速是危及生命的严重心律失常之一。多个大规模临床实验的结果使我们对室速的药物治疗的观念发生了变化。近年来特别强调根据不同的情况进行危险分层,然后给予不同的治疗方案。在药物治疗中,除正确使用抗心律失常药物外,疾病的整体治疗,室速促发因素的消除越来越受到重视。

1. 临床表现和心电图特征

(1) 临床表现:根据血流动力学状态,患者可有心悸、头晕、晕厥前兆、晕厥等症状。在器质性心脏病患者,还可有心绞痛、心力衰竭加重和心源性休克。

(2) 心电图:出现宽大畸形的 QRS 波,T 波方向与主波方向相反,连续3个或以上,节律在 120 次/min 上。注意与室上性心动过速伴差异传导或伴束支阻滞鉴别。

(二) 特发性室性心动过速

特发性室速(IVT)是指发生于无明显器质性心脏病的室速,其发生率占室速的 10% 左右,根据心电图(ECG)QRS 形态又可分为左心室 IVT 和右心室 IVT,易被误诊为阵发性室上性心动过速或心房扑动(2:1),应注意鉴别。本病可通过药物或射频消融治疗,预后良好。

1. 临床表现

(1) IVT 多见于年轻患者,多数有反复发作心动过速史。

(2) 常规心脏物理检查,ECG、X 线心脏像和超声心动图均正常,次极量运动 ECG 阴性,核素检查和左心室及冠状动脉造影均无明确心脏病证据。

(3) 心动过速发作时常有心悸、气短、胸闷、头晕等。心室率过快或持续时间过长者可引起血流动力学障碍,如血压下降或晕厥等。

(4) 室速 QRS 呈左束支阻滞(电轴正常或右偏)者常可被运动或异丙肾上腺素诱发,提示可能与交感神经张力增高,儿茶酚胺刺激增强有关,文献上称此型为儿茶酚胺敏感型室速,这类室速多起源于右心室流出道。

(5) 室速 QRS 呈右束支阻滞(电轴常左偏)者对维拉帕米有良好的效果,可称为维拉帕米敏感型或分支型室速,也称特发性左心室室速(idiopathic left ventricular tachycardia)。

2. 心电图表现

(1) 左心室 IVT 多起源于左心室间隔部,V_1 导联呈 RBBB 形,额面电轴左偏或极度左偏(实为右偏),QRS 波时限≤0.12 s,心室率一般在 150～200 次/min,节律匀齐。食管导联 ECG 常揭示房室分离;食管心房调搏常不能终止室速发作。复律后可出现下壁、前侧壁导联复极异常,T 波倒置。按室速发作特点可分为反复性和持续性两型。

反复型室速表现为:①非发作期常有同一形态的早搏或形成联律;②常有早搏驱动的短阵室速,且室速的 QRS 波群的形态与早搏形态同型;③室速持续时间短暂常自行终止。

持续型室速的特点是：①非发作期早搏常缺如；②VT 持续时间达数天之久；③室速常不能自行转为窦性心律。

（2）右心室 IVT 起源于右流出道室间隔部呈 LBBB 形，额面电轴正常或右偏，QRS 波时限等于 0.12 s 或轻度增宽。

（三）长 QT 间期伴尖端扭转室性心动过速

长 QT 间期伴尖端扭转室性心动过速其临床表现、心电图特征、发病机制、病因学及治疗均有别于一般的室速或室颤。临床上常表现为发作性晕厥、阿-斯综合征。重者发生心脏猝死。临床常见有两种类型：间隙依赖型和肾上腺素能依赖型。

1. 临床表现和心电图特征

（1）间隙依赖型尖端扭转室速：常由药物（如Ⅲ类抗心律失常药）、电解质紊乱（如低血钾、低血镁、低血钙）和各种原因心动过缓引起，也可找不到原因。心电图的特点是，心动过速发作前，常可见到长间歇、巨大 U 波。扭转室速发作时心动周期呈长-短顺序规律变化。表现为间歇越长，U 波越明显；间歇前室率越快、间歇时间越长，U 波越明显，直至 U 波振幅达到一定高度（阈值）时即激发扭转室速。室速频率在 160～250 次/min，反复发作或自行终止，亦可蜕变为室颤。

（2）肾上腺素能依赖型尖端扭转性室速：亦称特发性长 QT 综合征。本型是由于遗传基因突变所致，为一种遗传性心脏病，常伴有或不伴有先天性神经性耳聋。典型发作呈肾上腺素能依赖性，即突然运动、恐惧、疼痛、惊吓或情绪激动诱发心律失常。少部分患者亦可在静息或睡眠状态下发作心律失常。心电图特点是发作前 QTU 间期常进行性延长，T、U 波振幅极易发生周期性变化，扭转室速发作时并无间歇依赖现象。

（四）伴联律间期缩短的多形性室性心动过速

此种多形性室速是一种少见的特殊类型室速，长期预后不良，易发生猝死，通常对钙离子拮抗剂——维拉帕米反应良好，少数对其他抗心律失常药有效。

1. 临床表现

（1）病史中除发作室速外，无明显器质性心脏病史；少数病例也可能发生在器质性心脏病者。

（2）既往有与心动过速有关的一过性反复发作意识不清、晕厥史和猝死家族史，晕厥发作可自行缓解。

（3）心脏 X 线胸片、超声心动图、Holter、同位素心肌灌注显像提示无心肌缺血或心脏病证据。

（4）静脉注射钙剂可激发或加重心律失常。

（5）β受体阻滞剂和利多卡因及胺碘酮通常无效。

（6）文献报道阿托品可使 VT 发作时间延长。

（7）静脉注射或口服维拉帕米效果良好，一旦停药，心律失常往往复发。

2. 心电图特征

①ECG 表现为反复发作短暂室速，频率≥230 次/min；②QRS 波振幅及方向不一致，图形酷似尖端扭转，单个室性早搏或诱发室速的室性早搏的联律间期极短，常在 250～300 ms；③窦性心律时的 QT 间期及 T 波、U 波形态正常；④多形性室速可蜕变或自发为心室颤动（室颤）。

心律失常的分类

心律失常可按发生原理、心律失常时心率的快慢以及心律失常时循环障碍严重程度和预后分类。

按发生原理分类：心律失常可分为冲动发生异常、传导异常以及冲动发生与传导联合异常。这种分类方法主要根据实验研究结果，在临床诊断技术目前尚难确定心律失常电生理机制的状况下，实用价值不高。此外，某些快速心律失常起始和持续的机制可能不同，如由异常自律性引起的室性早搏，可由折返机制而形成持续型室性心动过速。

按心律失常时心率的快慢分类：心律失常可分为快速性和缓慢性心律失常。近年来，有些学者还提出按心律失常时循环障碍严重程度和预后，将心律失常分为致命性、潜在致命性和良性三类。这两种分类方法简易可行，结合临床实际，对心律失常的诊断和防治有一定帮助。

一、按病理生理分类

1. 冲动起源异常所致的心律失常

（1）窦性心律失常：①窦性心动过速；②窦性心动过缓；③窦性心律不齐；④窦性停搏；⑤窦房阻滞。

（2）异位心律

①被动性异位心律：a. 逸搏（房性、房室交界性、室性）；b. 逸搏心律（房性、房室交界性、室性）。

②主动性异位心律：a. 过早搏动（房性、房室交界性、室性）；b. 阵发性心动过速（室上性、室性）；c. 心房扑动、心房颤动；d. 心室扑动、心室颤动。

2. 冲动传导异常所致的心律失常

（1）生理性：干扰及房室分离。

（2）病理性：①窦房传导阻滞；②心房内传导阻滞；③房室传导阻滞；④心室内传导阻滞（左、右束支及左束支分支传导阻滞）。

（3）房室间传导途径异常：预激综合征。

二、按临床心率变化分类

心律失常可按其发作时心率的快慢分为快速性和缓慢性两大类。

1. 快速性心律失常

（1）过早搏动：房性、房室交界性、室性。

（2）心动过速

① 窦性心动过速。

② 室上性：a. 阵发性室上性心动过速；b. 非折返性房性心动过速；c. 非阵发性交界性心动过速。

③ 室性：a. 室性心动过速（阵发性、持续性）；b. 尖端扭转型；c. 加速性心室自主心律。

（3）扑动和颤动：①心房扑动；②心房颤动；③心室扑动；④心室颤动。

（4）可引起快速性心律失常的预激综合征。

2. 缓慢性心律失常

（1）窦性：①窦性心动过缓；②窦性停搏；③窦房阻滞；④病态窦房结综合征。

（2）房室交界性心律。

（3）心室自主心律。

（4）引起缓慢性心律失常的传导阻滞。

① 房室传导阻滞：a. 一度房室传导阻滞；b. 二度（Ⅰ型、Ⅱ型）房室传导阻滞；c. 三度房室传导阻滞。

② 心室内传导阻滞：a. 完全性右束支传导阻滞；b. 完全性左束支传导阻滞；c. 左前分支阻滞；d. 左后分支阻滞；e. 双侧束支阻滞；f. 右束支传导阻滞合并分支传导阻滞；g. 三分支传导阻滞。

酒精性心律失常

临 床 特 点

（1）发病年龄：各个年龄期均可发病，但以男性青壮年最为多见；

（2）诱因：患者可有多年的饮酒史，发病前均大量饮酒，不饮酒或不大量饮酒不发生；

（3）心律失常的种类：酒精引起的心律失常以室性早搏、房颤最为常见，其次为房性早搏、室上速或室速等；

（4）预后：本病预后比较好。

过早搏动的分类和定位

一、分类

1. 按发生部位分为窦性、房性、交界性和室性四大类。其中室性早搏是最多见的也是最重要的，房性和交界性次之，窦性早搏极罕见。

2. 按发生频率可分为偶发的和频发的早搏。目前一般将每小时≤10 次称为偶发早搏，每小时≥30 次早搏称为频发早搏。

3. 依据形态是否一致分为单形的和多形的，依据发生部位分为单源的和多源的。多源的早搏是指早搏的形态和配对间期均不同。

4. 两个早搏连续出现称为成对的早搏，3～5 次出现称为成串的或连发的早搏。

一般将＞3 次连续出现的早搏称为心动过速，但目前有将＞5 次连续出现的室性早搏才称为心动过速的趋势。

二、室性早搏的定位

1. 左心室早搏：室性早搏 QRS 主波在 Ⅰ、V_5 导联向下，在 Ⅲ、V_1 导联向上，类似完全性右束支传导阻滞。

2. 右心室早搏：室性早搏 QRS 主波在 Ⅰ、V_5、V_6 导联向上，在 V_1、V_2 导联向下，类似完全性左束支传导阻滞。

3. 心底部室性早搏：室性早搏 QRS 主波在 Ⅱ、Ⅲ、aVF 导联均向上，在 aVR 导联向下。

4. 心尖部室性早搏：室性早搏 QRS 主波均向下，aVR 导联向上。

窦 性 早 搏

（1）提前出现的 P 波，其形态与窦性 P 波相同；

（2）联律间期固定；

（3）代偿间歇等于一个窦律周期。

房 性 早 搏

（1）P′波提前出现（可埋藏在前一心动的 T 波内），P′波与窦性 P 波略有不同；

（2）P′R 间期≥0.12 s；

（3）P′波后的 QRS 波可正常，或伴有差异性传导，或未下传；

（4）早搏后代偿间歇多不完全。

多源性房性早搏

在同一导联内，房性早搏的 P′波形态有两种以上，且联律间期不固定（相差 0.08 s 以上）。

交 界 性 早 搏

（1）期前出现的 QRS 波为室上性，若伴有室内差异传导时可变形。

（2）如有逆行 P′波，可出现在 QRS 波之前，P′R 间期<0.12 s；或出现在 QRS 波之后，RP′，间期<0.20 s；或重叠于 QRS 波之中。

（3）早搏后的代偿间期多为完全性。

室 性 早 搏

（1）其前出现的 QRS 波宽大畸形，时限≥0.12 s，其前无相关的 P 波；

（2）多数 T 波方向与 QRS 主波方向相反；

（3）有完全性代偿间期。

间位室性早搏

在窦性心律缓慢的情况下，插在两个窦性搏动之间的室性早搏称为间位室

性早搏。如果对其后的第一个窦性激动发生干扰,则:

(1) 其后的窦性 PR 间期延长;

(2) 窦性下传的 QRS 波伴有时相性室内差异传导。

多形性室性早搏

在同一导联内,室性早搏的 QRS 波形态有两种以上,但联律间期基本固定。

多源性室性早搏

在同一导联内,室性早搏的 QRS 波形态有两种以上,且联律间期不固定(差别大于 0.08 s)。

病理性室性早搏(一)

(1) 多源性、多形性及连发的室性早搏;

(2) 频发室性早搏,尤其是形成二联律者;

(3) 早搏的 QRS 波振幅<10 mm;

(4) 早搏的 QRS 波时间>0.14 s,甚至达 0.18 s,并有明显的切迹;

(5) ST 段呈水平型下降,T 波与 QRS 主波方向一致;

(6) 室性并行心律型早搏有 80% 为病理性;

(7) 室性早搏及房性或交界性早搏同时存在;

(8) 有早搏后 ST-T 改变者;

(9) 过于提前的室性早搏(R-R′<0.43 s),尤其是 R on T 现象;

(10) 无感觉的室性早搏病理性较多;

(11) 运动后或心率增快后早搏增多;

(12) 心肌损伤及心功能不全时出现的室性早搏肯定为病理性。

病理性室性早搏亦称器质性室性早搏,指具有器质性心脏病或其他异常情况的患者所发生的室性早搏。符合以上 1 项或 1 项以上时,可考虑为病理性室性早搏,但临床确定病理性室性早搏时,应结合患者心脏的基础状态,综合判断。

病理性室性早搏(二)

　　所谓病理性室性早搏即伴发于器质性心脏病或有潜在危险的室性早搏,虽然病理性与非病理性室性早搏在形态学上无明确界限,但下列特征常提示为病理性室性早搏:

　　(1)"矮胖型"室早:即 QRS 波群振幅小于 1 mV 但时间超过 0.12 s 的室早;

　　(2)宽大畸形明显的室早:指时限超过 0.16 s 或 QRS 波呈 QR 或 QRs 型的室早;

　　(3)有明显切迹或挫折的室早:即室早的 QRS 波群主波有明显切迹(尤其切迹宽度≥0.04 s 者)和(或)升降支有挫折者;

　　(4)Lown 分级三级或三级以上的室性早搏;

　　(5)R on P 型(晚发性)室早:即早搏的 QRS 波落于下一窦性心搏的 P 波上的室早;

　　(6)早搏后主导心律有 P 波、ST 段或 T 波改变的室性早搏;

　　(7)ST 段呈水平型、T 波与 QRS 主波方向一致的室早,或 T 波呈两肢对称性倒置(冠状 T 波),波谷呈箭头样的室性早搏;

　　(8)并行心律型室性早搏;

　　(9)室性早搏与室上性早搏同时存在者;

　　(10)其他:如左心室起源的室早、运动后增多的室早、儿童及老年人的室早等多有器质性心脏病基础。

良 性 早 搏
(九省市心肌炎协作组　1980 年)

　　(1)无心脏病病史,常偶然发现;

　　(2)临床无自觉症状,活动如常,心脏不大,无器质性杂音;

　　(3)早搏在夜间或休息时多,活动后心率增快,早搏明显减少或消失;

　　(4)心电图示早搏呈单源性,配对型,无 R 波落在 T 波上,无其他心电图异常。

室性早搏的分级

（Lown Woff）

0 级　无室早。

1A　偶有孤立的室早。

1B　偶有孤立室早,观察 4 h,每分钟多于 1 次。

2　频发,每小时多于 30 次。

3　多形性室早。

4A　重复室早,呈二、三联律。

4B　短阵性室性心动过速,呈礼炮样。

5　早期室早,R 波落在 T 波上。

室性早搏的分级

（Padrid et al）

见表 10 - 3。

表 10 - 3　室性早搏的分级（Padrid 等）

分　　级		特　　　征
Ⅰ	A	单形≤30 次/小时或≤1 次/分
	B	单形≤30 次/小时或偶尔>1 次/分
Ⅱ		单形>30 次/小时
Ⅲ		多形
Ⅳ	A	连发 连续两次或成对
	B	连发 连续 3 次而形成室速
Ⅴ		过早的室早 R on T

过早搏动(疗效判断标准)

1. 治愈标准:动态心电图监测,早搏消失,心电图恢复正常。

2. 好转标准：动态心电图监测下早搏减少 50％以上。

3. 无效标准：治疗后早搏无改善。

房室结内折返性心动过速

1. 心动过速频率 115～215 次/分。

2. 慢快型常由房性早搏诱发；快慢型不需要适时的提前的心房激动诱发，可因心率轻度增快而诱发。

3. P′波与 QRS 波的关系

(1) 慢快型：多数无 P′波(P′波融合在 QRS 波之中)，如有逆行 P′波，在Ⅱ、Ⅲ、aVF 导联上出现，且 P′R 间期长，RP′间期短，P′R＞RP′；

(2) 快慢型：逆行 P′波在其 QRS 波之后较晚出现，靠近下一次 QRS 波之前，P′R 间期短，RP′间期长，P′R＜RP′，RP′＞1/2 RR。

4. QRS 波形态正常。

5. 心动过速时房室传导阻滞罕见。

6. 刺激迷走神经方法，如颈动脉窦按压可终止心动过速。

房室折返性心动过速的拖带现象

结合体表心电图的改变，Waldo、Anderson 及 Brugada 等人提出拖带的诊断标准：

(1) 心动过速折返环的各成分均以刺激周期激动，心动过速的频率同上刺激频率；

(2) 在恒定的刺激频率，体表心电图上有固定的融合；

(3) 刺激频率增加时，心电图融合的程度增加，即进行性融合；

(4) 刺激停止后的第一个心动过速波没有融合，其回复周期等于刺激周期，以后的心动过速其周期和形态与刺激前相同。

窦房结折返性心动过速

(1) 心动过速的起止突然；

(2) QRS 波形态正常，频率 100～200 次/分，相对比较慢而规则，P 波为窦

性,多在 QRS 波之前;

（3）确定有窦性早搏存在,而且窦性早搏的配对间期与心动过速发作开始时配对间期相同;

（4）心动过速终止后的间歇,可以等于窦性同期（等周期代偿）或略长;

（5）心动过速期的房室比例可不等,可同时存在房室传导阻滞或房室分离;

（6）刺激迷走神经的方法,如压迫眼球、乏氏动作、颈动脉窦按压等常可终止其发作。

房内折返性心动过速

（1）心率为 100～150 次/分,P′P′间期多规则,QRS 波群形态正常;

（2）诱发心动过速的心搏无 P′R 间期延长,与房室结功能状态无关;

（3）在 Ⅱ、Ⅲ、aVF 导联中 QRS 波前有形态异常直立或倒立 P′波,P′波形态可以各异,与窦性 P 波不同,P′R≥0.12 s;

（4）心动过速期可伴有房室阻滞;

（5）颈动脉窦按摩可引起房室阻滞而减慢心室率,并不能终止心动过速。

顺向型房室反复性心动过速

（1）心动过速的频率 150～240 次/分,节律规整。

（2）心动过速时 QRS 波形态正常,合并束支阻滞或室内差异性传导时例外。正常窦性心律时,约半数可见 δ 波。

（3）QRS 波之后有逆行 P′波（Ⅱ、Ⅲ、aVF 导联 P′波倒置）;如 Ⅰ 导联有逆行 P′波为左侧旁道（Kent 束）的典型特征;但 P′波多位于 ST-T 上,常显示不清。

（4）RP′<P′<R,其中 RP′<1/2 RR 者,46％为本型室上性心动过速。

（5）常有 QRS 波电交替,在部分导联明显;部分有 RR 周期明显变化,包括 RR 周期长短交替与心动过速快慢转变,若同阵 RR 周期长短差值>30 ms,常提示此型。

（6）心动过速发作时无房室分离现象,即房室传导呈 1∶1。

（7）压迫颈动脉窦或其他刺激迷走神经的方法,可使心动过速终止。

逆向型房室反复性心动过速

(1) 心动过速的频率 150～240 次/分；

(2) QRS 波宽大畸形，时限＞0.12 s；

(3) 有明显的 δ 波；

(4) 逆行 P′波不同于窦性 P 波，P′R＜0.12 s；

(5) 心动过速时不伴房室分离，即房室传导呈 1：1；

(6) 在窦性心律时呈典型的预激综合征表现，部分呈间歇性预激。

自律性房性心动过速

(1) 心率 120～220 次/分，P′P′间期常不规则，QRS 波形态正常，P′波在 QRS 之前，P′R≥0.12 s；

(2) 心动过速可以舒张晚期的房性早搏开始，也可在窦性间歇后作为逸搏机制发生；

(3) 首次搏动的 P′波形态与窦性 P 波不同，但和以后出现于心动过速中的 P 波相同；

(4) 心动过速开始阶段有"预热"现象，即心率开始较慢，然后逐渐加快，直至稳定状态；

(5) 颈动脉窦按压等刺激迷走神经的方法不能终止心动过速，但可诱发房室阻滞而减慢心室率。

阵发性交界性心动过速

（日本　外畑岩等）

(1) 多属突起骤停；

(2) 心率在 160～220 次/分；

(3) P 波逆行（Ⅱ、Ⅲ、aVF 导联中倒置，aVR 正向，可位于 QRS 波群之前、中、后。如在 QRS 波前，PR 间期短于 0.12 s）；

（4）QRS 波群时限正常。

非阵发性房室交界性心动过速

（日本 外畑岩等）

（1）无突发骤停现象，而是逐渐移行的，首次激动不提前；

（2）心率在 70～130 次/分；

（3）QRS 波群形态正常；

（4）心房与心室可彼此分离；

（5）QRS 波群与心房波无关，RR 仍然规则。

房室交界性心律

（日本 外畑岩等）

（1）心律缓慢规则，40～60 次/分；

（2）P 波逆行或无 P 波；

（3）PR 间期<0.12 s 或 R-P 间期<0.20 s；

（4）QRS 波群正常，如合并束支传导阻滞，则出现束支传导阻滞波形；

（5）冠状窦附近（曾被称为冠状窦心律）：P 波在 Ⅱ、Ⅲ、aVF 倒置，aVR 直立或双相，PR 间期≥0.12 s，QRS 波群与正常相同。

诱发性室性心律失常

（北美起搏电生理学会）

（1）持续性室性心动过速：心动过速持续时间≥30 s，或者因血流动力学改变明显，必须立即进行转复；

（2）非持续性室性心动过速：室性心动过速连续发生六搏以上，但持续时间不超过 30 s，可自行终止，而不需采用任何转复措施；

（3）单形性室性心动过速：心动过速发作时，三个导联同步记录，其 QRS 波群形态恒定；

（4）多形性心动过速：室性心动过速发作时，任何心电图导联录得的 QRS 波群形态均不稳定，即 QRS 波形态不断变化；

（5）多发单形性室性心动过速：同一患者，诱发出两种或两种以上形态的室性心动过速，但每一次所诱发的 QRS 波群形态相当恒定；

（6）心室颤动：室性快速性心律失常发作时，体表心电图上缺乏明确的 QRS 波群；

（7）单次心室反应：一次或多次给予期外刺激引起一次性非刺激性心室激动；

（8）重复性心室反应：一次或多次给予期外刺激，引起两次或两次以上的非刺激性搏动。

室上性心动过速的类型

广义的室上性心动过速（SVT）指的是异位起搏点或折返环在希氏束分叉以上的心动过速。人类 SVT 的分类如下：

窦性心动过速
  生理性
  病理性：继发性（甲亢、发热）
  特发性
房性心动过速，房扑，房颤
房室结性心动过速
旁道参与的心动过速
  房室旁道
  房结旁道
  房希氏束旁道
  结室旁道
  束室旁道（罕见）

恶性室性心律失常

（1）心脏停搏或心室颤动抢救成功的幸存者；
（2）反复发作的持续性室速；
（3）尖端扭转性室性心动过速伴 QT 间期延长，但少数 QT 间期可正常。

室性心律失常的分类

（全国快速心律失常药物治疗座谈会
1992 年）

按室性心律失常发生背景及后果分为 3 类：

（1）良性：指健康人、无器质性心脏病或仅有轻微心血管异常发生的早搏，包括频发、成对或 VT-NS 均为低危，预后良好。

（2）恶性：指致命性包括院外室颤（VF）、反复发作 VT-S 及 Tdp。症状严重，血流动力学障碍，有器质性心脏病及左心室功能低下。首次发作这类心律失常的病死率＞50％。

（3）潜在恶性：介于良、恶性之间，多数有心脏病，主要为冠心病，AMI 后 1～2 周内有频发室早、成对室早或 VT-NS 者病死率较高。陈旧性心肌梗死（OMI）及其他心肌病有室早者危险性也增加。心功能下降时室性心律失常严重程度及频率增加。心衰、左心室射血分数（LVEF）降低时危险性增加。潜恶组预后差别很大，如 OMI 时 LVEF＞40％的室早似良性；而 VT-NS 及左心室功能低下者预后如恶性，需长期药物治疗。

特发性室速的分类

Lsech 等把特发性室速分为反复型和持续型两类。

1. 反复型的特点

（1）非室速发作期常有同一形态的早搏或成对早搏。

（2）常有起始于早搏的短阵室速，且室速时 QRS 形态与早搏的 QRS 形态保持一致；室速持续时间短暂，并常自行停止。

2. 持续型特发性室速则表现为

（1）非室速发作期多无早搏。

（2）室速发作持续时间长，常为数天。

（3）室速通常不能自行转复为窦性心律。也有人将起源左心室的特发性室速称为特发性左心室速，起源于右心室的特发性室速称为右心室速。

室性心动过速

Weltens 等提出室速的诊断标准是：

（1）规则的节律：不规则的心动过速几乎均为房颤或房扑伴不规则的房室传导，同时有或无预激综合征；应注意地高辛、维拉帕米和利多卡因可加速预激综合征伴房颤时的旁路传导。

（2）QRS 波超过 0.14 s，单纯束支传导阻滞的 QRS 波很少超过 0.14 s，但预激或有广泛的心室内传导阻滞，QRS 波可更宽；分支室速（fascicular VT）的 QRS 波相对较窄，一般在 0.11 s 左右。

（3）额面电轴左偏，尤其在有 RBBB 时；窦性心律时有束支传导阻滞，心动过速时电轴有明显变化，提示为室速。

室性心动过速的分类（一）

室性心动过速（VT）是临床上较为严重的心律失常之一，目前关于其定义和分类尚无统一标准，但大多采用 Wellens 命名分类法。

1. 室速的定义：室速是指频率≥100 次/分、自发的且至少 3 个连续的室性期前搏动。程序刺激诱发的室速要求至少连续 6 个室性期前搏动。

2. 室速的分类

（1）根据持续时间分为：①持续性室速：即每次发作持续 30 s 以上，或虽未达 30 s，但患者有意识障碍，需立即电转复的室速；②非持续性室速：指每次发作在 30 s 以内自动终止的室速。

（2）根据 QRS 波形态分为：①单形性室速：室速的 QRS 波形一致；②多形性室速：指室速时 QRS 波形不一致，其中包括尖端扭转性室速（Tdp）。

实际应用时，可将上述两种分类法结合使用，如单形性持续性室速、多形性非持续性室速等。

室性心动过速的分类（二）

（1）典型性室性心动过速，包括三种常见的心律：①阵发性 VT，也就是期外收缩型 VT；②加速性室性自搏心律（accelerated idio-venrticular rhythm）；

③并行心律型 VT(parasystolic VT)。

（2）非典型室速(atypical VT)，也称不规律性 VT。

Bigger 根据室性心律失常造成的后果分类：

（1）恶性（或致命性）心律失常：表现为反复发作持续性室速，能造成明显血流动力学紊乱伴猝死，晕厥或前期晕厥和充血性心衰的恶化，或不稳定型心绞痛的发作，常发生于左心室 EF<30％的患者。

（2）潜在性致命性心律失常：非持续性，但频繁发作（发作时间短于 15 s 自行终止）的室速或室性早搏多达 3 000 次/24 小时，心律失常不常导致血流动力学的紊乱，但常发生猝死。

（3）良性室性心律失常：室早形态常为单形性，24 小时动态心电图无复杂性室性早搏，室性早搏<100 次/24 小时或<5 次/小时，常缺乏器质性心脏病依据，发生心脏性猝死危险性低。

室性心动过速的分类(三)

概　　述

室性心动过速（VT）是指发生在希氏束分叉以下的束支、浦肯野纤维、心室肌的快速心律失常。目前，国内大多采用 Wellens 的定义，将室性心动过速的定义为频率超过 100 bpm，连续 3 个或 3 个以上的自发性室性电除极活动。

室性心动过速即可发生在左心室，也可发生在右心室，持续发作时频率常常超过 100 bpm，并可发生血流动力学状态的恶化。如得不到及时即有效地处理，可引起心脏性猝死或死亡。

分　　类

1. 根据临床表现分为二类

（1）血流动力学稳定：无症状；轻微症状。

（2）血流动力学不稳定：晕厥前兆（头昏、头晕、乏力或虚脱、黑矇）；晕厥；心脏骤停；SCD。

其中"血液动力学不稳定"虽在广泛使用但尚没有严格定义，其含义是：心律失常伴有低血压和组织灌注不足，如不及时治疗很可能导致休克或心脏骤停。

2. 根据电生理分类：有非持续性室性心动过速（VT）指室速持续时间＜30 s包括单型和多型性 VT；持续性 VT 指室速时间＞30 s，包括单型和多型 VT、束支折返性 VT、双向性 VT、尖端扭转性 VT(Tdp)、室扑、室颤(VF)。

3. 根据病因的分类：无器质性心脏病的特发性心动过速与器质性心脏病型室速包括慢性冠心病、心力衰竭、先天性心脏病、心脏结构正常、心肌病（扩张型心肌病、肥厚型心肌病、致心律失常性右心室心肌病）等。

应该注意室性心律失常的临床表现与器质性心脏病的类型和严重程度之间有很多的重叠，如血液动力学稳定的、耐受良好的 VT 可见于有心肌梗死（MI）史和心功能受损的患者。

非阵发性室性心动过速

(1) 连续出现 3 个或 3 个以上的畸形增宽的 QRS 波群，时间≥0.12 s；

(2) 心室率 60～100 次/分，心室率可有轻度不齐；

(3) 因频率与窦性频率相接近，可形成不完全性房室脱节，常可见到心室夺获和室性融合波；

(4) 当窦性频率增快，室性自主节律便被抑制；反之则室性自主节律控制心室，两者常交替出现。

分支性室性心动过速

(1) 发作时 QRS 波多≤0.12 s，但少数亦可＞0.12 s，呈 RBBB＋LAB(起源于左后分支上)或 RBBB＋LPB(起源于左前分支上)图形；

(2) 房室分离或室房呈不同比例逆向传导；

(3) 心室夺获且其 QRS 波形态正常化或室性融合波；

(4) 发作前后可见与发作时 QRS 波相同形态的室早；

(5) 恢复窦律时 QRS 波形态及电轴正常；

(6) 发作终止后，下侧壁导联常呈现复极波异常；

(7) His 电图 V 波前无 H 波或虽有 H 但 HV＜20 ms，且与畸形 QRS 波几乎同步发生；

(8) 心房内程序刺激不能诱发心动过速或发作时心房内超速起搏不能终止发作；

(9) 维拉帕米和 I_A 类抗心律失常药对终止发作有特效。

引自

Belhassen B. 1987. Verapamil in the treatment of ventricular tachycardia. Practical Cardiology, 13：77.

扭转型室性心动过速

(1) QRS 波群的极性呈时相性变化，QRS 轴每 5～20 次心搏转变一次，QRS 波群的极性在等电线周围扭转，常需记录多个导联才能显示这一特征；

(2) 常由落在延长的 T-U 波上的舒张晚期室性早搏所引发；

(3) 常能自动终止；

(4) 偶尔恶化成心室颤动；

(5) 心率大于 150 次/分，常超过 200 次/分，常伴有 R-R 间距的变化。

尖端扭转型室性心动过速

早在 1949 年和 1964 年，Schwartz 和 Pick 对这类心律失常的特征已作了详细的描写。由于其 QRS 波形态接近室速（VT），又近似室颤（VF），故称为短暂性 VT 或 VF，或称 VT-VF。1966 年，Dessertenne 根据其 QRS 形态变化的特征而命名为 Tdp，迄今此名已为多数学者所接受。

诊 断 要 点

(1) 阵发性 VT，室率在 200～250 次/分，而又不规则；

(2) QRS 波形进行性改变且围绕等电线扭转；

(3) 多数可自行中止；

(4) 偶可发展为单形性 VT 或 VF；

(5) QT 间期延长。

由于此症基础病变的表现为 QT 间期延长，故亦有称之谓 QT 间期延长综合征（LQTS）。但鉴于某些病例无典型的尖端扭转和（或）QT 间期延长，故部分学者乐于统称为多形性室速（PVT），但亦有把 Tdp 和 PVT 两者分开或其他一些命名者。

Ⅰc 类药物所致持续性室速

（1）易发生于有自发性持续性室性心动过速病史和左心室射血分数降低的患者；

（2）出现于应用Ⅰc类抗心律失常药的即刻或加量后即刻；

（3）自发出现，持续存在；

（4）间有窦性节律而区别于原有的自发持续性室性心动过速；

（5）程控心室刺激不能终止或终止后又迅速复发，心脏电复律不能终止或终止后又迅速复发。

引自

Bigger JT Tr et al. 1987. Clinical types of proarrhythmic response to antiarrhythmic drugs. Am J Cardiol，59：2E.

非持续性室性心动过速

非持续性室性心动过速（NSVT）的定义是：在心电图或示波器上连续出现 3 次或 3 次以上的室性异位搏动，速率≥100 次/分，持续时间＜30 s，不引起血流动力学紊乱。

阵 发 性 室 速

宽 QRS 波心动过速中最多见，占 81%。ECG 特点：Kindwall 等指出，LBBB 型心动过速可有下列之一：①V_1 或 V_2 导联 R＞2 ms；②V_1 或 V_2 导联 RS 间期（QRS 波起点至 S 波最低点）＞60 ms；③V_1 或 V_2 导联 S 波降支出现切迹；④V_6 导联有 Q 波。用上述每一单项诊断阵发性室速（VT），特异性 94%～100%，预测准确性 97%～100%，但敏感性较低（36%～63%）。若将 4 项综合分析，即只要符合上述任何一项，则敏感性达 100%，预测准确性 96%。

频 发 室 速

频发室速（IVT）标准是：

（1）频发持续性（SVT）或症状性 VT（≥3 次/24 h），SVT 是指 VT 持续＞30 s 或造成血流动力学障碍；

（2）在非持续性 VT（NVT）连续＞3 次室性早搏，发作间期有 SVT 发作或成对室早，构成 24 h 室早总数＞窦性搏动总数；

（3）IVT 期间＞24 h；

（4）VT 速率＞120 次/分；

（5）除外离子紊乱、QT 间期延长（QTc＞0.44 s）、可疑药物诱发心律失常或心肌梗死＜2 周的患者。

伴极短配对间期多形室速

伴极短配对间期多形室速是一种很少见的室速类型，Coumel 等认为此型室速应具备：①无明显器质性心脏病；②呈阵发性多形室速，频率快，常引起晕厥；③室速时配对间期短，常＜300 ms；④窦性心律时 QT 间期和 T/U 波均正常；⑤阿托品使发作时间延长；⑥对维拉帕米反应良好，但 β 受体阻滞剂、Ⅰ 类抗心律失常药物及胺碘酮治疗无效，其发生机制与触发活动或依赖钙离子流的折返激动有关。

阵发性心动过速（疗效判断标准）

1. 治愈标准：经治疗后心动过速发作终止，心电图恢复窦性心律。
2. 好转标准：经治疗后症状减轻，有所发作，但发作频次减少。
3. 无效标准：治疗后心动过速不能控制。

室性心律失常加重的诊断

Velebit 对室性心律失常加重诊断如下：

（1）平均每小时室早频度较基础值（即应用该抗心律失常药物前）增加 4 倍；

（2）平均每小时成对室早或室速的心动数量较基础值增加 10 倍；

（3）用药后出现 60 s 或以上的持久室速。

紊乱性心房律

(1) 同一导联中，至少有 3 种明显不同形态的可辨认 P 波；

(2) 无固定规律的起搏点，P-P、P-R、R-R 间期不同；

(3) P-P 间期有等电位线；

(4) 心房率多在 100～250 次/分之间，偶有低于 100 次/分者。

紊乱性心室律（多源性室性心动过速）

(1) 室性 QRS 波群形态有两种以上，R-R 间隔不匀齐；

(2) 心室率大于 100 次/分。

并 行 心 律

(1) 异位节律和窦性心律的频率不同，其配对时间长短不一，相差可大于 0.08 s，而无规律性；

(2) 异位搏动间期可长短不一，但其间期之间有一个最大的公约数；

(3) 窦性激动和异位激动常形成房性或室性融合波。

房性并行心律

(1) 房性期前收缩的联律间期不固定；

(2) 房性早搏彼此之间的距离相等或成倍数关系；

(3) 可出现房性融合波。

房性并行心律性心动过速

(1) 房性并行心律连续出现 3 次以上；

(2) 其频率>70 次/分。

交界性并行心律

（1）交界性期前收缩的联律间期不固定；

（2）交界性早搏彼此之间的距离相等或成倍数关系；

（3）可出现房性融合波；伴时相性心室内差异传导者，可出现室性融合波。

交界性并行心律性心动过速

（1）交界性并行心律连续出现 3 次以上；

（2）其频率＞70 次/分。

室性并行心律

（1）室性期前收缩的联律间期不固定；

（2）室性早搏彼此之间的距离相等或成倍数关系；

（3）经常出现室性融合波。

室性并行心律性心动过速

（1）室性并行心律连续出现 3 次以上；

（2）其频率＞60 次/分；

（3）与窦性心律竞争者，可出现不同程度的室性融合波。

左 心 房 心 律
（Mirawski）

早在 1901 年，Rothberger 等就指出：当 L_1 出现倒置的 P 波时，起搏点可能位于左心房内。1935 年，Rothberger 及 Sach 确定左心房为人类心脏发放异位冲动的一部分。1963 年，Mirawski 等提出了一种规则的频率正常的较少见的异位节奏点位于左心房的心律,其特点为:P 波在 V_6 倒置,在 V_1 可呈直立的圆顶尖角形,在其余各导联多与正常相反。此时,人们才对左心房心律有了认识。目前大多数作者认为有下列条件之一者即可诊断为左心房心律:

(1) P 波在 V_5 及 V_6 倒置,在 I 直立、低平或倒置;

(2) P 波在 I 及 $V_{5,6}$ 倒置,在 V_1 呈圆顶与尖角形;

(3) P 波在 II、III、aVF 倒置,aVR 直立。

左 心 房 心 律
(Beder)

关于左心房心律的心电图标准还存在着争论。以往的标准是:

(1) 额面导联 P 波的平均电轴在 $+106°\sim270°$ 之间;

(2) P 波 I、V_6 倒置;

(3) P 波 V_1 双向或等电位;

(4) 心前导联 P 波呈"圆顶—尖峰"状(即前半部圆钝,后半部尖耸)。

左心房心律的临床分型

Mirawski 将左心房心律分为下述 3 型:

I 型:I、V_6 导联的 P 波倒置,在 V_1 导联可见圆顶尖角形 P 波,起搏点多位于左心房后壁。

II 型:I、V_6 导联的 P 波倒置,在 V_1 导联没有圆顶尖角 P 波,起搏点多位于左心房前壁。

III 型:V_6 导联的 P 波倒置,I 导联的 P 波直立或平坦,起搏点多位于左心房侧壁。

引自

森博爱等.1973.不整脈最近の診断と治疗.东京:南江堂,160.

心 房 颤 动

1. 心悸、心音强弱不等,心律绝对不规则,缺脉。

2. 心电图：

（1）P 波消失代之以 f 波；

（2）RR 不规则。

心 房 颤 动

（中华医学会心电生理和起搏分会心房颤动防治
专家工作组* 2010 年）

一、前言

心房颤动（房颤）是临床上最常见的室上性心动过速。据 Framingham 研究提示，人群患病率为 0.5% 左右，且随年龄增长其患病率增高；60 岁以上的人群中，其患病率可达 6%；而 80 岁以上的人群中，其患病率高达 8.8%；国内研究提示，我国房颤总患病率为 0.77%。该病严重危害人类健康，轻者影响生活和工作质量，重者可致残、致死。因此，加强对房颤的基础与临床研究具有重要意义。

中华医学会心电生理和起搏分会自 2001 年以来，先后两次（2001 年，2006 年）制定并发表了《心房颤动：目前的认识和治疗建议》，向广大读者推介了国内外阶段时间内房颤基础与临床研究的最新成果，在此基础上经房颤工作组专家认真讨论、分析、提炼，并结合我国实际，提出了较为具体的防治房颤的建议。此在一定程度上引领了我国关于房颤的基础与临床研究，极大地提升了房颤的防治水平。鉴于自 2006 年以来的近 5 年间，国内外对房颤的基础与临床研究又有了新的进展，尤其是对房颤及其并发症的防治研究，在这一时间段非常活跃，也取得了一些令人兴奋的成果。鉴于此，中华医学会心电生理和起搏分会房颤工作组在全面复习 2006 年版《心房颤动：目前的认识与治疗建议》（二）和 2008 年版《经导管消融心房颤动中国专家共识》的基础上，结合国内外近 5 年所报道的基础与临床研究成果，经房颤工作组专家高度浓缩、讨论、循证、提炼，形成了新的"认识与治疗建议"。此为对房颤认识的又一次升华，可供广大读者在基础研究和临床工作中参考。

注：中华医学会心电生理和起搏分会心房颤动防治专家工作组专家：

黄从新　张澍　马长生　杨延宗　黄德嘉　曹克将　江洪　杨新春　吴书林　商丽华　张奎俊　李莉　丁燕生　马坚　王祖禄　刘少稳　刘旭　董建增　姚焰　陈柯萍　陈明龙　王方正　陈新

二、心房颤动的定义和分类

房颤是指规则有序的心房电活动丧失，代之以快速无序的颤动波，为最严重的心房电活动紊乱。心房的颤动使之失去了有效的收缩与舒张，进而导致泵血功能下降或丧失；加之房室结对快速心房激动的递减传导，可致心室率（律）极不规则，亦可致心室泵血功能下降。因此，心室律（率）紊乱、心功能受损和心房附壁血栓形成是房颤患者的主要病理生理特点。

房颤的分类繁简不一，迄今尚无普遍满意的分类标准和方法。有以心电图特征为主要依据的分类，有以记录心房电活动其中包括心外膜记录、心腔内记录和非接触标测为依据的分类，也有以临床特征为依据的分类等。而表述房颤类型的术语也很多，诸如急性、慢性、阵发性、间歇性、持续性、永久性、特发性，孤立性等，其分类方法和定义上的混乱与模糊，造成了研究间的可比性差，也降低了研究结果的指导意义。为此，本文的分类和定义的界定，系在 2006 年本房颤工作组形成"共识"的基础上，主要参考 2006 年 ACC/AHA/ESC"心房颤动诊疗指南"的相关内容而制订，将房颤分为初发房颤（initial event）、阵发性房颤（paroxysmal AF）、持续性房颤（persistent AF）及持久性房颤（long-standing persistent AF，表 10-4）。此外，考虑到临床上防治房颤所需，也对孤立性房颤（alone AF）和急性房颤作了必要表述。

表 10-4　心房颤动的临床分类

名　称	临床特点	发作特点	治疗意义
初发心房颤动	有症状的（首次发作）；无症状的（首次发现）；发生时间不明（首次发现）	可反复也可不反复发作	毋需预防性抗心律失常药物治疗，除非症状严重
阵发性心房颤动	持续时间＜7 d（常＜48 h），能自行终止	反复发作	预防复发，控制心室率及必要时抗凝和导管消融治疗
持续性心房颤动	持续时间＞7 d，非自限性	反复发作	控制心室率，必要时抗凝和（或）转复和预防性抗心律失常药物治疗或选择导管消融治疗
持久性心房颤动	不能终止，终止后又复发无转复愿望，持续时间＞1 年	长期持续发作	控制心室率和必要时抗凝治疗，亦可选择导管消融治疗

初发房颤：为首次发现的房颤，不论其有无症状和能否自行复律。阵发性房颤：指持续时间＜7 d 的房颤，一般＜48 h，多为自限性。持续性房颤：持续时

间＞7 d 的房颤,一般不能自行复律,药物复律的成功率较低,常需电复律。持久性房颤:复律失败或复律后 24 h 内又复发的房颤,可以是房颤的首发表现,也可是由反复发作的房颤发展而来;对于持续性房颤其持续时间＞1 年、不适合复律或患者不愿复律的房颤也归于此类;有些文献提及的"长期持续性房颤"亦归类于此。急性房颤:指发作时间＜48 h 的房颤,包括初发房颤和阵发性房颤的发作期,持续性房颤和持久性房颤的加重期,有部分患者尚可出现血流动力学不稳定的临床表现。孤立性房颤:患者年龄＜60 岁且无心肺疾患的房颤,就血栓栓塞及病死率而言,多预后良好。

此外,有些房颤患者,不能获得房颤病史,尤其是无症状或症状较轻者,可采用新近发生的(recent onset)或新近发现的(recent discovered)房颤来命名,后者对房颤持续时间不明的患者尤为适用。新近发生的房颤也可指房颤持续时间＜24 h 者。

对继发于诸如急性心肌梗死、心脏外科手术、心肌炎、甲状腺功能亢进(甲亢)、肺栓塞、肺炎或急性肺部疾患等诱发因素的房颤,则应区别考虑,视情处理。因为上述情况下,常以控制原发疾病为首选治疗策略,大多数病例在原发疾病控制后房颤也随之消失,但也有部分病例原发疾病控制后房颤依然发作,后者与该类心律失常的一般治疗原则无异。

首次心房颤动

［欧洲心脏病学会(ESC)］

继 2006 年美国心脏病学会(ACC)和美国心脏学会(AHA)联合发布心房颤动(atrial fibrillation,AF)指南后,欧洲心脏病学会(ESC)于 2010 年 8 月第一次独立对 AF 发布指南。在此份指南中,ESC 对几方面进行的深化,如:引入症状积分评价系统评价 AF、在原有分型基础上加入了长期持续性 AF 这一亚型、深化 AF 危险分层特征、心率控制的新建议、决奈达隆的应用建议、正式规范消融治疗的指征、防止 AF 恶化的上游治疗建议以及一些特定条件下的 AF 诊治建议等。

一、AF 症状评分系统

《2006 年 ACC/AHA/ESC 指南》对患者的危险度分层更看重脑卒中的风险,并以其作为决定抗凝的标准,而不论患者是否为窦性心律,提出了非瓣膜性 AF 脑卒中险评分表 $CHADS_2$[cardiac failure, hypertension, age, diabetes, stroke(doubled)],将不同患者的脑卒中险进行评估,分为低危、中危和高危。但是,$CHADS_2$ 评分系统并没有包括许多脑卒中危险因素以及其他的危险调节因素。因此,该系统并不能对 AF 脑卒中的发生作出准确地综合性评价。其中主要危险因素包括：既往脑卒中或者短暂性脑缺血、血栓栓塞、年龄≥75 岁，而临床相关的非主要危险因素包括心力衰竭（尤其是中重度的收缩期左心室功能不全，定义为左心室射血分数≤40%）、高血压或者糖尿病、女性，65～74 岁、血管性疾病（尤其是心肌梗死、复合型主动脉弓粥样硬化斑块以及外周动脉疾病）。因此，《2010 ESC 指南》引入了 CHA$_2$DS$_2$-VASc[cardiac failure, hypertension, age≥75（doublcd）, diabetes, stroke（doubled)-vascular discase, age 65～74 and sex category（female)]评分系统。CHA$_2$DS$_2$-VASc 进一步拓展 CHADS$_2$，的功能，并根据其他额外的危险因素判断是否进行抗凝治疗。

在这两个评分系统的基础上，ESC 提出了引入症状积分系统，即欧洲心律协会（European Heart Rhythm Association, EHRA)积分，这是一种简单通过症状评价 AF 情况的系统，与纽约心脏病协会（New York Heart Association, NYHA)心力衰竭分级类似，EHRA 积分能更好地对 AF 状态进行直观描述。由于大部分 AF 的治疗都是根据症状来制定的，因此，该积分分级评估具有更强的临床可操作性。EHRA Ⅰ：无症状；EHRA Ⅱ：轻度症状，正常的日常活动不受影响；EHRA Ⅲ：严重症状，正常的日常活动受到影响；EHRA Ⅳ：失能症状，正常的日常活动不能自理。

二、AF 分类

在《2006 年指南》的基础上，《2010 ESC》将长期持久性 AF 列为独立类型，定义为在其决定进行心率控制治疗的时候，AF 持续时间≥1 年。独立地将其列为 AF 的一个类型原因在于这类患者可能是进行消融治疗较为理想的候选者。对于持久性 AF 或者长期持久性 AF 患者，而且没有微小心脏病的，如何进行治疗以及导管消融风险效益比的问题仍没有明确。射频消融对于这类患者可能是必要的。因此，建议对抗心律失常药物无效的长期持久性 AF 患者进行射频消融治疗是合理的。射频消融对长期持久性 AF 的成功率是比较高的，但是通常需要重复多次消融。这种治疗过程较长而且对技术要求很高，相比肺静脉隔离术，消融存在高风险，这也应在临床实践中注意。

心 房 颤 动
[欧洲心脏病学会（ESC） 2010 年]

2010 欧洲心脏病学会（ESC)年会召开之际，公布了新的《心房颤动（房颤)治疗指南》《新指南》，《新指南》是在 2006 年 ACC/AHA/ESC 房颤治疗指南与 2007 年房颤导管消融专家共识基础上，结合一些新的临床研究结果而制定。与既往房颤治疗指南相比,新指南的主要变化体现在规范了房颤抗凝治疗、提升了导管消融在房颤治疗中的地位以及肯定了房颤上游药物治疗等。

一、心房颤动定义

与 2006 年指南相比,《新指南》中房颤定义没有做较大修改,但对房颤定义的描述更加简洁、易懂。房颤心电图体表特征为：RR 间期绝对不等；P 波消失；心房激动周期一般＜200 ms(＞300 次/min)。房颤与周期不规整的心房扑动(房扑)和房性心动过速(房速)的鉴别诊断,主要在于心房激动周期,新指南认为房扑与房速的激动周期一般≥200 ms；房颤对抗心律失常药物比房扑与房速敏感。

二、心房颤动分类

《新指南》将房颤分为五大类：

(1) 首次诊断的房颤：患者第 1 次诊断为房颤。

(2) 阵发性房颤：房颤一般在 48 h 内可自行终止,最长持续不超过 7 d,房颤持续超过 48 h 自行复律可能性小,必须考虑抗凝治疗。

(3) 持续性房颤：房颤持续不超过 7 d,或需要药物或电复律终止的房颤。

(4) 长时间持续性房颤：房颤持续时间超过 1 年,需要节律控制治疗。长时间持续性房颤是在导管消融时代新出现的一个名词,导管消融使房颤治愈成为可能,房颤不再是“永久性”,《新指南》定义长时间持续性房颤为房颤持续时间超过 1 年,拟采用节律控制策略,即接受导管消融治疗。

(5) 永久性房颤：药物或电复律失败,医师与患者均能接受房颤存在。另外一种特殊类型房颤叫静止性房颤,又称无症状性房颤,房颤发生时没有任何症状,因出现房颤相关并发症如出血性脑卒中、心动过速性心肌病或心电图检查而发现,5 类房颤均可短暂呈现静止性房颤。

三、心房颤动评估系统

与《2006 年房颤治疗指南》相比,《新指南》提出了血栓形成风险新评估系统——$CHA_2DS_2\text{-}VASc$ 评分系统(表 10-5)。该系统在 $CHADS_2$ 积分基础上将年龄≥75 岁由 1 分改为 2 分,增加了血管疾病、65～74 岁、女性 3 个危险因素。若房颤患者 $CHA_2DS_2\text{-}VASc$ 评分为 0 分,可口服 75～325 mg 阿司匹林或不进行抗血栓治疗,《新指南》更倾向于不进行抗血栓治疗；若 $CHA_2DS_2\text{-}VASc$ 评分为 1 分,可口服抗凝剂或阿司匹林,更倾向于抗凝治疗；若 $CHA_2DS_2\text{-}VASc$ 评分≥2 分,应口服抗凝剂,如维生素 K 拮抗剂(华法林)长期抗凝治疗,维持 INR 2.0～3.0。

表 10-5　2010 年欧洲心脏病学会心房颤动治疗指南推荐的 CHA_2DS_2-VASc 评分系统

危　险　因　素	分值(分)
慢性心力衰竭/左心室功能障碍(C)	1
高血压(H)	1
年龄≥75 岁(A)	2
糖尿病(D)	1
脑卒中/短暂性脑缺血发作/血栓栓塞病史(s)	2
血管疾病(如陈旧性心肌梗死、外周动脉疾病、主动脉斑块)(V)	1
年龄(65~74 岁)(A)	1
性别(女)(Sc)	1
最高评分	9

　　与《2006 年房颤治疗指南》相比,《新指南》首次提出了出血风险评估系统——HAS-BLED 系统(表 10-6)。HAS-BLED 系统评分≥3 分,意味着该患者的出血风险较大,使用阿司匹林或维生素 K 拮抗剂抗凝时需非常谨慎。因此,对于房颤患者,应先采用 CHA_2DS_2-VASc 与 HAs-BLED 系统评估血栓形成与出血风险后再制定适当的抗凝治疗措施。

表 10-6　2010 年欧洲心脏病学会心房颤动治疗指南推荐的 HAS-BLED 评分系统

字母	危险因素	分值(分)
H	高血压	1
A	肝、肾功能异常(每项 1 分)	1 或 2
S	脑卒中	1
B	出血	1
L	INR 不稳定	1
E	年龄>65 岁	1
D	药物(如联用抗血小板药物或非甾体抗炎药物)或酗酒(每项 1 分)	1 或 2
	最高分值	9

心房颤动(疗效判断标准)

1. 治愈标准:经电复律或药物转变,恢复窦性心律。

2. 好转标准：经治疗后症状减轻，房颤未转复为窦性心律，但室率控制在 70～80 次/分。

3. 无效标准：治疗后房颤不能控制。

功 能 性 房 颤

（1）发病年龄较轻，发作过程短暂，虽有反复阵发发作，但不具进展倾向；

（2）发作期一般不伴临床症状，无心功能异常，不影响日常生活，无栓塞、心衰等并发症发生；

（3）经过长期随访和多方面检查，找不到确定的病因或器质性心脏病的证据，预后相对良好；

（4）75％呈阵发型，而器质型房颤则 80％～90％ 为持续型。

极 速 型 房 颤

（1）心房颤动；

（2）心室率＞180 次/分。

孤 立 型 房 颤

本病为心房脱节的一个类型，指在罕见的情况下，房颤仅局限于心房的某一部位。其心电图表现为：

（1）窦性节律外可见另一组频率很快的房颤波；

（2）窦性节律的 PP 或 RR 间隔不受孤立性房颤的影响。

风 心 病 房 颤

（1）较多见，是我国房颤的主要原因；

（2）多有心内膜器质性损害的证据；

（3）房颤多发生于风心病的晚期；

（4）多发生于非风湿活动的病例中；

（5）房颤一般均呈阵发发作到持续发作的演变过程；

（6）大多数病例均存在心肌的器质性病变；

（7）发生心衰、栓塞等并发症的机会多。

冠心病房颤

（1）往往伴有高血压、高脂血症、肥胖、高龄等危险因素；

（2）有阳性的家族史；

（3）房颤常与窦房结功能不全或束支传导阻滞合并存在；

（4）可有典型心绞痛和（或）心肌梗死病史。

甲亢性房颤

（1）发病年龄较大，＞40 岁者占 80％；

（2）女性较多见；

（3）多伴有甲状腺素过多的表现：心慌、多汗、多食、消瘦、甲状腺肿大等；

（4）多存在甲状腺功能亢进的实验证据，有基础代谢率升高等；

（5）多呈快速型及细颤型房颤；

（6）一般纠颤治疗后容易复发，但彻底的抗甲状腺素治疗常可获得持久疗效。

病态窦房结综合征并发房颤

（1）多在窦性心动过缓、窦房阻滞或窦性停搏的基础上发生；

（2）多为慢速型房颤；

（3）复律效果不良或容易复发；

（4）复律中，部分病例长时间不见窦性激动发生，或有交界性逸搏或逸搏心律出现。

预激综合征并发房颤

（1）多为阵发型或快速型房颤；

（2）发作间歇期心电图有时可见 δ 波；

（3）洋地黄治疗无效或反使心室率增快；

（4）常规检查多无特异发现。

Q 波型前壁心肌梗死并发房颤

（1）胸痛发作后 24 h 内收住冠心病监护病房并住院头 3 天存活者；

（2）既往无心肌梗死、慢性肾衰、胶原性疾患，6 个月前无脏外科手术史或转移性疾病史；

（3）甲状腺功能正常；

（4）入院时呈窦性心律。

房 颤 分 类
（中华心血管病杂志编辑委员会 1993 年）

房颤可分为阵发性及持续性两种。阵发性房颤时发时愈，发作时间为数小时至数天，但不超过 2～3 周。超过上述时间的为持续性。

心 房 扑 动

1. 心悸。

2. 心电图：

（1）P 波消失代之以 F 波；

（2）房室传导比例多数为 2：1～4：1，也可不规则。

心房扑动（疗效判断标准）

1. 治愈标准：药物或电复律后恢复窦性心律。

2. 好转标准：经治疗后症状减轻，房扑未转变为窦性节律，但室律规则，控制为 70～80 次/分。

3. 无效标准：治疗后房扑不能控制。

心房扑动分类

由于受当时认识的限制,对房扑曾出现多种不同的分类。1911 年,Jolly 和 Ritchie 首先描述了房扑。随后房扑被分成两个亚组,即典型房扑和非典型房扑。典型房扑表现为Ⅱ、Ⅲ、aVF 导联的负向扑动波,非典型房扑表现为上述导联的正向扑动波。在以后的文献中,对此两亚组又有不同的名称,前者称为常见型房扑,后者为非常见型或少见型房扑。随着对房扑折返环路的认识,上述两种房扑又分为逆钟向折返房扑和顺钟向折返房扑。以上几种分类尽管称谓不同,但内容和本质是相同的,即典型房扑=常见型房扑=逆钟向房扑,而非典型房扑=少见型房扑=顺钟向房扑。电生理学者根据电生理机制的不同将房扑又另行分类。Wells 等根据房扑是否可以被快速心房起搏终止而将其分为Ⅰ型和Ⅱ型。Ⅰ型房扑可被快速心房起搏终止,包括前述的典型房扑和非典型房扑,以及手术切口及补片周围折返性快速房性心动过速(房速)。Ⅱ型房扑不被快速心房起搏制止,其频率较快且不稳定,通常为 340～433 次/min,在持续较短时间后或转变为Ⅰ型房扑或进展成心房颤动(房颤)。

1. Lesh 等在 1996 年将房扑分为 3 种,即:①典型房扑,包括顺钟向和逆钟向房扑;②真正不典型房扑;③手术切口或补片周围折返性房扑。由于 Lesh 分类的主要依据是房扑的电生理机制,包括房扑的折返环路和消融靶点定位,对房扑的治疗有指导意义,因此广为临床医师采用。在 Lesh 分类中,典型房扑常表现出电生理上Ⅰ型房扑的特征,而非典型房扑既可以表现Ⅰ型房扑的特征,也可以表现为Ⅱ型房扑的特征,因此,不能把典型房扑等同于Ⅰ型房扑,非典型房扑等同于Ⅱ型房扑,这是两类不同的概念(图 10-1)。

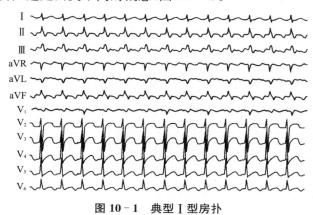

图 10-1　典型Ⅰ型房扑

2. Scheinman 根据对房扑的成功射频消融部位和折返环所围绕的解剖结构，对房扑作了新的分类，并在 2001 年北美心脏起搏和电生理学会（North America Society of Pacing and Electro-physiology，NASPE）第 22 次年会上作了报道，这个分类十分有助于房扑的成功消融治疗。

（1）右心房房扑

① 峡部依赖性房扑（三尖瓣环-下腔静脉的峡部是房扑折返环的关键部位）：a. 逆钟向房扑；b. 顺钟向房扑；c. 双重折返激动房扑（折返环同逆钟向房扑，但同时存在 2 个同向激动顺序的冲动）；d. 低位房扑（围绕下腔静脉折返）。

② 峡部非依赖性房扑：a. 高位房扑；b. 界嵴部位房扑；c. 外科手术后瘢痕房扑（围绕手术后瘢痕折返）。

（2）左心房房扑

① 二尖瓣环部位房扑（围绕二尖瓣环折返）；

② 肺静脉部位房扑（围绕肺静脉口折返）；

③ 卵圆窝部位房扑。

长期以来，房扑和房速的区分主要是根据心房波的频率，多数文献认为，心房频率在 240 次/min 以上者称为房扑，在 240 次/min 以下者称为房速。但随着房扑电生理机制的破译和折返环路的确认，房扑和房速在频率上有很大的重叠。在新近的一些消融研究中，典型房扑的周期长可达 300 毫秒，甚至可长达 350 毫秒，因此仅根据频率并不能严格区分房速和房扑。实际上，房扑和房速均为规则的快速房性心律失常，从电生理机制的角度出发，房扑是心房内大折返性心动过速，是一种特殊类型的房速。

房 扑 的 分 类

（Wells et al）

Wells 等根据房扑是否可以被快速心房起搏终止而分为Ⅰ型和Ⅱ型。Ⅰ型房扑可被快速心房起搏终止，包括前述的典型房扑和非典型房扑，以及手术切口及补片周围折返性快速房性心动过速（房速）。Ⅱ型房扑不被快速心房起搏制止，其频率较快且不稳定，通常为 340～433 次/分，在持续较短时间后或转变为Ⅰ型房扑或进展成心房颤动（房颤）。

房 扑 的 分 类
（Scheinman）

Scheinman 根据对房扑的成功射频消融部位和折返环所围绕的解剖结构，对房扑作了新的分类，并在 2001 年北美心脏起搏和电生理学会（North America society of pacing and electrophysiology，NASPE)第 22 次年会上作了报道。这个分类十分有助于房扑的成功消融治疗。

房扑的新分类法（Scheinman 等，2001)为：

右 心 房 房 扑

1. 峡部依赖性房扑（三尖瓣环-下腔静脉的峡部是房扑折返环的关键部位）
逆钟向房扑
顺钟向房扑
双重折返激动房扑（折返环同逆钟向房扑，但同时存在 2 个同向激动顺序的冲动）
低位房扑（围绕下腔静脉折返）
2. 峡部非依赖性房扑
高位房扑
界嵴部位房扑
外科手术后瘢痕房扑（围绕手术后瘢痕折返）

左 心 房 房 扑

二尖瓣环部位房扑（围绕二尖瓣环折返）
肺静脉部位房扑（围绕肺静脉口折返）
卵圆窝部位房扑

房性心动过速的分类
（Lesh et al　1996 年）

1. 局灶性房性心动过速
（1）终末嵴部房速；

（2）肺静脉口房速；

（3）间隔部房速；

（4）其他部位房速,折返性房性心动过速。

2．不适当窦性心动过速综合征

3．大折返性房性心动过速

（1）典型房扑：①逆钟向典型房扑,②顺钟向典型房扑；

（2）真正不典型房扑；

（3）手术切口。

4．心房颤动,局灶性房颤

（1）右心房房颤；

（2）左心房房颤；

（3）其他。

房性心动过速的分类

（ESC/NASPE　2001 年）

1．局灶性房速(Focal atrial tachycardia)：机制：异常自律性、触发活动、微折返。

2．大折返房速(Macroreentrant atrial tachycardia)

（1）典型房扑(Typical atrial flutter)；

（2）逆转性典型房扑(Reverse typical atrial flutter)；

（3）病损性大折返心动过速(Lesion macroreentrant tachvcardia)；

（4）低环扑动(Lower loop flutter)；

（5）双波折返(Double wave reentry)；

（6）非术后右心房游离壁大折返（Right atrial free-wall macroreentry without atriotomy)；

（7）左心房大折返心动过速(Left atrial macroreentry tachycardia)。

3．其他认识尚不充分的房速

（1）非典型房扑(Atypical atrial flutter)；

（2）Ⅱ型房扑(Type Ⅱ atrial flutter)；

（3）不适当窦速(Inappropriate sinus tachycardia)；

（4）折返性窦速(Reentrant sinus tachycardia)；

（5）颤动性传导(Fibrillatory conduction)。

房性心动过速的分类

[欧洲心脏病学会(ESC)和 NASPE 联合专家组　2001 年]

　　房速是规则的心房节律,有恒定的≥100 次/分的频率,起源自窦房结区域之外,其发生机制是局灶性(focal)或大折返性(macroreentrant)。心电图上,扑动传统地适用于一种规则的心动过速,频率≥240 次/分(周长≤250 ms),波与波之间无等电位线。频率和无等电位线对任何心动过速机制都不是特异的。

　　1. 局灶性房性心动过速:激动起源自心房很小区域(局灶,focus),然后冲动离心地扩布。最常发生局灶性冲动的部位是界嵴和肺静脉。可由于自律性增强、触发活动或微折返激动(microreentry,即折返环十分小)引起。

　　2. 不适当的窦性心动过速:是房速的一种,起源自界嵴上方(在窦房结区域内),频率超越生理范围,但与代谢性或生理性需求无关。

　　3. 大折返性房性心动过速:由固定的和(或)功能性屏障形成的大折返环引起的一种房速。在心房起搏时这些折返环可被拖带,特征明确的大折返性房速有:

　　典型心房扑动;

　　反向典型心房扑动;

　　损害引起的大折返性心动过速(损害包括坏死性瘢痕、手术瘢痕、补片等);

　　较低环路房扑(lower loop AFL);

　　双重波折返激动(double wave reentry);

　　左心房大折返性心动过速。

　　4. 非典型心房扑动:仅是对房速的一个叙述性专业名词,心电图特征是波动起伏的心房波,与典型或反向典型房扑的不同在于频率≥240 次/分,其发生机制不明。

　　5. 未能被分类的:一些文献上出现过的专业名词(例如,Ⅱ型房扑、折返性窦性心动过速等),由于对其机制不甚了解,目前不能被分类。

房性快速心律失常的分类

(Lesh et al)

　　1. 局灶性房速:界嵴部位房速
　　　　　　　　肺静脉口部房速

　　　　　间隔部位房速

　　　　　其他部位房速

2. 不适当窦性心动过速。

3. 大折返性房性心动过速：典型房扑

　　　　　逆钟向型

　　　　　顺钟向型

　　　　　不典型房扑

　　　　　手术切口折返性

　　　　　房扑

4. 心房颤动：局灶性房颤

　　　　　右心房房颤

　　　　　左心房房颤

　　　　　其他

心室扑动与颤动

1. 循环呼吸停止，意识丧失，可呈阿-斯综合征发作。

2. 心电图

（1）心室扑动：QRS 波与 ST-T 不能区分，呈现匀齐的、连续的、宽大的波动，其频率在 250 次/分以上；

（2）心室颤动：QRS 波与 T 波完全消失，而代之以形态、频率及振幅完全不规则的波动，其频率为 250～500 次/分。

特发性心室颤动

确诊依据：

（1）心脏物理检查正常；

（2）实验室检查正常；

（3）常规心电图及动态心电图正常；运动负荷试验阴性；

（4）X 线胸片正常；

（5）超声心动图正常；

（6）核素心室造影正常；

（7）心导管及冠脉造影正常；

（8）心电生理测试排除旁路传导；

（9）死亡病例须有尸解资料证实无心脏器质性病变。

引自

Viskin S et al. 1990. Idiopathic ventricular fibriliationl. Am Heart J, 120：661.

房性反复心律

QRS 波群前后分别有一个窦性（或房性）P 波和逆行 P 波（即呈 P-QRS-P′波组），而且 QRS 与窦 P（或房 P）及逆 P 均有因果关系；PR 间期＞0.12 s。

交界性反复心律

出现 QRS-逆 P-QRS 波组，这两个 QRS 一般呈室上型（它们的时距一般小于 0.5 s）；第一个 QRS 必定是交界性激动所引发；RP′间期＞0.20 s。

室性反复心律

两个 QRS 波之间夹着一个逆行 P 波；第一个 QRS 波宽大畸形，RP′间期＞0.20 s；两个 QRS 波之间的时距一般为 0.50 s 左右。

反复性心动过速

若室性（或交界性）反复心律继以房性反复心律，或房性反复心律继以室性反复心律，即激动在心房与心室间连接往返运行，则形成反复性心动过速。

一度房室传导阻滞

（1）成人 PR 间期≥0.21 s；

（2）儿童 PR 间期≥0.18 s。

文氏型房室传导阻滞(Mobitz Ⅰ型)

（1）PR 间期逐渐延长，直至 P 波被阻滞；

（2）RR 间歇逐渐缩短，直至 P 波被阻滞；

（3）最长的 RR 间隔（其中有一被阻滞的 P 波）小于最短的 RR 间隔的 2 倍；

（4）QRS 波形正常（除非合并束支传导阻滞）。

Mobitz Ⅱ型

（1）所有传导的 PR 间期相等，间有 P 波被阻滞；

（2）房室传导比例可恒定或不固定；

（3）QRS 波形可正常，但合并束支传导阻滞时则增宽、畸形。

高度房室传导阻滞

（1）房室传导比例在 3：1 以上；

（2）传导的 P-R 间期恒定；

（3）QRS 波形常增宽；

（4）常有逸搏出现。

三度(完全性)房室传导阻滞

（1）房室分离，P-P 与 R-R 各有其固定频率，心房率较快，心室率慢而规则（30～60 次/分），P 波与 QRS 波群无关；

（2）QRS 形态可正常（房室束分支以上阻滞）或畸形增宽（房室束分支以下阻滞）。

房室传导阻滞(疗效判断标准)

1. 治愈标准：经安置人工心脏起搏器后,症状消失,心室率维持在正常范围。
2. 好转标准：房性传导侧有增加,三度 A-VB 者其起搏点上移或心率增加 50％以上或阿-斯综合征发作被控制。
3. 无效标准：治疗后无效。

先天性完全性心脏阻滞
（A J Camm et al）

按照 Yater 的观点,凡幼年即发生完全性心脏阻滞者为先天性完全性心脏阻滞(CCHB),但需排除心肌炎及其他疾病引起的心脏阻滞。大多数病例是在新生儿、婴儿期或童年期发现,少数从胎儿期心电图作出诊断。此病常有家族史。

完全性右束支传导阻滞

（1）QRS 波群≥0.12 s;
（2）QRS 波形改变：V_1 导联呈 rSR 型,Ⅰ、aVL、V_5 导联有宽而不深的 S 波,V_1 导联之 VAT≥0.06 s;
（3）ST-T 移位和 QRS 波终末向量方向相反。

不完全性右束支传导阻滞

（1）QRS 波＜0.12 s;
（2）QRS 波形似右束支传导阻滞。

完全性左束支传导阻滞

（1）QRS 波≥0.12 s;

（2）QRS 波形改变：V_1 导联呈 rS 或 QS 型，S 波宽大，Ⅰ、aVL、$V_{5\sim6}$ 导联 q 波消失，R 顶端粗钝，VAT$V_{5\sim6}$≥0.06 s；

（3）ST-T 移位与 R 波方向相反。

不完全性左束支传导阻滞

（1）QRS 波<0.12 s；

（2）Ⅰ、aVL、$V_{5\sim6}$ 导联 q 波消失、R 顶端粗钝不明显，但起始部分有粗钝。

左（束支）前分支阻滞
（日本 桥场邦武）

（1）电轴左偏−45°～90°；

（2）Ⅰ、aVL 导联呈 qR 型，R 波显著高大；

（3）Ⅱ、Ⅲ、aVF 导联呈 rS 型，S 波明显深阔；

（4）QRS 波群时间在 0.09～0.10 s。

左（束支）右分支阻滞
（日本 桥场邦武）

（1）前额面的 QRS 波群矢量初期左上偏位，然后大幅度右下偏位；

（2）通常几乎不单独出现，多与右束支阻滞合并出现。

左束支传导阻滞并发左心室肥厚

通过尸解资料证明：LBBB 患者均 70％～80％合并左心室肥厚。然而，生前诊断较困难且 ECG 更缺乏被广泛接受的诊断标准。Kafka 等通过 UCG 的对比研究指出：在 LBBB 时，像正常传导一样，ECG 标准同样有效。具体如下。

1. Galen 标准：LBBB 具有下列情况之一：①$S_{V2}＋R_{V6}>4.5$ mV；②左心房

肥大伴 QRS≥0.16 s。

2. Kafka 标准：LBBB 具有下列情况之一：①aVL、Ⅱ导联呈 R 型及 QRS 波电轴≤−40°；②$S_Ⅱ$＞$R_Ⅱ$；③胸导联 Sokolow-Lyon 指数≥40；④S_{v2}≥3.0 mV 及 S_{v3}≥2.5 mV。用任何单项诊断合并左心室肥厚，敏感性 75%，特异性 90%。

3. Noble 标准：LBBB 具有下列之一：RaVL＞1.1 mV，R_1＋R_1＞2.5 mV，胸导联最深 S 波＋最高 R 波＞5.5 mV 及左心房异常等。特异性 100%，但敏感性低。认为仍是最可靠的诊断指标。

左束支传导阻滞合并预激综合征

LBBB 与 WPW 是两类解剖基础完全不同的心律失常，两者并存可互相掩盖，导致诊断困难。Pick 及 Fish 等指出：①ECG 可反映两者并存；②若两者不在同侧，心室激动的双重障碍可在 ECG 上识别；③若两者在同侧，则 LBBB 在 ECG 上表现含糊不清；④双侧同时预激，则 ECG 难以识别 LBBB（因抑制正常传导）。

ECG 特征：Pakovec 认为对每个具体患者来说原无固定的诊断标准。但下列情况可作为两者并存的参考：①ECG 上继宽 QRS 波之后，出现相对窄的 QRS 波；②希氏束起搏呈 LBBB 型；③窦性心律时，宽 QRS 波起始于希氏束波折 45 ms 之后。

左束支传导阻滞合并 AMI

单纯 LBBB 因三个向量均向左，故以 R 波为主的导联不应有 Q 波或 S 波，若出现 Q 波或 S 波，则为并发 MI 的可靠指标。因初始向量及继发 ST 改变，可能酷似或掩盖 AMI 图形，增加两者并存时诊断困难。晚近，有人指出急性期 S-T 原发性改变，对诊断两者并存有高度特异性。

1. 高度怀疑合并 AMI：LBBB 时出现下列情况之一：①与 MI 前比较 R 波振幅普遍降低；②R 波起始或升支有切迹；③LBBB 时，所有 QRS 波均变小；④任何导联出现"冠状 T 波"；⑤Ⅰ、aVL、$V_{5\sim6}$ 导联 R 波升支有切迹；⑥S_{v3} 上升支＞0.05 s 的切凹；⑦Ⅱ、Ⅲ、aVF 导联，QRS 波起始有＞0.04 s 的切迹。

晚近，Elera 及 Sgarbossa 等研究指出：①R 波为主导联 ST 抬高≥0.01 mV；②S 波为主导联 ST 抬高≥0.05 mV；③V_1、V_2 或 V_3 导联 ST 下移≥0.01 mV。是诊断两者并存的唯一 ECG 改变，且具有独立价值和高度特异性。

2. LBBB 合并前间壁 MI：LBBB 出现下列情况之一：①V$_1$ 有 r 波，aVL 导联有小 q 波，V$_1$～V$_4$ 导联 R 波上升不良；②V$_3$～V$_3$ 导联 ST 抬高≥0.7 mV 伴 T 波倒置，抬高≥1/2 T 波或抬高≥qS 或 QS 的深度伴 T 波倒置；③V$_3$～V$_4$ 导联呈 QR 常示 MI，但应作 V$_{3E}$（V$_3$ 垂线与 V$_E$ 水平线交点）亦呈 QR，若呈 RS 可除外 MI。

3. LBBB 合并前壁 MI：LBBB 出现下列情况之一：①过渡区以左导联 R 波逐渐降低，V$_5$～V$_7$ 导联呈 RS、rS 或 QS 波。如伴有 T 波倒置意义更大；②Ⅰ、aVL、V$_5$ 和 V$_6$ 导联出现小 q 波或终末 S 波；③左胸导联 S-T 抬高≥0.2 mV，不论其后是否 T 波倒置，均是诊断并有 AMI 的可靠指标；④若 V$_1$～V$_6$ 导联均出现 QS 波，则为合并广泛前壁 MI。

4. LBBB 合并下壁 MI：LBBB 时下壁导联（Ⅱ、Ⅲ、aVF）出现下列情况之一：①均呈 QS 或异常 q 波，与 MI 前对照意义更大；②出现终末 S 波，且有切迹；③ST 抬高＞1/6 S 波；④呈 QRS 型（S 波较深）；⑤R 波振幅均＜0.5 mV；⑥ST 抬高伴有"冠状 T 波"；⑦Q$_{aVF}$≥0.03 s 或 T 波直立，或两者兼备。

右束支传导阻滞合并左（束支）前分支阻滞
（日本　桥场邦武）

（1）右束支传导阻滞所见：V$_1$ 导联呈 rR′、rsR′ 等，V$_{5～6}$ 导联呈现深阔的 S 波；

（2）电轴左偏－45°～－120°；

（3）Ⅰ、aVL 导联呈 qRs 型或 qRS 型，R 波明显增高；

（4）Ⅱ、Ⅲ、aVF 导联呈 rS 型，S 波加深；

（5）QRS 波时限在 0.12 s 或以上。

右束支传导阻滞合并左（束支）后分支阻滞
（日本　桥场邦武）

（1）有右束支传导阻滞所见；

（2）电轴右偏＋90°～＋120°；

（3）Ⅱ、Ⅲ、aVF 导联呈 qR 型，R 波增高；

（4）Ⅰ、aVL 导联呈 rS 型，S 波加深；

（5）QRS 波时限在 0.12 s 或以上；

（6）必须除外右心室肥大、肺气肿、垂位心以及广泛性侧壁梗死。

三支传导阻滞
（日本　桥场邦武）

上述右束支传导阻滞合并左束支前分支或左束支后分支传导阻滞（即：双支传导阻滞）再有以下一项者可诊断为三支传导阻滞：

（1）呈现间歇性或持续性完全房室阻滞；

（2）伴有莫氏（Mobitz）Ⅱ型二度房室传导阻滞；

（3）希氏束心电图呈希氏束-心室（H-V）传导阻滞（即希氏束下部至末梢部发生一至三度传导阻滞）。

三束支传导阻滞
（美国纽约心脏病学会标准委员会）

1. 右侧束支传导阻滞、左前分支传导阻滞和左后分支传导阻滞：本型为完全性双束支传导阻滞，故可引起完全性房室传导阻滞。心室受室性自身心律控制，每一个 P 波后跟一个 H 波。但 H-LB 间期正常，这一点与右束支传导阻滞和左束支主干传导阻滞相反。由于在主干外的左侧分支的兴奋性受阻，故不出现 LB-V 间期。

2. 右束支传导阻滞、左前分支传导阻滞和不完全性左后分支传导阻滞：本型有完全性右侧束支传导阻滞，完全性左前分支传导阻滞以及左后分支传导延缓。

诊断标准：

（1）为右侧束支传导阻滞；

（2）电轴明显左偏和 PR 间期延长（后者是由 HV 间期延长伴有 LB-V 传导迟缓所引起）。

3. 右束支传导阻滞、左后分支传导阻滞和不完全性左前分支传导阻滞：本型包括右束支和左后分支完全性传导阻滞以及左前分支传导延迟。

诊断标准：

（1）右侧束支传导阻滞；

（2）电轴右偏 PR 间期延长；

（3）HV 间期和 LB-V 间期也延长。

4. 右束支传导阻滞、不完全性左前分支传导阻滞和不完全性左后分支传导阻滞：本型有右束支完全性传导阻滞和左前、后二分支传导迟缓。

诊断标准：

（1）右束支传导阻滞；

（2）PR 间期延长；

（3）希氏束电图示 LB-V 间期延长（左束支的双分支传导延缓引起）导致的 HV 间期延长，但 H-LB 间期正常。

5. 右束支传导阻滞、左前分支传导阻滞和不完全性左束支传导阻滞：本型有右束支和左前分支完全传导阻滞及左束支主干传导延缓。

诊断标准：

（1）右束支传导阻滞；

（2）电轴明显左偏；

（3）PR 间期延长。这是由于 HV 间期延长引起（PH 间期不延长），而 HV 间期延长则与 H-LB 间期延长有关。

6. 右束支传导阻滞、左后分支传导阻滞和不完全性左束支传导阻滞：本型有右束支和左分支完全传导阻滞和左束支主干传导迟缓。

诊断标准：

（1）右束支和左后分支传导阻滞的诊断依据和 PR 间期延长；

（2）这与 HV 间期和 H-LB 间期延长有关，而不是 PH 间期延长引起。

7. 左前分支传导阻滞、左后分支传导阻滞和不完全性右束支传导阻滞：本型有双分支完全传导阻滞和右侧束支传导延迟。

诊断标准：

（1）左束支传导阻滞；

（2）PR 间期的延长：这是指 H-RB 间期延长引起的 HV 间期延长。

三支传导阻滞的分型

（日本 桥场邦武）

（1）完全性三支传导阻滞：心电图呈现完全性房室传导阻滞，房室分离，房率大于室率，与三度房室传导阻滞相同；

（2）不完全性三支传导阻滞：双支传导阻滞加上一至二型房室传导阻滞或单支传导阻滞交替出现加上一至二型房室传导阻滞。

中隔支传导阻滞

1. Ⅰ型中隔支传导阻滞

(1) $V_1 \sim V_3$ 导联出现增高 R 波,呈 Rs 型;

(2) $R_{v_2} > R_{v_5、v_6}$;

(3) V_5、V_6 导联多无 q 波。

2. Ⅱ型中隔支传导阻滞:Ⅱ型中隔支传导阻滞时 QRS 起始向量与一型相反,指向左后方,投影在 V_1、V_2 导联轴负侧出现小 q 波。

3. 诊断:除外右心室肥厚、右束支传导阻滞、A 型预激综合征的情况下,出现上述特征的心电图改变,才考虑中隔支传导阻滞的诊断。

典型预激综合征(A 型和 B 型)

(日本 比江屿一昌等)

(1) P-R 间期 < 0.12 s;

(2) 有 δ(Delta)波;

(3) QRS 波时限 $\geqslant 0.12$ s。

A 型:右胸导联 $V_{1\sim2}$ 导联呈主波向上的 QRS 波群。

B 型:右胸导联 $V_{1\sim2}$ 导联呈主波向下的 QRS 波群。

变异型预激综合征

(日本 比江屿一昌等)

A:

(1) PR 间期 $\leqslant 0.12$ s;

(2) 有小的 δ 波;

(3) QRS 波时限为 $0.10 \sim 0.12$ s。

B:

(1) PR 间期 > 0.12 s;

(2) 有 δ 波;

（3）QRS 波时限＞0.12 s。

LGL 综合征

（日本　比江屿一昌等）

LGL 综合征又称 James 预激综合征，诊断如下：

（1）PR 间期＜0.12 s；

（2）无 δ 波；

（3）QRS 波形态和时限正常，必须除外束支传导阻滞。

潜在性预激综合征

（日本　比江屿一昌等）

（1）PR 间期≥0.12 s；

（2）无 δ 波；

（3）QRS 波时限正常，必须除外束支传导阻滞。

心室晚电位

（1）QRS-T≥120 ms；

（2）QRS_{40}-T≥30 ms；

（3）RMS≤25 μV。

达到上述后 2 项或 3 项者即判断为心室晚电位（VLP）阳性，伴有心室内传导阻滞者除外。

晚电位的主要参数和诊断指标

（全国心室晚电位会议　1991 年）

1. 晚电位的主要参数

（1）滤波后总 QRS 波时限（ms）（total QRS duration）；

（2）QRS 波终末部振幅低于 45 μV（或 25 μV）信号的间期（ms）（duratiov under 40 μV）；

（3）QRS 波终末 40 ms 的均方根幅值（μV）（RMS_{40}）；

（4）基础噪声的振幅（μV）；

（5）选加的心动周期数。

2. 晚电位阳性诊断标准

（1）滤波后总 QRS 波时限≥120 ms；

（2）QRS 波终末部振幅低于 40 μV 的时限＞40 ms（即晚电位的延续时间＞40 ms）；

（3）总 QRS 波最后 40 ms 内的振幅＜25 μV。

抗心律失常药物致心律失常
（全国快速心律失常药物治疗座谈会 1992 年）

抗心律失常药物（AARD）致心律失常作用的定义是在应用 AARD 时原有心律失常加重或出现新的更严重心律失常，即原有快速心律失常的频率增加或严重性等级升高，出现新的快速心律失常及严重的缓慢性心律失常如窦性停搏、传导阻滞等。

对室性快速心律失常的 Holter 诊断 Proarrhythmia 标准简化为：

（1）室性（PVC）频率原来＜100 次/小时者增加 10 倍，＞100 次/小时者增加 3 倍。

（2）VT-NS 增加 10 倍。

（3）出现 VTS、Tdp 和（或）无休止（不间断）宽 QRS 波 VT 或 Vf，但同时必须除外下列情况才能诊断：①AMI＜72 h；②抗心律失常药物治疗或新剂量已 30 d 以上；③有电解质紊乱或急性心肌缺血；④AARD 治疗已中止；⑤非疾病本身引起心律失常加重或其他因素干扰。

抗心律失常药物致心律失常
（Morganroth 和 Horowitz）

抗心律失常药物治疗过程中引起原有心律失常的加重和诱发了新的心律失常，即可称为"致心律失常"作用。

Morganroth 和 Horowitz 提出的临床诊断标准如下。

1. 出现新的室性快速心律失常,除药物外,与其他因素无关。

2. 原已证实的室性心律失常的变化。

(1) 室早频度增加:

用药前平均每小时室性早搏数	诊断致心律失常所需数量
1～50	10 倍
51～100	5 倍
101～300	4 倍
>301	3 倍

(2) 室速频率明显增快。

(3) 室速类型的改变,如用药后非持久转为持久室速,持久室速转为扭转型室速或室颤。

(4) 用药后室速不易中止。

抗心律失常药物致心律失常

(日本 新城哲治和来马明规)

确切定义尚未统一,一般认为:以治疗心律失常为目的,通常剂量下所使用的抗心律失常药物导致原心律失常恶化或新的心律失常发生,停止用药即可获得好转,称为致心律失常事件。

抗心律失常药物致心律失常

(DCG 诊断标准)

(1) 新发生的心律失常:

室性早搏(>5 次/小时);

非持续性室性心动过速;

多形性室性心动过速(伴或不伴 QTU 延长);

持续性室性心动过速;

心室颤动及心室搏动。

(2) 心律失常发生率增多:

室性早搏:

10 倍:用药前 10～50/小时;

5 倍：用药前 51～100/小时；

4 倍：用药前 101～300/小时；

3 倍：用药前＞300/小时。

非持续性室性心动过速：10 倍以上。

（3）转变为连续型室性心动过速。

（4）持续性室性心动过速终止困难。

抗心律失常药物致心律失常
（EPS 诊断标准）

Horwitz 拟定 EPS 诊断致 VT 作用标准是：

（1）诱发出新的 VT，为从非持续性 VT 转变为持续性 VT；新的持续性 VT。

（2）VT 恶化，为持续性 VT 室率增快 10％以上；较少的期前刺激（2 个以上）诱发出 VT；血流动力学恶化。

抗心律失常药物致心律失常
（电生理诊断标准）

（1）用药后诱发出快速心律失常，而非药物期间不能诱发（0.6％）；

（2）用药前仅能诱发非持久性室速，用药后诱发持久室速（2％、9％、13％、18％）；

（3）用药后诱发持久性心动过速，其周围长度较用药前诱发者为短（5.7％）；

（4）用药后诱发持久性心动过速，必须干预复律治疗，而用药前所诱发的心动过速其血流动力状态稳定，可被电起搏所终止（1％、2％、7％）；

（5）用药后诱发心动过速所需要的电刺激数量减少（8％、20％）；

（6）用药后出现自发室性心动过速或连续反复性室速（1％）。

注：各项末所列的百分数是不同作者报告的单项发生率。

抗心律失常药致 VT 分类

（Podrid）

作者根据 EPS 结果将抗心律失常药的致 VT 作用分为 5 类：

（1）用药时有自发性 VT，药物作用消失后即终止；

（2）用药后诱发 VT 所需期前刺激数较用药前减少；

（3）用药前仅能诱发非持续性 VT，用药后可诱发出持续性 VT；

（4）用药前可自行中止的 VT，用药后 VT 难以自行终止，常需调搏或电复律；

（5）原先不能诱发出的 VT，用药后诱发出者。

抗心律失常药致 VT 分型

（日本　新城哲治等）

1. 原有 VT 恶化

（1）VT 发生率增多，最常见；

（2）VT 持续时间延长：多从非持续型转为持续型；

（3）VT 速率增快：较原室率增快≥10％；

（4）血流动力学恶化；

（5）连续型 VT：不经室性早搏直接发生 VT。

2. 新的 VT 出现

（1）非持续型 VT；

（2）多形性 VT（包括尖端扭转型 VT）：QT 间期延长、QT 间期不延长；

（3）持续型 VT；

（4）心室搏动、心室颤动。

药物导致心律失常加重的标志

1. 室性早搏每小时出现率比对照期增加 4 倍。

2. 反复型室性早搏（成对室性早搏或室性心动过速）的每小时出现率比对照期增加 10 倍。

3. 出现在对照期未发生过的持续 1 min 或更长的室性心动过速。在一期内出现心律失常加重如认为与药物有关,须符合另外 3 项标准。

（1）室性心律失常的加剧必须发生在给药后至少 1 h;

（2）心律失常的加重至少持续 60 min;

（3）心律失常的严重程度必须超过 0 期 48 h 内,Holter 监测及极量运动负荷试验时所发生者。

由药物引起的心律失常加重标准

目前试行的判断标准是:

（1）治疗中每小时室性早搏次数比对照期或运动试验时增加 4 倍;

（2）平均每小时成对室性早搏,或短阵室速中异位搏动次数比对照期增加 10 倍;

（3）抗心律失常药物治疗中首次出现持续性室速或室颤。

严重心律失常

严重心律失常是指:

（1）病窦综合征;

（2）房颤;

（3）房扑;

（4）二度 Ⅱ 型房室传导阻滞;

（5）高度房室传导阻滞;

（6）三度房室传导阻滞;

（7）左束支传导阻滞;

（8）双束支传导阻滞;

（9）三束支传导阻滞;

（10）心动过速:非阵发性交界性、混乱性房性、阵发性室速;

（11）室性早搏:多源性、R on T 现象、连发性;

（12）室扑;

（13）室颤;

（14）心室停顿。

顽固性严重心律失常

所谓顽固性严重心律失常是指持续性的恶性心律失常,常可引起明显的血流动力学后果(如休克、心衰)或直接导致患者死亡。它包括持续性心动过缓性心律失常、有明显血流动力学障碍的室上性心动过速(如预激并房颤)、潜在恶性(有预后意义)的室性心律失常(器质性心脏病患者的室性早搏或非持续性室性心动过速)和恶性室性心律失常(有血流动力学障碍的持续性室性心动过速和心室颤动)。对此类患者,应进行有效、合理和及时的治疗,以挽救患者的生命和提高其生活质量。

危险性心律失常

(日本 矢永尚士)

一、致死性心律失常(需紧急治疗)

1. 心室颤动。
2. 心跳停止和重度心动过缓(20次/分以下)。

二、猝死危险性大的心律失常

1. 心室颤动先兆
(1) 室性期前收缩(多源性、连发、R on T);
(2) 室性心动过速(持续性、非持续性、Tdp);
(3) 快速心房颤动(并发于WPW综合征,QRS时限增宽者)。
2. 心跳停止先兆
(1) 高度房室传导阻滞;
(2) 室内传导阻滞(双束支传导阻滞);
(3) 重症窦房结综合征;
(4) 其他:1∶1传导的心房颤动、QT间期延长综合征。

心律失常严重程度判断

（全国中西医结合防治冠心病、心绞痛、心律失常研究座谈会）

一、期前收缩（每天固定时间观察 30 min）

1. 轻度：患者无明确症状，平均每分钟二期前收缩≤5 次。
2. 中度：平均每分钟 5 次以上，或呈二、三联律。
3. 重度：有多源性，或连续两个以上二期前收缩，或 R 波在 T 峰上，而 QT 间期延长者。

二、阵发性室上性心动过速或阵发性心房颤动

1. 偶发
（1）每日发作 1～2 次以下，每次发作 1 h 以内，休息后即自行消失；
（2）每月发作 1～2 次以下，每次发作 1 h 以上，休息后不立即消失。
2. 多发
（1）每月发作超过 2 次以上，每次发作 1 h 以内，或需药物控制者；
（2）每月发作 2 次以上，每次发作 1 h 以上，或需药物控制者。
3. 频发
（1）每日发作，短暂，多次；
（2）每周发作 1 次以上，每次发作在 24 h 以上，或需药物控制。

三、病态窦房结综合征

1. 窦房传导阻滞，窦性停搏或缓慢性心率在 50 次/分以下。
轻度：发作时无明显症状。
中度：发作时伴有明显头晕、胸闷、气急等症状，或出现二度窦房传导阻滞。
重度：二度以上窦房传导阻滞，伴有较长的心室暂停（＞2 s 以上）或伴有晕厥或阿-斯综合征发作。
2. 快慢综合征：心率慢时按上述窦房传导阻滞分级，心率快时按阵发性室上性心动过速分类。

肌袖性心律失常

命名为肌袖性心律失常的依据有：①缠绕于肺静脉和腔静脉壁上的肌袖组织可自发快速、有序或无序的电活动；②肌袖与心房之间既有解剖学上的连续，

也有生物电的相互传导;③肌袖的电活动传至心房可引起各种房性心律失常(触发或驱动机制);④这种与肌袖电活动相关的心律失常有自己的心电图和心电生理特点;⑤对诊断、临床处理、预后有一定意义。

肌袖性房性心律失常的临床特点和分类

一、临床特点

①中老年多发,本组 38 例的平均年龄为 53 岁,男性略多于女性(3∶2);②平时多有阵发性心悸、气短、胸闷和(或)乏力等症状,病史多为数年(0.5~20 年),发作时常无明确诱因,以活动或情绪激动后发作多见,白天发作多于晚间;③多数患者无器质性心脏病病史。部分病例有高血压史和(或)左心房增大;④有 2 种或者 2 种以上的房性心律失常并存;⑤抗心律失常药物治疗效果不佳,所有病例均服用过 3 种以上抗心律失常药物,其中 5 例应用钙拮抗剂和 β 受体阻滞剂后发作减少;⑥长期多次发作后,易转变为持续性或慢性房颤,需复律治疗(7/38,18%)。

二、分类

肌袖性房性心律失常的分类是根据心房的电活动特点而不是根据肌袖的电活动类型和频率分类的。例如,肌袖的快速连续和不规律的电活动,传到心房可以表现为房速、房扑,也可以表现为房颤。按照房性心律失常的心电图表现,可分为以下几类:①肌袖性房早;②肌袖性房速;③肌袖性房扑;④肌袖性房颤;⑤肌袖性紊乱心房律。如果按心脏电生理学特点和发作时与肌袖电活动的关系可进一步分类为:①肌袖性房早(1∶1 驱动性、非 1∶1 驱动性);②肌袖性房速(1∶1 驱动性、非 1∶1 驱动性、触发性);③肌袖性房扑(1∶1 驱动性、非 1∶1 驱动性、触发性–峡部依赖性、非峡部依赖性);④肌袖性房颤(1∶1 驱动性、非 1∶1 驱动性、触发性);⑤肌袖性紊乱心房律(驱动性、触发性)。

房室旁路的命名及定位标准
(《中华心血管病杂志》编辑委员会　1993 年)

由《中华心血管病杂志》编辑委员会召开的全国快速心律失常的非药物治疗专题研讨会纪要中指出:房室旁路的分区定位方法国内外标准不一。本次会议根据临床经验及操作、掌握方便的原则,将左心房室旁路分为左前壁、左侧壁、后间隔左侧、中间隔左侧四个部位,将右心房室旁路分为右前间壁、右侧壁、后间隔右侧、中间隔右侧四个部位。

第十一章 心脏疾病综合征

特发性高动力心脏综合征——β受体功能亢进症

目前尚无统一诊断标准,一般参照 Frohlich 和阿部久雄介绍的诊断标准:

(1) 具有心悸等循环系统及焦虑不安等神经系统症状,但临床上无明确的心血管疾患;

(2) 安静时心率多在 90 次/分以上,站立、运动及精神刺激等常诱致心悸更剧;

(3) 多次心搏出量测定,至少一次超过正常范围;

(4) 给予少量普萘洛尔后,自觉症状及血液动力学可显著改善。

符合上述 4 项者即可诊断。对疑似者可行异丙肾上腺素试验,如输注后心率及心搏出量显著增加而普萘洛尔给予后又恢复至输注前水平者亦可诊断。

二尖瓣脱垂综合征
(日本 村上)

1. 症状:胸痛、呼吸困难、乏力、眩晕、晕厥、心悸,一过性脑缺血发作,精神症状。

2. 听诊及心音图检查

(1) 收缩中期喀喇音;

(2) 收缩中期喀喇音-晚期杂音;

(3) 收缩晚期杂音;

(4) 全收缩期杂音;

(5) 非显性二尖瓣脱垂。

3. 心电图检查

(1) ST-T 异常($Ⅱ$、$Ⅲ$、aVF、$V_{4\sim6}$ 导联);

（2）QT 间期时间延长；

（3）心律失常：①室上性：房性早搏、心房颤动；②室性：室性早搏、室性心动过速、心室颤动。

4. 超声心动图检查

（1）M 型超声心动图：收缩中期瓣叶曲线弯曲，全收缩期瓣叶关闭线（CD段）呈弓形异常；

（2）断层超声心动图：左心室长轴面断层像超过收缩期的二尖瓣环面，向左心房侧脱垂。

5. 左心室造影检查：右前斜位或左前斜位示从收缩中期至末期左心室向左心房圆形凸出。

二尖瓣脱垂综合征
（日　本）

主　要　症　状

（1）胸痛；

（2）气短、易疲乏；

（3）眩晕、气悸；

（4）脑栓塞症状，有一过性黑矇症；

（5）体型：常为瘦型人，一些患者有漏斗胸，但正常体型、肥胖体型者也不乏见。

诊　断　标　准

1. 确诊条件

（1）收缩中期"喀喇"音再加上收缩后期杂音；

（2）M 型超声心动图有收缩中期背方运动；

（3）断层超声心动图有超越"瓣轮"向左心房的膨隆。

2. 疑似诊断条件

（1）收缩中、后期"喀喇"音；

（2）无收缩期"喀喇"音的收缩期杂音；

（3）服入亚硝酸异戊酯或给予负荷时出现收缩期"喀喇"音及收缩期杂音；

（4）M 型超声心动图显示全收缩期背方运动。

二尖瓣脱垂综合征(疗效判断标准)

1. 治愈标准：重症者手术后症状、体征基本消失,超声心动图示二尖瓣脱垂、收缩期反流消失。

2. 好转标准：治疗后临床症状好转,超声心动图无明显好转。

3. 无效标准：治疗后临床症状、体征和超声心动图无好转。

二尖瓣脱垂
（日本医学杂志）

确 诊 条 件

（1）心尖区收缩中期"喀喇"音及随后的收缩后期杂音；

（2）M 型超声心动图：收缩中期二尖瓣有反向运动；

（3）超声断层检查发现二尖瓣环向左心房内膨出。

疑 诊 条 件

（1）心尖区收缩中、后期喀喇音；

（2）心尖区伴收缩期喀喇音的收缩后期杂音；

（3）吸入亚硝酸异戊酯,静脉注射美速克新明,或其他负荷与体位改变,出现收缩期喀喇音、收缩后期杂音；

（4）M 型超声心动图：全收缩期二尖瓣反向运动。

除 外 条 件

（1）瓣尖运动受限,腱索肥厚短缩,疑为风湿病者；

（2）瓣环钙化；

（3）二尖瓣瘤,肿瘤；

（4）脱垂合并腱索断裂者应以腱索断裂为主；

（5）几乎所有心脏病可出现继发性二尖瓣脱垂,如：马方综合征、先天性心脏脱垂病、心脏扩大、心肌病、缺血性心脏病等。

二 尖 瓣 脱 垂

（Perloff）

主 要 标 准

（1）心尖区有收缩中、晚期喀喇音和收缩期杂音，同时或单独存在海鸥音（吼鸣音）。

（2）二维超声心动图：可见二尖瓣和接合点收缩期显著向上移位，达瓣环水平或瓣环水平以上；二尖瓣收缩期时轻、中度向上移位伴腱索断裂；多普勒示二尖瓣反流，瓣环扩张。

（3）超声心动图加听诊：年轻人二尖瓣收缩期时轻、中度向上移位伴心尖区可闻及显著的收缩中、晚期喀喇音以及心尖区有收缩晚期海鸥音或吼鸣音。

次 要 标 准

（1）听诊第一心音响亮伴心尖区全收缩期杂音。

（2）二维超声心动图可见孤立性二尖瓣后叶收缩期时轻、中度向上移位及二尖瓣前、后叶收缩期时中度向上移位。

（3）超声心动图与病史：年轻人二尖瓣前、后叶收缩期时轻、中度向上移位，伴有局灶性神经症状发作或黑矇，以及其第一级亲属具有病理性二尖瓣脱垂综合征的主要标准。

非 特 异 性 表 现

（1）症状：不典型胸闷、呼吸困难、疲劳倦怠、眼花、眩晕、晕厥。

（2）体征：胸骨异常、乳房过小。

（3）心电图：下壁导联或胸前侧壁导联 T 波倒置，安静或运动心电图有室性早搏、室上性心动过速。

（4）X 线：脊柱侧弯，胸骨凹陷或隆突，驼背。

（5）二维超声心动图：二尖瓣前叶或前后叶收缩期时轻度向上移位。

判　　断

（1）具备主要标准者可确定诊断。

（2）仅次要标准者应作医学追踪，属可疑诊断。

（3）非特异性表现（症状、体征）者，不能诊断，但如有其他证据应澄清有无病理性二尖瓣脱垂综合征，而不能随意冠以二尖瓣脱垂综合征的诊断。

二 尖 瓣 脱 垂（超声标准）

1963 年 Barlow 首先描述了二尖瓣脱垂（mitral valve prolapse，MVP）的临床特征是收缩中期喀喇音。二尖瓣脱垂综合征已被认为是较常见的瓣膜异常，发生率占人群的 3%～5%。约有 30%不明原因，健康成人中约 10%可发现脱垂，女性多于男性。二尖瓣脱垂是指收缩期二尖瓣向左心房侧膨出或移位（超越二尖瓣环平面），其原因如先天性心脏病房间隔缺损、冠心病、肥厚型心肌病、大量心包积液、风湿性心脏病、瓣叶黏液性变性等，只要使二尖瓣装置一种或多种成分发生病变（瓣叶、瓣环、腱索、乳头肌）及心室壁任何部位发生异常或心室大小、功能及几何形态发生改变均可导致瓣叶脱垂。

超声心动图表现

一、二维与 M 型超声心动图

1. 二维超声

（1）瓣叶超过瓣环水平：收缩期脱垂的二尖瓣叶越过瓣环平面连线 3 mm 以上，并凸入左心房内，瓣叶可增厚。

（2）瓣叶结合点异常：瓣叶脱垂时，二尖瓣前后叶结合点错位并移位。前叶脱垂时，结合点向后移偏向左心房；后叶脱垂时，结合点向前侈偏向左心房侧，瓣环亦向左心房侧弯曲。

（3）二尖瓣运动幅度异常：瓣叶脱垂时，瓣叶运动幅度明显增大，收缩期凸面向左心房，舒张期常与室间隔和（或）左心室后壁相撞。

（4）夹角变小：左心室长轴切面显示，脱垂的前叶基底部与主动脉的夹角变小呈直角或更小；脱垂的后叶与左心房后壁的夹角变小。

（5）二尖瓣瓣叶异常：瓣叶肥大、冗长。二尖瓣口短轴切面，显示瓣口收缩期局部呈圆隆状突起或折叠状。

（6）瓣叶脱垂的时相及对称性：瓣叶脱垂时相为全收缩期，通常以收缩晚期显著。瓣叶脱垂多为对称性前后瓣叶同时脱垂（75％～90％），其次为非对称性的后叶脱垂（10％～20％）及前叶脱垂（3％～5％）。

（7）心腔大小：根据脱垂程度及有无关闭不全，可表现为左心房、左心室不同程度增大。

2. M 型超声

M 型超声心动图，显示收缩中晚期或全收缩期 CD 段呈"吊床样"改变（CD 段呈弧形向后运动），超过 CD 点连线（水平线）2 mm 以上。收缩期 CD 段呈多条回声。严重脱垂时 4 区扫查左心房内可见脱垂的瓣叶曲线。

二、多普勒超声

1. 彩色多普勒

（1）二维彩色多普勒：二尖瓣脱垂伴关闭不全时，全收缩期或收缩中晚期显示左心房内以蓝色为主的五彩镶嵌的反流束。由于瓣叶脱垂的数目及程度不同，反流束常呈偏心分布。当前叶脱垂时，反流束常朝向左心房后壁射流；后叶脱垂时，反流束常朝向左心房前部即主动脉后壁方向射流；前后叶同时脱垂时，则朝向左心房中部射流。

（2）M 型彩色多普勒：M 型彩色多普勒显示二尖瓣曲线收缩期的 CD 段与二尖瓣关闭不全相同的特征。

2. 频谱多普勒：脉冲或连续型多普勒可记录到与二尖瓣关闭不全相同的频谱特征。

三、实时三维超声心动图

当二尖瓣叶脱入左心房时，实时三维超声心动图显示瓣叶超越二尖瓣环的马鞍形立体结构，呈"瓢匙样"脱入左心房及瓣叶闭合不良的间隙。

诊 断 标 准

具备上述二维超声（1）条和彩色多普勒（1）条可确诊为脱垂合并二尖瓣反流。二维超声（2）和（4）条为可疑二尖瓣脱垂。

二尖瓣脱垂分度

（Lucas）

一度：瓣膜囊样改变前叶超过 1/3，或后叶超过 2/3。
二度：瓣膜囊样改变前叶超过 1/2，同时后叶超过 2/3。
三度：较二度为重者。

二尖瓣腱索断裂（超声标准）

二尖瓣腱索断裂（rupture of chordae tendineae of mitral valve，RCTMV）是二尖瓣关闭不全的原因之一，亦是急性重症二尖瓣关闭不全最常见原因。二尖瓣腱索断裂病因可为细菌性心内膜炎、外伤性、心肌梗死、风湿性心脏病、自发性等。自发性腱索断裂多见于 50 岁以上老年人，以后瓣腱索多见；其他原因所致腱索断裂可包括前叶、后叶、交界区及前后叶腱索。

超声心动图表现

一、二维与 M 型超声心动图

1. 二维超声

（1）二尖瓣叶与腱索连续性中断：瓣叶的游离缘与断裂的腱索残端相连，断裂的腱索随瓣尖活动呈不规律的异常运动。

（2）断裂腱索回声：收缩期左心房内显示断裂腱索回声，并在左心房内漂浮活动。若为细菌性心内膜炎引起者，可显示瓣尖增厚、断裂腱索增粗、回声增强或附着条状、团状异常回声。

（3）连枷样二尖瓣运动：腱索残端与瓣尖失去控制，在瓣膜附着点做较大幅度的弧形运动。收缩期开始瓣叶突然向上进入左心房朝向左心房后壁，舒张期瓣尖迅速朝向室间隔运动。

（4）二尖瓣前后叶对合点消失：前后叶瓣尖收缩期不能闭合，互相错位。

（5）乳头肌断裂：显示乳头肌断离分成两部分。

（6）左心系统扩大：腱索断裂可造成二尖瓣关闭不全，导致左心房、左心室不同程度扩大。

2. M 型超声

（1）舒张期不规则振动运动：前瓣或后瓣腱索断裂时,舒张期相应的瓣叶呈现低频率、高振幅、不规则"锯齿样"运动曲线,有时可持续到收缩期。

（2）后瓣反常运动：二尖瓣后瓣舒张期与前瓣呈同向运动。

（3）瓣叶运动幅度及速度增大：CE、DE 幅度及速度增大。

二、多普勒超声

1. 彩色多普勒：二维及 M 型彩色多普勒心动图显示二尖瓣反流特征,根据腱索断裂的部位及原因不同,瓣膜反流血流的起始部位、在左心房走行及分布状态亦不同。

2. 频谱多普勒：脉冲及连续型频谱多普勒可记录到收缩期高速度反流频谱,并伴有粗糙的异常音谱声。

诊 断 标 准

具备上述二维超声心动图（1）～（3）条的任意 1 条可确诊为二尖瓣腱索断裂,二维超声心动图（4）条及 M 型超声心动图（1）～（3）条中 2 条为可疑二尖瓣腱索断裂。二维超声心动图（5）条,可确诊为乳头肌断裂。

造成二尖瓣腱索断裂的原因较多,腱索断裂仅是二尖瓣关闭不全的原因之一,亦可引起二尖瓣脱垂。超声心动图应根据各病变的图像特点进行鉴别,以确定病因。

二尖瓣环钙化（超声标准）

二尖瓣环钙化（mitral valve annulus calcification，MVAC）是二尖瓣环纤维支架退行性变的结果。在老年人尸检中,二尖瓣环钙化较多见。50 岁以上者发生率占 3.5％～10％,60 岁以上占 10％～15％,并随年龄增长而升高,女性多于男性,男女比例为 1：2.4～1：4.0 青年人亦可发病。二尖瓣环钙化虽然是一衰老的过程,但与代谢异常有关,亦可能与瓣环组织异常有关,如马方综合征等；同时高血压病、高脂血症、糖尿病等因素均可加速二尖瓣环钙化的进程。由于钙盐沉着在二尖瓣环及后瓣和相邻的左心室后壁之间,形成无定形的块状沉着及部分钙化,并可有非特异性炎症浸润,导致瓣环僵硬、缩小。若瓣叶基底部钙化则使活动受限,腱索受牵拉,收缩期瓣环不能缩小,产生二尖瓣关闭不全。约半数的二尖瓣环钙化患者可同时伴有主动脉瓣尖钙化,但一般不出现主动脉瓣狭窄。钙化严重者,钙盐可累及传导系统,导致心律失常。

超声心动图表现

一、二维与 M 型超声心动图

1. 二维超声

(1)二尖瓣环后缘及后瓣基底部钙化:于左心室长轴及四腔切面观察,在左心房室交界处前缘呈条状、结节状斑块和团块状强回声。严重钙化时,呈大块强回声,并向左心室壁延伸,使瓣环与后瓣的连接处无法区分。

(2)二尖瓣环前缘钙化:于左心室长轴及五腔切面观察,在主动脉根部与二尖瓣前叶基底部呈现强回声,严重钙化时,可累及二尖瓣及主动脉瓣,并向室间隔延伸。

(3)整个瓣环钙化:于二尖瓣环短轴、四腔等切面扫查,显示瓣环前后或左右缘均呈浓密的强回声团块。严重钙化时,瓣下结构亦可受累使瓣叶、腱索、乳头肌增厚、钙化,导致二尖瓣关闭不全和(或)狭窄。

2. M 型超声

(1)二尖瓣环钙化:M 型心动图由 4 区向 2 区连续扫查,显示二尖瓣后叶基底部至左心室后壁前缘呈浓密的强回声光带,可呈分散的或累及整个瓣环区。

(2)运动形态:瓣环钙化的强回声光带与左心室后壁运动方向一致。

二、多普勒超声

二尖瓣瓣环钙化可造成二尖瓣反流和(或)二尖瓣狭窄。彩色及频谱多普勒表现为二尖瓣反流和(或)狭窄的图像特征。

诊 断 标 准

具备二维超声心动图(1)～(3)条中的任意一条均可确诊为二尖瓣环钙化。

主动脉瓣脱垂
(Shahawy)

Shahawy 拟定超声诊断标准:

（1）左心室舒张期左心室流出道可见一异常回声，并于收缩期消失；

（2）于二尖瓣前叶上的异常回声随室间隔运动而上下移动；

（3）左心室流出道的异常回声与主动脉瓣相连；

（4）如探头变换方向指向心尖时，异常回声消失；

（5）可见右冠瓣与无冠瓣异常搏动。

主动脉瓣脱垂
（Mardelli et al）

Mardelli 等拟定二维超声诊断标准：

（1）瓣膜活动标准：舒张时主动脉瓣脱入左心室流出道超过主动脉瓣附着点连线之下，且收缩期又返回到主动脉腔内；

（2）形态学标准：瓣膜非对称性增厚，接合点偏移。

主动脉瓣脱垂的分类
（Cater et al）

（1）主动脉瓣完整，但由于瓣膜内膜较脆弱，由损伤或先天性二叶主动脉瓣瓣膜过长引起；

（2）瓣膜破裂，可为自发性或由感染等引起；

（3）主动脉瓣结合部支持组织丧失，如马方综合征、夹层动脉瘤等；

（4）高位室间隔缺损累及主动脉瓣。

漂浮球状血栓

风心病二尖瓣狭窄、房颤、心衰患者出现下述既往没有的间歇性、反复发作的症状和体征时应怀疑有漂浮球状血栓（FBT）可能：

（1）瓣口阻塞表现：晕厥、端坐呼吸、阵发性呼吸困难、心动过速、咳嗽、出汗。心音或心尖舒张期杂音强度自发或随体位而改变（同步记录心音图、超声心动图显示当 FBT 飘近二尖瓣口时舒张早、中期杂音增强，堵住瓣口时则消失）。此外心脏震颤、脉搏强度及血压也可随体位而变化。患者喜选择卧位以缓解症状，由卧位突然转坐位时可导致猝死。

（2）体、肺循环栓塞表现：偏瘫、失语、突然严重肢体疼痛，肺水肿等。

（3）广泛非穿壁性心肌梗死心电图。

起搏器综合征

1969年，Mistui首次报道了一例安装心室起搏器后出现心悸、气短、胸痛、眩晕、头胀、面红、冷汗等症状的病例，其起搏器功能正常，能除外神经系统病变和精神因素。作者将此组症状称为"起搏器综合征"，认为系因起搏频率不适合于患者所致。1974年，Hass报告了一例71岁患者安装心室按需型（VVI）起搏器后发生严重的低血压、心排血量降低，以至于不得不取出起搏器。该作者首次提出了起搏器综合征可能是心房和心室收缩不同步所引起。嗣后，起搏器综合征逐渐为临床所认识。

诊 断 依 据

（1）症状出现在安装心室起搏器后；

（2）起搏器本身功能正常；

（3）能够排除神经、精神系统的疾病；

（4）心室起搏时出现血流动力学异常，如心房压增高，肺动脉楔压增高，心排血量和动脉血压降低，而于自身窦性心律或生理性起搏（双心腔起搏或心房按需型起搏）后，这些血流动力学改变明显减轻或消失。

引自

Mitsui T et al. 1969. Opitmal heart rate in cardiac pacing in Coronary sclerosis and nonsclerosis, Ann N Y Acad Sci, 167：754.

Hass JM, Strait GB. 1974. Pacemaker-induced cardiovascular failure. Am J Cardiol, 33：295～299.

心脏恶病质综合征（一）

对以右心衰竭为主的慢性心力衰竭患者具有体重减轻、脂肪消耗和体型消瘦等症候群称为心源性恶病质综合征。

Azam Ansari提出诊断如下：多见于青年女性，以风湿性心瓣膜病引起的慢性充血性心力衰竭（chronic congestive heart failure，CCHF）更为多见，其次是严重的发绀型先天性心脏病，终末期缺血性心脏病和特发性心肌病等心脏疾病引起的 CCHF。心功能常为Ⅲ～Ⅵ级（美国心脏病学会分级）。患者体重常比标准体重减轻 15％～20％以上，肱三头肌处皮肤皱折增厚，中臂肌周经常只有正常的 50％～70％，低蛋白血症（血浆白蛋白下降明显），低血清铁蛋白，延缓的高敏感性皮肤试验的免疫细胞功能低下或流行性腮腺炎和念珠菌抗原阳性。CCHF 常为双心室受累，但以颈静脉压增高、肝肿大、腹水、外周水肿等表现的右心衰竭为主。心电图常为心房颤动，其心室率常不太快，QRS 波电压常正常。动态胸部 X 线片示渐进性心脏扩大和肺瘀血。其中以足部水肿、连续 X 线胸片示心脏扩大，心电图示 QRS 波电压正常是心脏恶病质综合征（SOCC）诊断的最重要线索。

心脏恶病质综合征（二）

（1）非心脏方面表现：体重至少减轻 15％～20％，念珠菌皮肤过敏试验反应延迟，血清总蛋白、白蛋白、转铁蛋白均减低，淋巴细胞总数减少；

（2）心脏方面表现：SOCC 多发于风湿性心瓣膜病的 50～90 岁女性患者，大多数患者心功能Ⅲ～Ⅳ级、ECG、X 线胸片、心脏 B 超和核素扫描、心导管检查都有相应基础心脏病改变。

心脏恶病质综合征（心电图诊断标准）

SOCH 的心电图诊断标准：
（1）QRS 波低电压，尤其在Ⅰ、$V_{4\sim6}$导联；
（2）QRS 波变窄；
（3）T 波低平，尤其在 $V_{1\sim6}$导联；
（4）在额面 P 波呈垂直轴，电压正常或低。

心脏恶病质综合征（病理诊断标准）

（1）心脏缩小（重 150～300 g）；

（2）心脏形状松散；

（3）心包萎缩伴心包脂肪垫缺少；

（4）心肌褐色萎缩；

（5）除了少见的消耗性心内膜炎外，一般心内膜很少或几乎没有改变；

（6）没有或仅有轻度主、冠状动脉粥样硬化；

（7）镜检心肌纤维缩小伴纵、横纹消失，核与纤维比例正常或增加。在心肌纤维之间可见到大的空腔，核周围有脂褐质颗粒沉着。

Brugada 综合征
（英国国际会议）

本综合征是 1999 年 4 月在英国国际会议上，以西班牙 Brugada 两兄弟的名字命名的综合征。现参考国内外有关文献，综述如下，供参考。

1. 多为青年男性。

2. 主要症状为晕厥或猝死，多在夜间睡眠中发生（故有意外夜间猝死综合征之称）。患者平时无心绞痛、胸闷、呼吸困难等症状。

3. 无症状者多由体检或猝死者家系调查中发现异常心电图表现，没有任何临床症状。

4. 心电图是诊断 Brugada 综合征的主要手段，归纳有如下两点：

（1）心电图有右束支传导阻滞伴右侧胸前导联（V$_1$～V$_3$）ST 段特征性抬高；

（2）在整个病程中，心电图可一过性正常。

5. 心内电生理检查，大部分可诱发多形室速或室颤。

6. Brugada 综合征有家族遗传倾向性。

7. 超声心动图检查无特异性改变，心室造影、冠脉造影正常，运动试验阴性。

8. 临床上存在心脏性猝死的高危性。

Brugada 综合征
［欧洲心脏病学会（ESC） 2002 年］

基于医生目前在 Brugada 综合征临床诊断方面所面临的困惑，ESC 心律失常分子基础研究组于 2002 年 8 月出台了最新的专家共识报告,提出了一个暂时的 Brugada 综合征建议诊断标准,指出在下列情况下,应强烈考虑 Brugada 综合征。

1. 若无其他引起心电图异常的情况,无论钠通道阻滞剂应用与否,右侧胸前导联($V_{1\sim3}$)出现 1 个一型 ST 段抬高(穹隆型),且伴以下情况之一:有记录的室颤、自动终止的多形室速、心脏性猝死的家族史(<45 岁)、家系成员中"穹隆型"心电图改变、电生理检查中室速或室颤的可诱导性、晕厥或夜间垂死呼吸(nocturnal agnonal respiration)。

若仅有以上心电图特征,称为"特发性 Brugada 综合征样心电图改变",而不能称为 Brugada 综合征。

2. 基础情况下超过 1 个以上右侧胸前导联 2 型 ST 段抬高(马鞍型),在应用钠通道阻滞剂进行药物激发试验时,转变为 1 型 ST 段抬高,其意义等同于以上"情况 1"的 1 型 ST 段抬高。在伴有一个或更多的临床表现(见"情况 1")时,药物激发的 ST 段抬高值超过 2 mm 应增加 Brulgada 综合征的可能性。基于目前对 Brugada 综合征的有限认识,药物激发试验阴性者(即对钠通道阻滞剂的反应为 ST 段毫无改变)不太可能患有 Brugada 综合征;对药物激发的 ST 段抬高<2 mm 者,尚不能作结论。

3. 基础情况下超过 1 个以上右侧胸前导联 3 型 ST 段抬高(马鞍型),在应用钠通道阻滞剂进行药物激发试验时,转变为 1 型 ST 段抬高,其意义等同于以上"情况 1"的 1 型 ST 段抬高并应接受相应的疾病筛检。对药物激发的 3 型 ST 段抬高转变为 2 型 ST 段抬高,尚不能作结论。

对不完全符合以上建议标准(如 J 波抬高幅度仅 1 mm 的 1 型心电图表现)但又符合一个或多个以上提出的临床标准者,应郑重考虑。多数情况下,药物激发试验会揭示出 Brugada 综合征。此外,对这些和其他提到过的病例,电生理检查可能有帮助。

以上诊断标准是迄今为止最为全面的 Brugada 综合征诊断标准,但仅是基于现有有限的临床资料而推荐的而远非量化的,是一个暂时的过渡"标准"。

Brugada 综合征的心电图分型

[欧洲心脏病学会(ESC)　2002 年]

目前已确定 Brugada 综合征患者可有以下 3 型。

1型,以突出的"穹隆型"ST段抬高(coved ST segment elevation)为特征,表现为J波或抬高的ST段顶点>2 mm或0.2 mV,伴随T波倒置,很少或无等电位线分离;2型,J波幅度(≥2 mm)引起ST段逐渐下斜型抬高(在基线上方仍然≥1 mm),紧随正向或双向T波,形成"马鞍型"ST段图形;3型,右侧胸前导联ST段抬高<1 mm,可以表现为"马鞍型"(saddle back)或"穹隆型",或两者兼有。Brugada综合征心电图的ST段改变是动态的,不同的心电图图形可以在同一个患者身上先后观察到,或在应用特殊的药物如钠通道阻滞剂后观察到。

但以上心电图改变并不仅见于Brugada综合征,在急性冠状动脉综合征、急性肺栓塞等多种临床背景下均可出现,因此,以上"Brugada综合征样心电图改变"只是Brugada综合征临床诊断的一个必要条件,而不是充分条件。

提前复极综合征

提早复极综合征(ERS)被认为是一种正常变异心电图。ST段自J点处抬高,运动可使ST段回至基线。心电图检出率美洲为2.2%,亚洲为2.6%,非洲为9.1%。多数ERS无任何症状,多在查体时被发现。部分有自主神经功能紊乱或迷走神经张力增高的表现,类似心脏神经官能症,症状有头晕、心悸、心前区刺痛等。

其ECG特征如下。

1. 典型ERS

(1) QRS波与ST段交界处出现J波,以心前导联较为明显。J波出现于V_1、V_2导联,可使QRS波形呈rSr'型,类似右束支传导阻滞前心电图改变,但V_5、V_6导联不出现S波。

(2) J点抬高。

(3) ST段自J点处抬高0.30 mV左右,最高可达1.0 mV。ST段抬高多见于$V_2 \sim V_5$导联及Ⅱ、Ⅲ、aVF导联。

(4) 心前导联R波增高,S波变浅或消失,T波增高,两肢不对称,上升支缓慢,下降支突然回至基线。

(5) 心脏节律多为窦性心动过缓。

上述心电图改变持续存在而无明显变化,但运动可使ST段回至基线。

2. 变异型ERS:除有典型的ERS特征以外,可伴有以下心电图改变:

(1) PR间期缩短,为100~120 ms。

（2）某些导联可出现孤立性 T 波倒置。口服普萘洛尔或氯化钾以后，T 波转为直立。

（3）P 波双峰型，P 波时间延长，多≤110 ms。

（4）伴发早搏。

3. ERS 分型

Ⅰ型：ERS 的特征出现于 V_1、V_2 导联上，认为是良性的，不伴有心血管疾病。

Ⅱ型：ERS 的特征出现于 V_4～V_6 导联上，常伴有器质性心血管疾病。

Ⅲ型：此型改变不典型，见于 V_1～V_6 导联，可伴有或不伴有心血管疾病。

β 受体亢进综合征

本症由 Frohlich 于 1966 年首次报道，1970 年以来，诊断本病日渐增多，为体内的 β 受体过度兴奋或敏感时出现的一组综合征。具有如下特点：

（1）多见于 20～40 岁女性；

（2）窦性心动过速，心率可达 100～140 次/分；

（3）Ⅱ、Ⅲ、aVF 导联可见 T 波低平、双相甚至倒置，ST 段可见压低；

（4）可伴有自主神经功能失调的表现，无心脏器质性改变；

（5）普萘洛尔试验阳性，β 受体阻滞剂疗效好。

体位性心动过速

体位性心动过速是指直立位时心率（HR）增加 30 次/分以上，其诊断标准：

（1）直立或倾斜位 5 min 内 HR 增加≥30 次/分；

（2）直立或倾斜位 5 min 内 HR≥120 次/分；

（3）直立性症状持续存在。某些患者具有心率增加≥30 次/分，但心率低于 120 次/分，称为轻度体位性心动过速。

引自

Low PA，Opfer-Gehrking TL，Textor SC et al. 1995. Newrology，45（suppl5）：19～25.

下肢深部静脉血栓形成

（美国 Edward K Chung）

（1）无症状，有腓肠肌压痛或大腿中部压痛，静脉无创伤性检查（多普勒检查法、体积描记法、静脉血流图）一项异常（一般为单侧性）；

（2）无症状或有症状，静脉造影显示静脉血栓；

（3）证实有肺栓塞，静脉功能的无创性检查或静脉造影异常。

颈动脉窦高敏征的分型

（1）心脏抑制型：颈动脉窦刺激时出现心室停搏≥3 s。心室停搏常由整个心脏骤停（Sinus-junctional-ventricular arrest）引起，但偶尔也可出现阻滞的 P 波。此型约占 SCH 患者的 80%，Strasberg 等报道约占 59%。

（2）单纯血压降低型：颈动脉窦刺激时出现收缩压降低≥50 mmHg（6.65 kPa）；如有神经症状，则收缩压降低≥30 mmHg（3.99 kPa）。此型较少见，占颈动脉窦高敏征（CSH）患者的 5%～11%。

（3）混合型：颈动脉窦刺激时出现心脏抑制和血压降低现象。有报告按摩颈动脉窦时，窦率减慢＞50%，收缩压降低 40 mmHg（4.22 kPa）以上，属于此型。由于应用阿托品，心室或心房起搏、房室顺序起搏，因而一般来说心率常不变，而仅有收缩压降低。显然，房室顺序起搏可更好地检测血压降低，因其避免了心室起搏（VVI）本身造成的血压降低。Strasberg 等报道此型约占 CSH 患者的 30%。

（4）原发性脑型：此型的特点为患者颈动脉窦刺激时，尽管无心率和血压的变化，但患者有晕厥或晕厥前期的症状出现。此型发生的原因多系颈动脉、大脑前动脉及椎-基底动脉系统的阻塞性疾患引起大脑供血减少。

引自

Strasberg B，Pinchas A，Lewln RF et al. 1985. Carotid Sinus Syndrome，An Overlooked Cause of Syncope. Isr J Med Sci，21：430.

颈外静脉怒张分度

Ⅰ度：患者采取 45°卧位，颈静脉可以明视，但怒张不明显，充盈最高点距胸骨角水平 10 cm 以下。

Ⅱ度：患者采取大于 45°，但不超过 90°坐位时，颈静脉即见怒张，充盈最高点距胸骨水平 10 cm 以上。

Ⅲ度：患者采取 90°以上坐位时仍有颈静脉怒张，常伴有手背静脉和其他表浅静脉充盈。

心内膜心肌活检的排异反应分级

国际心脏移植学会于 Stanford 大学医学中心召开会议，确定了心脏移植后急性排异反应的组织学诊断分级标准（表 11－1）。

表 11－1　心肌活检排异反应分级

分级	新指标	旧指标
0	无排异	无排异
Ⅰ	A＝局限性渗出、无坏死（血管周围或组织间） B＝弥散稀少的渗出，但无坏死	轻度排异
Ⅱ	单处仅有浸润性渗出和（或）局灶性心肌细胞破坏	"局灶性"中度排异
Ⅲ	A＝多次浸润性渗出和（或）心肌细胞破坏 B＝伴有坏死出现的弥漫性炎性病变	"弱"中度排异"广泛/重度"
Ⅳ	出现坏死灶的弥漫性、浸润性病变，有渗出或水肿，或出血或血管炎	重度急性排异

引自

The International Society for Heart Transplantation. 1990. A working formulatiom for standardization of nomenclature in the diagnosis of heart and lung rejection study group. J Heart Transplantation，9：6：587.

预激综合征分类

预激综合征(preexcitation syndrome 或 wolff-parkinson-white syndrome 简称 WPWS)是指正常心脏房室传导系统外,存在附加传导旁路,在心房冲动沿着正常的传导系统下传尚未到达心室之前,部分或全部由附加旁路激动心室,而易发生室上性心动过速的一种综合征。

根据解剖部位预激综合征附加旁路可分为 3 类:

1. Kent 束:又称为房室附加旁路,是从心房到心室的肌束,与正常传导系统无关。1985 年,Cox 将房室附加旁路从外科手术角度分为 4 个区域:左心室游离壁、后间隔、右心室游离壁和前间隔。附加旁路多为单条(80%),少数为多条(2、3 或 4 条,占 20%)。其区域发生率为左心室游离壁 46%,后间隔 26%,右心室游离壁 18%,前间隔 10%。

2. James 束:又称为房室结附加旁路,为心房到希氏束或心房到结下部的肌束。解剖组织学基础为窦房结发出的前、中、后三条结间束到达房室结上部以外,后结间束另有一附加旁路绕过房室结到达房室结下部或希氏束,心房冲动可经此旁路快速下传形成心室激动和室上性心动过速。

3. Mahaim 束:又称为结室或束室附加旁路,为房室结到心室或传导束到心室之间的肌束。解剖组织学基础是直接由房室结下部发出肌束与希氏束或心室肌相连接,构成预激或室上性心动过速。

显性预激综合征的体表定位

通过体表心电图分析可以对旁道位置进行定位,为射频消融和外科手术治疗提供依据,也为患者的情况作出初步判断,有一定的临床价值,值得掌握(表 11 - 2)。

表 11 - 2　房室旁路定位的 Lindsay 标准

旁路部位	负向 δ 波	侧面 QRS 电轴	R/S>1 胸导联起始位置	敏感性
左侧壁	Ⅰ 和(或)aVL	正常	$V_1 \sim V_3$	91%
左后壁	Ⅲ 和 aVF	$-75° \sim +75°$	V_3	88%
后间隔	Ⅲ 和 aVF	$0 \sim 90°$	$V_2 \sim V_4$	100%
右侧壁	aVR	正常	$V_3 \sim V_5$	100%
前间隔	V_1、V_2	正常	$V_3 \sim V_5$	100%

无症状高尿酸血症合并心血管疾病

（中国医师协会心血管内科医师分会、

中国老年学学会心脑血管专业委员会、

中国医师协会循证医学专业委员会　2009 年）

血尿酸水平升高与体内核酸代谢异常和肾脏排泄减少相关,正常情况下血液中尿酸盐饱和度为 6.7 mg/dl,国际上将高尿酸血症（Hyperuricemia, HUA）的诊断标准定义为血尿酸水平,男＞420 μmol/L(7 mg/dl),女＞357 μmol/L(6 mg/dl),没有发作痛风的 HUA 称为无症状 HUA。

HUA 常与传统的代谢性心血管危险因素高血压、高脂血症、2 型糖尿病、肥胖、胰岛素抵抗等伴发,因此长期以来 HUA 仅仅被认为是代谢异常的一种标记。近 20 年来 10 多个前瞻性大规模临床研究,约 10 万例以上的观察对象,采用多因素回归分析证实 HUA 是心血管疾病的独立危险因素,目前尚没有循证证据显示降低血尿酸可降低心血管事件风险,所以指南没有把 HUA 列为心血管疾病的独立危险因素。但鉴于高尿酸与血管、心脏、肾脏不良预后密切相关,降尿酸治疗有望成为一种心血管疾病防治的新途径。

2002 年日本痛风核酸代谢协会在全球第一个提出,对无症状 HUA 应根据心血管危险因素或并存的心血管疾病给予分层治疗。我国存在着大量合并多种心血管危险因素或缺血性心脏病的无症状 HUA 患者,临床医生对无症状 HUA 如何处理观点不一致,无症状 HUA 是否有治疗的必要性,治疗标准如何确定,是目前有待解决的问题。为此,中国医师协会心血管内科医师分会组织相关领域专家就 HUA 和心血管疾病的关系以及治疗的必要性进行广泛讨论,最终达成无症状高尿酸血症合并心血管疾病诊治和社会地位高的人群以及存在心血管危险因素和肾功能不全患者易发生 HUA。

进食高嘌呤食物如肉类、海鲜、动物内脏、浓的肉汤等,饮酒（啤酒、白酒）以及剧烈体育锻炼均可使血尿酸增加。某些药物长时间应用可导致血尿酸增高,如噻嗪类利尿剂、小剂量阿司匹林、复方降压片、吡嗪酰胺、硝苯地平、普萘洛尔等都阻止尿酸排泄。

HUA 的诊断标准

1. HUA 的诊断标准:正常嘌呤饮食状态下,非同日两次空腹血尿酸水平,男>420 μmol/L(7 mg/dl)或女>357 μmol/L(6 mg/dl)。

2. HUA 的分型诊断：分型诊断有助于发现 HUA 病因，给予针对性治疗。HUA 患者低嘌呤饮食 5 天后，留取 24 小时尿检测尿尿酸水平。

（1）尿酸排泄不良型：尿酸排泄少于 0.48 mg/(kg·h)，尿酸清除率(Cua，尿尿酸×每分钟尿量/血尿酸)<6.2 ml/min；

（2）尿酸生成过多型：尿酸排泄大于 0.51 mg/(kg·h)，尿酸清除率≥6.2 ml/min；

（3）混合型：尿酸排泄超过 0.51 mg/(kg·h)，尿酸清除率<6.2 ml/min。

考虑到肾功能对尿酸排泄的影响，以肌酐清除率(Ccr)校正，根据 Cua/Ccr 比值对 HUA 分型如下：>10%为尿酸生成过多型，<5%为尿酸排泄不良型，5%~10%为混合型。

2011 超声心动图合理应用标准

为规范超声心动图技术的临床应用，美国心脏病学会基金会（ACCF）、美国超声心动图学会（ASE）以及其他 8 家学术机构，近日联合颁布了 2011 年超声心动图合理应用标准（AUC）。

ACCF 和 ASE 等机构在 2007 年和 2008 年颁布了有关经胸（TTE）和经食管超声心动图（TEE）以及负荷超声心动图（SE）的 AUC。在此基础上，ACCF 和 ASE 等结合新的临床证据，修订为新版 AUC，并发布于《美国心脏病学会杂志》（J Am Coll Cardiol 2011,57：1126)。

新版 AUC 分析了临床常见的 202 个超声心动图适应证，由专家小组按照1~9 分评估其临床应用的合理性。7~9 分为临床应用合理（A）的适应证，4~6 分为尚不确定（U）的适应证，1~3 分为临床应用不合理（I）的适应证。

结果在 202 个适应证中，共有 97 个被归为 A 的适应证，34 个为 U 的适应证，而归为 I 的适应证有 71 个。

新版 AUC 的发布能帮助临床医师做出更有利于患者的临床决策，亦有利于针对目前尚不能确定的适应证进行进一步研究与探讨。

在山东大学齐鲁医院葛志明教授指点下，我们精选了新版 AUC 的精华内容，并邀请专家作深度评论，以飨读者。

表 11-3 列出了 TTE 以及 TEE 合理应用标准，表 11-4 列出了 SE 合理应用标准，表中以 3 个色块由深到浅依次代表 TTE、TEE 及 SE。

表 11 - 3　TTE 以及 TEE 合理应用标准

功能	适应证类别	适应证	AUC 评分
评价心脏结构和功能的常规检查	疑似心源性病因	可能与心源性病因相关的症状,包括但不局限于胸痛、呼吸急促等	✓ (8, A)
	心律失常	无其他心脏病证据的非频发性房性早搏或室性早搏	✕ (2, I)
		频发性室性早搏或运动诱发性室性早搏	✓ (8, A)
	头晕/晕厥前期/晕厥	无心血管疾病其他症状或体征的头晕或晕厥前期	✕ (3, I)
		无心血管疾病其他症状或体征的晕厥	✓ (7, A)
	评价心室功能	无心血管疾病症状或体征时心室功能的初始评估(如筛查)	✕ (2, I)
	围手术期的评价	无心血管疾病症状或体征的常规围手术期心室功能评价	✕ (3, I)
		非心脏实体器官移植术前的围手术期常规心脏结构和功能评价	− (5, U)
	肺动脉高压	疑诊肺动脉高压的评价,包括右心室功能评价及肺动脉压估测	✓ (7, A)
		临床状态或心脏检查无变化的确诊肺动脉高压的常规监测(<1 y)	✕ (3, I)
在急症中评价心血管功能	低血压或血流动力学不稳定	不明原因或疑似心源性的低血压或血流动力学不稳定	✓ (8, A)
		危重症患者容量状态的评价	− (4, U)
	心肌缺血或梗死	心电图不能确诊、疑似心肌梗死、可耐受静息超声心动图检查的急性胸痛	✓ (8, A)
		无胸痛但伴类似缺血其他特征或实验室指标提示进行性心肌梗死的评价	✓ (7, A)
	在急性冠脉综合征后评价心室功能	急性冠脉综合征后心室功能的初始评价	✓ (8, A)
		急性冠脉综合征后恢复期检查结果能指导治疗的心室功能再评价	✓ (7, A)
	呼吸衰竭	呼吸衰竭或不明原因的低氧血症	✓ (8, A)
	肺栓塞	为明确诊断的疑似肺栓塞	✕ (2, I)
		TTE 检查指导治疗(如血栓切除术等)的确诊急性肺栓塞	✓ (7, A)
	心脏创伤	疑诊瓣膜损伤、心包积液或心脏损伤的严重减速伤或胸部外伤	✓ (7, A)
		无心电图改变或生物标志物升高的轻度胸部创伤时的常规评价	✕ (2, I)

```
1  2  3  4  5  6  7  8  9
   I        U        A
```

（续表）

功能	适应证类别	适应证	AUC 评分
评价瓣膜功能	心脏杂音或喀喇音	有理由疑诊瓣膜病或结构性心脏病时的初始评价	✓（A，7～9）
		无瓣膜病或结构性心脏病其他症状或体征时的初始评价	×（I，1～3）
	自体瓣膜狭窄	临床状态或心脏检查无变化的瓣膜轻度狭窄的常规监测(<3 y)	×（I～U，3～4）
		临床状态或心脏检查无变化的瓣膜轻度狭窄的常规监测(≥3 y)	✓（A，7～8）
	自体瓣膜反流	瓣膜轻微反流的常规监测	×（I，1～3）
		临床状态或心脏检查无变化的瓣膜轻度反流的常规监测(≥3 y)	—（U，5）
		临床状态或心脏检查无变化的瓣膜中、重度反流的常规监测(≥1 y)	✓（A，7～8）
	人工瓣膜	在人工瓣膜置换术后为确定基线状态的初始评价	✓（A，7～8）
		人工瓣膜置换术后(<3y)不确定或疑似瓣膜功能不全的常规评价	×（I～U，3～4）
	感染性心内膜炎	血培养阳性或新发心脏杂音时疑似感染性心内膜炎的初始评价	✓（A，7～8）
		无菌血症和新发心脏杂音证据的暂时性发热	×（I，2～3）
评价心内结构		疑似心脏包块	✓（A，7～8）
		无病情变化的确诊少量心包积液的常规监测	×（I，2～3）
评价高血压、心力衰竭或心肌病	高血压	疑似高血压性心脏病的初始评估	✓（A，7～8）
	心力衰竭	基于症状、体征或实验室结果的确诊或疑诊心衰的初始评价	✓（A，7～8）
		临床状态或心脏检查无变化的心衰的常规监测(<1 y)	×（I，2～3）
	器械（包括起搏器等）	起搏器置入术后因起搏器并发症或起搏装置状态不佳所致症状	✓（A，7～8）
		置入起搏器但临床状态或心脏检查无变化的常规监测(<1 y)	×（I，2～3）
	心室辅助装置和心脏移植	确定心室辅助装置治疗的适应证	✓（A，7～8）
		评价供体心脏的结构和功能	✓（A，7～8）
	心肌病	确诊或疑诊心肌病（如限制型、浸润型、扩张型、肥厚型等）的初始评价	✓（A，7～8）
		临床状态或心脏检查无变化的确诊心肌病的常规监测(≥1 y)	—（U，5）
	评价成人先天性心脏病	确诊或疑诊成人先天性心脏病的初始评价	✓（A，7～8）

```
1  2  3   4  5  6   7  8  9
   I          U          A
```

（续表）

功能	适应证类别	适应证	AUC 评分
初始或补充检查	常规应用	因患者特点或相关结构显像不佳致使 TTE 无法诊断时应用 TEE	√（A，7~8）
		预期 TTE 能解决所有诊断和治疗相关问题时的常规 TEE 检查	✕（I，1~3）
		疑似主动脉病变,包括但不局限于主动脉夹层和横断	√（A，8~9）
	瓣膜病	评价瓣膜结构和功能以明确介入治疗的适应证	√（A，7~8）
	栓塞事件	不能确定为非心源性栓塞事件时对心血管系统栓子来源的评价	√（A，7~8）
		既往有明确非心源性栓塞史时对心血管系统栓子来源的评价	−（U，4~5）
	房颤和房扑（初始检查）	评价检查以辅助有关抗凝、心脏复律和（或）射频消融的临床决策	√（A，8~9）
		已确定行抗凝治疗而非心脏复律治疗时的评价	✕（I，2~3）

```
1  2  3    4  5    6  7  8  9
   I          U          A
```

表 11 - 4 SE 合理应用标准

功能	适应证类别	适应证	AUC 评分
评价冠心病风险及诊断	类似缺血症状	试验前冠心病可能性低;心电图可作出诊断且患者可行运动试验	✕（I，1~2）
	急性胸痛	疑诊急性冠脉综合征;心电图无缺血表现或伴左束支传导阻滞或心室起搏心律;心肌梗死溶栓试验评分为低危;肌钙蛋白检测为阴性	√（A，7）
		确诊的急性冠脉综合征	✕（I，1~2）
	普通人群	冠心病总体风险低	✕（I，1~2）
		冠心病总体风险高	−（U，4~5）
评价 CAD 风险及诊断（无症状或类似缺血症状的多病共患者）	新发或新诊断心衰或左心室收缩功能障碍	既往未评估冠心病风险,也无计划行冠脉造影	√（A，7~8）
	心律失常	持续性室性心动过速	√（A，7）
		新发房颤	−（U，5）
	晕厥	冠心病总体风险低	✕（I，2~3）
	肌钙蛋白水平升高	无症状或其他急性冠脉综合征证据的肌钙蛋白水平升高	√（A，7~8）

```
1  2  3    4  5    6  7  8  9
   I          U          A
```

（续表）

功能	适应证类别	适应证	AUC 评分
补充 SE 检查(继各种试验结果的后续检查)	无症状（既往检查有亚临床疾病证据）	冠状动脉钙化定量盖斯顿评分＜100	2
		冠状动脉钙化定量盖斯顿评分＞400	8
	冠脉造影	无临床意义的冠状动脉狭窄	7
	无症状或症状稳定（既往负荷检查正常）	低危冠心病总体风险；末次负荷影像检查在 2 年之内	3
		中高危冠心病总体风险；末次负荷影像检查超过 2 年	5
	平板心电图负荷试验	平板试验评分为低危（如杜克积分）	2
	新发症状或症状恶化	冠脉造影或既往负荷影像检查结果异常	8
评价非心脏手术的围手术期风险	低危手术风险	围手术期风险评估	2
	中危手术风险	心肺功能状态中等至良好（≥4 代谢当量）	3
	血管手术	临床危险因素≥1；心肺功能状态差或不确定（＜4 代谢当量）	7
评价急性冠脉综合征后 3 个月内的风险	ST 段抬高心肌梗死	直接经皮冠状动脉介入治疗伴完全性血管重建；无复发症状	2
	血管成形术后无症状	血管成功重建的出院前患者	2
评价血管成形术后风险	有症状	类似缺血症状	8
	无症状	不完全性血管重建;可再行血管重建治疗	7
评价心肌存活和缺血	缺血性心肌病及存活心肌的评估	确诊中度或重度左心室功能不全;适合血管重建的指征;仅用多巴酚丁胺负荷试验	8
评价血流动力学	慢性瓣膜病（无症状）	二尖瓣重度狭窄	8
	慢性瓣膜病（有症状）	二尖瓣中度狭窄	8
	急性瓣膜病	急性二尖瓣或主动脉瓣中度或重度反流	3
	肺动脉高压	确诊的静息肺动脉高压的常规评价	2

```
1   2   3   4   5   6   7   8   9
    I           U           A
```

Q & A

1. AUC 评分如何获得?

15 名专家组成员首先独立对每个适应证打分;然后召开专家组全体会议进行讨论,在会议上,为每位专家提供他们自己及其他专家的打分小结;会议结束后,专家组成员再次独立对每个适应证进行最后打分,取其中位数作为最后的AUC 评分。

2. 什么是临床应用合理的影像学检查?

对某个特定适应证而言,通过该影像学检查得到的期望信息增量与临床判断相结合而获得的信息量,能大大超过负面期望结果(如辐射等操作的潜在风险,不合理检查手段导致诊断延误或误诊等),因而该检查被公认是可接受以及合理的方法。

（刘嘉月整理,葛志明教授审校）

Brugada 波和 Brugada 综合征

1966～1977 年,美国亚特兰大市疾病控制中心发现,在越战后移民美国的老挝、柬埔寨、越南和泰国的亚裔难民中,男性青壮年夜间猝死率异乎寻常地升高,猝死的平均年龄仅 32 岁。1981～1982 年,该病死率持续升至 2.5 例/10 万人,并且长期无人能解开这一谜团。直至 20 世纪 90 年代初,西班牙的布鲁戈置(Brugada)兄弟报告了一组猝死综合征后,该谜团的神秘面纱才被逐渐揭开。

流行病学资料表明,东南亚人群布鲁戈登(Brugada)综合征发病率明显高于欧美,就近年来发表的相关文章而言,国人 Brugada 综合征发病率也相对较高,南北方均有较多临床报告,且家族聚集性明显,一定程度上造成了社会的恐慌。

临床特征: 发病隐匿、病情凶险

Brugada 综合征患者多为男性。在 Brugada 报告的 63 例病例中,男性占 56例,日本报告的 76 例病例均为男性,猝死者多属青壮年,平均年龄为 32～38 岁。

Brugada 综合征发病十分隐匿,患者平素可无任何症状,包恬心绞痛、胸闷或呼吸困难等。这使很多患者的首发症状则为晕厥或猝死,常于夜间发生,目击者与救助者少。该病致死原因为心室颤动(室颤),少数患者的室颤可自行终止而幸免于难。患者系统检查(如超声心动图、心室造影、冠脉造影、运动试验或MRI)结果均无明显异常,甚至死后尸检也无任何异常。因此,患者被认为无任何器质性心脏病,死于原发性心电疾病。

既往人们对 Brugada 综合征几乎一无所知,鲜有患者生前能得到诊断。近年来,随着"Brugada 综合征"的提出与研究的深入,使不少无症状的患者在体检或猝死者家系调查中,被发现具有特异性心电图改变而获得诊断。然而,临床中多种情况均能引起这种特异性或相似的心电图收变(表 11-5),因此诊断与鉴别诊断十分重要。

表 11-5 Brugada 综合征与早复极综合征等的鉴别

类别	Brugada 综合征	早复极综合征	特发性室颤
J 波导联	右心室	左前侧壁	下后壁
J 波振幅	大	小	中
ST 段抬高	$V_1 \sim V_3$	$V_3 \sim V_6$	Ⅱ、Ⅲ、aVF
心外膜 Ito 密度	大	小	中等?
室速/室颤	有	—	有
基因突变	SCN5A	—	SCN5A
奎尼丁效果	室颤减少	—	室颤减少

临床诊断:1+1/5 模式

心电图存在 Brugada 波并不等同于 Brugada 综合征的诊断,Brugada 综合征的临床诊断可简单归纳为1+1/5模式。所谓1就是患者心电图一定存在Ⅰ型 Brugada 波,无论是自发或诱发的Ⅰ型 Brugada 波均为诊断的必要条件。诊断模式中的1/5是指表 11-6 所列的 5 项条件中至少具备1项。

表 11-6 Brugada 综合征的其他诊断条件

患者本人	家庭成员
①有室颤或多形性室速发作史	①45 岁以下家族成员有猝死史
②有晕厥或夜间濒死样呼吸史	②家族成员中有典型的Ⅰ型
③心脏电生理检查诱发出室颤或室速	Brugada 波

当有I型 Brugada 波的患者存在表 11-6 列出的 5 项诊断条件中的 1 项时,则满足了 1＋1/5 的诊断模式,可被确诊为 Brugada 综合征。当上述 5 项均为阴性时,患者只能被诊断存在心电图I型 Brugada 波,而不能诊断为 Brugada 综合征。

显然,在表 11-6 的 5 项诊断条件中,患者本人的前 2 项及家族成员的第 1 项都能通过简单的问诊来判断阳性或阴性,而家族成员的第 2 项也能通过家系调查与心电图检查来确定或否定。当上述 4 项条件均为阴性时,患者心脏电生理检查对于诊断至关重要。电生理检查诱发出室颤或室速则能满足 1＋1/5 的诊断模式,可诊断为 Brugada 综合征;当电生理检查结果为阴性时,只能诊断患者存在I型 Brugada 波。心脏电生理检查主要在右心室心尖部和流出道等部位进行心室期前刺激,诱发出室颤和室速则为阳性。电生理检查的敏感性为 76.7％,假阳性率仅 6％～9％。此检查不仅有确诊价值,还能对患者进行猝死的高危分层。

血 脂 异 常

［欧洲心脏病学会/欧洲动脉粥样硬化学会（ESC/EAS）］

2011 年 6 月 28 日,ESC 和欧洲动脉粥样硬化学会（EAS）携手发布了欧洲首个血脂异常管理指南,并于 8 月底 ESC 2011 大会上继续进行了深入研讨。该指南汲取了当前多项循证医学研究的成果,与既往 NCEP ATP Ⅲ 等指南相比,具有以下亮点。

一、取消"血脂合适范围"的描述,强调根据危险分层指导治疗策略

既往 2001 NCEP ATP Ⅲ 指南将血脂水平分为"合适范围、正常、边缘升高、升高、极高、减低"等多个层次,我国成人血脂异常防治指南（2007）中也有类似描述。然而,大规模前瞻性流行病学调查结果一致显示,发生心血管疾病（CVD）的危险性不仅取决于个体具有某一危险因素的严重程度,更取决于个体同时具有危险因素的数目,仅依靠血脂化验并不能真实反映出被检查者的血脂健康水平。当前,根据 CVD 发病的综合危险大小来决定血脂干预强度,已成为国内外相关指南共同采纳的原则。

因此,《2011 ESC/EAS 指南》取消了"血脂合适范围"的描述,更加强调根据危险分层指导治疗策略。该指南明确提出,血脂达标值要因人而异,"一刀切"的"合适范围值"有可能掩盖卒中、冠心病、心肌梗死（MI）等危险因素导致罹患、或者再发 MI、卒中等 CVD 的概率;建议采用 SCORE 系统将心血管风险分为极高危、高危、中危或低危,以此指导治疗策略的制定。

二、干预靶点多样化,LDL-C 仍是首要目标,HDL-C 不作为干预靶点

《2011 ESC/EAS 指南》推荐根据血脂具体情况进行多靶点干预。首先,将控制低密度脂蛋白胆固醇(LDL-C)作为血脂管理的首要靶标(I/A);若其他血脂指标情况不明,可考虑将总胆固醇(TC)作为治疗靶点(Ⅱa/A);指南还认为非高密度脂蛋白胆固醇(non-HDL-c)和载脂蛋白 B(apoB)也是应考虑的调脂目标,对合并混合型血脂异常、2 型糖尿病(T2DM)、代谢综合征或慢性肾脏病(CKD)的患者尤其如此(Ⅱa/B),应将 non-HDL-C(LDL-C 相应目标值＋0.8 mmol/L「30 mg/dl」)和 apoB(极高危 80 mg/dl,高危 100 mg/dl)列为次要目标。其次,尽管低 HDL-C 和 CVD 风险相关,但目前对于如何有效升高 HDL-C 及其治疗目标值均不明确,尚不支持将其作为干预靶点(I/C)。

三、极高危人群界定更加宽泛,LDL-C 治疗目标值更趋严格

2011ESC/EAS 指南对冠心病危险人群的分类及治疗目标值。指南对冠心病极高危人群重新进行了定义,其中 CVD 是指通过创伤或非创伤性检查(如冠状动脉造影、核医学成像、超声心动图负荷试验、超声发现颈动脉斑块)诊断的 CVD、陈旧性 MI、急性冠脉综合征(ACS)、PCI 或 CABG 及其他动脉血运重建手术、缺血性卒中、外周动脉疾病。而既往 NCEP ATP Ⅲ 指南修订建议(2004)对冠心病极高危人群的定义为 CVD 合并以下情况之一:多个主要危险因素(特别是糖尿病)、严重或难以控制的危险因素(特别是持续吸烟)、代谢综合征的多个危险因素(特别是 TG≥200 mg/dl＋non-HDL-C≥130 mg/dl,同时 HDL-C<40 mg/dl)以及 CVD 合并 ACS 的患者。《中国血脂指南(2007)》则仅将 ACS 或缺血性 CVD(包括冠心病和缺血性脑卒中)合并糖尿病者作为冠心病极高危人群。由此可见,《2011 ESC/EAS 指南》对冠心病极高危人群的定义更加宽泛。

同时,LDL-C 的治疗目标值更趋严格。与 NCEP ATP Ⅲ 指南修订建议(2004)相比,《2011 ESC/EAS 血脂指南》明确地进一步下调了各危险程度患者的 LDL-C 目标值。这意味着更加严格的 LDL-C 控制,即使是稳定型心绞痛的患者,其 LDL-C 也要达到 1.8 mmol/L 以下水平。

血脂异常水平分层标准

血脂异常的诊断

血脂是血浆中脂类物质(主要包括 TC、TG 和 TG 和类脂等)的总称。它们

必须与特殊的蛋白质(载脂蛋白)结合形成脂蛋白才能被运送到组织进行代谢。与临床密切相关的血脂是 TC、TG、LDL-C 和 HDL-C。此四项指标是目前临床上推荐的基本检测项目。血脂异常通常指血浆中 TC 和 TG 升高,也称为高脂血症。但临床上高脂血症也泛指包括低 HDL-C 血症在内的各种血脂异常。血脂异常分类较为繁杂,归纳起来有四种[52]:(1)高胆固醇血症(仅 TC 增高);(2)高TG 血症(仅 TG 增高);(3)混合型高脂血症(TC、TG 均增高);(4)低HDL-C 血症(HDL-C 降低)。

大量临床和流行病研究证明血脂异常是缺血性心血管病的重要危险因素。人群血清 TC(或 LDL-C)水平与缺血性心血管病呈正相关,HDL-C 水平与缺血性心血管病呈负相关。TC(或 LDL-C)水平与缺血性心血管病发病危险的关系是连续性的,并无明显的转折点。因此,诊断血脂异常症的切点是人为规定的。根据我国近年大样本流行病调查和临床研究资料,我国学者提出我国人群血脂水平分层标准如下(表 11 - 7)。

表 11 - 7   我国人群血脂水平分层标准*

分层	血脂项目(mmol/L)			
	TC	LDL-C	HDI-C	TG
合适范围	<5. 18(200)	<3. 37(130)	≥1. 04(40)	<1. 70(150)
边缘升高	5. 18～6. 19 (200～239)	3. 37～4. 12 (130～159)		1. 70～2. 25 (150～199)
升高	≥6. 22(240)	>4. 14(160)	≥1. 55(60)	≥2. 26(200)
降低		<1. 04(40)		

* TC=总胆固醇,LDL-C=低密度脂蛋白胆固醇,HDL-C=高密度脂蛋白胆固醇,TG=三酰甘油;括号内为 mg/dl。

急性心源性脑缺血综合征
(实验室诊断标准及疗效判断标准)

急性心源性脑缺血综合征又名阿-斯(adams-stokes)综合征。是由于心脏原因引起的一种暂时性脑缺血、缺氧而致的急聚而短暂的意识丧失伴有惊厥的综合征。这主要是由于心脏泵功能衰竭或发生致命性心律失常,以致心排出量急聚减少而引起的一系列脑缺氧症状。严重脑缺氧的主要症状包括晕厥、抽搐。如不及时抢救,则往往可引起死亡。引起阿-斯综合征最常见的原因是病态窦房结综合征、完全性房室传导阻滞、室性心动过速和室颤等冠心病的临床表现。

实验室诊断标准

1. 患者有严重心脏病或洋地黄、锑剂等用药史。

2. 可在工作、散步，甚至休息时，无任何先兆地发病。

3. 在晕厥发作前，如属完全性房室传导阻滞而致室颤时，往往可由一短串室早引起而有心前区不适感。

4. 突然昏厥，可有发绀、抽搐。

5. 注意与血管失调性晕厥、神经-精神性晕厥、低血糖晕厥的鉴别。

6. 突然晕倒，同时有数秒或数分钟（2～3分钟）的短暂意识丧失，发作后意识常立即恢复，可伴有面色苍白、心跳加快和多汗等自主神经症状。

7. 患者有心脏病史及类似发作的家庭史，多于动态下发病。

8. 实验室检查：如心电图、脑电图、超声心动图可有助于急性心源性脑缺血综合征病因的诊断。

9. 排除其他原因引起的晕厥。

疗效判断标准

1. 治愈标准：原发心脏疾病治愈，临床表现及体征、心电图、心超声等检查均恢复正常。

2. 好转标准：心脏疾病有所好转，临床表现等有所缓解。

3. 无效标准：病情无好转或恶化。

第十二章　老年人心血管疾病

老年人猝死

（日本　松下哲）

与青壮年比较老年人猝死的特征有：

（1）心血管疾病以外也可致死的疾病相当多；

（2）心血管疾病与青壮年一样，多数是缺血性心脏病，但因肥厚性心肌病、原发性心律失常而死亡者却相对比较少见；

（3）主动脉瘤破裂、主动脉夹层动脉瘤比青壮年人多；

（4）肺炎、急性胰腺炎等青壮年不一定是急死性疾病，但老年人却可能出现猝死；

（5）老年人窒息者较多；

（6）临床正确诊断率老年人相对较低，如果不做尸检，不清楚死因；

（7）有的猝死后做尸检也难以肯定死因。

老年心脏恶病质综合征

Makee 等发现老年心脏恶病质综合征（SCC）随年龄增加发病率增加，60 岁是 40 岁的 5 倍。老年人 SCC 的主要临床特点有：

（1）年龄大，病程长，出现心衰时间早，SCC 发生率高；

（2）常合并多脏器功能衰竭（MOF）；

（3）常合并低蛋白血症、低脂血症、低 Hb、低细胞免疫功能等，故更易继发感染而且难以控制；

（4）常具有显著的低氧血症，心衰时反复使用利尿剂，限制水钠摄入等，易导致酸碱和水电解质平衡失调；

（5）预后差。

老年高血压

（中国高血压防治指南修订委员会　2010 年）

一、临床特点

1. SBP 增高，脉压增大：老年单纯收缩期高血压占高血压的 60%，随着年龄增长其发生率增加，同时脑卒中的发生率急剧升高。老年人脉压与总病死率和心血管事件呈显著正相关。

2. 血压波动大：血压"晨峰"现象增多，高血压合并体位性低血压和餐后低血压者增多。体位性低血压定义为：在改变体位为直立位的 3 分钟内，SBP 下降≥20 mmHg 或 DBP 下降＞10 mmHg，同时伴有低灌注的症状，如头晕或晕厥。老年单纯收缩期高血压伴有糖尿病、低血容量，应用利尿剂、扩血管药或精神类药物者容易发生体位性低血压。老年餐后低血压定义为：餐后 2 小时内每 15 分钟测量血压 1 次，与餐前比较 SBP 下降＞20 mmHg；或餐前 SBP≥100 mmHg，但餐后＜90 mmHg；或虽餐后血压有轻微降低，但出现心脑缺血症状（心绞痛、乏力、晕厥、意识障碍）。老年人血压波动大，影响治疗效果，血压急剧波动时，可显著增加发生心血管事件的危险。

3. 常见血压昼夜节律异常：血压昼夜节律异常的发生率高，表现为夜间血压下降幅度＜10%（非杓型）或超过 20%（超杓型），导致心、脑、肾等靶器官损害的危险增加。

4. 白大衣高血压增多。

5. 假性高血压增多，指袖带法所测血压值高于动脉内测压值的现象（SBP 升高≥10 mmHg 或 DBP 升高≥15 mmHg），可见于正常血压或高血压老年人。上述高血压的临床特点与老年动脉硬化性血管壁僵硬度增加及血压调节中枢功能减退有关。

二、诊断

年龄≥65 岁，血压持续升高或 3 次以上非同日坐位 SBP≥140 mmHg 和（或）DBP≥90 mmHg，可定义为老年高血压。若 SBP≥140 mmHg，DBP＜90 mmHg，则定义为老年单纯收缩期高血压。

老年高血压

[高血压诊断与治疗中国专家共识(2011 版)]

一、老年高血压的定义

1. 老年的定义

2006 年世界卫生组织(WHO)全球人口健康报告中建议根据各国的社会经济学背景确定老年人的年龄切点,即发达国家(如欧美国家)以年龄≥65 岁作为老年人的年龄界限,而发展中国家则为年龄≥60 岁。1982 年我国采用年龄≥60 岁作为老年期年龄切点,此标准一直沿用至今。

2. 老年高血压的定义

根据 1999 年 WHO/ISH 高血压防治指南,年龄≥60 岁、血压持续或 3 次以上非同日坐位收缩压≥140 mmHg 和(或)舒张压≥90 mmHg,可定义为老年高血压。若收缩压≥140 mmHg,舒张压<90 mmHg,则定义为老年单纯收缩期高血压(ISH)。

二、老年高血压的临床特点

1. 收缩压增高为主

老年人收缩压水平随年龄增长升高,而舒张压水平在 60 岁后呈现降低的趋势。在老年人群中,收缩压增高更常见,ISH 成为老年高血压最为常见的类型,占 60 岁以上老年高血压的 65%,70 岁以上老年患者 90% 以上为 ISH。大量流行病学与临床研究显示,与舒张压相比,收缩压与心脑肾等靶器官损害的关系更为密切,收缩压水平是心血管事件更为重要的独立预测因素。

2. 脉压增大

脉压是反映动脉弹性功能的指标。老年人收缩压水平随年龄增长升高,而舒张压趋于降低,脉压增大是老年高血压的重要特点。脉压>40 mmHg 视为脉压增大,老年人的脉压可达 50~100 mmHg。大量研究表明,脉压增大是重要的心血管事件预测因子。Framingham 心脏研究显示,老年人脉压是比收缩压和舒张压更重要的危险因素。中国收缩期高血压研究(Syst-China)、欧洲收缩期高血压研究(Syst-Eur)和欧洲工作组老年人高血压试验(EWPHE)等老年高血压研究显示,60 岁以上老年人的基线脉压水平与全因死亡、心血管死亡、脑卒中和冠心病发病均呈显著正相关。我国脑血管病患者脉压水平与脑卒中再发的关系研究提示脉压水平与脑卒中复发密切相关,脉压越大,脑卒中再发危险越高。

3. 血压波动大

随着年龄增长,老年人压力感受器敏感性降低,而动脉壁僵硬度增加,血管顺应性降低,使老年高血压患者的血压更易随情绪、季节和体位的变化而出现明显波动,部分高龄老年人甚至可发生餐后低血压。老年人血压波动幅度大,进一步增加了降压治疗的难度,因此需谨慎选择降压药物。此外,老年高血压患者常伴有左心室肥厚、室性心律失常、冠状动脉以及颅内动脉病变等。血压急剧波动时,可显著增加发生不良心血管事件及靶器官损害的危险。

4. 容易发生直立性低血压

直立性低血压是指从卧位改变为直立体位的 3 分钟内,收缩压下降≥20 mmHg或舒张压下降≥10 mmHg,同时伴有低灌注的症状。JNC-7 指南则将其定义为:由卧位转换为直立位后收缩压下降≥10 mmHg,且伴有头晕或晕厥等脑循环灌注不足的表现。由于老年人自主神经系统调节功能减退,尤其是当高血压伴有糖尿病、低血容量,或应用利尿剂、扩血管药物及精神类药物时更容易发生直立性低血压。因此,在老年人高血压的诊断与疗效监测过程中需要注意测量立位血压。

5. 常见血压昼夜节律异常

健康成年人的血压水平表现为昼高夜低型,夜间血压水平较日间降低10%～20%(即构型血压节律)。老年高血压患者常伴有血压昼夜节律的异常,表现为夜间血压下降幅度<10%(非构型)或>20%(超构型),甚至表现为夜间血压不降反较白天升高(反构型),使心、脑、肾等靶器官损害的危险性显著增加。老年高血压患者非构型血压发生率可高达 60% 以上。与年轻患者相比,老年人靶器官损害程度与血压的昼夜节律更为密切。

6. 常与多种疾病并存,并发症多

老年高血压常伴发动脉粥样硬化性疾病,如冠心病、脑血管病、外周血管病、缺血性肾病及血脂异常、糖尿病、老年痴呆等疾患。若血压长期控制不理想,更易发生或加重靶器官损害,显著增加心血管病死率与全因病死率。部分老年人的靶器官损害常缺乏明显的临床表现,容易漏诊,应进行综合评估并制定合理的治疗策略。在老年患者中脑血管病变较常见,应注意筛查评估,若患者存在≥70%的双侧颈动脉狭窄伴有严重颅内动脉狭窄,过度降压治疗可能会增加缺血性脑卒中的危险。

7. 诊室高血压

又称为白大衣高血压。与中青年患者相比,老年人诊室高血压更为多见,易导致过度降压治疗。因此,对于诊室血压增高者应加强监测血压,鼓励患者家庭自测血压,必要时行动态血压监测评估是否存在诊室高血压。

8. 容易漏诊的高血压

（1）继发性高血压：在老年高血压患者中，继发性高血压较常见，如由动脉粥样硬化病变所致的肾血管性高血压、肾性高血压、嗜铬细胞瘤以及原发性醛固酮增多症。如果老年人血压在短时内突然升高、原有高血压突然加重、或应用多种降压药物治疗后血压仍难以控制，应注意除外继发性高血压。此外，呼吸睡眠暂停综合征（obstructive sleep apnea hypopnea syndrome，OSAS）可导致或加重老年人的高血压，表现为夜间睡眠及晨起血压升高，血压昼夜节律改变。老年人常因多种疾病服用多种药物治疗，还应注意由某些药物（如非类固醇类抗炎药等）引起的高血压。

（2）隐匿性高血压：隐匿性高血压（masked hypertension）是指患者在诊室内血压正常，动态血压或家中自测血压升高的临床现象，其心血管疾病和脑卒中的发病率和病死率与持续性高血压患者相近。其中，夜间高血压容易被漏诊并导致靶器官损害。

老 年 高 血 压
[美国预防、检测、评估与治疗高血压
联合委员会第七次报告（JNC7）]

诊断标准：考虑到动脉血压与增龄的关系，以往一些国家和地区将老年高血压的诊断标准和普通成年人高血压的诊断标准分开制定。但随着流行病学和大规模临床研究的进展，人们逐渐认识到单纯收缩期高血压是老年高血压的主要类型，并了解到单纯收缩期高血压引起的靶器官损害和心脑血管并发症比舒张压升高更严重，至少同等重要。故我国现行的高血压诊断标准并没有将老年高血压诊断标准另列，即老年高血压的诊断标准为收缩压≥140 mmHg 和（或）舒张压≥90 mmHg；老年单纯收缩期高血压的诊断标准为收缩压≥140 mmHg 和舒张压＜90 mmHg。

老年高血压的特点

1. 单纯收缩期高血压多见。
2. 血压波动大，易发生直立性低血压。
3. 并发症多且严重。
4. 假性高血压多见。
5. 常同时患有多种疾病。

老年高血压的分类

见表 12-1。

表 12-1　老年高血压的分类*

类别	类型	收缩压	舒张压	脉压	平均动脉压	机　制	原　因
收缩期高血压	轻度	增高	正常	宽	增加	主动脉失去弹性高动力循环状态容量、肾素	衰老、动脉硬化自年轻延续而来
	中-高度	增高（明显）	正常	宽	增加	主动脉失去弹性容量	动脉硬化、糖尿病、主动脉炎
	伴舒张压低	增高	低	宽（明显）	正常	主动脉失去弹性、主动脉反流	衰老、主动脉瓣疾患
收缩压舒张压均增高	收缩期高血压为主	增高	增高	宽（明显）	增加	主动脉失去弹性容量、肾素	衰老、血管疾患
	原发	增高	增高	正常	增高	TPR△增高容量、肾素	"原发性"
	继发	增高	增高	正常	增加	TPR△增高容量、儿茶酚胺、肾素	原发性醛固酮增多症，嗜铬细胞瘤，肾动脉狭窄
	新近或恶性	增高	增高	正常	增高	TPR增高，高肾素	动脉硬化性肾动脉狭窄

* TPR△：总血管阻力。

老年高血压的分级

见表 12-2。

表 12-2　血压水平的定义和分类

类　别	收缩压（mmHg）	舒张压（mmHg）
正常血压	<120	<80
正常高值	120～139	80～89

（续表）

类　别	收缩压（mmHg）	舒张压（mmHg）
高血压	≥140	≥90
1级高血压（"轻度"）	140～159	90～99
2级高血压（"中度"）	160～179	100～109
3级高血压（"重度"）	≥180	≥110
单纯收缩期高血压	≥140	<90

若患者的收缩压与舒张压分属不同的级别时，则以较高的级别为准。单纯收缩期高血压也可按照收缩压水平分为3级。

老年人高血压
（日本　桑岛岩）

多数学者认为，老年人收缩压在140～160 mmHg，舒张压在90～95 mmHg仍应视为正常，超过此值可诊断为高血压。按此标准，年龄65岁以上者35%～40%存在高血压。70岁以上可高达50%，其1/2～2/3主要表现为收缩期高血压，即收缩压>160 mmHg，舒张压可以正常，此型多伴发于动脉硬化，由中年期原发性高血压延续而来者，则多属舒张期型高血压，即舒张压>95 mmHg，但也有不少患者属于收缩压和舒张压均增高的混合型。此外，少数可伴发主动脉瓣关闭不全或肾动脉硬化所致肾血管性高血压。至于嗜铬细胞瘤、原发性醛固酮增多症和恶性高血压，在老年人群中并不多见。

老年人白大衣高血压
（日本　大内尉义）

血压日内变动的测定有助于白大衣高血压的诊断。所谓白大衣高血压是指仅门诊就诊时测血压高，在家中测血压不高的患者。随着年龄的增加，其发生率也增加，但标准尚未统一确定，通常采用的标准是：

（1）门诊测舒张期血压90～104 mmHg，但日平均血压<130/90 mmHg（正常血压者的上限）。

（2）门诊检查是高血压，但24 h的平均值<130/80 mmHg（正常血压者的上限）。

（3）门诊血压 140/90 mmHg 以上，但在家中血压正常。

（4）门诊血压和 24 h 的平均压差 10 mmHg 以上。因为采用的习惯标准不同，老年人白大衣高血压的发生率报道也不一，为 7%～55%，Ruddy 等采用的标准是：65 岁以上的收缩期高血压，42% 是白大衣高血压。

老年人单纯收缩期高血压（一）

Framingham 研究指出，65 岁以上的单纯收缩期高血压患者为混合型高血压患者的 2 倍；美国国家健康和营养调查研究（NHANEs-Ⅲ）研究表明，在 50 岁以上人群中单纯收缩期高血压占所有高血压亚型的 50%，而在 60 岁以上的老年人群中单纯收缩期高血压占 87% 以上；2003 年我国流行病学研究资料显示，我国老年人中单纯收缩期高血压患病率达 21.5%，是所有老年高血压患者的 53.21%。可见，无论国内还是国外，老年人中单纯收缩期高血压是最常见的高血压类型。

定义：老年人单纯收缩期高血压（ISHE）是指用袖带法取坐位测量双上臂血压，收缩压（SBP）≥140 mmHg，且舒张压（DBP）<90 mmHg，并排除其他继发性高血压的年龄≥60 岁者。

诊断：于不同时间测量血压，连续 2 次证实收缩压（SBP）≥140 mmHg，且舒张压（DBP）<90 mmHg。

老年人单纯收缩期高血压（二）

老年人单纯收缩期高血压（ISHE）是老年人高血压中的一个特殊类型，发病率较高，其流行程度随年龄的增加更为广泛。

定义：ISHE 是指用袖带法取坐位测量双上臂血压，收缩压（SBP）>21.33 kPa（160 mmHg），舒张压（DBP）<12.67 kPa（95 mmHg），年龄≥60 岁者而言。

诊断：ISHE 的诊断需要每隔 2 周测双上臂血压，连续 3 次证实 SBP 升高（≥21.33 kPa）和 DBP 正常（<12.67 kPa），不能单凭一次测量结果即下诊断。

老年人孤立性收缩期高血压

凡收缩期血压超过 21.26 kPa（16 mmHg）而舒张期血压低于 11.96 kPa（90 mmHg）者，即称为孤立性收缩期高血压（ISH）。

老年人继发性高血压

老年人继发性高血压占 5％,其中以肾实质性和血管性疾病居多。当出现以下情况时要考虑继发性高血压:

（1）55 岁后发生的高血压,其舒张压≥105 mmHg;

（2）原已控制的高血压突然恶化,或血压在数周或数月内突然快速升高到极高的水平;

（3）合理药物治疗下,舒张压≥100 mmHg;

（4）急进性或恶性高血压;

（5）合并自发性低钾血症;

（6）临床有嗜铬细胞瘤典型发作症状者;

（7）腹部肾动脉旁闻及杂者,尤其是同时伴有其他血管性疾病者,提示肾动脉狭窄;

（8）不能用利尿剂治疗解释的低钾血症,并伴有碱中毒,提示原发性醛固酮增多症。

其他患者,也要进行甲状腺功能测定、睡眠呼吸监测、24 小时尿皮质醇检测、血浆肾素活性、血浆醛固酮活性、腹部 CT 等检查,以排除甲状腺功能亢进或减退、睡眠呼吸阻塞综合征、Cushing 综合征、肾上腺瘤、原发性醛固酮增多症和嗜铬细胞瘤等可能引起继发性高血压的疾病。

引自

Rosmarin PC. 1990. Secondary Hypertension[J]. Clin Geriat Med,6:335.

老年人顽固性高血压

根据 JNCVI(1997)的诊断标准,高血压患者经联合 3 种足量降压药物治疗（其中包括利尿剂）血压仍不能降到 140/90 mmHg 以下,或者老年人单纯收缩期高血压不能使收缩压降低至 160 mmHg 以下者,诊断为顽固性高血压（resistant hypertension,RH）。文献报道顽固性高血压的患病率在治疗的高血压人群中占 3％～29％,在专科就诊的患者中可能高达 25％～30％。顽固性高血压可增加心肌梗死、脑卒中、心力衰竭、肾功能衰竭等并发症的发生。因此,诊断和合理治疗顽固性高血压不仅是临床医生关心的问题,更关系到患者的安危及生活质量的提高。

老年人高血压危象（一）

老年人高血压危象（HC）的临床表现有以下 3 个特点：

（1）起病不像中青年 HC 那样急骤，而是逐渐起病，病情常在数小时达到高峰；

（2）病情经过严重，患者常出现顽固性头痛、恶心、呕吐、眩晕、嗜睡及其他严重症状；

（3）绝大多数患者为Ⅱ型（水肿型）HC，伴发低动力综合征的表现，最易合并高血压脑病和冠脉循环功能不全。

老年人高血压危象（二）

高血压危象（Crisis）指严重的血压升高，需紧急降压治疗，是各种高血压急诊的总称，包括：①血压平时无显著升高，由于情绪波动、过度疲劳等因素，使周围小动脉暂时性强烈痉挛引起血压骤升；因脑循环自身调节紊乱，此时血压虽不一定高于 180/120 mmHg，但也会引起头痛、眩晕、呕吐等症状，这是较常见的一种"高血压危象"。②高血压急症（Emergencies）：有严重心脑肾血管损害，血压急骤升高，通常高于 200/130 mmHg，包括：某些"恶性高血压"，"高血压脑病"（除眼底恶性高血压特有的渗出、出血外尚有视盘水肿、神志改变等）。此外还可出现在脑出血、高血压急性左心衰及急性夹层动脉瘤等患者中。③"高血压紧急状态"（Urgencies）为无明显症状及靶器官损害，但患者血压呈重度升高。

老年人 HC 的临床表现有以下 3 个特点：

（1）起病不像中青年 HC 那样急骤，而是逐渐起病，病情常在数小时达到高峰；

（2）病情经过严重，患者常出现顽固性头痛、恶心、呕吐、眩晕、嗜睡及其他严重症状；

（3）绝大多数患者为Ⅱ型（水肿型）HC，伴发低动力综合征的表现，最易合并高血压脑病和冠脉循环功能不全。

老年人体位性高血压

有些患者血压随着体位变动（由卧位到直立位）升高而不是下降。Streeten

等证明,高血压患者中,10％可能有体位性高血压,但未引起临床重视。确切机制不明。可能因减少静脉回流,引起心排血量降低,增加交感神经兴奋,小动脉进行性收缩。自主神经功能异常也可能是相关因素。目前尚无统一诊断标准。以下参数可做诊断参考:①当患者由坐位到直立位时,DBP 从＜90 mmHg 升高≥90 mmHg;②倾斜试验,SBP 升高≥10 mmHg;③直立位时高血压,卧位时血压正常;④患者直立位 2 min,SBP 升高超过 20 mmHg。

老年人假性高血压

少数老年患者因肱动脉硬化,不易受到袖带气囊压力的正常压迫,出现收缩压增高的假象,称为"假性高血压",甚至当袖带囊压力高于收缩压读数而使血流受阻时,桡动脉也不能塌陷并可扪及其搏动,即 Osler 阳性时临床上要怀疑假性高血压。这仅通过直接测动脉内压,其值明显小于袖带测压读数时即可得到证实。

老年人假性低血压

个别老年患者也可出现收缩压降低的假象,其原因是重度动脉硬化伴有锁骨下动脉明显狭窄,称为"假性低血压"。如果两侧上臂收缩压差大于20 mmHg,并在血压较低一侧锁骨下动脉处有放散性血管杂音时,就要考虑到这种可能。

老年人颈性高血压

诊断要点:
(1)老年人颈部不舒或有冷热感,或颈肩痛、颈枕痛,或活动障碍,或活动时有摩擦感,检查颈部有异常发现。颈部有外伤或劳损史。
(2)血压升高与颈部症状有关,发作期 2～3 周后缓解,常两侧上肢血压与坐卧位血压差别较大,大于 3.3 kPa 以上。
(3)伴有视力障碍、心悸、咽部异物感、排汗异常、失眠多梦等自主神经功能紊乱症状。
(4)X 线片检查:颈椎有异常发现。
(5)其他检查:排除其他原因引起的血压异常。

老年人眩晕的分类

  Colledge 等对所有眩晕的老年患者都行头颈部磁共振检查,确认了脑血管病和颈椎病是引起老年人眩晕的主要原因之一。区分中枢性眩晕和周围性眩晕对于找出病因,制订正确的治疗方案很有帮助。

  周围性眩晕的一般特征包括:①眩晕为突发性、旋转性,持续时间短暂,可自然缓解或恢复,但常反复发作。②程度较剧烈,伴随波动性耳鸣、耳聋,以及恶心、呕吐、面色苍白、出冷汗、血压下降等自主神经症状而无意识障碍和其他神经系统体征。③自发性眼震为旋转性或旋转水平性,发病初期眼震向患侧,稍后转向健侧。各项前庭反应协调,眼震和眩晕的方向一致,倾倒与自示偏斜方向一致,前、后两者方向相反。自发反应与诱发反应以及自主神经反应的程度大体相仿。④变温试验可出现前庭重振现象(一侧前庭功能减弱,稍加强刺激则反应正常,很少有优势偏向)。

第十三章　心血管病中医、中西医结合病证

充血性心力衰竭
（上海市卫生局）

充血性心力衰竭是由于各种病因引起心脏收缩功能障碍,使心排血量在循环血量、血管舒缩功能正常情况下,不能满足全身代谢对血流的需要,导致兼有血流动力异常和神经激素系统激活两方面特点的临床综合征,出现组织灌注不足、肺循环和(或)体循环静脉淤血的表现,又称"心功能不全"。根据心力衰竭的发展和临床表现,可将心力衰竭分为左心衰竭、右心衰竭和左心室舒张功能不全性心力衰竭三类。本病因心病日久,阳气虚衰,运血无力或气滞血淤,心脉不畅,血淤水停,以喘息、心悸、不能平卧、咳吐痰涎、水肿少尿为主要表现。相当于中医学"喘证"、"怔忡"、"水肿"、"惊悸"、"痰饮"等范畴。

1. 诊断依据

(1) 左心衰竭时可见阵发性呼吸困难,多在夜间和劳力后发作,严重时可为端坐呼吸;咳嗽,咳吐泡沫样痰或咯血,伴乏力、心悸、头晕、嗜睡或烦躁。右心衰竭时可出现内脏淤血症状,如食欲不振、恶心、呕吐、腹泻、右上腹闷胀、尿少、肢肿。

(2) 除所患心脏病的有关体征外,左心衰竭时可有心率快,心尖区第一心音减弱,舒张期奔马律,肺动脉瓣第二心音增强。肺水肿时,两肺满布粗、中湿啰音,可伴有哮鸣音;右心衰竭时还伴有颈静脉充盈、肝肿大伴压痛、肝-颈静脉反流征阳性,下垂性水肿、腹水或胸水征,周围性发绀,或有黄疸。

(3) 胸部 X 线摄片检查可见肺淤血或肺水肿(左侧心力衰竭),上腔静脉增宽和胸腔积液(右侧心力衰竭),心影增大,以及与所患心脏病相关的形态变化。

(4) 心电图检查显示与所患心脏病相应的心律和心房、心室肥大变化。可有 QRS 波群低电压。

(5) 超声心动图检查可显示相关的瓣膜病变和(或)心房、心室扩大,心室收缩和舒张功能异常,可见少量心包积液。

(6) 必要时做心导管检查,可见肺楔嵌压(左心力衰竭时)增高,中心静脉压

（右心力衰竭时）增高。

2. 证候分类

（1）心肺气虚：心悸，气短，乏力，活动后加重，神疲咳喘，面色苍白。舌淡或边有齿痕，脉沉细或虚数。

（2）气阴亏虚：心悸，气短，疲乏，动则汗出，自汗或盗汗，头晕心烦，口干，面颧暗红。舌质红少苔，脉细数无力或结代。

（3）心肾阳虚：心悸，气短乏力，动则气喘，身寒肢冷，尿少水肿，腹胀便溏，面色灰青。舌淡胖或有齿痕，脉沉细或迟。

（4）气虚血瘀：心悸气短，胸胁作痛，颈部青筋暴露，胁下痞块，下肢水肿，面色晦暗，唇甲青紫。舌紫暗或有淤点、淤斑，脉涩或结代。

（5）阳虚水泛：心悸气喘或不得卧，咯吐泡沫痰，面肢水肿，畏寒肢冷，烦躁出汗，额面灰白，口唇青紫，尿少腹胀，或伴胸水、腹水。舌暗淡或暗红，舌苔白滑，脉细促或结代。

（6）痰饮阻肺：心悸气急，咳嗽喘促，不能平卧，咯白痰或痰黄黏稠，胸脘痞闷，头晕目眩，尿少水肿，或伴痰鸣，或发热口渴。舌暗淡或绛紫，舌苔白腻或黄腻，脉弦滑或滑数。

（7）阴竭阳脱：心悸喘憋不得卧，呼吸气促，张口抬肩，烦躁不安，大汗淋漓，四肢厥冷，精神委靡，唇甲青紫，尿少或无尿。舌淡胖而紫，脉沉细欲绝。

高 血 压 病
（上海市卫生局）

高血压是以动脉压升高为主要特征，可并发心脏、脑、肾脏与视网膜等靶器官损害及代谢改变的临床综合征。高血压分为原发性和继发性两大类，约89％的患者病因不明，称为"原发性高血压"，即高血压病。根据其表现，相当于中医学"眩晕"、"头痛"等病。

1. 诊断依据

（1）大多数起病缓慢。症状可见有轻度头痛、颈项强直、头晕等，在紧张或劳累后加重，常自行缓解。也可无症状。

（2）非药物状态下2次或2次以上非同日多次重复血压测定所得的平均值收缩压≥18.7 kPa（140 mmHg）和舒张压≥11.9 kPa（89 mmHg）。有条件时可做24小时动态血压监测，评价血压升高的严重程度和血压昼夜节律状况。

（3）实验室检查尿常规、24小时尿微量蛋白测定、血脂、血糖、水及电解质、血尿素氮、血肌酐、血尿酸，提供继发性高血压诊断线索，判断靶器官受损情况以及了解心血管病危险因素。

（4）胸部 X 线摄片、心电图、超声心动图检查可显示有无心脏损害。眼底检查可有不同程度的血管和视网膜病变。

（5）必要时需测定血或尿儿茶酚胺、醛固酮、血浆肾素活性，作静脉肾盂造影、核素肾血流量和肾图、动脉造影术，作肾上腺等部位 B 型超声波或 CT 检查，诊断或排除继发性高血压。

2. 证候分类

（1）肝阳上亢：头痛头胀，或见眩晕，急躁易怒，面红目赤，口干口苦而燥，尿黄便结。舌质红，舌苔薄黄，脉弦数有力。

（2）肝阳化风：头目眩晕，肢麻，筋惕肉瞤，头痛，耳鸣。舌苔薄黄，脉弦滑或弦细。

（3）肝肾阴虚：腰膝酸软，头晕耳鸣，目涩口干，盗汗。舌质红，少苔，脉细数或细弦。

（4）肾阳亏虚：腰膝酸软，头晕耳鸣，神疲乏力，形寒肢冷，夜尿频多，阳痿遗尿。舌淡胖，脉沉迟弱无力。

（5）痰湿壅盛：眩晕头痛，形体肥胖，头重如裹，胸闷，呕吐痰涎，食少多寐。舌胖，舌苔腻，脉濡滑。

高血压中医诊断的辨证分型
（中华人民共和国卫生部药政局）

（1）肝火亢盛：眩晕头痛、面红目赤、急躁易怒、口干口苦、便秘溲赤，舌红苔黄，脉弦数；

（2）阴虚阳亢：眩晕头痛、腰膝酸软、耳鸣健忘、五心烦热、心悸失眠、舌质红，苔薄白或少苔，脉弦细而数；

（3）阴阳两虚：眩晕头痛、耳鸣如蝉、心悸气短、腰酸腿软、夜尿频、失眠多梦、筋惕肉瞤、畏寒肢冷，舌淡或红，苔白，脉沉细或细弦；

（4）痰湿壅盛：眩晕头痛、头重如裹、胸闷腹胀、心悸失眠、口淡食少、呕吐痰涎，苔白腻，脉滑。

妊娠高血压综合征
（中国中西医结合研究会妇产科专业委员会第二届学术会议）

诊 断 标 准

凡妊娠 20 周后发生高血压、水肿、蛋白尿证候群者，血压超过 130/90 mmHg

或较基础血压上升 30/15 mmHg,即可诊断为妊高征。基础血压以孕 16 周前测得的为凭,在测血压前让孕妇静坐或静卧 10 min,测右臂血压,如血压超过 130/90 mmHg 则再等 10 min 复测一次,以第 2 次为准。舒张压以变音为准。

妊高征分类标准

(1)轻度:血压≥130/90 mmHg 或较基础血压升高 30/15 mmHg,可伴有轻微蛋白尿和水肿。

(2)中度:血压>130/90~<160/110 mmHg,蛋白尿"+",或伴有水肿。

(3)重度:血压≥160/110 mmHg 或较基础血压升高 60/30 mmHg,或舒张压≥110 mmHg;或超过基础血压 30 mmHg,蛋白尿++~+++或伴有水肿。

(4)先兆子痫:上述证候伴头痛、眼花、胸闷。

(5)子痫:子痫前期的基础上有抽搐。

上述血压标准以舒张压为准,蛋白尿与舒张压两者有一项达到标准时,即归入该类,如血压 130/110 mmHg、蛋白尿 +++ 即归入重度;血压 160/110 mmHg、蛋白尿+也归入重度。

妊高征中医辨证分型

一、分型

妊高征中医辨证有虚证和实证,但绝大多数病例为虚证,而虚证中又以脾肾阳虚和肝肾阴虚为主,阴虚又可引起肝旺、肝阳上亢并有相应的妊高征症状,为此制定妊高征的主要辨证分型标准为:

1. 肝肾阴虚型

主证:腰膝酸软、五心烦热、心悸少寐,脉细数或细弦数,舌质红、舌苔少;次证:头痛昏晕、口干、大便干结、小便黄赤。

2. 脾肾阳虚型

主证:四肢清冷、腰酸足软、腹胀便溏、脉滑而无力,舌质胖嫩、边有齿印,苔薄白;次证:汗出、气短、小便频数色清、面萎黄。

二、分型依据

(1)具有上述一型中的主证 3 项或主证 2 项加次证 2 项或主证 1 项加次证 3 项者即归入该型。

(2)阴虚肝旺者以血液浓缩为主,表现为红细胞比容≥35%,尿比重>

1.020,或全血黏度＞3.6,血浆黏度＞1.6。脾肾阳虚以血液稀释为多。

其他若有舌质淤紫或舌体淤斑淤点,脉涩或结、代、舌下及其他部位静脉曲张,毛细血管扩张、舌及肢端发绀、皮肤淤斑等症状,实验室检查有微循环障碍,血液流变学指标的改变等,为夹杂血淤证。

冠心病心绞痛中医辨证
（全国冠心病辨证论治研究座谈会）

表 13-1。

表 13-1　冠心病心绞痛中医辨证

分　型			辨　证		必备条件
标实证	痰浊	气滞	胸闷痛,胀痛,憋气,苔薄白,脉弦		胸闷或憋气、串痛
		血淤	胸痛,痛有定处,舌质暗或淤斑,脉弦细、涩促、结代		胸痛及舌质暗紫或有淤斑淤点
		偏寒	胸脘痞满恶心	苔白滑或腻,脉沉滑或结代	胸脘痞满闷痛及苔腻或恶心
		偏热	心悸、心烦口苦	苔黄腻,脉弦滑或弦数	纳呆、脉滑或弦滑
本虚证	气虚	心气虚	气短乏力,舌质淡胖嫩或有齿痕,脉濡或沉细结代	心悸,心慌	心悸及其余两项
		肾气虚		头晕目眩,健忘,腰膝酸软,耳鸣,面黄少华,神疲乏力,食欲不振,腹胀嗳气,便溏、心悸	前一项以上,后两项
		脾气虚			
	阴虚	心阴虚	五心烦热,口干盗汗,面潮红,舌质红,脉细数或促		心悸及其余两项以上
		肝肾阴虚		头晕,目眩,耳鸣,腰酸,肢麻	前具两项以上,后具一项以上
	阳虚	心阳虚	精神疲倦,自汗或冷汗,肿胀,面色白,舌淡或胖,脉沉细	身寒肢冷,心悸	身寒肢冷,心悸及其余一项以上
		肾阳虚		身寒肢冷,夜尿频数	身寒肢冷,夜尿频数及其余两项以上
		脾阳虚		身寒肢冷,腹胀,食少,便溏,喜温	身寒肢冷,腹胀,食少,便溏中一项及其余一项以上

冠心病中医辨证

（中国中西医结合学会心血管学会）

1. 标实证

（1）痰浊：胸脘痞满，苔厚腻，脉滑。

① 偏寒：苔白厚腻；

② 偏热：苔黄厚腻，或脉滑数。

（2）血瘀：胸痛，痛有定处，舌质紫黯，或有淤点、淤斑。

（3）气滞：胸闷痛，憋气，苔薄。

（4）寒凝：胸痛甚，遇寒常发。

2. 本虚证

（1）气虚：其共性的表现为疲乏、气短、舌质淡胖嫩或有齿痕，脉沉细。

① 心气虚：气虚兼有心悸者；

② 脾气虚：气虚兼有腹胀、食少者；

③ 肾气虚：气虚兼有头晕目眩，健忘耳鸣，腰膝酸软者。

（2）阳虚：其共性表现为疲乏，气短，身寒，肢冷，舌淡胖或有齿痕，脉沉细或迟。

① 心阳虚：阳虚兼有心悸者；

② 肾阳虚：阳虚兼有腰膝酸软，肿胀，夜尿频数者。

（3）阴虚：其共性表现为舌红少苔或无苔，或五心烦热，口干，脉细数。

① 心阴虚：阴虚兼有心悸者；

② 肝肾阴虚：阴虚兼有头晕，目眩，耳鸣，腰膝酸软，健忘者。

（4）阳脱：四肢厥冷，大汗出，脉微欲绝，表情淡漠，面色㿠白或暗淡，舌质黯淡。

说明：

（1）上述各证候皆可见结、代、促脉。

（2）气滞证原则上应是无明显疲乏、气短等气虚表现者。

（3）寒凝证原则上应是经常遇冷而发作心绞痛者。胸痛甚是指心绞痛发作伴有肢冷、汗出者。

（4）病程中病情如有变化，应按照演变情况进一步作出辨证诊断，并在病程记录中注明，应反映辨证的动态变化。

（5）如患者病情用本辨证标准未能概括者，可另行辨证诊断。

冠心病心绞痛

（上海市卫生局）

冠心病心绞痛是由于冠状动脉粥样硬化和冠状动脉功能性改变（痉挛）导致心肌需氧和供氧之间暂时失去平衡而发生心肌缺血或功能障碍，但无心肌坏死的临床综合征。心绞痛临床上可分为劳累型心绞痛（包括初发劳累型心绞痛、稳定劳累型心绞痛、恶化劳累型心绞痛、卧位性心绞痛）、自发性心绞痛（包括变异型心绞痛、单纯自发性心绞痛）、混合型心绞痛和梗死后心绞痛。按其症状表现相当于中医学"胸痹"等范畴。

1. 诊断依据

（1）常在体力劳累、情绪激动、受寒、饱食时突然发生的位于胸骨体上端或中端后的压榨性、闷胀性或窒息性疼痛，亦可波及大部分心前区，或放射到上肢（左侧多见）、肩、背、颈、咽、下颌。疼痛历时较短暂，休息或去除诱因或含服抗心绞痛药物后能迅速缓解，可伴有气闷不适、冷汗或头昏等表现。

（2）可无阳性体征，或可见心率加快和血压轻度升高，心尖双重搏动，第四心音或第三心音奔马律，心尖区收缩期杂音。

（3）发作时心电图显示 ST 段压低和 T 波的降低或倒置，变异性心绞痛则为 ST 段抬高。严重者可见一过性异常 Q 波。部分患者心电图运动负荷试验阳性。

（4）血脂、血液流变学、血糖等检查有助于疾病的诊断。

（5）必要时作冠状动脉造影能显示冠状动脉的狭窄，表明病变的范围和程度。超声心动图、放射性核素检查、磁共振成像、正电子发射断层显像等有助明确冠状动脉血流和心肌活力等情况。

2. 证候分类

（1）气虚血淤：胸痛胸闷，心悸气短，神倦乏力，面色紫暗。舌淡紫，脉弱而涩。

（2）气滞血淤：胸痛胸闷，胸胁胀满，心悸。唇舌紫暗，脉涩。

（3）痰阻心脉：胸闷如窒而痛，或痛引肩背，气短喘促，体胖多痰，身体困重。舌苔浊腻或滑，脉滑。

（4）阴寒凝滞：胸痛彻背，感寒痛甚，胸闷气短，心悸，畏寒，四肢欠温，面白。舌苔白，脉沉迟或沉紧。

（5）气阴两虚：胸闷隐痛，时作时止，心悸气短，倦怠懒言，头晕，失眠多梦。舌质红薄苔，脉弱而细数。

（6）心肾阴虚：胸痛胸闷，心悸盗汗，心烦不寐，腰膝酸软，头晕耳鸣。舌质红少津，脉沉细数。

（7）阳气虚衰：胸闷气短，甚则胸痛彻背，心悸汗出，畏寒，肢冷，下肢水肿，腰酸无力，面色苍白，唇甲淡白或青紫。舌淡白或紫暗，脉沉细或沉微欲绝。

胸痹心痛（冠心病心绞痛）
（国家中医药管理局医政司胸痹急症协作组）

胸痹心痛（冠心病心绞痛），似《灵枢·厥病》之厥心痛。本篇渊源《灵枢》，沿用《金匮要略》"胸痹心痛"加以命名。它因、它证、它病均不属此范围。

病 名 诊 断

一、临床表现特点

1. 左侧胸膺或膻中处突发憋闷而痛，疼痛性质表现为隐痛，胀痛，刺痛，绞痛。

2. 疼痛常可窜及肩背、前臂、胃脘部等，甚者可沿手少阴、手厥阴经循行部窜至中指或小指，并兼心悸。

二、发病特点

突然发病，时作时止，反复发作。

三、病因病机特点

其病机责之于"本虚标实"。本虚者，因年老体弱，先天不足，思虑过度，耗伤心脾引起心之阴阳气血不足，尤以气阴两虚多见；标实者，系膏粱厚味、七情、寒邪产生之气滞、血淤、痰浊、寒凝、热结，阻遏胸阳，闭塞心络，痹而致痛。

四、诱发因素

情志波动，气候变化，饮食不节，劳累过度。

五、实验室检查

1. 心电图应列为必备的常规检查，必要时可做运动试验心电图，动态心电图，标测心电图和心功能测定。其结果应有以下改变：休息时心电图明显心肌缺血(R波占优势的导联上有缺血型ST段下降超过0.05 mV或正常不出现T波倒置的导联上倒置超过2 mm),心电图运动试验阳性。

2. 参考检查项目有血压、心率、心律、白细胞总数、血沉、血脂分析、空腹血糖。

3. 必要时可做血清酶学、血黏度、血小板功能测定。有条件者还可做睾丸酮、雌二醇含量、血管紧张素测定。

具备以上第一、二、五项,参考三、四项,即可作出该急症之诊断。

证 类 诊 断

一、心气虚损证

1. 主证:隐痛阵作,气短乏力,神疲自汗。
2. 兼证:面色少华,纳差脘胀。
3. 舌、脉象:苔薄白质淡,脉沉细或代、促。

二、心阴不足证

1. 主证:隐痛忧思、五心烦热,口干梦多。
2. 兼证:眩晕耳鸣,惊惕潮热。
3. 舌、脉象:苔净或少苔或苔薄黄,舌质红,脉细数或代、促。

三、心阳不振证

1. 主证:闷痛时作,形寒心悸,面白肢凉。
2. 兼证:精神倦怠,汗多肿胀。
3. 舌、脉象:苔薄白质淡胖,脉沉细弱或沉迟或结、代,甚则脉微欲绝。

四、痰浊闭塞证

1. 主证:闷痛痞满,口黏乏味,纳呆脘胀。
2. 兼证:头重身困,恶心呕吐,痰多体胖。
3. 舌、脉象:苔腻或黄或白滑,脉滑或数。

五、心血淤阻证

1. 主证:刺痛定处,面晦唇青,怔忡不宁。
2. 兼证:指甲发青,发枯肤糙。
3. 舌、脉象:舌质紫暗或见紫斑或舌下脉络紫胀,脉涩或结、代。

六、寒凝气滞证

1. 主证：遇寒则痛,彻背掣肩,手足欠温。
2. 兼证：胁胀急躁,畏寒口淡。
3. 舌、脉象：苔白质淡,脉沉迟或弦紧或代。

七、诊断依据

1. 主证两项以上加兼症一项以上。
2. 舌、脉象,尤以舌诊为准。
3. 病证相配,组合式分类诊断,如"胸痹心痛,心气虚损兼痰浊闭塞证"。

分 型 分 级

一、分型

1980年,广州第一届全国内科学术会议心血管病专业组根据 WHO 所通过的命名及诊断标准制定。

1. 劳累性心绞痛：由于运动或其他增加心肌需氧量的情况所诱发的短暂胸痛发作,休息或含硝酸甘油后,疼痛可迅速消失,分 3 型。

（1）初发型劳累性心绞痛：病程在 1 个月以内；

（2）稳定型劳累性心绞痛：病程在 1 个月以上；

（3）恶化型劳累性心绞痛：同等程度的劳累所诱发的次数,严重程度及持续时间突然加重。

2. 自发性心绞痛：胸痛的发作、心肌需氧量的增加无明显关系,疼痛持续时间较长,程度较重,且不易为硝酸甘油缓解,未见酶变化,心电图常出现某些暂时性的 ST 段压低或 T 波改变,可单独发生或与劳累性心绞痛合并存在。

某些自发性心绞痛患者常于安静或夜间、清晨发作,发作时心电图出现暂时性的 ST 段抬高,称为"变异性心绞痛",但在心肌梗死早期记录到这一心电图图形时,不能应用这一名称。

初发型劳累性心绞痛、恶化型劳累性心绞痛及自发性心绞痛,常统称为"不稳定型心绞痛"。

二、分级（稳定型劳累性心绞痛）

Ⅰ级：较日常活动重的体力活动,如原地小跑、快速或持重物上三楼,上陡坡等引起心绞痛,但日常活动无症状。

Ⅱ级：日常体力活动,如正常条件下常速步行 1.5～2 千米、上三楼、上坡等引起心绞痛,日常活动稍受限制。

Ⅲ级：较日常活动轻的体力活动,如正常条件下常速步行 1～2 千米、上二楼、上小坡等引起心绞痛,日常活动明显受限。

Ⅳ级：轻微体力活动,如室内缓行,严重者休息时亦发生心绞痛。

三、分度

稳定型劳累性心绞痛：

1. 轻度：Ⅰ级,Ⅱ级。

2. 中度：Ⅲ级。

3. 重度：Ⅳ级。

不稳定型和变异型心绞痛：

1. 轻度：每周有 2～5 次或每日有 1～3 次较典型的心绞痛发作,每次持续 5 min 以下,疼痛较轻。

2. 中度：每日有 4 次以上较典型的心绞痛发作,每次持续 6～10 min,疼痛较重。

3. 重度：每日有 10 次左右典型心绞痛发作,每次持续 10 min 以上,疼痛影响日常生活,如穿衣、大便等。

胸痹心痛(冠心病心绞痛)
(全国中医急症研讨会)

急 症 病 名

冠心病心绞痛似《灵枢·厥病》之厥心痛,本篇渊源《灵枢》,沿用《金匮要略》"胸痹心痛"命名,它因、它证、它病均不属本规范范围。

诊 断 标 准

一、病名诊断

(1) 临床表现特点：①左侧胸膺或膻中处突发憋闷而痛(绞痛、刺痛、隐痛);②疼痛常可窜及肩背、前臂、胃脘部,甚者可沿手少阴、厥阴经循行部窜至中指或小指,并兼心悸。

(2) 发病特点：突然发病,时作时止,反复发作。

（3）诱发因素：情志波动，气候变化，饮食不节，劳累过度。

（4）实验室检查：

① 心电图应列为必备的常规检查，必要时可作动态心电图、运动试验心电图、标测心电图和心功能测定，其结果应有以下改变：休息时心电图明显心肌缺血（R 波占优势的导联上有缺血型 ST 段下降超过 0.05 mV，或正常不出现 T 波倒置的导联上倒置超过 2 mm），心电图运动试验阳性；

② 参考检查项目有血压、心率、心律、白细胞总数、血沉、血脂分析、空腹血糖；

③ 必要时可作血清酶学、血黏度、血小板功能、睾丸酮、雌二醇含量、血管紧张素测定。

具备以上（1）（2）（4）项，参考第（3）项，即可作出诊断。

二、证类诊断

1. 气阴两虚证

（1）主证：A. 隐痛绵绵；B. 气短乏力；C. 五心烦热；D. 汗多口干。

（2）兼证：A. 眩晕、耳鸣；B. 颜面潮红；C. 面色少华；D. 纳差脘胀。

（3）舌、脉象：舌红少苔或舌淡苔薄黄，脉细数或代。

2. 心阳不振证

（1）主证：A. 闷痛时作；R. 形寒心惕；C. 面白肢厥。

（2）兼证：A. 精神倦怠；B. 自汗肿胀。

（3）舌、脉象：舌淡胖苔薄白，脉沉细或沉迟或结代，甚则脉微欲绝。

3. 心血亏损证

（1）主证：A. 隐痛起伏；B. 虚烦惊惕；C. 心慌不宁；D. 少寐多梦。

（2）兼证：A. 面白唇淡；B. 健忘、眩晕。

（3）舌、脉象：尖红少苔或舌淡苔薄白，脉沉细弱或细数。

4. 痰浊闭塞证

（1）主证：A. 闷痛痞满；B. 痰多且稠；C. 纳呆脘胀。

（2）兼证：A. 恶心、呕吐；B. 头痛如裹；C. 口黏乏味。

（3）舌、脉象：苔腻或白滑或黄，脉滑或数。

5. 心血淤阻证

（1）主证：A. 定处刺痛；B. 面暗唇青；C. 肌肤甲错。

（2）兼证：A. 怔忡不宁；B. 毛发干枯。

（3）舌、脉象：舌质紫暗或见淤斑，脉涩或结代。

6. 寒凝气滞证

（1）主证：A. 遇寒则痛；B. 彻背掣肩；C. 手足欠温。

（2）兼证：A. 畏寒口淡；B. 胁满急躁。

（3）舌、脉象：舌淡苔白，脉沉迟，或弦紧或促。

7. 诊断依据

（1）舌、脉象。

（2）主证两项以上加兼证一项以上。

（3）病证相配组合式分类诊断，如胸痹心痛，气阴两虚兼心血瘀阻证。

胸 痹 心 痛
（中华人民共和国中医药行业标准）

胸痹心痛是由邪痹心络，气血不畅而致胸闷心痛，甚则心痛彻背，短气喘息不得卧等为主症的心脉疾病。多见于冠状动脉硬化性心脏病。

1. 诊断依据

（1）膻中或心前区憋闷疼痛，甚则痛彻左肩背、咽喉、左上臂内侧等部位，呈发作性或持续不解。常伴有心悸气短，自汗，甚则喘息不得卧。

（2）胸闷胸痛一般几秒到几十分钟而缓解。严重者可疼痛剧烈，持续不解，汗出肢冷，面色苍白，唇甲青紫，心跳加快，或心律失常等危象，可发生猝死。

（3）多见于中年以上，常因操劳过度，抑郁恼怒或多饮暴食，感受寒冷而诱发。

（4）查心电图、动态心电图、运动试验等以明确诊断。必要时做心肌酶谱测定，心电图动态观察。

2. 证候分类

（1）心血瘀阻：心胸阵痛，如刺如绞，固定不移，入夜为甚，伴有胸闷心悸，面色晦暗。舌质紫暗，或有瘀斑，舌下络脉青紫，脉沉涩或结代。

（2）寒凝心脉：心胸痛如缩窄，遇寒而作，形寒肢冷，胸闷心悸，甚则喘息不得卧。舌质淡，苔白滑，脉沉细或弦紧。

（3）痰浊内阻：心胸窒闷或如物压，气短喘促，多形体肥胖，肢体沉重，脘痞，痰多口黏，舌苔浊腻，脉滑。痰浊化热则心痛如灼，心烦口干，痰多黄稠，大便秘结，舌红，苔黄腻，脉滑数。

（4）心气虚弱：心胸隐痛，反复发作，胸闷气短，动则喘息，心悸易汗，倦怠懒言，面色㿠白。舌淡暗或有齿痕，苔薄白，脉弱或结代。

（5）心肾阴虚：心胸隐痛，久发不愈，心悸盗汗，心烦少寐，腰膝酸软，耳鸣头晕，气短乏力。舌红，苔少，脉细数。

（6）心肾阳虚：胸闷气短，遇寒则痛，心痛彻背，形寒肢冷，动则气喘，心悸汗出，不能平卧，腰酸乏力，面浮足肿。舌淡胖，苔白，脉沉细或脉微欲绝。

胸 痹 心 痛
（上海市卫生局）

胸痹心痛是由邪痹心络，气血不畅而致以胸闷心痛，甚则心痛彻背，短气喘息，不得平卧为主症的心脉疾病。多见于冠状动脉粥样硬化性心脏病等。

1. 诊断依据

（1）膻中或心前区憋闷疼痛，甚则痛彻左肩背、咽喉、左上臂内侧等部位，呈发作性或持续不解。常有心悸，气短，自汗，甚则喘息不得卧。

（2）胸闷胸痛一般持续几秒到十几分钟而缓解。严重者可有疼痛剧烈，持续不解，汗出肢冷，面色苍白，唇甲青紫，心跳加快或心律失常等危象，甚至发生猝死。

（3）多见于中年以上，常因操劳过度、抑郁恼怒或多饮暴食、感受寒冷而诱发。

（4）应用心电图、动态心电图、运动试验等检查以协助诊断。必要时作心肌酶谱测定、超声心动图、放射性核素和冠状动脉造影等检查。

2. 证候分类

（1）心血淤阻：心胸阵痛，如刺如绞，固定不移，入夜为甚，伴有胸闷心悸、面色晦暗。舌紫暗，或有淤斑，舌下络脉青紫，脉沉涩或结代。

（2）寒滞心脉：心胸痛如缩窄样，遇寒而作，形寒肢冷，胸闷心悸，甚则喘息不得卧。舌淡，舌苔白滑，脉沉细或弦紧。

（3）痰阻心脉：心胸窒闷或如物压，气短喘促，多形体肥胖，肢体沉重，脘痞，痰多口黏。舌苔浊腻，脉滑。痰浊化热则心痛如灼，心烦口干，痰多黄稠，大便秘结，舌质红，舌苔黄腻，脉滑数。

（4）心气亏虚：心胸隐痛，反复发作，胸闷气短，动则喘息，心悸多汗，倦怠懒言，面色㿠白。舌淡暗或有齿痕，舌苔薄白，脉弱或结代。

（5）心肾阴虚：心胸隐痛，久发不愈，心悸盗汗，心烦少寐，腰酸膝软，耳鸣头晕，气短乏力。舌质红，少苔，脉细数。

（6）心肾阳虚：胸闷气短，遇寒则痛，心痛彻背，形寒肢冷，动则气喘，心悸汗出，不能平卧，腰酸乏力，面浮足肿。舌淡胖，舌苔薄白，脉沉细。

心 痹

（中华全国中医学会内科学会）

此标准由中华全国中医学会内科学会心病学组筹备组邀请在京部分中医心病专家于 1987 年 6 月在北京草拟,同年 8 月在青岛市召开的全国中医内科学会心病组成立暨首届心病学术讨论会上经全体与会代表讨论,修改而成。

心痹诊断标准

一、病名

统一病名为心痹。轻者命名为厥心痛,重者命名为真心痛。厥心痛又为肾心痛、胃心痛、脾心痛、肝心痛、肺心痛五种。

古籍中本病的名称甚多,目前的叫法也很繁杂,为了逐步规范化,本标准的命名采取了以病因病机为主,症状为辅的原则。《黄帝内经》云:"心痹者,脉不通,烦则心下鼓。""赤脉之至也,喘而坚……名曰心痹。"据此本病统称为心痹,因其主证为心痛,根据疼痛的部位、性质、程度不同而又分为各种心痛。

二、定义

心痹是由于内伤七情、外感六淫、饮食不节致使脏腑阴阳失调,气血两亏,痰浊内生、阻滞络脉,心脉蜷缩,痹阻不通,而猝然发生心痛的一种疾病。本病有轻重之别,轻者称为厥心痛,时作时休,久治不愈;重者称为真心痛,剧痛不止,失治可致猝死,亦有突然胸闷、气结而死者。

三、诊断依据

（1）主证:心胸疼痛,与背相控,疼痛如割、如刺、如绞,痛在膻中虚里,或沿心经,心包经脉串痛,或猝然剧痛,昏厥而死。

（2）次证:心悸、胸闷、心烦、气短、心前压抑感,或有恐惧感,或有心痛史。

（3）舌诊、脉象:舌苔多为薄白或厚腻。舌质多见淡红或暗红、淤斑,脉象多为阳微阴弦,或弦紧、滑、数,或见沉涩、微细涩、结代,或微弱欲绝。

具有上述主证,或主证兼有次证者,参以舌诊脉象即可确诊。

（4）参考指标:①心电图检测;②红外图像;③微循环检查;④有关化验检查。

四、分类

1. 厥心痛：心痛为主，经久不瘥。《黄帝内经》分为5类。

（1）肾心痛：证见心痛彻背，背痛彻心，胸背拘急，畏寒肢冷，腰膝酸软，伛偻不伸，足跗下肿，舌体胖，质淡，或紫暗有淤斑，苔白滑润。脉沉涩、细弱、弦紧、结代无力。或兼见口渴咽干、五心烦热、夜热盗汗，舌红苔少，或有裂纹，脉沉细小数，或虚大无力。

（2）胃心痛：证见胸腹胀满，心痛尤甚，食后加重，恶心欲吐，嗳气吞酸。舌质淡或晦滞，脉沉细小滑或沉迟。或胃中灼热隐痛，知饥纳少，舌红少津，脉细数无力。

（3）脾心痛：头痛剧烈，如刀割锥刺，胸闷气短，心中动悸，纳后脘胀，头晕恶心，倦怠无力，肠鸣泄泻，素盛今瘦。舌淡而胖，苔白滑或厚腻。脉濡缓、细弱，结代无力，或沉伏、弦滑。或兼见知饥不食，食后腹胀，消瘦乏力，唇干口燥，尿黄便结。舌红少苔，脉细数、结代。

（4）肝心痛：证见心痛面青，两胁胀满，不得太息，情志不遂则心痛加重。脉弦、涩、结代，或滑数。或兼见头晕目涩，虚烦不寐，多梦易惊，爪甲不荣，月经不调。舌红少苔或无苔，弦细小数或结代。

（5）肺心痛：心痛喜卧，时轻时重，劳作痛甚，胸闷气急，咳喘时作，汗出恶风，甚至咳逆倚息不得卧。舌体胖大有齿痕，或舌质紫暗有淤斑。脉细、滑、结代或浮大无力。或兼见干咳少痰，咯血失音，潮热盗汗。舌红少苔或无苔，脉细数结代。

2. 真心痛：真心痛是心痹的危急重症。心痛剧烈，面色苍白，冷汗淋漓，手足逆冷，凉至肘膝，脉微欲绝，可旦发夕死，夕发旦死，甚至猝死。

心　悸
（中华人民共和国中医药行业标准）

心悸是由心失所养或邪扰心神，致心跳异常，自觉心慌悸动不安的病症，多见于心脏神经官能症及心律失常。

1. 诊断依据

（1）自觉心搏异常，或快速或缓慢，或跳动过重，或忽跳忽止，呈阵发性或持续不解，神情紧张，心慌不安。

（2）伴有胸闷不适，心烦寐差，颤抖乏力，头晕等症。中老年患者可伴有心胸疼痛，甚则喘促，汗出肢冷，或见晕厥。

（3）可见数、促、结、代、缓、迟等脉象。

（4）常有情志刺激,惊恐,紧张,劳倦,饮酒等诱发因素。

（5）血常规、血沉、抗"O"、T_3、T_4 及心电图,X线胸部摄片、测血压等检查,有助明确诊断。

2. 证候分类

（1）心虚胆怯:心悸因惊恐而发,悸动不安,气短自汗,神倦乏力,少寐多梦。舌淡、苔薄白,脉细弦。

（2）心脾两虚:心悸不安,失眠健忘,面色㿠白,头晕乏力,气短易汗,纳少胸闷。舌淡红,苔薄白,脉弱。

（3）阴虚火旺:心悸不宁,思虑劳心尤甚,心中烦热,少寐多梦,头晕目眩,耳鸣、口干,面颊烘热。舌质红,苔薄黄,脉细弦数。

（4）心血淤阻:心悸怔忡,胸闷心痛阵发,或面唇紫暗。舌质紫气或有淤斑,脉细涩或结代。

（5）水气凌心:心悸怔忡不已,胸闷气喘,咳吐大量泡沫痰涎,面浮足肿,不能平卧。目眩,尿少。苔白腻或白滑,脉弦滑数疾。

（6）心阳虚弱:心悸动则为甚,胸闷气短,畏寒肢冷,头晕,面色苍白。舌淡胖,苔白,脉沉细迟或结代。

心　悸
（国家中医药管理局医政司脏衰急症协作组）

本病指热毒内伤,损心之体用,而致心阳（气）虚衰,水湿内停而现心悸喘促兼见之证。西医的急性左心衰竭可作为本病诊治的参考。

一、诊断依据

1. 呼吸困难:早期仅感活动后气短,严重者出现端坐呼吸,夜间阵发性呼吸困难,更严重者发生肺水肿。

2. 咳嗽、咯血、咳白色或粉红色泡沫样痰。

3. 左心室增大,心率增快,心尖区有舒张期奔马律,交替脉。肺底部可闻细湿罗音,有时有哮鸣音。肺水肿时,两肺满布大中水泡音。

4. X线检查:可见心影增大,有间质性肺水肿或肺淤血。

5. 血流动力学监测:肺毛细血管压＞20～25 mmHg,心脏指数＜2.2 L/(min·m²)。

二、证候分类

1. 水气凌心犯肺：①主证：心悸气短，呼吸喘急，咳痰泡沫，痰血相混，平卧不能，唇甲青紫，脉促。②兼证：心阴虚：发热汗多而黏，便干溲少，舌红无苔，脉细数。

心阳虚：面色苍白，肢冷神疲，冷汗出，脉沉数无力。

2. 心血淤阻：心悸怔忡，心痛阵作，或胸闷如窒，面唇紫暗，或有淤斑，脉涩或结或代。

心 悸
（上海市卫生局）

心悸是心跳冲击胸壁的异常感觉，又称"心动悸"。由心失所养或邪扰心神而致心跳节律或频率的异常，自觉心慌悸动不安，多见于心脏神经官能症及心律失常。临床上此证轻重差异很大，器质性心脏病的严重心律失常，可导致心力衰竭或猝死。

1. 诊断依据

（1）自觉心搏异常，忐忑不安，神情紧张，心跳快速或缓慢，或忽跳忽中止。症状呈阵发性或持续不解。常伴胸闷咽堵、头晕、乏力、心烦等症。老年患者可伴胸部阵痛，气短，甚则汗出，肢冷，严重者出现晕厥或猝死。

（2）常因情志变化、精神紧张、劳倦、失眠、饮酒或咖啡及浓茶，外感、气候变化等因素诱发。

（3）可有数、疾、缓、迟、促、结、代等异常脉象。

（4）心脏听诊可闻及心跳节律不规则和频率快慢异常，部分病例有病理性杂音。

（5）实验室检查：24 小时心电监测（Holter）是各类心律失常和异常心律定量的诊断手段，必要时可重复多次；超声心动图是器质性心脏病的无创伤性检查；三碘甲状腺原氨酸（T_3）、四碘甲状腺原氨酸（T_4）的测定有助于甲状腺功能紊乱所致心律失常的诊断；病毒学检查对病毒性心肌炎的诊断有辅助作用；其他如血常规、血沉、抗"O"、心电图、胸部 X 线摄片均有助诊断。

2. 证候分类

（1）心胆气虚：心悸因惊恐而发，悸动不安，气短自汗，神倦乏力，少寐多梦。舌淡，舌苔薄白，脉细弦。

（2）心脾两虚：心悸不安，失眠健忘，面色㿠白，头晕乏力，气短易汗，纳少胸闷。舌淡红，舌苔薄白，脉细弱。

（3）阴虚火旺：心悸不宁，心中烦热，少寐多梦，头晕目眩，耳鸣口干，烘热汗出。舌质红，舌苔薄或少苔，脉细弦数。

（4）心血淤阻：心悸怔忡，胸闷胸痛阵发或面唇紫暗。舌紫暗或有淤斑，脉细涩或促或结代。

（5）水饮凌心：心悸怔忡不已，胸闷气喘，咳吐痰涎，面浮肢肿，目眩尿少。舌苔白腻或白滑，脉弦滑数疾。

（6）心阳亏虚：心悸甚，动则加剧，胸闷气促，畏寒肢冷，头晕，面色苍白。舌淡而胖，舌苔白，脉沉而细迟或结代。

病毒性心肌炎
（上海市卫生局）

病毒性心肌炎是指各种病毒引起的心肌局限性或弥漫性的急性或慢性炎性病变。临床表现不一，约 89％以心悸（心律失常）为主要症状。其中轻者为胸闷胸痛、心悸、乏力、恶心、头晕；重者可发生心力衰竭、心源性休克或猝死。发病前第 1 天到 2 周内可伴有发热、咽痛、咳嗽、腹泻等病毒感染症状。相当于"时行感冒"、"心悸"、"惊悸"、"怔忡"、"胸痛"等病。

1. 诊断依据

（1）胸闷心慌，乏力，心悸怵惕不宁，或快速或缓慢。严重者可见有喘促，倚息不得卧，或烦躁不安，四肢厥冷，脉微数疾或欲绝，或血压降低。

（2）症状出现前 2 周内可有感冒、急性肠炎等病毒感染史。

（3）体格检查，常见为心律失常，尤以期前收缩为多见。此外，少数患者有心脏扩大，第一心音减弱，并可能出现急性心力衰竭和心源性休克表现。

（4）实验室检查

① 一般检查：在急性期可见有白细胞计数升高、血沉增快，部分患者尚有血清天冬氨酸氨基转移酶（AST）和肌酸磷酸激酶增高。

② 特殊检查：心电图常见各种心律失常，其中以室性期前收缩为多。此外尚有 T 波倒置和 ST 段轻度改变。部分患者见有室速、室颤和Ⅲ度房室传导阻滞可危及生命；胸部 X 线摄片显示心脏外形正常，部分患者心脏扩大；超声心动图可有左心室收缩和舒张功能异常。必要时可做病毒学检查，可从咽拭或粪便或心肌组织中分离出病毒，血清中检测特异性抗病毒抗体滴定度增加，特别是抗

柯萨奇 B 病毒抗体。从心肌活检标本中可找到特异抗体原或在电镜下发现病毒颗粒。

2. 证候分类

（1）急性期

急性起病，病势较重，迅速出现胸闷、心慌、气喘、脉律失常等表现，伴有外感表证。一般分为风寒、风热两大类。

① 风寒束表：恶寒发热无汗，头痛身疼，鼻塞流清涕，喷嚏，心悸。舌苔薄白，脉浮紧或结代。

② 风热犯表：发热恶风，头胀痛，鼻塞流黄涕，咽痛咽红，心悸，咳嗽。舌边尖红，舌苔淡白微黄，脉浮数或结代。

（2）慢性期

缓慢起病，病程长，以胸闷心慌为主要表现，常伴有疲劳、乏力、头晕等症状。

① 心虚胆怯：心悸因惊恐而发，悸动不安，气短自汗，神倦乏力，少寐多梦。舌淡，舌苔薄白，脉虚弦或动数。

② 心脾气虚：心悸不安，失眠健忘，面色㿠白，头晕乏力，气短易汗，纳少胸闷。舌淡红，舌苔薄白，脉细弦或结代。

③ 阴虚火旺：心悸不宁，思虑劳心尤甚，心中烦热，少寐多梦，头晕目眩，耳鸣口干，烘热汗出。舌质红，舌苔薄黄，脉细弦数或结代。

④ 水饮凌心：胸闷憋气，心悸，头晕，胸脘痞满，形寒肢冷，小便短少，或下肢水肿，渴不欲饮，恶心吐涎。舌苔白滑，脉弦滑或结代。

⑤ 心血淤阻：心悸不安，胸闷不舒，心痛时作或见唇甲青紫。舌紫暗或有淤斑，脉细涩或结代。

⑥ 心阳不振：心悸不安，胸闷气短. 面色苍白，形寒肢冷。舌淡白，脉虚弱或沉细而数。

慢性肺源性心脏病中西医结合辨证分型

（全国第二次肺心病专业会议）

慢性肺源性心脏病（简称肺心病）属于中医"咳喘"、"痰饮"、"水肿"等范畴。为了进一步发掘祖国医药学遗产，促进中西医结合，为创造祖国新医药学积累经验，这次会议在总结 1973 年以来防治研究肺心病的经验基础上，本着中西医结合和疾病发展不同阶段情况，将肺心病分为缓解期与急性发作期。

第十四章　其他类型心脏病

甲状腺功能亢进性心脏病

（美国纽约心脏病学会标准委员会）

诊 断 标 准

（1）房性心律失常（房性心动过速、心房搏动或心房颤动）、心脏增大或心室衰竭。

（2）伴甲状腺功能亢进的临床体征和生物化学证据。

（3）特殊治疗之后以上所见消失。

诊 断 条 件

1. 根据症状、体征和实验室检查，确诊甲亢。

2. 心脏有以下一项或一项以上异常。

（1）明显心律失常

① 阵发性或持续性房颤；

② 阵发性室上性心动过速；

③ 频发室性早搏；

④ 房室或束支传导阻滞；

⑤ 窦房阻滞。

（2）心脏增大（一侧或双侧）。

（3）心力衰竭（右心或全心）。

（4）甲亢合并心肌梗死或心绞痛。

（5）二尖瓣脱垂伴心脏病理性杂音。

3. 甲亢痊愈或完全缓解后，上述心脏异常消失或明显好转。

4. 除外其他原因的心脏病。

甲状腺功能亢进性心脏病(疗效判断标准)

1. 治愈标准：治疗后，心脏表现消失，甲状腺功能检查正常。
2. 好转标准：治疗后，心脏表现有改善，甲状腺功能检查轻度异常。
3. 无效标准：治疗后，心脏表现无改善，甲状腺功能检查仍异常。

甲状腺功能减退性心脏病

（美国纽约心脏病学会标准委员会）

诊 断 标 准

（1）有心包积液体征和甲状腺功能减退的临床表现或生物化学检查证据；

（2）心脏增大，伴甲状腺功能减退的体征或生化学证据，而且在甲状腺激素治疗后心脏缩小。

符合以上标准之一者可诊断。

诊 断 条 件

（1）确诊为甲状腺功能减退症；

（2）心脏增大（主要为心包积液，其次是心肌扩张肥大引起），并有心电图改变，如低电压、T波改变、传导阻滞等；

（3）排除其他心脏病；

（4）甲状腺激素替代治疗后有效。

甲状腺功能减退性心脏病(疗效判断标准)

1. 治愈标准：经治疗心脏表现消失，X线，心电图，超声心动图异常改变消失，甲状腺功能正常。

2. 好转标准：临床表现明显好转，心脏仍有轻度增大或少量心包积液，甲状腺功能轻度异常。

3. 无效标准：治疗后心脏表现无改善，甲状腺功能检查异常。

肢端肥大症心脏病

（美国纽约心脏病学会标准委员会）

诊 断 标 准

1. 除外冠心病和高血压病史。
2. 肢端肥大症引起的心脏增大（伴心室衰竭或无心室衰竭）。

诊 断 条 件

1. 确诊肢端肥大症。
2. 心脏有以下表现。
（1）心脏增大；
（2）高血压；
（3）心力衰竭；
（4）心电图和超声心动图呈左心室肥大。

甲状旁腺功能亢进性心脏病

1. 有血钙增高的证据。
2. 有心脏异常的证据。
（1）有高血压，多有心力衰竭；
（2）心电图：QT 间期缩短，ST 段与 T 波上升支融合；
（3）X 线检查有心肌和动脉钙化征象。

甲状旁腺功能低下性心脏病

1. 心脏增大，可出现慢性充血性心力衰竭、心律失常、心绞痛，甚至猝死。

常伴胸腔积液,偶可出现肺水肿。

2. 心电图:QT 间期延长。

3. 有甲状旁腺功能低下的证据。

(1) 有神经肌肉激惹性亢进的证据;

(2) 血清钙、血清镁显著降低,血清磷升高。

皮质醇增多症性心脏病

(1) 确诊皮质醇增多症;

(2) 心脏肥大或扩大,很少发生心衰;

(3) 有高血压,收缩压及舒张压均高;

(4) 有效治疗后,血压可降低或正常,心脏相应缩小。

肾上腺皮质功能减退性心脏病

1. 有原发性肾上腺皮质功能减退的证据。

2. 有心脏异常的表现。

(1) 低血压,收缩压低于 90 mmHg;

(2) 轻度活动即可出现心悸、呼吸困难等症状,一般不出现心力衰竭;

(3) X 线检查:心影缩小,搏动减弱;

(4) 心电图:低电压,T 波低平、双相或倒置(因高血钾偶见 T 波高耸)。

3. 经肾上腺皮质激素治疗后,血压可升高,心脏恢复正常。

嗜铬细胞瘤性心脏病

(1) 有确诊嗜铬细胞瘤;

(2) 有心脏扩大和(或)心肌受累的表现;

(3) 伴发的心律失常和(或)左心衰竭不能单用高血压解释;

(4) 经手术切除嗜铬细胞瘤,或有效的药物治疗后,其左心衰竭及心律失常可恢复。

淀粉样变性心脏病

[美国纽约心脏病学会(NYHA)]

1. 有下列一种以上的征象。
(1) 心脏增大；
(2) 心室充盈障碍；
(3) 房性心律失常；
(4) 传导阻滞；
(5) QRS-T 低电压。
2. 在皮肤、肌肉、神经、齿龈、直肠黏膜或心肌活体组织切片上有淀粉样物质存在。

糖原累积症性心脏病

[美国纽约心脏病学会(NYHA)]

(1) 有心脏增大表现；
(2) 细胞内 2-1,4-糖苷酶缺陷的生化学证据或横纹肌活体组织切片上有过多糖原沉着的组织学所见。

黏多糖增多症性心脏病

[美国纽约心脏病学会(NYHA)]

(1) 心脏增大有或不伴有杂音；
(2) 有黏多糖代谢异常的临床和生化学证据。

血色病性心脏病

[美国纽约心脏病学会(NYHA)]

(1) 心脏增大，也可有传导阻滞，晚期引起心力衰竭；
(2) 有铁代谢异常或遗传性溶血性贫血且频繁输血者。

尿毒症心脏病

［美国纽约心脏病学会（NYHA）］

（1）尿毒症患者伴心包炎证据；

（2）尿毒症续发的电解质紊乱引起的心律失常。

符合以上标准之一，可诊断本病。

贫血性心脏病

（1）存在严重的慢性贫血；

（2）心脏增大或有心力衰竭表现；

（3）可诱发或加重心绞痛发作；

（4）当贫血恢复后，心脏血管症状和体征均消失。

脚气病性心脏病（一）

脚气病性心脏病临床特点为：

（1）可表现为全心衰的症状和体征，以右心衰竭为主，多数为高排出量型心力衰竭。脉压增大，周围血管征阳性。

（2）可有对称性上升性多发性周围神经炎。

（3）心电图无特异表现，常呈 QRS 波群低电压，QT 间期延长，T 波低平或倒置。

（4）胸片示双室增大、肺淤血、胸腔积液。

（5）实验室检查，血中丙酮酸及乳酸水平明显增高而维生素 B_1 水平明显下降。

（6）本病若能及时诊断，维生素 B_1 的疗效极为显著，其临床表现、心电图、胸片等均在 1～2 周后可获显著改善，但洋地黄对本病疗效不佳。

（7）多进食富含维生素 B_1 的食物、注意淘米及烹调方法免于维生素 B_1 丢失和破坏是预防本病的关键。

脚气病性心脏病(二)

(1) 有 3 个月以上的维生素 B_1 营养缺乏史及周围神经炎的征象；

(2) 心脏增大,节律规则,无其他病因可查；

(3) 可有急骤发生的高排血量型心力衰竭,多伴有烦渴；

(4) 经维生素 B_1 治疗后症状迅即改善。

肥胖性心脏病

(1) 特别肥胖的患者；

(2) 心脏显著增大(左心室更明显),可有充血性心力衰竭；

(3) 左心室舒张末压在静息时接近正常值的上限,而运动时常升高；

(4) 随体重明显下降上述表现好转。

系统性硬皮病性心脏病

［美国纽约心脏病学会(NYHA)］

(1) 有进行性系统性硬皮病的根据；

(2) 伴有心脏传导障碍或心室充盈障碍。

诊 断 条 件

1. 确诊系统性硬皮病。

2. 心脏出现下列一项或一项以上的异常。

(1) 心脏增大；

(2) 充血性心力衰竭；

(3) 心包炎；

(4) 心源性猝死；

(5) 严重心律失常；

(6) 心电图呈现：①非梗死性 Q 波；②房室肥大；③心律失常；④ST-T 异常。

3. 可除外其他原因的心脏病。

类风湿心脏病

［美国纽约心脏病学会（NYHA）］

（1）急性类风湿关节炎，同时出现心包炎或心肌炎；

（2）在已确诊为类风湿关节炎时，出现心包缩窄。

符合以上标准之一者可确诊。

诊 断 条 件

（1）类风湿关节炎病史 10 年以上，且有反复活动倾向，出现心脏损害的临床表现，可除外其他器质性心脏病所致者；

（2）类风湿关节炎有活动倾向（高滴度类风湿因子、血补体降低、血免疫复合物呈阳性、血小板增多等），而临床出现心脏异常表现；

（3）有类风湿关节炎，超声心动图有心包炎或瓣膜病变，可除外其他原因所致者。

结节性多动脉炎性心脏病

［美国心脏病学会（ACC）］

（1）有结节性多动脉炎典型的动脉损害；

（2）且伴有下列一种或几种表现者：心律失常、传导阻滞、心肌炎、心包炎、突然心包出血或急性心肌梗死；

（3）判定方法：凡具备上述条件者，均可确诊。

心 脏 结 节 病

（Fleming）

1. 有心脏结节病的表现。

（1）传导阻滞；

（2）阵发性心律失常；

（3）心力衰竭；

（4）ST 段和 T 波异常。

2. 临床上诊断为结节病。

3. 组织学证实为结节病。

心脏白塞病

1. 有白塞病完全型或不完全型的表现。

2. 心脏并发以下一项或几项。

（1）心包炎；

（2）心肌炎；

（3）心内膜炎；

（4）心瓣膜病；

（5）心律失常；

（6）并发急性心肌梗死；

（7）主动脉窦瘤破裂。

3. 排除其他心脏病。

心脏白塞病（疗效判断标准）

1. 治愈标准：临床症状及体征消失，随访 1 年未复发。

2. 好转标准：临床症状及体征有所缓解，复发次数减少。

3. 无效标准：临床症状及体征无变化。

皮肌炎心脏病

1. 确诊皮肌炎。

2. 心脏有以下损害。

（1）无心脏病病史，患皮肌炎后出现难治性充血性心力衰竭；

（2）心脏传导阻滞（包括分支阻滞）、房性或室性心律失常；

（3）心电图表现缺血性改变；

（4）超声心动图：①有高动力学改变；②或有二尖瓣脱垂。

3. 除外其他原因所致。

梅毒性心脏血管病

［美国纽约心脏病学会（NYHA）］

（1）在梅毒血清学证据存在的条件下，出现升主动脉增宽或升主动脉瘤；

（2）在梅毒血清学证据存在的条件下，出现主动脉瓣关闭不全的临床或血管造影的证据；

（3）在梅毒血清学证据存在的条件下，出现冠状动脉口狭窄的血管造影证据。

符合以上一项标准可诊断。

梅毒性心血管病的分类

因病变所在部位不同可分为 5 类：

（1）单纯性主动脉炎：无症状，X 线片可见升主动脉增宽、膨出，有时可见条状钙化阴影。

（2）主动脉瓣关闭不全：①症状：心悸、气短、心绞痛及心力衰竭的症状；②体格检查：胸骨右缘第二肋间可听到舒张期吹风样杂音，有时伴有震颤；同时有响亮的收缩期喷射性杂音；心尖区常有 Aus-tin-Flint 杂音；左心室增大；脉压增大，可见毛细血管搏动征；③特殊检查：X 线可见左心室大，升主动脉扩大、钙化及肺淤血；心电图为左心室大；超声心动图可见主动脉瓣关闭不全。

（3）主、肺动脉瘤：其症状与体征取决于其位置和大小，X 线检查及超声心动图可显示病变的部位及有否钙化或附壁血栓。

（4）冠状动脉口狭窄：可出现心绞痛，多在夜间发作，疼痛时间长，含硝酸甘油片疗效不佳。

（5）心肌梅毒性树胶样肿：较少见，常无症状，心电图可有房室传导阻滞或束支传导阻滞。

嗜酸粒细胞增多性心脏病

根据 Chusid 提出的：

（1）不明原因的嗜酸粒细胞（EO）持续高于 $1.5 \times 10^9/L$ 达 6 个月以上；

（2）EO 增多原因不明；

（3）有多脏器损害的 HES（伴多脏器浸润的 EO 增多综合征）。

嗜酸粒细胞增多性心脏病的分期

根据 Chusid 提出的本病病理改变可分为 3 期：

（1）急性炎症浸润期：心内膜及心肌有 EO 及炎性细胞浸润、坏死及小动脉炎。

（2）血栓形成期：心室壁及心瓣膜上血栓形成。

（3）纤维化期：平均发病 24.5 个月后，EO 浸润消失，心内膜心肌纤维化，室壁增厚；心腔缩小导致心脏收缩及舒张功能障碍，瓣膜、腱索、乳头肌受累可导致房室瓣关闭不全。有人认为，心内膜心肌纤维化是 EO 增多性心脏病的晚期阶段。

高 原 心 脏 病

高原心脏病（HAHD）是我国高原病分类中的一型，国外则笼统地包括在慢性高山病中或称 Monge 病、高原肺动脉高压症。本病是高原慢性低氧引起显著肺动脉高压及以右心损害为主的心血管疾患。其诊断依据需具备以下基本条件：

（1）在高原地区发病；

（2）有肺动脉高压的征象；

（3）右心肥大和（或）右心功能不全的表现；

（4）排除其他先天或后天性心脏病；

（5）转至海拔低处病情好转。

引自

Singh I. 1996. High altitude pulmonary hypertension. Am Heart J. 71：84.

高 原 心 脏 病

（第三次全国高原医学学术讨论会　1995年）

1. 小儿高原心脏病诊断标准

（1）发病一般在海拔3 000 m以上，少数易感者亦可于海拔2 500 m左右发病。

（2）父母系平原人移居高原后生育的子女，小儿在平原出生后移居高原均易罹患，少数世居儿童也可发病。

（3）2岁以内小儿最为易感，但其他年龄儿童亦可罹患，发病多为亚急性（数周至数月）经过。

（4）主要表现为呼吸困难、发绀及充血性心力衰竭。有显著的肺动脉高压及极度右心肥大征象（包括心电图、超声心动图、胸部X线摄片、心导管等检查2项以上证实）。

（5）排除渗出性心包炎、心肌病、先天性心脏病、风湿性心脏病等。

（6）转往海拔低处，病情即有明显好转。

2. 成人高原心脏病诊断标准

（1）高原发病，一般在海拔3 000 m以上，移居者易患，世居者亦可罹患。

（2）临床表现主要为心悸、胸闷、呼吸困难、乏力、咳嗽、发绀、P_2亢进或分裂，重症者出现尿少、肝大、下肢水肿等右心衰竭症。

（3）肺动脉高压征象表现以下4项：心电图（心电轴右偏及明显右心室肥厚）；超声心动图（右心室流出道≥33 mm，右心室内径≥23 mm）；X线胸片（右肺下动脉干横径≥17 mm和（或）右肺下动脉干横径与气管横径比值≥1.10）；心导管（肺动脉平均压≥3.33 kPa，25 mmHg）。无肺动脉压测定时，需具有两项以上始可诊断。

（4）排除其他心血管疾病，特别是慢性阻塞性肺疾患、肺心病。

（5）转至海拔低处病情缓解，肺动脉高压及心脏病损逐渐恢复正常。

川　崎　病

（日本厚生省川崎病研究班）

主　要　条　件

（1）原因不明的发热，持续5 d以上。

（2）急性期手足呈硬性水肿，掌蹠部及指趾红斑。

（3）恢复期则由指趾末端向上蔓延呈膜样脱皮。

（4）躯干出现形状不同的丘疹，但无水疱和结痂。

（5）球结膜充血。

（6）口唇潮红，草莓舌，口腔黏膜弥漫性充血。

（7）急性期可有一过性颈部淋巴结非化脓性肿大。

次 要 条 件

（1）心血管系统：心率增快，微弱心音，奔马律，Sm；ECG：PR、QT 间期延长，异常 Q 波，ST-T 改变，QRS 低电压，心律失常；X 线片示心影扩大，心包积液；选择性冠脉造影：20%～30%患儿可见冠脉瘤，另有少数可见节段性动脉狭窄或冠脉闭塞；UCG：有心包积液及冠状动脉瘤征象。

（2）消化系统：呕吐，腹痛腹泻，胆囊肿大，轻度黄疸，血清酶升高。

（3）泌尿系统：蛋白尿，白细胞增多，偶有血尿、脓尿。

（4）血液系统：白细胞增多伴核左移，血小板增多，血沉增快，CRP 阳性，α_2-球蛋白增高，低脂蛋白症，轻度贫血。

（5）呼吸系统：咳嗽流涕、肺部异常。

（6）皮肤：BCG 接种处红肿、结痂、小脓疮、抓痕，关节红肿，胀痛。

（7）神经系统：脑脊液单核细胞增多，但无细菌生长，意识障碍，痉挛，四肢麻痹。

判 断

（1）主要条件 4 项以上可初步诊断。

（2）并辅以次要条件确定诊断。

川 崎 病
［美国心脏病协会（ACC）］

川崎病（Kawasaki disease），又名黏膜皮肤的淋巴结综合征（mucocutoneous lymph node syndrome）。病因不明，常累及婴幼儿，亦见于成人。正确诊断与早期治疗尤为重要，如早期阿司匹林配合 γ-球蛋白能降低冠脉损害危险近 20%。本病缺乏特异诊断，主要依据临床症状及体征加以诊断。现将美国心脏病协会晚近推荐的本病诊断指南简介如下：

主要临床指标：持续发热＞5 天，伴下列 5 项指标之 4 者：①肢端改变：急性期，四肢末端红斑水肿；恢复期，指尖脱屑。②多形性皮疹。③无渗出的对称性无痛性球结膜充血。④唇及口腔改变：唇起红斑干裂、草莓舌、口咽黏膜弥漫充血。⑤颈淋巴结肿大，直径＞1.5 cm，常为非对称性；即可诊断本病。若持续发热伴 4 项或以下上述指标改变，而超声心动图或冠脉造影示有冠状动脉病，亦可诊断本病。

次要临床与实验指标：

（1）心血管系统：①听诊：奔马律或心音遥远；②ECG：心律失常，异型 Q 波、PR 和（或）QT 间期延长、偶有低电压或 ST-T 改变；③X 线胸片：心影扩大；④超声心动图：心包积液、冠状动脉瘤或心室收缩乏力，二尖瓣和（或）主动脉瓣关闭不全，少有外周动脉瘤；⑤心绞痛或心肌梗死。

（2）消化系统：腹泻、呕吐、腹痛、胆囊积液、麻痹性肠梗阻、轻度黄疸和氨基转移酶轻度升高。

（3）血液系统：血沉增快、白细胞增多伴核左移、C 反应蛋白阳性、低白蛋白血症、急性期可轻度贫血。

（4）泌尿系统：无菌性脓尿、偶有蛋白尿。

（5）皮肤系统：亚急性期会阴皮疹及脱皮，恢复期甲沟横皱。

（6）呼吸系统：咳嗽、鼻溢、肺浸润。

（7）关节系统：关节痛、关节炎。

（8）神经系统：脑脊液中单核、淋巴细胞增多，明显易怒，罕有面瘫。

引自

AHA Scientific Statement. Circulation，2001，103：335～336.

川崎病（疗效判断标准）

1. 治愈标准：临床症状消失，实验室检查血常规、尿常规、血沉、C 反应蛋白均正常，心电图、胸部 X 线正常，心脏彩超检查无冠状动脉扩张、动脉瘤及冠状动脉狭窄、闭塞等改变。

2. 好转标准：临床症状及实验室检查好转，复查心脏彩超冠状动脉病变治疗后明显好转。

3. 无效标准：临床症状、体征、实验室检查无改善，复查心脏彩超有冠状动脉扩张、动脉瘤（病初有动脉瘤者治疗后无明显退缩），甚至形成冠状动脉狭窄或闭塞。

更 年 心

（1）更年期有心血管和神经系统的症状，且易变多样并受精神因素的影响；

（2）心界不大、心功能良好，却能排除各种器质性心脏病（包括甲亢、β-受体亢进症）；

（3）心电图、动态心电图及心脏超声等检查均无特异性的阳性指标。

心血管神经官能症

此病又称为神经性血循环衰弱症、焦虑性神经官能症等。其诊断要点如下：

（1）症状：心悸、气短及心前区疼痛，同时伴有多汗、手颤、失眠多梦、头晕头疼、腹胀、尿频等；

（2）体征：有时有心动过速，偶有早搏，心搏有力，其他并无阳性体征；

（3）心电图可正常或有窦性心动过速，早搏或非特异性 ST-T 改变，作普萘洛尔（心得安）试验可使心电图之 ST-T 恢复正常；

（4）其他所有辅助检查皆无异常。

心脏神经官能症（疗效判断标准）

1. 治愈标准：治疗后心血管病症状和神经症症状消失，心率、心电图恢复正常。

2. 好转标准：治疗后症状改善，但心率仍较快，或偶有期并收缩，有时心电图仍有非特异性 ST-T 改变。

3. 无效标准：治疗后心血管症状和神经症症状和心率、心电图无改善。

大 动 脉 炎

（ACR　1990 年）

1. 起病时年龄小于 40 岁：40 岁前出现症状或发现与大动脉炎相关症状。

2. 肢体跛行：一侧或更多肢体尤其是上肢用力时肌肉不舒服或进行性乏力。

3. 肱动脉脉搏减弱：一侧或双侧肱动脉脉搏减弱。

4. 血压差大于 10 mmHg：双上肢收缩压差值大于 10 mmHg。

5. 锁骨下动脉或腹主动脉有杂音：听诊时单侧或双侧锁骨下动脉或腹主动脉闻及杂音。

6. 动脉造影异常：动脉造影显示主动脉全程、主要分支或上肢或下肢的大动脉出现非动脉硬化、肌纤维发育不全或类似原因引起的狭窄或闭塞，通常为局部或阶段性。

符合诊断所需条件 3 条即可诊断。

大动脉炎综合征

（日本厚生省调查研究班）

1. 症状

（1）头部缺血症状：眩晕（特别是头向上时）、晕厥、视力障碍（直射日光下明显）；

（2）上肢缺血症状：手指发冷，上肢易疲乏；

（3）大动脉或肾动脉缺血症状：头痛、眩晕、呼吸困难等高血压症状；

（4）全身症状：初期可能低热。

2. 重要体征

（1）上肢脉搏异常：桡动脉搏动减弱、消失或左右明显差别；

（2）下肢脉搏异常：大腿动脉搏动减弱或洪大；

（3）颈部、背部和腹部可听出血管杂音；

（4）眼的改变。

3. 诊断上参考检查所见

（1）红细胞沉降率增快；

（2）C 反应蛋白阳性；

（3）血清丙种球蛋白增加。

4．诊断要点

（1）好发于青年女性；

（2）确诊靠大动脉造影。

5．需要鉴别的疾病：血栓性脉管炎、动脉硬化症、胶原性疾病及先天性血管畸形等。

大动脉炎的分型

（日本　伊藤岩）

1．根据病变部位分型

（1）大动脉弓型（头臂动脉型），相当于无脉症；

（2）下行大动脉型（主、肾动脉型），相当于变异型大动脉狭窄症；

（3）混合型（广泛型）。

2．根据病程分型

（1）活动期；

（2）稳定期。

3．根据组织学分型

（1）肉芽肿型；

（2）弥漫增殖型；

（3）瘢痕纤维素型。

多发性大动脉炎（疗效判断标准）

1．治愈标准：脉搏恢复正常，症状消失，主要理化检查指标结果正常。

2．好转标准

（1）显效：脉搏基本恢复正常，症状基本消失，主要理化检查指标基本正常；

（2）有效：脉搏增强，症状明显好转，主要理化检查指标有所改善。

3．无效标准：和治疗前相比较，各方面均无改善。

主动脉夹层血管造影分级

Debarey 等根据血管造影结果将主动脉夹层（AD）分为以下 3 级：

Ⅰ级：内膜撕裂发生在升主动脉并延伸至降主动脉。

Ⅱ级：内膜撕裂局限在升主动脉。

Ⅲ级：内膜撕裂位于降主动脉向远端延伸。

主动脉夹层的分型

定　　义

主动脉夹层动脉瘤为发生于主动脉中层的解离过程。解离的主动脉动脉瘤呈纺锤形，或者由于假腔外壁的扩张，或者在先前纺锤形动脉瘤上重叠发生主动脉中层解离。解离过程呈急性或慢性，症状出现后 14 d 以内为急性期，2 周以后为慢性期。74％患者死亡发生于 2 周内，为解离并发症所致。2 周后病情稳定，早期预后改善。

最常应用的分类为 DeBakey 分类和 Daily（standford）分类。DeBakey 分类包括 3 型。Ⅰ型和Ⅱ型解离累及升主动脉。Ⅰ型解离进一步扩展进入主动脉弓和远端的主动脉，Ⅱ型解离仅限于升主动脉，Ⅲ型解离开始于降主动脉，Ⅲ$_a$型解离在膈肌以上，Ⅲ$_b$型解离在膈肌以下。Daily 等将解离累及升主动脉者定义为 A 型，因此 A 型包括 DeBakey 的Ⅰ型和Ⅱ型，B 型则是 A 型以外的解离过程，相当于 DeBakey Ⅲ型。

主动脉夹层的分类

目前有三种主要的分类方法，都是基于主动脉夹层是否累及升主动脉而定。

1. DeBakey 分型：根据主动脉夹层累及部位，分为三型。

Ⅰ型：原发破口位于升主动脉或主动脉弓部，夹层累及升主动脉、主动脉弓部、胸主动脉、腹主动脉大部或全部，少数可累及髂动脉。

Ⅱ型：原发破口位于升主动脉，夹层累及升主动脉，少数可累及部分主动脉弓。

Ⅲ型：原发破口位于左锁骨下动脉开口远端，根据夹层累及范围又分为Ⅲa，Ⅲb。①Ⅲa型：夹层累及胸主动脉；②Ⅲb型：夹层累及升主动脉、腹主动脉大部或全部。少数可累及髂动脉。

2. Stanford 分型：Miller 等在临床实践中根据手术需要将其分两型。

A型：夹层累及升主动脉，无论远端范围如何。

B型：夹层累及左锁骨下动脉开口以远的降主动脉。

A型相当于 DeBakey Ⅰ型和Ⅱ型，占主动脉夹层的 65%～70%；B型相当于 DeBakeyⅢ型，占主动脉夹层的 30%～35%。

3. Svensson 分类：分 1～5 级。

1级：典型主动脉夹层伴有真假腔之间的内膜撕裂片。

2级：中膜层撕裂伴有壁内出血或血肿形成。

3级：断续或细小夹层而无在撕裂部位的血肿偏心膨胀。

4级：斑块破裂或溃疡，主动脉粥样硬化穿透性溃疡通常在外膜下伴有环绕的血肿。

5级：医源性和创伤性夹层。

原发性主动脉炎综合征

原发性主动脉炎综合征又称多发性大动脉炎、主动脉弓综合征、无脉症或高安病(Takayasa 病)，主要累及主动脉及其 1～2 级分支，使之管腔狭窄或闭塞。根据血管受累的部位可分为头臂动脉型、胸腹主动脉型、肾动脉型、混合型。此外，也可累及肺动脉及冠状动脉。

诊 断 标 准

(1)起病时或病变活动期常有发热、全身不适、盗汗、关节酸痛等全身症状。

(2)大动脉及其分支管腔狭窄或闭塞的表现：病变血管处可有血管杂音及震颤，远端的动脉搏动减弱或消失，血压降低或测不出。

(3)受累血管相应的供血区域出现缺血的症状。

(4)肾动脉受累者出现肾血管性高血压。

(5)腹主动脉受累者表现为双下肢血压低于上肢。

（6）肺动脉及其分支受累者，可引起肺动高压及咯血。

（7）累及冠状动脉时，可发生心绞痛，甚至心肌梗死。

（8）高安眼底改变。

（9）病变活动期可有贫血、白细胞增多、血沉增快、白蛋白减少而 α 和 γ-球蛋白增多；IgG 增高，C 反应蛋白和类风湿因子呈阳性，抗血管壁抗原的自身抗体阳性。

（10）受累血管处多普勒血流超声及 X 线血管造影，可见狭窄或闭塞。

急性心源性脑缺血综合征

1719 年，Gerbezius 首先报道了本征。本征是一种因暂时性脑缺血、缺氧引起的急起而短暂的意识丧失，并伴有抽搐、苍白、发绀的综合征。其诊断要点如下：

（1）患者有严重心脏病或洋地黄、锑剂等用药史；

（2）可在工作时、散步时，甚至休息时，无任何先兆地突然发病；

（3）在晕厥发作前，如属完全性房室传导阻滞而导致室颤时，往往可由一短串室性早搏而有心前区不适感；

（4）突然昏厥，可有发绀、抽搐等；

（5）注意与血管失调性晕厥、神经精神源性晕厥、低血糖晕厥等鉴别。

心律失常性晕厥

治疗目标为预防复发、改善生活质量和延长生存期。

窦房结功能障碍：对于晕厥与心电图记录的心动过缓相关者，置入永久性心脏起搏器非常有效。永久起搏通常能缓解症状，但无法改善生存。尽管接受了充分起搏，但仍有约 20％的患者在长期随访中复发晕厥。

房室传导系统疾病：置入永久性心脏起搏器对于症状性房室传导阻滞者非常有效，但须考虑长期右心室起搏对心功能的影响，对于左心室射血分数（LVEF）降低、心衰且 QRS 波增宽者，推荐双心室再同步治疗。

阵发性室上性和室性心动过速：对于典型的房室结双径路折返性心动过速、房室折返性心动过速和房扑相关性晕厥患者，导管消融为一线选择，对于药物引起 QT 间期延长致尖端扭转性室速并造成晕厥者，及时停药非常关键。特发性室速相关性晕厥患者适于接受导管消融或药物治疗。

置入装置功能异常：在罕见的情况下，置入心电装置可引起晕厥或近似晕厥，应考虑到电池耗竭、无效或电极功能异常，并及时更换脉冲发生器或电极。对于置入埋藏式心律转复除颤器（ICD）者，由于延迟放电导致晕厥，应程控ICD，并予以及时放电。部分患者须接受针对室性心律失常的药物治疗和导管消融。

继发于器质性心脏病或心血管疾病的晕厥

治疗目标为预防晕厥复发，治疗基础疾病和降低心源性猝死（SCD）风险。

严重主动脉瓣狭窄或心房黏液瘤者首选手术。应针对严重急性心肺血管疾病（如肺栓塞、心肌梗死或心包填塞）的病理生理过程进行治疗。应针对肥厚型心肌病（无论有无左心室流出道梗阻）的心律失常进行治疗，多数患者须置入ICD。

高危心源性猝死者无法解释的晕厥

即使此类患者的晕厥机制未明，也须给予特异性治疗，以降低死亡或危及生命事件的发生风险。治疗目标为降低病死率。

缺血性和非缺血性心肌病：对于有当前指南置入ICD指征且合并心衰的患者，应先于或不依赖晕厥机制评估而置入ICD。

肥厚型心肌病：此病患者近期（<6个月）发生无法解释的晕厥是SCD的主要危险因素。肥厚型心肌病引发晕厥的机制包括自行终止的室性心律失常、室上性心动过速、严重流出道梗阻、缓慢性心律失常、运动时血压降低和反射性晕厥。

致心律失常性右心室心肌病（ARVC/D）：约1/3 ARVC/D患者有晕厥史，对于年轻、广泛右心室功能障碍、左心室受累、多形性室速、晚电位、ε波、有猝死家族史以及缺乏其他晕厥病因的患者，建议置入ICD。

遗传性心脏离子通道疾病：当缺乏其他晕厥病因，且无法除外快速性室性心律失常时，应考虑置入ICD。